Oscar Vulpius – Leben und Werk

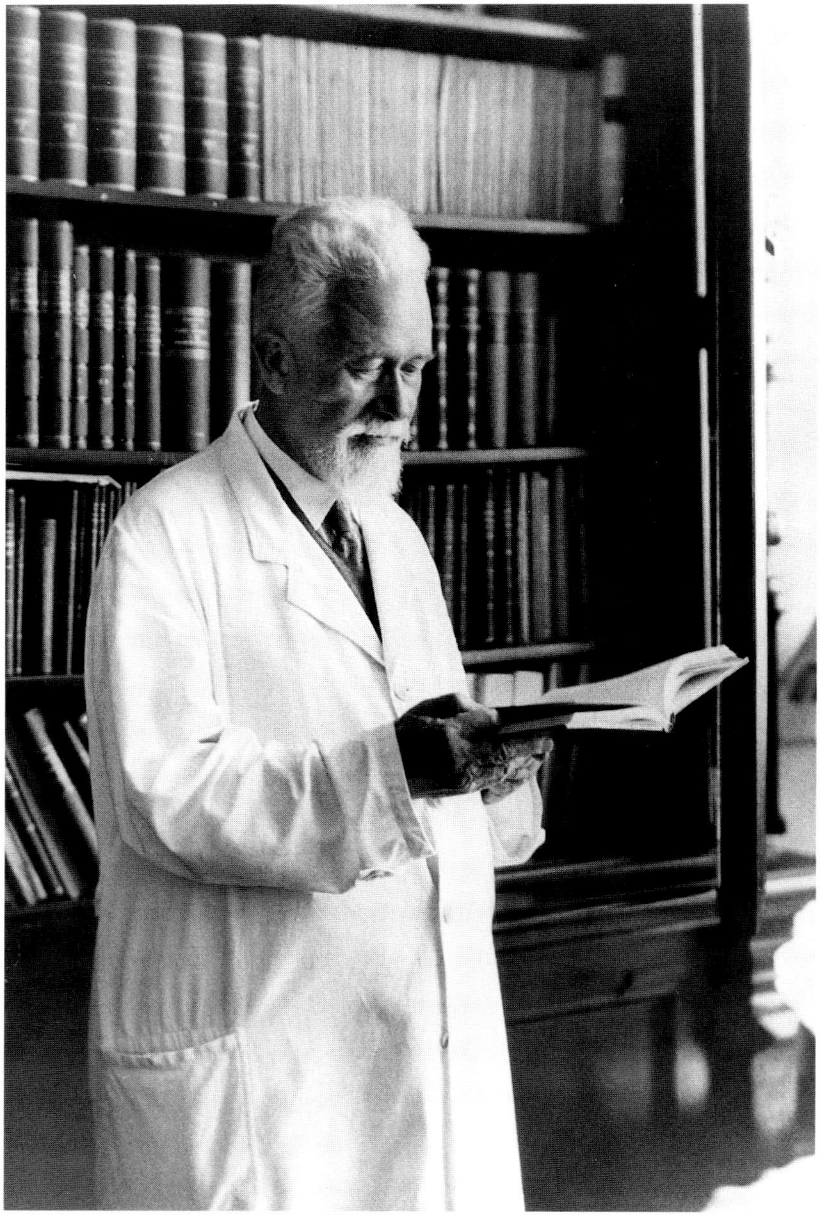

OSCAR VULPIUS – LEBEN UND WERK

Ein Wegbereiter der Orthopädie und orthopädischen Chirurgie in Heidelberg

Herausgegeben von Arnim Braun

unter Mitarbeit von Maria Braun-Seyfried, Matthias Jung und Axel Vulpius

Verlag Brigitte Guderjahn
Heidelberg

Die Herstellung dieses Buches erfolgt mit freundlicher Unterstützung der Firmen:

Aesculap AG, Am Aesculapplatz, 78532 Tuttlingen

Smith + Nephew, Osterbrooksweg 71, 22869 Schenefeld/Hamburg

Formatieren: Ulrich Kunkel, Reichartshausen · Konvertieren, Lithos, Druck: Dr. Johannes Hörning, Heidelberg · Bindearbeit: J. Schäffer, Grünstadt

Gedruckt auf alterungsbeständigem Papier (Phoenix Imperial der Papierfabrik Scheufelen, Lenningen)

Zum Geleit

Als ich vor zehn Jahren, im März 1987, die Ärztliche Leitung der Vulpius Klinik in Bad Rappenau übernahm, war mir das Lebenswerk des Klinikgründers Professor Dr. med. Oscar Vulpius nicht bewußt.

Der erste Lehrbeauftragte für »Orthopädie« in Heidelberg würde in Vergessenheit geraten sein, wären nicht eine Verlängerungsmethode der Achillessehne, 1912 eine Klinik in Bad Rappenau und 1996 ein Haus der Orthopädischen Universitätsklinik Heidelberg nach ihm benannt. Mit dem vorliegenden Buch soll der Versuch unternommen werden, Oscar Vulpius zu würdigen – als Mensch, Wissenschaftler und Arzt. Als ein Nachfolger von Oscar Vulpius in Bad Rappenau ist es mir Verpflichtung für die Zukunft, die traditionsreiche Klinik in seinem Sinne weiterzuführen – aber auch Verpflichtung, die Vergangenheit aufzuarbeiten und zu verstehen. Somit verbindet uns mehr als der berufliche Weg von Heidelberg nach Bad Rappenau.

Vulpius hat die Zeit der Wegbereitung der Orthopädie in Heidelberg mit großem Erfolg, aber auch mit persönlichen Enttäuschungen und Rückschlägen erleben müssen. 1886 richtete er – bei Vincenz Czerny in der Chirurgischen Universitätsklinik ausgebildet – die »Poliklinik für orthopädische Chirurgie, Heilgymnastik und Massage« mit einer Abteilung für Unfallverletzte ein. Diese Privatklinik war Universitätsinstitut. Im Rahmen der Wiederbesetzung des chirurgischen Lehrstuhls wurde Vulpius 1906 der Lehrauftrag für Orthopädie entzogen. Unabhängig davon wird die mittlerweile vergrößerte Klinik von ihm als »Prof. Dr. Vulpius'sche Orthopädisch-Chirurgische Privatklinik« weitergeführt. Sehr früh zeigt Vulpius durch seine Arbeit – nicht nur an der Front im Ersten Weltkrieg – die sinnvolle Verknüpfung von Orthopädie und Traumatologie.

Die umfangreiche Darstellung der »Krüppelfürsorge« in diesem Buch macht deutlich, welche Bedeutung sie – ähnlich wie die Tuberkulose und die Poliomyelitis – für die erste Hälfte des 20. Jahrhunderts hatte. Nachdem sich Vulpius bereits um die Jahrhundertwende für deren staatliche Organisation eingesetzt hatte, gelang es ihm 1909, ein provisorisches Krüppelheim in der Bergheimer Straße unter seiner ärztlichen Leitung einzurichten. Unter Krüppelfürsorge verstand Vulpius neben der ärztlichen Betreuung auch Schulunterricht und gewerbliche Ausbildung.

Neben der Heidelberger Privatklinik und dem Krüppelheim ist die 1912 als »Sanatorium Solbad Rappenau« gegründete Klinik die dritte medizinische Einrichtung unter seiner Leitung. Zukunftsorientiert konzipierte Vulpius das »Sanatorium« als Krankenhaus der Erstversorgung mit den Möglichkeiten einer besseren und moderneren Rehabilitation. Operierte Patienten aus der Orthopädisch-Chirurgischen Privatklinik in Heidelberg wurden baldmöglichst zur Anschlußheilbehandlung in das »Sanatorium« verlegt.

Seit der Gründung 1912 wurde das »Sanatorium« als GmbH geführt. Neben der sozialen Gesinnung ist das Krankenhaus bereits als Wirtschaftsunternehmen zu verstehen. Noch heute sind Mitglieder der Gründerfamilien Gesellschafter der »Vulpius Klinik GmbH«. Axel Vulpius, Enkel des Klinikgründers und bis heute Verwaltungsratsvorsitzender, hat dankenswerterweise persönliche Überlieferungen und Teile der Kriegstagebücher mit in das Buch über seinen Großvater eingearbeitet.

Fachlich besonders hervorzuheben sind die operativen Eingriffe am Bewegungsapparat, die für Vulpius einen wichtigen Bestandteil in der orthopädischen Gesamttherapie darstellen. Im Vorwort zur bekannten, gemeinsam mit Adolf Stoffel herausgegebenen ›Orthopädischen Operationslehre‹ wird ein zeitloses Zeugnis gegeben, wie sich operative und konservative Verfahren in unserem Fach verbinden: »Wer zum Messer greift, um eine orthopädische Operation auszuführen, der übernimmt damit die moralische Verpflichtung, die Nachbehandlung in exakter Weise durchzuführen. Wer dieser Forderung aus Mangel an spezieller Begabung, an Neigung, an Zeit nicht mehr gerecht werden kann, wem die nötigen Einrichtungen fehlen, der lasse korrekterweise die Hand vom Messer.«

Wesentliche wissenschaftliche Basis für das vorliegende Buch ist die Dissertation von Matthias Jung. Sie zeigt seinen weiteren Lebensweg sowie die wegbereitende Rolle auf, die Oscar Vulpius für die Institutionalisierung der Orthopädie in Heidelberg spielt. Dazu wurden sehr aufwendig die zeitgenössische Fachliteratur, das Universitäts- und das Stadtarchiv Heidelberg, das Generallandesarchiv Karlsruhe sowie mikroverfilmte Zeitungen der damaligen Zeit durchgesehen. Die Ausführungen über das »Sanatorium Solbad Rappenau« stützen sich auf Akten des Klinikarchivs und des Stadtarchivs Bad Rappenau.

Zur Zeit des Ersten Weltkrieges wirkte Vulpius – seinem Wunsch gemäß – überwiegend an der Front im Westen und im Osten. Neben der ärztlichen Sofortversorgung Tausender Verwundeter war es sein Wille, für Volk und Vaterland zur Verfügung zu stehen, wo die Hilfe am notwendigsten war. Fünf erhaltene Kriegstagebücher sind Zeugnis seiner persönlichen Erlebnisse und Eindrücke – Dokumente eines grausamen Krieges. Neben den über 260 wissenschaftlichen Publikationen sind die Kriegstagebücher die einzigen autobiographischen Überlieferungen, die nicht nur von dem Arzt und Wissenschaftler, sondern auch von der persönlichen Hingabe des Menschen Oscar Vulpius Zeugnis geben. Für die äußerst mühsame Übertragung der schlecht lesbaren Handschrift der Kriegstagebücher darf ich meiner Mutter Maria Braun-Seyfried herzlich danken.

Das 85jährige Jubiläum der Vulpius Klinik und das gleichzeitig stattfindende »Ehemaligen-Treffen« der Heidelberger Orthopäden im Juni 1997 in Bad Rappenau verbindet in nahezu idealer Weise unser gemeinsames orthopädisch-wissenschaftliches und persönlich geprägtes Erbe.

Das Buch, gestalterisch gefördert durch den Verlag B. Guderjahn, ist der Familie Vulpius, der Vulpius Klinik in Bad Rappenau und der Orthopädie in Heidelberg in Dankbarkeit gewidmet.

Bad Rappenau, im März 1997 ARNIM BRAUN

Inhaltsverzeichnis

IV Anhang

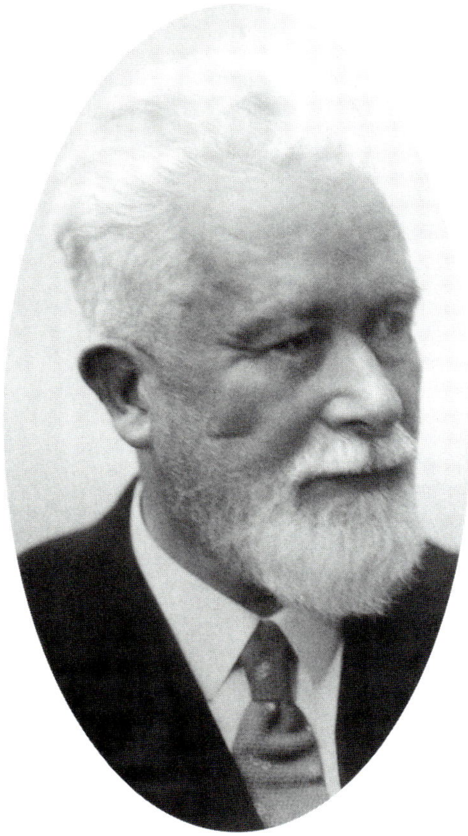

I | Oscar Vulpius privat

von Axel Vulpius

Wer in Heidelberg mit der Bergbahn auf den Königstuhl fährt, findet nicht weit von der Bergstation die »Vulpius-Hütte«. Die Orthopädische Universitätsklinik in Schlierbach gab 1996 bei der Neubenennung ihrer Häuser der Klinik für Querschnittslähmungen bei Kindern den Namen »Vulpius-Haus«. Beides erinnert – ebenso wie die seit 85 Jahren weit über Baden und Württemberg hinaus bekannte Vulpius Klinik in Bad Rappenau – an den im Jahr 1867 geborenen und 1936 verstorbenen Orthopäden Professor Dr. Oscar Vulpius.

Wer war dieser Mann, dessen Wirken die Nachwelt auch noch 60 Jahre nach seinem Tod so nachdrücklich in Erinnerung ruft? Über das berufliche Schaffen gibt die nachfolgende wissenschaftliche Arbeit umfassend Auskunft. Doch für denjenigen, der sich bei einer solchen Darstellung auch für die Person selbst, für das private Leben dieses Menschen, für sein Wesen mit allen Stärken und Schwächen interessiert, soll im folgenden ein möglichst lebendiges Bild von Oscar Vulpius gezeichnet werden. Wenn dies der Enkel, der den Großvater nur als Kleinkind und nur wenige Male bewußt erlebt hat, übernimmt, dann ist er ausnahmslos auf Erinnerungen noch lebender Zeitzeugen, auf in der Familie überlieferte Berichte und auf schriftliche Quellen angewiesen; meine Darstellung ist also ein Mosaik, das Ungenauigkeiten und einseitige Schlußfolgerungen oder Vermutungen nicht gänzlich ausschließt, die derjenige, der Oscar Vulpius noch persönlich gekannt hat, nachsehen möge.

Oscar Vulpius, aus einer badischen Apothekerfamilie stammend, war im fortgeschrittenen Alter, so wie er wohl auch jedermann in Erinnerung geblieben ist, ein Mann mit vollem weißem Haar, kräftigem weißem Vollbart und gütigen blauen Augen. Letztere spiegelten wohl am deutlichsten seine Gemütsart wider: Er war ein gutmütiger, immer fröhlicher Mensch, eigentlich kein geborener Kämpfer, wenngleich von außerordentlichem Pflichtbewußtsein, von Zielstrebigkeit, Selbstdisziplin und Gründlichkeit, wobei letztere wohl auch manchmal zur Pedanterie neigte. Rasten war nicht seine Sache. Meist war er, wenn sich seine Frau Camilla Vulpius, geb. Starck, zum Frühstück setzte, längst aus dem Haus, wenn auch nicht ohne Grüße zu hinterlassen. Ein humorvoll-kritischer Tischordnungsvers von Camilla Vulpius aus dem Jahre 1926 macht alles deutlich:

Oh nein, erst mußt auch Du erraten,
ehe noch Rosa bringt den Braten.
Wer ist's, der nie für uns hat Zeit,
wer macht die größte Schwierigkeit;
wenn Nachbarn, Freunde nach ihm fragen,
man immer wieder muß vertagen?
Köln, Düsseldorf und auch Berlin,
Graz, Basel und das schöne Wien,
Prag, München und dann Budapest
und noch so manches andere Nest,
Salzburg, Arosa und Luzern,
dies alles sieht man halt so gern.

Die ständigen Aktivitäten und Belastungen hatten auch ihre negativen Auswirkungen. Nicht nur, daß sich im vorgerückten Alter bei Oscar Vulpius wachsende Nervosität verbreitete und sich Altersdiabetes einstellte; auch das Familienleben litt in der letzten Lebensphase unter seiner Rastlosigkeit. Camilla Vulpius war schon früh, mit Unterbrechungen wohl seit 1905, herzkrank und verbrachte das letzte Jahrzehnt fast nur noch liegend. Von dort dirigierte sie zwar, meist per Haustelefon, den ganzen Haushalt – an Hilfskräften fehlte es nicht – und erledigte auch alle mit dem Haushalt verbundenen geschäftlichen Dinge wie Versicherungen und Verträge mit den Angestellten, Dinge, mit denen sie, wie sie einmal schrieb, ihren Mann keinesfalls belasten konnte. Aber fehlende Kraft und Mobilität waren oft auch eine schwere Belastung für das familiäre und gesellschaftliche Leben.

Dabei war bei Oscar Vulpius das Interesse an der Familie und am Aufwachsen seiner beiden Söhne grundsätzlich sehr groß. Drei Stunden suchte er einmal in Berlin, um für seinen kleinen Sohn Günther einen Zeisig zu besorgen. Höhepunkte bildeten mit den Kindern gemeinsam unternommene Wanderungen, natürlich an den Wochenenden, jedenfalls in deren frühen Kinderjahren. Es gab auch kleine Wochenendreisen mit dem älteren Sohn Roland, man ging auch mal gemeinsam zur Jagd (auch wenn »Vater nichts schoß«), Roland durfte mit 11 Jahren mit in die Schweiz fahren, oder – einer der Höhepunkte für den 14jährigen – es fand sogar eine 6-Tage-Wanderung zu zweit durch die Vogesen statt. Bald aber wurde die Zeit des Vaters knapper. Fast rührend lesen sich dazu die Erinnerungen in Rolands Tagebuch: »Am Sonntag, dem 7. 5. 1911, machte ich, was schon seit ellenlanger Zeit nicht mehr da war, mit Vater einen schönen Spaziergang von morgens sechs bis mittags über Weißer Stein, Langer Kirschbaum, Münchel, Ziegelhausen.« Ein andermal, zwei Monate später, heißt es: »Heute machte ich zusammen mit Vater, Günther [Anm. d. Verf.: der 10 Jahre jüngere Bruder] einen Ausflug auf den Dilsberg. Beim Abstieg aßen wir entsetzlich viele gestohlene Kirschen.«

Spaziergänge dienten, wenn sie denn stattfanden, allerdings oft einem rationalen, also pädagogischen Zweck. Aus einem Brief vom 31. Dezember 1915: »Leider muß Oscar in dieser Zeit mit Günther tüchtig lernen. Dazu machen sie einen Gang.« Und Roland vermerkt im Februar 1912: ». . . machte einen schönen Spaziergang mit Vater, auf dem wir viel von Zukunftschancen sprachen. Auch über die Berufswahl, doch ist . . . noch nichts bestimmt.« Natürlich standen

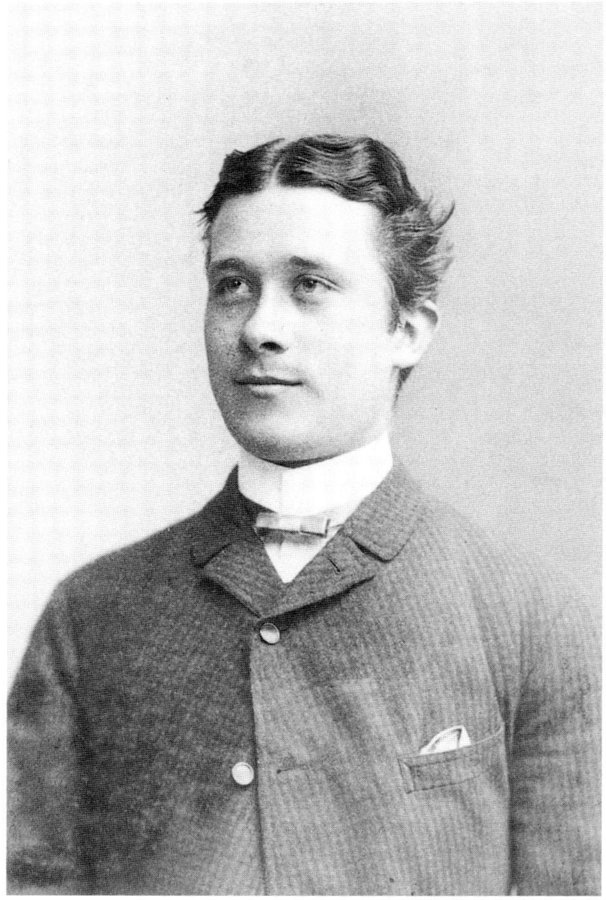

Abb. 1. Oscar Vulpius als Student, 1886. [1]

im übrigen in der Familie auch andere Fragen zur Diskussion. So gab es eine häufig wiederkehrende Routinereaktion auf Senkfußanlagen in der Familie: Dann mußten schnellstens alle Anwesenden frische Strümpfe anziehen und sich einzeln auf ein Blatt Papier stellen, so daß dem geübten Blick des Orthopäden nichts entging. Richtig ungemütlich wurde es zu Hause anscheinend nur dann, wenn eine wissenschaftliche Arbeit anstand; Sohn Roland merkte unter dem 6. Januar 1910 an: »Vater schreibt schon seit 3 Wochen wütend an einem Buch über Kinderlähmung.«

Enger Zeitplan, rastlose Berufstätigkeit, starkes Pflichtgefühl – schon in der Abiturrede hatte er seinen Lehrern für die Vermittlung von »Keimen des

1 Ar Leon

Wissens und der Zucht« gedankt – hinderten Oscar Vulpius nicht an zwei von ihm besonders geschätzten Tätigkeiten: Reisen und Familienfeste. Seine beruflichen Aktivitäten machten es einerseits erforderlich, im In- und vor allem auch im Ausland Techniken und Erfahrungen anderer Berufskollegen kennenzulernen und für die eigene orthopädische Arbeit auszuwerten; zum anderen war im Laufe der Zeit Oscar Vulpius' Ansehen so gestiegen, daß er häufig zu Fachgesprächen und Kongressen eingeladen wurde. Beides spiegelte sich in ungezählten Reisen wider, die sich bis in die USA – damals noch eine Besonderheit – erstreckten. Aus den Briefen und Aufzeichnungen lassen sich als häufigste ausländische Reiseziele London und Edinburgh, Rom, die Schweiz und Ungarn ausmachen.

Dabei war Oscar Vulpius unterwegs nicht etwa blind für Landschaft und Kultur. Noch im Jahre 1934 z. B. nutzte er einen Orthopädenkongreß in Dortmund zu mehreren Abstechern in die Umgebung; er berichtete von eindrucksvollem Talblick bei Hohensyburg auf »den Zusammenfluß der blauen Ruhr mit der schmutzig/gelben Lenne«, von der Führung durch ein »buckliges altes Weibchen» durch Schloß Cappenberg, wo er nicht nur das Chorgestühl mit fabelhaften Schnitzereien, zum Teil komischer Natur, sondern »in einem Kassenschrank eine alte Barbarossa-Statue . . . 30%ige Goldbronze« besichtigte, von dem Botanischen Garten im Rombergschen Park mit »neu entdeckten bzw. neu eingeführten Pflanzen aus der ganzen Welt« sowie von dem »entzückenden Marktplatz« in Dortmund. Umgekehrt geben das Gästebuch der Familie Vulpius und einige erhalten gebliebene Patienten-Inskriptionen das Ausmaß der internationalen Kontakte wieder. Im Gästebuch findet man: den Kirchspielarzt Dr. Fischer aus Kurland, einen Dr. Straussberg aus Prag, Dr. Thun aus Detroit, einen Doktor Baart de la Tailles aus Utrecht, Herrn de Tursae aus Limoges, Doktor Kranz-Tarnowsky aus Kiew, den Studenten Brianval aus Nancy, Prof. Dr. Rogowitsch aus Tomsk, einen Herrn Cheissin aus Senisseisk (Ost-Sibirien), Herrn Moszeyieski aus Warschau, Doktor Selifoshowsny aus Moskau, Dr. Wald und Dr. Silberberg aus Odessa, und so geht das seitenlang weiter: Herkunftsorte wie Helsingfors, Wien, Bordeaux, Chikago, Lemberg, Palermo, Christiania, Baltimore, Leiden, Brüssel, Genf, und alles Gäste noch aus der Zeit vor 1900, also in Oscar Vulpius' frü-

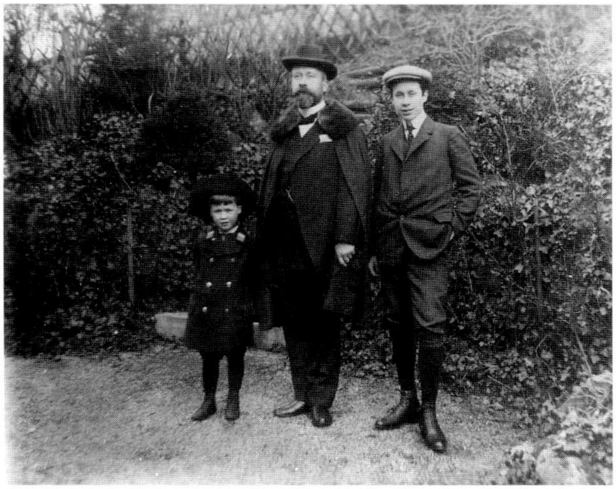

Abb. 2. Oscar Vulpius mit seinem Söhnen Günther (l) und Roland. [2]

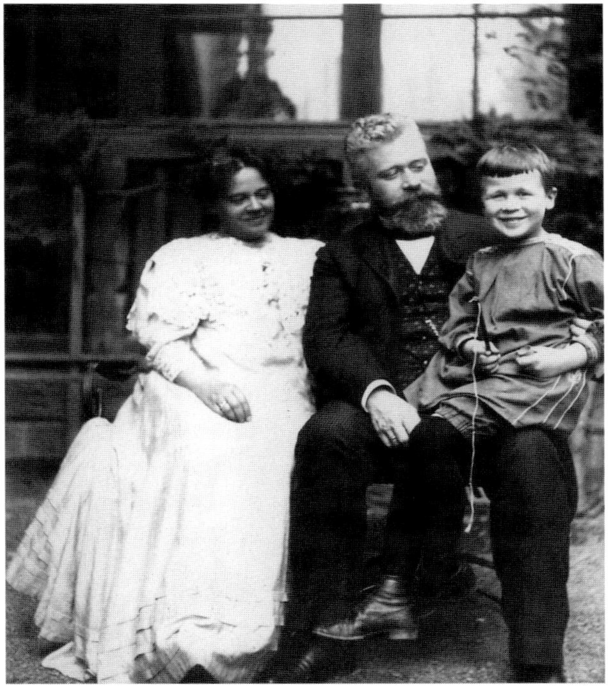

Abb. 3. Camilla, Oscar und Sohn Günther Vulpius. [3]

2 Ar Dr. Vulpius
3 Ebd.

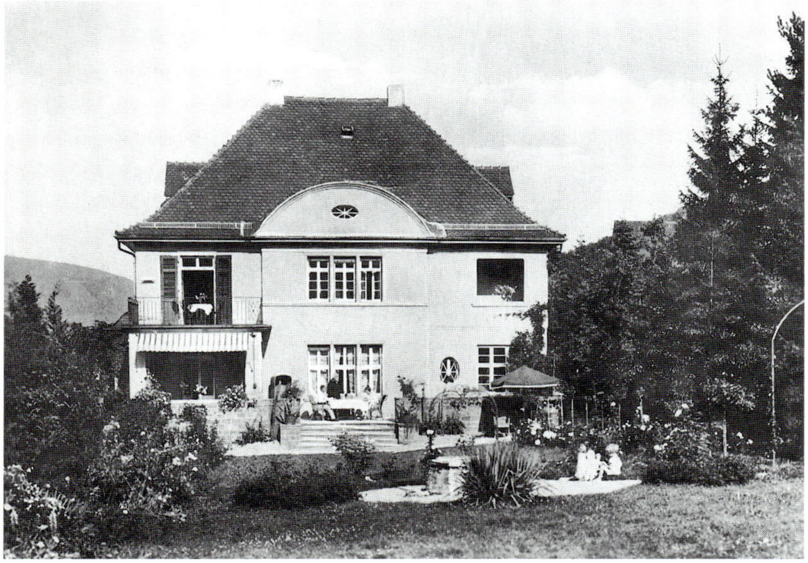

Abb. 4. Haus Vulpius in Neckargemünd, ehemals Schützenhausstraße 60, heute Hermann-Walker-Straße 22, 1909. [4]

hen Berufsjahren. In den 20er Jahren – ab 1909 stand das größere Haus in Neckargemünd zur Verfügung – kamen dann auch Gäste aus Griechenland, Portugal, Südamerika und Japan. Ein gern gesehener, anscheinend mehrfach erschienener Gast war schließlich ein junger Prinz Rangsit aus Siam, der wohl in Heidelberg studierte und ein imposantes Porträt hinterließ.

Es ist anzunehmen, daß die große Resonanz, die Oscar Vulpius' Arbeit gerade im Ausland fand, ihn etwas hinwegtröstete über die vielen erlebten Feindseligkeiten im näheren Umfeld. Belege hierfür habe ich nicht gefunden, wohl aber gibt der in seinen testamentarischen Verfügungen enthaltene Wunsch zu denken, bei einer evtl. Trauerfeier wolle er nicht, »daß der Vertreter der Fakultät bzw. der Universität Heuchelworte spricht. Er braucht höchstens einen Kranz niederzulegen, und man mag hinzufügen, daß ich mir eine Würdigung meiner Person oder meiner Leistungen verbeten habe.«

Über das persönliche Klima in den Kliniken und über Oscar Vulpius' Umgang mit den Patienten wissen wir wenig, auch wenn noch einige Dankesbriefe erhalten sind. Vielleicht ist die Erinnerung eines Patienten bezeichnend für Oscar Vulpius' fundierte fachliche Sicherheit; als jener als 11jähriger Junge, mit einem Fuß nur auf den Zehenspitzen zu laufen fähig, dem Professor vorgeführt wurde, erklärte dieser ohne Umschweife: »Dem Jungen wird geholfen. Wir fahren nach Rappenau, dort wirst Du operiert.« Nur mit Mühe konnte der Patient noch einen Abschiedsbesuch bei seinen Eltern erreichen. Auf der anderen Seite ging es in den Kliniken nicht immer bierernst zu. So ist z. B. das »Festprogramm zur Feier des 1000sten Patienten Anton Kalbfuß« der Chirurgisch-Orthopädischen Klinik in Heidelberg am 29. Oktober 1898 erhalten geblieben (siehe S. 19). Das Programm enthält u. a. eine »Jubelouverture« sowie die Stücke »Furcht vor der Schwiegermutter« (Schwank in einem Aufzug) und »Der Königssohn und das Fischermädchen« (Drama in fünf Akten) und schließlich die Ankündigung »Und Abends wird getanzt«.

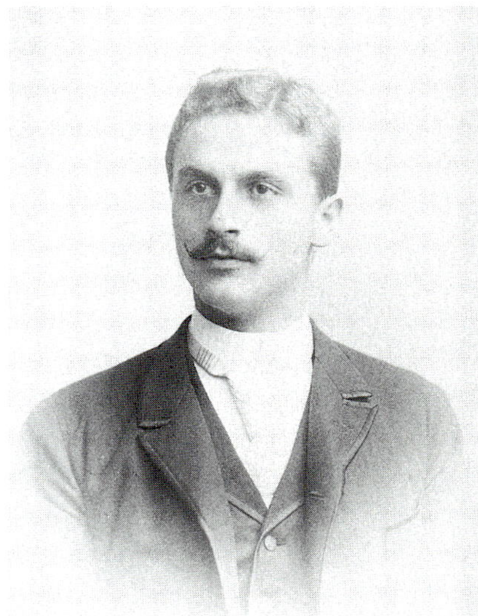

Abb. 5. Hugo Starck, Schwager von Oscar Vulpius. [5]

Eine ganz wichtige Rolle spielten für Oscar Vulpius Familienfeste, sie waren Anlässe zu delikatem Speisen und Trinken, aber auch zu Tischreden und Spottgedichten. Vor allem der enge Kontakt zur Familie seines Schwagers, Professor Dr. Hugo Starck, in Karlsruhe förderte solche Feiergelegenheiten außerordentlich. Oft traf man sich dort in dem immens

4 Ar Vulp Kl
5 Ar Leon

geräumigen und immer gastfreien Haus mit zahlreichen Verwandten, und es herrschte regelmäßig Hochstimmung, wozu der kräftig ausgeschenkte Champagner das Seinige beitrug. In Rolands Tagebuch findet sich z. B. anläßlich der Taufe von Prof. Starcks Sohn Dietrich der Vermerk: »Champagner floß in Strömen – die Diener sagten später, so etwas hätten sie in Karlsruhe noch nicht erlebt.« Bei der Rückfahrt nach einem Familienbesuch in Karlsruhe wurde dreimal der Zug verpaßt, wegen verspäteter Anfahrt, Zugverspätung und Auftauchen des Kaiser-Zuges; so fuhr man jedesmal unter großem Gelächter zum Schwager zurück, trank erneut zu kräftigem Schinken viele Gläser Sekt und – so das Tagebuch –: »Vater hielt eine großartige Rede.« Ein andermal ein Familienfest, zu dem Oscar Vulpius eine »Moritat« entwarf, wo es dann neben vielen anderen Pointen hieß:

»Die Mandelblüt' ist wunderschön,
im Hals wird sie nicht gern gesehn.«

Camilla Vulpius stand ihm allerdings in nichts nach, was Verse und Beziehungsgedichte betraf. So entwickelte sich in der ganzen Familie eine Unterhaltungskultur, die über schwere Stunden hinweghalf.

Überhaupt war das Familienleben im Hause Vulpius bis auf die letzten Jahre offensichtlich harmonisch, wobei allerdings die berufliche Tätigkeit des Vaters absoluten Vorrang besaß. Zur silbernen Hochzeit der Eltern im Jahr 1919 dichteten die beiden Söhne:

»Was Ihr einander geworden seid,
wir wagen es nicht zu ermessen.
Wir haben's gefühlt nur all die Zeit
und können's doch niemals vergessen.
Und hoffend im Innersten wünschen wir,
auch einmal so leben zu dürfen wie Ihr.«

Natürlich war Oscar Vulpius' häufige Abwesenheit eine Belastung für das Familienleben, wobei Camilla Vulpius immer auf Besserung hoffte. 1913 schrieb sie von der Ostsee: »Oscar kam von Edinburgh über London hierher, habe freudig konstatiert, daß er noch sehr behaglich faulenzen kann. Oscar sagt sogar, das nächste Mal ginge er mit nach Rügen. Vorerst aber wieder Kämpfen zu Hause.« Auf der anderen Seite muß aber erwähnt werden, daß er auf seinen Reisen fast täglich Grüße absandte. Zuweilen kündigte Oscar Vulpius gleich bei der Abreise seiner Frau an, er werde täglich telegraphieren.

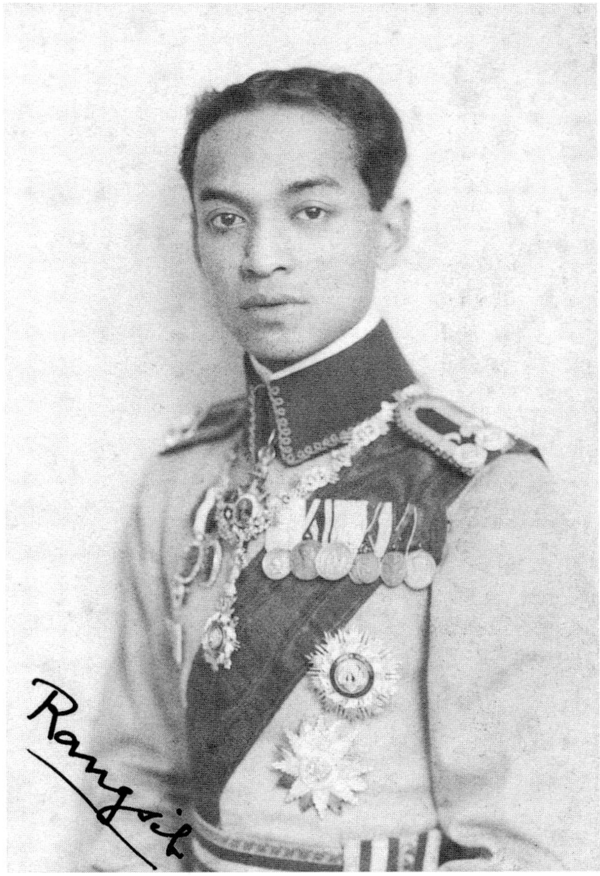

Abb. 6. Prinz Rangsist von Siam verkehrte im Hause Vulpius. [6]

Zur Freude an der Geselligkeit gehörte schließlich auch die von Oscar Vulpius bis ins Alter gepflegte enge Beziehung zu den »Leonensern«, seiner Heidelberger Studentenverbindung. Wenn die Kräfte zu anderen Arbeiten nicht mehr reichten, ging er gern zu abendlichen Kneipen und bezog auch viele Verbindungsbrüder in den engeren Freundeskreis und die zahlreichen Einladungen in sein Haus ein (siehe S. 200, Abb. 131). Über das gesellige Leben im Hause Vulpius gibt ein kleines Notizbüchlein von Camilla Vulpius Aufschluß, in dem die Essenseinladungen für

6 Ar Vulp Kl

5 bis 75 Personen dokumentiert und mit Namens- und Speiselisten und kleinen Erfolgskommentaren versehen sind. Diese Geselligkeit ließ allerdings mit zunehmendem Alter nach, zumal Camilla Vulpius kaum gehfähig war. Die letzte registrierte größere Einladung stammt vom Juni 1921.

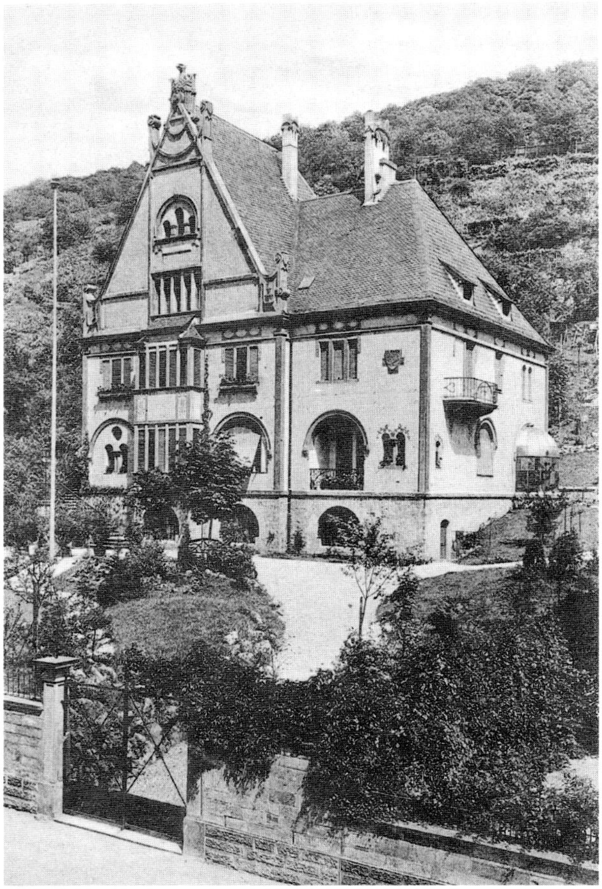

Abb. 7. Vulpius-Haus in der Gaisbergstraße 55 in Heidelberg. [7]

Oft im Sommer, wohl regelmäßig über Weihnachten reiste die Familie gemeinsam mit Verwandten nach Königsfeld im Schwarzwald, wenn auch häufig ohne den Vater. Es gab aber auch Sommeraufenthalte an der See und in den Alpen, vornehmlich in der Schweiz, wenngleich die Beweglichkeit durch Camillas Krankheit eingeschränkt blieb. Man lebte durchaus bescheiden, fuhr auch schon mal zum nächsten Hotel, weil der Übernachtungspreis von vier Mark zu hoch erschien, gönnte sich aber dennoch auch Fernreisen und gutes Essen. Zu den Höhepunkten solcher Reisen zählte für Oscar Vulpius das Ansteuern südländischer Ziele, Palmen sollten es sein, wie auch in den Wintergarten im Haus in der Gaisbergstraße Palmen einziehen mußten. Die schönste Erinnerung scheinen für Oscar Vulpius zwei mit seinem Schwager erlebte Reisen nach Malaga und Porto sowie nach Madeira gewesen zu sein, von denen er noch viele Jahre schwärmte.

Großes Interesse hat Oscar Vulpius offensichtlich den tragenden politischen und gesellschaftlichen Ereignissen entgegengebracht. Sehr engagiert wurden Vorgänge im Reichstag und im Parlament des Großherzogtums Baden verfolgt. Dazu natürlich die Wahlergebnisse, wobei die Sympathien vermutlich bei den Nationalliberalen lagen. Eines der für ihn herausragendsten Ereignisse in den frühen Jahren war offensichtlich die Kaiserparade bei Karlsruhe im September 1908, die im Tagebuch des Sohnes ausführlich beschrieben wird. Oscar Vulpius nahm dafür stundenlange Fußwege in größtem Gedränge in Kauf, wenngleich er für die Familie auch Tribünenkarten erworben hatte. Um den Kaiser aus der Nähe zu sehen, mußte man schon mal querfeldein laufen, über eine Geschützlafette klettern und sich mit Gewalt in eine Straßenbahn drängen.

Ein anderes, die gesamte Familie bewegendes Ereignis waren die ersten Jahre der Luftschiffahrten des Grafen Zeppelin. Dazu verfolgte man nicht nur über viele Monate intensiv alle Zeitungsberichte oder ging zu Vorträgen über die »Eroberung der Luft«, sondern setzte auch alles daran, den Zeppelin und seinen Grafen persönlich in Augenschein zu nehmen. Als ein Zeppelin zum ersten Mal Heidelberg überquerte, waren selbstverständlich alle Mitglieder der Familie Vulpius auf den Beinen, drängten sich durch völlig verstopfte Straßen und ergatterten mit Mühe einen Tisch in einer Restauration auf dem Philosophenweg, an dem man zunächst speiste und dann das Wunderwerk im Kreise enthusiatischer Heidelberger, verbunden mit unendlichen Hochrufen, bewunderte. Ein andermal, als Sohn Roland erfuhr, daß der Zeppelin

7 Ar Dr. Vulpius

Abb. 8. Festprogramm zur Feier des 1000. Patienten der Chirurgisch-Orthopädischen Klinik in Heidelberg.[8]

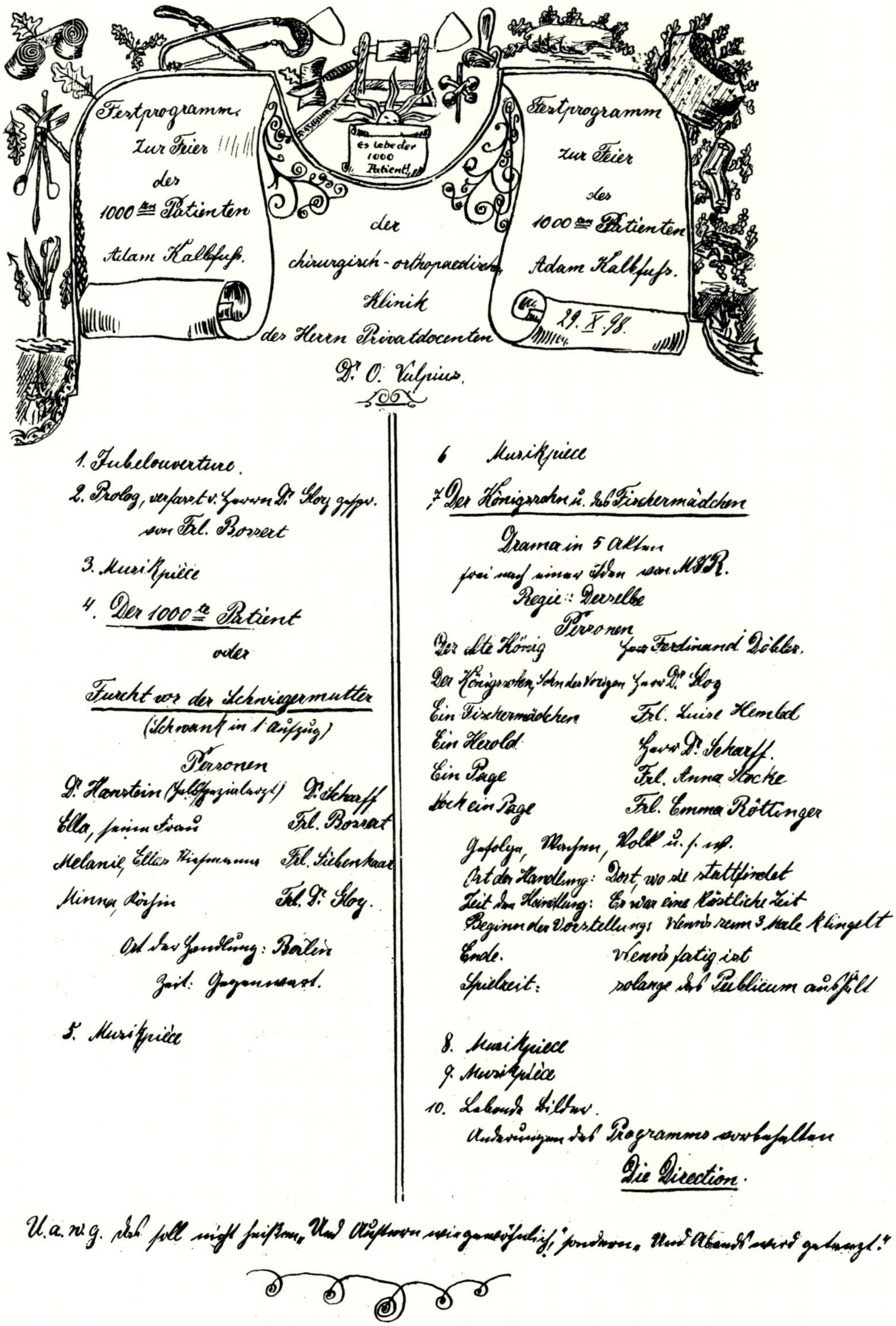

Festprogramm zur Feier der 1000ten Patienten Adam Kalbfuß.

es lebe der 1000 Patient!

der chirurgisch-orthopaedischen Klinik des Herrn Privatdocenten Dr. O. Vulpius.

Festprogramm zur Feier des 1000ten Patienten Adam Kalbfuß.

29. X. 98.

1. Jubelouverture.
2. Prolog, verfasst v. Herrn Dr. Sloy gespr. von Frl. Bossert
3. Musikpiece
4. Der 1000te Patient

oder

Furcht vor der Schwiegermutter

(Schwank in 1 Aufzug)

Personen

Dr. Hanstein (Fußspezialarzt) — Dr. Scharff
Ella, seine Frau — Frl. Bossert
Melanie, Ellas Stiefmama — Frl. Siebenkaas
Minna, Köchin — Frl. Dr. Sloy

Ort der Handlung: Berlin
Zeit: Gegenwart.

5. Musikpiece

6 Musikpiece

7 Der Königssohn u. das Fischermädchen

Drama in 5 Akten
frei nach einer Idee von M.S.R.
Regie: Derselbe

Personen

Der alte König — Herr Ferdinand Döller.
Der Königssohn, Sohn des Vorigen — Herr Dr. Sloy
Ein Fischermädchen — Frl. Luise Hembd
Ein Herold — Herr Dr. Scharff.
Ein Page — Frl. Anna Stocke
Noch ein Page — Frl. Emma Röttinger

Gefolge, Wachen, Volk u. s. w.
Ort der Handlung: Dort, wo sie stattfindet
Zeit der Handlung: Es war eine köstliche Zeit
Beginn der Vorstellung: Wenn's zum 3 Male klingelt
Ende. Wenn's fertig ist
Spielzeit: solange das Publicum aushält

8. Musikpiece
9. Musikpiece
10. Lebende Bilder.

Änderungen des Programms vorbehalten

Die Direction.

U.a.w.g. das soll nicht heißen „Und Austern wie gewöhnlich", sondern „Und Abends wird getanzt!"

erneut Heidelberg überfliegen sollte, fuhr er ohne Zögern in die Klinik, um den Vater sofort zu unterrichten. Und als schließlich bekannt wurde, daß Graf Zeppelin in Mannheim landen werde, hielt Oscar Vulpius nichts mehr zurück, er fuhr mit den Kindern zu der riesigen Volksmenge, drängte sich kilometerweit hindurch, sprang auch einmal »wie ein Fünfzehnjähriger« über eine Hecke, um dann überraschend dem Grafen Zeppelin persönlich gegenüberzustehen.

Die sich um das Jahr 1910 entwickelnde Luftfahrt faszinierte Oscar Vulpius. Vermutlich verbanden sich die Begeisterung am technischen Fortschritt überhaupt mit dem Wunsch, Deutschland dabei in führender Rolle zu sehen. Äußerst kennzeichnend hierfür ist eine Begebenheit, die, weil sie überhaupt ein Licht auf Oscar Vulpius' Mentalität und Vorgehensweise wirft, nachfolgend in Gestalt der Wiedergabe eines Auszugs aus dem Tagebuch seines Sohnes vom 13. März 1912 dargestellt werden soll:

»Es hat sich heute hier ein Komitee zur Sammlung von Beiträgen für eine Flugmaschine gebildet. Neulich in einer Gesellschaft bei Ehrhardt beschlossen Vater, Herr Ehrhardt und Herr Buchhändler Wolff, in irgendeiner Weise auf ein Vorgehen unserer Stadt zu wirken. Sie setzten sich mit dem Luftflottenverein und verschiedenen Bankiers in Verbindung und kamen heute in der Diskontbank zu einer Unterredung zusammen, die einen glänzenden Erfolg hatte. Es waren dabei Vater, Herr Ehrhardt, Leutnant Kuhr, die Bankdirektoren Fremerey und Samueli, und vom ›Tageblatt‹ Herr Pfeffer und Redakteur Foehr. Das Komitee wurde in dreistündiger Sitzung gebildet und dann das Nähere festgelegt. Am Sonntag erscheint im ›Tageblatt‹ der Aufruf, bis dahin werden die Herren des Ausschusses sich bemühen, möglichst viele Mitglieder für das Komitee zu werben, und zwar aus allen Schichten der Bevölkerung. Die Unterzeichnenden des Aufrufes werden ohne Titel aufgeführt – es soll eine Stiftung der Heidelberger Bürgerschaft werden. Name: ›Heidelberger Flugzeugstiftung für das Deutsche Reich‹. Die gesammelte Summe wird dem Kriegsministerium zur Verfügung gestellt mit der Bitte, das Flugzeug ›Heidelberg‹ zu nennen. Gezeichnet wurden heute Abend bereits 3 000 M, je 500 M von Vater, Pfeffer, Fremerey und Samueli. Gleich nach der Sitzung fuhren die Teilnehmer mit Automobilen in alle Richtungen zur Werbearbeit, zu den Bürgermeistern etc. Vater war u. a. bei Direktor Wittmann, der sich sofort bereit erklärte, in der Schule einzuwirken . . . Jedenfalls ist die patriotische Bewegung in vollem Gang und verspricht einen schönen Verlauf.

16. 3.: Heute erschien der Aufruf zugleich mit der Bemerkung, daß bereits 10 000 M gezeichnet seien. Die Spende soll dem Kaiser überwiesen werden.«

Derartige Anstrengungen zur Finanzierung bestimmter für absolut notwendig gehaltener Projekte machten einen erheblichen Anteil von Oscar Vulpius' Arbeit aus. Da öffentliche Unterstützung für orthopädische Behandlungen und für die Betreuung von Behinderten noch kaum existierte, war er auf Privatinitiativen angewiesen. Aber auch für das Fortbestehen der Orthopädischen Klinik in Bad Rappenau bedurfte es selbst in den 30er Jahren noch intensiver Bemühungen um die Gewinnung von Kostenträgern. Schon die Gründung der Klinik erforderte Finanzgeschick. Oscar Vulpius konnte dafür einige finanziell unabhängige Sponsoren gewinnen und gründete mit ihnen – und von ihnen gut beraten – 1911 eine für damalige Verhältnisse ungewöhnliche GmbH als Trägergesellschaft.

In finanziellen Dingen hatte Oscar Vulpius in der Regel eine glückliche Hand. Was er anfaßte, werde zu Gold, witzelte sein Schwager Starck, wenngleich zu berücksichtigen ist, daß dazu auch ungezählte Verhandlungen, Bittgänge und risikoreiche Investitionen, etwa der Ankauf aller Grundstücke in der Heidelberger Luisenstraße, die Voraussetzung bildeten. Bei alledem wurde regelmäßig auf das Sorgfältigste kalkuliert. Auch bei der Errichtung der Vulpius Klinik ging selbstverständlich eine eingehende Rendite-Berechnung von Oscar Vulpius voraus. Andererseits konnte er sich schon im Jahr 1910 ein eigenes Auto, einen Stoewer-Laudaunt 14 PS, mit Chauffeur leisten, damit dann aber auch viel Zeit gewinnen.

In diese Zeit fielen auch häufige Besuche von Theaterveranstaltungen und Vorträgen; so ließ sich Oscar Vulpius etwa von dem englischen General Booth über die Heilsarmee unterrichten, ging zu politischen Veranstaltungen und kulturellen Vorträgen. Umgekehrt hielt er selbst eine Anzahl eigener fachlicher Vorträge, »Wanderkrüppelvorträge« nannte er sie, die zur Freude der Familie sehr gut besucht waren und das damals erwachende Interesse in der Bevölkerung für orthopädische und Behindertenfragen belegen. Diese Vorträge dienten vor allem der Werbung für den Beitritt zu einem Förderkreis zu Gunsten der – damals so bezeichneten – Krüppelfürsorge.

Die eingangs schon erwähnte Güte, die Oscar Vulpius ausstrahlte, war wohl eine der Hauptantriebskräfte für sein Engagement in der Behindertentherapie und -fürsorge. Welche Bedeutung diese Initiativen damals hatten, zeigte z. B. der Besuch von »Großherzogs«, wie es im schon erwähnten Tagebuch heißt, in dem von Oscar Vulpius gegründeten Heidelberger Krüppelheim anläßlich ihres offiziellen Heidelberg-Besuches im Juni 1909. Die Verleihung verschiedener Zähringer-Orden (siehe S. 59, Abb. 33) an Oscar Vulpius hatte wohl ihren Grund vor allem in dieser karitativ-wissenschaftlichen Tätigkeit. In diesem Zusammenhang ist auch Vulpius' jahrzehntelange ehrenamtliche Mitarbeit im Roten Kreuz hervorzuheben, das er sowohl als Berater als auch finanziell unterstützte.

Daß Oscar Vulpius im privaten Bereich große Hilfsbereitschaft auszeichnete, zeigt schlaglichtartig folgender Auszug aus einem an seinen – inzwischen verheirateten – Sohn Roland geschriebenen Brief vom November 1934, also in einer Zeit der schon überhandnehmenden Belastung: »Nun habe ich den lobenswerten Plan gehabt, mit Euch heute Abend gemütlich zu plaudern [Anm. d. Verf.: erstmals nach vielen Monaten], und schon ist, indem ich mich dazu vorbereite, die Störung eingetreten. Nachbarin L. ruft mich an, sie bekomme mich gar nicht mehr zu Gesicht, sie wolle sich aussprechen, weil sie Tröstung nötig habe ... Also mußte ich sie einladen ... Frau L. blieb bis ½ 11, uff! ... Doch ich sehe, ich rede von mir, statt von Euch.«

Aber auch für Kinder- oder Enkelwünsche war er, ließ es die Zeit zu, offen. Anläßlich des sog. Kornblumentages in Heidelberg im Jahre 1911, an dem Papierblumen zu Gunsten der Veteranenfürsorge verkauft wurden, reagierte er prompt auf einen telefonischen Hilferuf seines Sohnes Roland, dem ebenso wie dem ganzen Freundeskreis die Blumen ausgegangen waren, und fuhr die Kinder kreuz und quer durch die Stadt, damit sie schon verkaufte Blumen zurückerbetteln konnten.

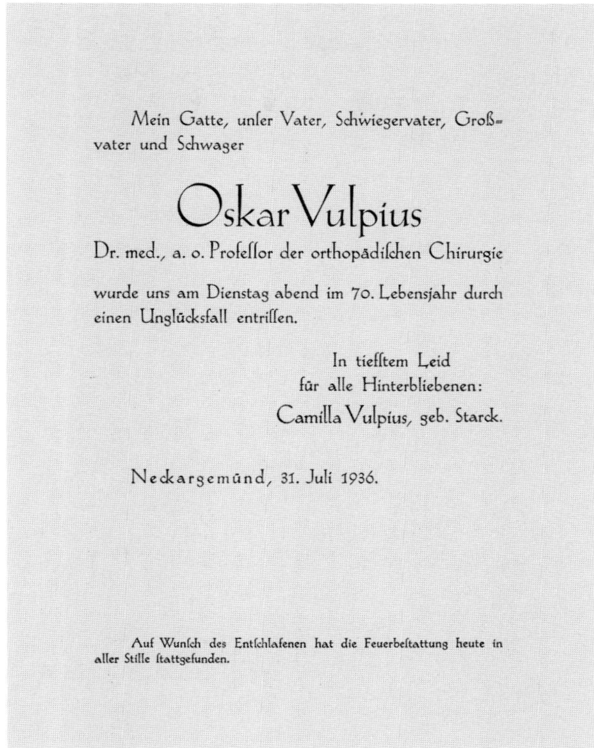
Mein Gatte, unser Vater, Schwiegervater, Großvater und Schwager

Oskar Vulpius

Dr. med., a. o. Professor der orthopädischen Chirurgie

wurde uns am Dienstag abend im 70. Lebensjahr durch einen Unglücksfall entrissen.

In tiefstem Leid
für alle Hinterbliebenen:
Camilla Vulpius, geb. Starck.

Neckargemünd, 31. Juli 1936.

Auf Wunsch des Entschlafenen hat die Feuerbestattung heute in aller Stille stattgefunden.

Abb. 9. Todesanzeige der Familie Vulpius.[9]

Das immer starke Mitgefühl für Betroffene, gepaart mit Pflichtgefühl und ausgeprägtem Patriotismus, waren wohl auch die Gründe dafür, daß sich Oscar Vulpius im Kriege voll und ganz für die medizinische Versorgung der Soldaten zur Verfügung stellte. Er war – bald als Oberstabsarzt – in zahlreichen Lazaretten als Chefarzt tätig und verdiente sich dabei auch das Eiserne Kreuz 1. Klasse. Über seine Kriegszeit wird an anderer Stelle dieser Schrift berichtet (vgl. S. 77–83 und 148–181). Kennzeichnend für seine Einstellung zu diesem schweren Einsatz, bei dem er aber dort helfen konnte, wo die Bedürftigkeit am größten war, ist wohl seine testamentarische Verfügung. »Ich bitte, mir nach Möglichkeit den Waffenrock anzuziehen, er war mein liebstes Kleid.«

9 Ar Vulp Kl

Die letzten Lebensjahre waren für Oscar Vulpius schwer. Als überdurchschnittlich begabter, wissenschaftlich interessierter und fleißiger Mensch – Universitäts- und Doktor-Examen hatte er mit Bestnoten absolviert – konnte er seine vielfältigen Aktivitäten solange bewältigen, wie die Körperkräfte dies erlaubten. Das unruhige Leben, die entnervenden Kämpfe um Positionen und Anerkennung seiner beruflichen Arbeit und wohl nicht zuletzt die Kriegsjahre hatten stark an seinen Kräften gezehrt. Aus mehreren Äußerungen der Familienmitglieder war zu ersehen, daß ihm spätestens Mitte der 30er Jahre die Arbeit über den Kopf wuchs.

Schon 1912 glaubte Roland Vulpius anläßlich des 45. Geburtstages des Vaters festzustellen, daß infolge der »unermüdlichen Tätigkeit für die Klinik, Krüppelheim und Rappenau ... seine körperliche Leistungsfähigkeit nicht mehr ganz auf der Höhe« sei. 1934 beschreibt dann Camilla Vulpius in einem Brief an ihre Kinder die Situation wie folgt:

»Unten am Schreibtisch sitzt Vater und stöhnt vor seinem Hochgebirge an Arbeit. Sie wächst dem armen Mann über den Kopf. Morgen ist der erste Tag zu Hause ... in dieser Woche ... Es ist fast jeden Tag ... neben der vielen Post was besonderes für ihn los und er ist halt umständlich wie Großvater geworden ... Da kommt er schon wieder zu mir hinauf ... und ißt den Renomier-Apfel, den ich ihm habe richten lassen. Er muß schrecklich viel mit Rappenau-Betrieb ... zu tun haben ... und saust fast täglich in Heidelberg herum. Er müßte weniger Pflichten haben, fühlt es und kann nicht loskommen und sehnt sich doch immer nach mehr Geruhsamkeit.«

Wenige Zeit zuvor hatte Oscar Vulpius selbst an seinen Sohn Roland geschrieben:

»Mutter ist sehr krank mit Herzanfällen, ob und wann ich Euch besuchen kann, weiß ich nicht, habe hier und in Rappenau viel zu tun, kann weitere Sorgen nicht mehr tragen.«

Anfang 1935 berichtete Camilla Vulpius, es könne so nicht weitergehen. Vater fahre ununterbrochen herum und komme völlig ermüdet heim. Herr Fremerey (Anm. d. Verf.: Mitgesellschafter in Rappenau) habe plötzlich erklärt, er wolle einmal im Monat nach Rappenau fahren und dort nach dem Rechten sehen. Vater sei erstaunt gewesen, sie gar nicht. »Kommt Vater heim, geht's wieder los mit Rotes Kreuz, Krüppelheim und die Bettelei in Karlsruhe bei Genossenschaften und Krankenhäusern für Rappenau und Belegungen.« Zwei Wochen später heißt es dann wieder in einem Brief von ihr:

»Vater kam heim von Würzburg, gealtert, unklar, nervös. Später viele Untersuchungen ... 14 Tage im Krankenhaus. Vater schreibt mir täglich lieb, daß alles gut war ... Zwei Tage später schreibt er: ›Es geht viel besser ... Insulin ab und zu aussetzen. Arbeiten ja, versuchen, was man leisten kann, und Aufhören, sobald man die Grenze fühlt.‹ Wenn man die Grenze noch fühlt!!«

Mitte 1936, am Todestag Oscar Vulpius', berichtete Camilla Vulpius, noch ohne etwas vom Unfall zu wissen, Vater habe gesagt, er sei müde und wolle ausruhen; deshalb habe man für die nächste Woche ein Quartier an der Weinstraße ausfindig gemacht.

Der tödliche Autounfall am 28. Juli 1936 hatte allerdings mit Oscar Vulpius' Gesundheitszustand nichts zu tun. Er hatte zuvor im Heilbronner Ratskeller zu Mittag gegessen und guten Wein getrunken und wurde dann von der Schwester Oberin – warum nicht von seinem Fahrer, ist nicht bekannt – in Richtung Heidelberg gefahren. Aus unerklärlichen Gründen, wahrscheinlich aber wegen der regennassen Straße, stieß der Wagen frontal gegen einen Baum; Oscar Vulpius war sofort tot.

Damit endete ein Leben voller großer Erfolge wie schwerer Rückschläge, ein Leben mit vielen Höhepunkten der Fröhlichkeit und Lebensfreude, aber auch schweren persönlichen Belastungen, vor allem durch die frühe Krankheit von Camilla Vulpius, die beruflichen Anfeindungen und die erschütternden Kriegserlebnisse. Oscar Vulpius hatte viel bewirkt, das wußte er; auf Lobreden an seinem Grabe aber bat er zu verzichten.

II Oscar Vulpius – sein Lebenswerk und seine Bedeutung für die Orthopädie von damals und heute

von Matthias Jung und Arnim Braun

1. Einleitung

Das Selbstbewußtsein der Orthopäden, eine eigenständige medizinische Disziplin zu begründen, beginnt vor etwa 100 Jahren sich langsam zu entwickeln. Liest man Publikationen über die Verselbständigung der Orthopädie im deutschsprachigen Raum, begegnet man immer wieder den gleichen Namen. Zweifelsohne ist Albert Hoffa der bedeutendste Mann im Bestreben, die Orthopädie als eigenständiges Fach zu etablieren. Mit seinem 1891 im Enke-Verlag erschienenen ›Lehrbuch der orthopädischen Chirurgie‹ leitet er die langsame Loslösung von der Chirurgie ein.[1] Neben ihm wird in der gegenwärtigen orthopädischen und medizin-historischen Literatur vor allem die Leistung von Männern wie Adolf Lorenz, Fritz Lange, Hans Spitzy, Georg Joachimsthal, Hermann Gocht und Wilhelm Schulthess gewürdigt. Dagegen wird der Name Vulpius nicht genannt oder eher nur beiläufig als Leiter der 1893 an der Heidelberger Universität gegründeten Ambulanz für orthopädische Chirurgie erwähnt. In dem englischsprachigen Buch ›The History of Orthopaedics‹ von David LeVay wird die Bedeutung Vulpius' für die Orthopädie behandelt:

> *»Vulpius was a very active and innovative figure. Thus, in 1907 he successfully arthrodesed the shoulder for poliomyelitis, using silver wire, with good results, an operation only attempted previously.«*[2]

Noch an mehreren Stellen wird auf die Arbeit von Vulpius eingegangen. In ›The History of Orthopaedics‹, das einen Überblick über die Entwicklung der Orthopädie in den meisten Kulturländern gibt, bleibt aber auch die Tatsache unerwähnt, daß Oscar Vulpius mit seinem Schüler Adolf Stoffel 1911/13 die erste ›Orthopädische Operationslehre‹ herausgibt.[3] Im Gegensatz zu Hoffas Lehrbuch wird dieser Operationslehre bisher in der Literatur keine Bedeutung für die weitere Entwicklung der Orthopädie beigemessen, obwohl die operativen Verfahren schon lange einen unverzichtbaren Teil der orthopädischen Therapie ausmachen.

Wer war Oscar Vulpius, dessen Brief an Fritz Lange zum sechzigsten Geburtstag solch eine Bedeutung für Lange hatte, daß er den Gratulationsbrief zweimal in seiner Autobiographie erwähnt?[4]

Dieses Buch zeigt die wegbereitende Rolle, die Oscar Vulpius für die Institutionalisierung der Orthopädie in Heidelberg spielt, zeigt ihn als Initiator der Krüppelfürsorge in Baden und zeigt die heutige Bedeutung seiner wissenschaftlichen, ärztlichen und organisatorischen Arbeit. Darüber hinaus wird das Leben eines der ersten modernen Orthopäden beleuchtet, für den der operative Eingriff einen wichtigen Bestandteil in der orthopädischen Gesamttherapie darstellt. Von Interesse ist das Bemühen von Vulpius, auch die Versorgung der Unfallverletzten sicherzustellen. Eindrucksvoll ist der Arbeitsumfang als Arzt und Wissenschaftler zu einer Zeit, die noch nicht von technischen Neuerungen geprägt ist.

1 Thomann KD Z Orthop 130: 339–44 (1992)
2 LeVay D ›History‹ S. 630, 1990; vgl. auch Peltier LF ›Orthopedics‹ S. 179, 1993
3 Lange F Münch Med Wochenschr 59: 1234 (1912)
4 Lange F ›Leben‹ S. 75, 152, 1959

Um das Leben von Oscar Vulpius zu betrachten, wurde vor allem die zeitgenössische Fachliteratur durchgesehen. In dem Universitätsarchiv Heidelberg und dem Generallandesarchiv Karlsruhe konnte seine Zeit an der Universität verfolgt werden, jedoch waren keine Dokumente über den Betrieb der Poli- und Privatklinik in Heidelberg auffindbar. Die Ausführungen über diese Klinik stützen sich vor allem auf die zahlreichen Publikationen von Vulpius selbst und die seiner Mitarbeiter.

Akten des Heidelberger Stadtarchivs waren vor allem für die Darstellungen über die Entstehung des Heidelberger Krüppelheims aufschlußreich. Besonders bei diesem Kapitel war die Durchsicht mikroverfilmter Zeitungen aus dem Heidelberger Raum nützlich.

Die Ausführungen über das Sanatorium im Solbad Rappenau, der heutigen Vulpius Klinik GmbH, Klinik der Zentralversorgung für Orthopädie und orthopädische Chirurgie für den Stadt- und Landkreis Heilbronn, stützen sich auf Akten des Klinikarchivs sowie des Stadtarchivs Bad Rappenau und berücksichtigen die 1987 erschienene Festschrift über die Klinik anläßlich ihres 75. Bestehens.

Die wissenschaftliche Bedeutung Vulpius' wird durch einzelne Vergleiche seiner operativen Verfahren und Methoden mit dem heute üblichen Vorgehen dargestellt. Für das Teilkapitel über die erste ›Orthopädische Operationslehre‹ waren Briefe von Vulpius und Stoffel aus dem Archiv des Enke-Verlages von Nutzen.

Die Publikationen von Vulpius, aus denen im Verlauf dieser Arbeit zitiert wird oder auf die in Fußnoten hingewiesen wird, erscheinen nicht gesondert im allgemeinen Literaturverzeichnis, sondern sind in der Personalbibliographie von Oscar Vulpius zusammengestellt (siehe S. 182–187), wobei Abkürzungen in einem Verzeichnis (S. 215 f.) erläutert werden.

2. Zur Geschichte der Orthopädie

Die moderne Orthopädie vereint operative und konservative Maßnahmen, um Form- und Funktionsfehler des Bewegungsapparates zu therapieren. Das heute als vollwertige Disziplin anerkannte Fach hat eine bewegte Entwicklungsgeschichte hinter sich.

Nachdem der Begriff ›Orthopädie‹ 1741 von Nicolas Andry (1658–1748) geprägt wird, entsteht 1780 in der Schweiz das erste Orthopädische Institut. Es wird gegründet und geleitet von dem Kinderarzt Jean André Venel (1740–1791).[5] In Deutschland entstehen in der ersten Hälfte des 19. Jahrhunderts zahlreiche orthopädische Privatinstitute, die sowohl von Ärzten als auch von Laien geführt werden. Dies führt dazu, daß die Orthopäden sich nicht nur gegenüber den Chirurgen zu behaupten haben, sondern auch gegenüber diesen Laien, die überwiegend Lehrer oder Handwerker sind. Manche dieser orthopädischen Nicht-Ärzte beleben die konservativen Behandlungsformen mit neuen Ideen und Apparaten.[6] Allerdings bleiben ihre Institute meist nur wohlhabenden Patienten vorbehalten. Andere Patienten können sich die langwierige und kostspielige Behandlung, beispielsweise der Skoliose oder des Klumpfußes, nicht leisten. Zu diesem Zeitpunkt fehlt jegliche staatliche Fürsorge, und auch das Mitgefühl der meisten Mitmenschen ist nicht sonderlich stark ausgeprägt.[7] Außerdem ist die Orthopädie in zwei Lager gespalten. Die einen bevorzugen die mechanische Therapie mit Einsatz von Apparaten, die anderen wenden die dynamische Therapie mit Massage und Krankengymnastik an. Nur langsam werden beide Behandlungsformen miteinander kombiniert. Dazu gesellt sich das operative Vorgehen.[8] Wegbereitend ist hier die Technik der subkutanen Tenotomie, die von G. F. L. Stromeyer (1804–1876) 1831 mit Erfolg wieder eingeführt wird.[9] Der Berliner Orthopäde Heimann Wolff Berend (1809–1873) trägt mit seiner Arbeit wesentlich dazu bei, daß diese drei Verfahren – mechanische, dynamische und operative Therapie – gemeinsam bei der Behandlung orthopädischer Patienten angewen-

5 Eulner HH ›Spezialfächer‹ S. 387, 1970 und Rütt A ›Orthopädie‹ S. 6, 1993
6 Grosch G Münch Med Wochenschr 48: 2559–61 (1967)
7 Thomann KD MedGG 8: 27–31 (1989)
8 Vulpius O ›25 Jahre‹ S. 8, 1920
9 Die subkutane Tenotomie der Achillessehne wird bereits 1816 von Delpech (1772–1832) beschrieben, aber bald darauf wegen mangelnden Erfolgs fallengelassen. [Thomann KD MedGG 8: 29 (1989).]

det werden. Zusätzlich verwendet er als erster Arzt in Deutschland ab 1853 Photographien zur Befunddokumentation.[10]

In der zweiten Hälfte des 19. Jahrhunderts beginnt sich nicht nur die Gesellschaftsstruktur grundlegend zu ändern, sondern auch in der Medizin werden entscheidende Entdeckungen gemacht.

Mit der Etablierung operativer Techniken verändert sich die Behandlung einiger orthopädischer Krankheitsbilder wie z. B. Klumpfuß und Schiefhals. Die Operationen ermöglichen eine entscheidende Verkürzung der Behandlungsdauer und damit eine Verringerung der Kosten. Die Chirurgie verdrängt die konservativen Orthopäden. Durch die Einführung der Narkose und der Antisepsis wird die Chirurgie revolutioniert. Die Chirurgen wenden sich von der Extremitätenchirurgie ab und beschäftigen sich überwiegend mit der Bauchchirurgie. Die üblichen orthopädischen Krankheitsbilder werden vernachlässigt. Die sozialen Veränderungen bringen es mit sich, daß die Orthopädie trotz allem gegenüber der Chirurgie bestehen kann. Durch die Industrialisierung verändert sich die Inzidenz vieler Krankheiten. Von orthopädischer Seite stehen Poliomyelitis, Rachitis, Knochen- und Gelenktuberkulose und Unfallverletzungen im Vordergrund. Hinzu kommt, daß die Politiker sich genötigt sehen, auf die Bedürfnisse der einfachen Menschen einzugehen. Radikale und sozialistische Einflüsse werden durch die Bismarcksche Sozialgesetzgebung beruhigt. Wesentlich für die bessere ärztliche Behandlung der Bevölkerung sind die Einführung der Krankenversicherung 1883 und die der Unfallversicherung 1884. Jeder Kranke oder Verletzte ist nun in der Lage, sich in ärztliche Behandlung zu begeben. Es zeigt sich bald, daß ein Chirurg alleine nicht mehr in der Lage ist, das operative Gesamtgebiet zu beherrschen. Vereinzelt wenden sich Chirurgen speziell den orthopädischen Krankheitsbildern zu. Der Begriff ›chirurgische Orthopädie‹ wird geprägt. Vor allem Albert Hoffa (1859–1907) versteht es, die Position dieser neuen Disziplin zu festigen. 1891 gibt er das ›Lehrbuch der orthopädischen Chirurgie‹ heraus, und ein Jahr später erscheint der erste Band der ›Zeitschrift für orthopädische Chirurgie‹. Noch heute besteht diese Zeitschrift unter dem Namen ›Zeitschrift für Orthopädie und ihre Grenzgebiete‹. Als die Orthopäden feststellen, daß die Kongresse der ›Deutschen Gesellschaft für Chirurgie‹ ihrem Fachgebiet nicht mehr genügend Freiraum bieten und ihren Themen keine Aufmerksamkeit geschenkt wird, beschließen sie, eine eigene Interessenvertretung zu bilden.[11] 1901 wird die ›Deutsche Gesellschaft für orthopädische Chirurgie‹ gegründet. Zehn Jahre später wird erneut durch ein wissenschaftliches Werk die Identität der Orthopädie gestärkt. Es erscheint 1911 die erste Hälfte der ›Orthopädischen Operationslehre‹ von Oscar Vulpius und Adolf Stoffel (1880–1937).[12]

Die erste ›Orthopädische Operationslehre‹ stellt die Vielfalt der orthopädischen Operationen dar und dadurch auch die Berechtigung einer selbständigen Orthopädie. Trotzdem bleibt die Orthopädie an der Universität ein untergeordnetes Fach. Es gibt kaum universitäre orthopädische Einrichtungen, und auch die Lehre in diesem Fach läßt zu wünschen übrig. Die um die Jahrhundertwende einsetzende Krüppelfürsorge eröffnet der Orthopädie ein weiteres Betätigungsfeld. Zwar bekommt sie kein vollkommen neues Patientengut, aber die 1906/07 durchgeführte reichsweite Krüppelzählung sichert der Orthopädie die Unterstützung durch den Staat. Jedoch erst der Erste Weltkrieg ermöglicht die Etablierung der Orthopädie an den Universitäten. Die unzähligen Verstümmelten bedürfen adäquater orthopädischer Behandlung. So entsteht beispielsweise mit staatlicher Unterstützung und durch private Initiative die ›Stiftung Orthopädische Universitätsklinik Heidelberg‹. Diese Anstalt soll die Versorgung der Kriegsbeschädigten und auch die der Unfallbeschädigten gewährleisten.[13] Heute zählt die Heidelberger Orthopädie zu den größten Kliniken ihrer Art in Deutschland.[14,15]

Mittlerweile hat sich das Arbeitsgebiet der Orthopädie um einige Bereiche erweitert, und es sind neue

10 Paul U ›Berliner‹ S. 11–4, 1985
11 Bade P ›DOG‹ S. 21, 1939
12 Lange F Münch Med Wochenschr 59: 1234 (1912)
13 ›Denkschrift über die Gründung einer orthopädischen Anstalt der Universität HD‹ S. 1, 1918
14 Cotta H, Rompe G ›80 Jahre‹ S. 17–8, 1981
15 Rütt A ›Orthopädie‹ S. 30–3, 1993; Thomann KD MedGG 8: 31–2 (1989) und Paul U ›Berliner‹ S. 21, 1985

Arbeitsmaterialien, Operationstechniken und -verfahren dazugekommen. Die Alloarthroplastik und die Möglichkeiten der Arthroskopie haben die Aufgaben der Orthopädie enorm vergrößert.[16] Die Rheumatologie, die Sportmedizin und die Behandlung der angeborenen Fehlbildungen und Querschnittslähmungen ist ohne die Orthopädie nicht vorstellbar. Heute umfaßt das orthopädische Fachgebiet zusätzlich die Technische Orthopädie, die Kinderorthopädie, die Hand-, Fuß-, Schulter-, Wirbelsäulen- und Tumor-Chirurgie, um nur einige zu nennen.[17]

3. Entwicklung des Krankenhauswesens in Heidelberg

Die Krankenversorgung in speziellen Einrichtungen entwickelt sich im deutschen Raum ab dem 9. Jahrhundert nach byzantinischem Vorbild. Lange Zeit bleibt diese neue Art der Krankenpflege nur den unteren sozialen Schichten vorbehalten, denn andere Kranke werden weiterhin von ihrer Familie gepflegt. Die anfängliche Form der stationären Betreuung im frühen Mittelalter ist Domäne der Klöster. Mit Beginn des 12. Jahrhunderts werden die klösterlichen Spitäler langsam von den kirchlich-bruderschaftlichen Spitälern in den Hintergrund gedrängt. Die steigende Zahl armer Stadtbewohner verlangt nach größeren Hospitälern. Aus diesem Grund entwickelt sich das bruderschaftlich organisierte Spital. Ab dem 13. Jahrhundert tritt die Stadt als eigenständige politische Körperschaft gegenüber der Kirche auf. Dies hat auch eine Verbürgerlichung des Spitalwesens zur Folge.[18] Wie im folgenden dargestellt wird, verläuft die Entwicklung des Krankenhauswesens in Heidelberg nicht genau in diesen drei Schritten.

Die Gründung von Heidelberg durch die Pfalzgrafen erfolgt um das Jahr 1150. Jedoch ist in Heidelberg im Gegensatz zu anderen Städten die Tätigkeit der Glaubensorden in der Fürsorge für die Kranken nicht sonderlich gut belegt. Man kann also nur davon ausgehen, daß die Ordensmitglieder der in Heidelberg ansässigen Klöster ihrer Aufgabe der christlichen Nächstenliebe, wie in anderen Orten so auch in Heidelberg, nachkamen. Im 13. Jahrhundert existieren in Heidelberg drei Klöster, das der Franziskaner, der Augustiner und der Beginen. So weit bekannt, ist allerdings keinem Kloster ein Hospital angeschlossen; die Gesundheitsfürsorge beschränkt sich wohl auf die ambulante Fürsorge.[19]

Die Hospitäler werden durch die ansteigende Zahl der Armen in den wachsenden Städten und das aufkommende Pfründnertum vor zu große Aufgaben gestellt. Die Städte stellen sich dieser Herausforderung und engagieren sich in der sozialen Fürsorge. Diese Anfänge der städtischen Krankenpflege in Heidelberg sind leichter zu eruieren.[20]

Ein städtisches Hospital am Kornmarkt wird erstmals 1290 urkundlich erwähnt. Es wird vom Stadtrat verwaltet. Im 16. Jahrhundert wird das städtische Hospital in das nahezu leerstehende Dominikanerkloster verlegt,[21] da das alte Gebäude nicht mehr den Ansprüchen genügt. Dieses Hospital ist nur für die Versorgung von Kranken zuständig. Es werden keine Pfründner aufgenommen. Der Kurfürst bestimmt, daß die Kranken vom Arzt geheilt werden sollen, damit sie wieder ihrer Arbeit nachgehen können. 1693 wird das Kloster durch die Franzosen zerstört, einige Zeit später wird es wieder aufgebaut. Viel mehr ist über die Arbeit und Aufgabe des Hospitals zu diesem Zeitpunkt nicht bekannt.[22]

Wahrscheinlich zur gleichen Zeit ist die ›Elende Herberge‹ entstanden, die vor allem der Betreuung von stadtfremden Personen dient. Als sich mit Beginn des 16. Jahrhunderts die Syphilis in Europa ausbreitet, finden an Lues erkrankte Personen Aufnahme in der ›Elenden Herberge‹. 50 Jahre später wird die Herberge ›Armes Bürgerspital‹ genannt, da die aufgenommenen Patienten meist arme Bürger sind. Auch das ›Arme Bürgerspital‹ entgeht 1693 nicht der Zerstörung durch die Franzosen. Es wird danach nur noch als Provisorium wieder aufgebaut.[23]

16 Hipp E Fortschr Med 101: 179 (1983)
17 Cotta H, Rompe G ›80 Jahre‹ S. 18, 1981
18 Eckart WU ›Geschichte‹ S. 101 – 3, 1994
19 Goth W ›Klinik‹ S. 5, 1982
20 Ebd. S. 11
21 Dieses Hospital ist nun unter den Namen ›Reiches Spital‹ oder ›Churhospital‹ bekannt. [Goth W ›Klinik‹ S. 19, 1982.]
22 Goth W ›Klinik‹ S. 12, 1982
23 Ebd. und S. 16

Parallel zu diesen zwei städtischen Hospitälern existiert auch in Heidelberg das für das Mittelalter typische Leprosorium. Im 13. Jahrhundert befindet sich das erste Leprosorium an der östlichen Stadtmauer vor dem oberen Tor. Die Expansion der Stadt macht eine Verlegung dieser Anstalt notwendig. Um 1430 tritt der Gutleuthof bei Schlierbach als Sondersiechenhaus in Erscheinung.[24]

Im 18. Jahrhundert beginnen die verschiedenen Konfessionen in Heidelberg, sich in der Krankenpflege zu engagieren. Dies ist unter anderem Folge der Verordnung des Kurfürsten Karl Theodor von 1741, daß alle Konfessionen selbst für ihre Armen und Kranken sorgen müssen. Es entstehen drei Hospitäler.[25]

1715 ersteigern die Katholiken das auf Initiative des Stadtrats errichtete Allgemeine Bürgerspital bei der St.-Anna-Kirche. Dieses Hospital hat auch noch 1868 die Aufgabe, städtische Arme und Kranke katholischer Konfession zu versorgen. In dem Gebäude sind 105 Betten untergebracht. Die Verpflegung, Aufsicht und Verwaltung wird von zehn Schwestern bewältigt. Etwa zehn Jahre später wird das katholische Spital in ein Frauen-Armenhaus umgewandelt, und ab 1896 ist es das städtische Pfründnerhaus II mit 33 Betten, das dann bis 1912 mit 43 Betten ausgestattet wurde.[26]

Das Hospital der Reformierten nimmt eine ähnliche Entwicklung. Um 1750 entsteht ein Neubau in der Plöck. 1868 ist es bekannt als evangelisches Spital und kann 92 Arme und Kranke evangelischer Konfession aufnehmen. In den siebziger Jahren des 19. Jahrhunderts wird das Hospital in ein Männer-Armenhaus mit 60 Betten umgewandelt. Als städtisches Pfründnerhaus I nimmt es ab 1896 27 Insassen auf. Innerhalb der nächsten 16 Jahre wird die Anzahl der Betten nahezu verdoppelt.[27]

Über das dritte konfessionelle Spital, das Hospital der Lutheraner, ist nicht soviel bekannt. Es wird zuerst aus drei Häusern in der Plöck gebildet, später wird es verkauft und ein neues Spital am Schießtor eingerichtet.[28]

Das Studium der Medizin ist im Mittelalter vorwiegend theoretisch geprägt. Auch in der folgenden Epoche ist kein großer Wandel erkennbar. Erst mit Beginn des 18. Jahrhunderts werden vereinzelt Krankenhäuser errichtet, die unter anderem auch der praktischen Ausbildung junger Mediziner dienen. In Heidelberg wird der Medizinischen Fakultät erst 1804 ein Gebäude zur Verfügung gestellt. Das städtische Hospital im Dominikanerkloster wird unter der Regie der Universität in eine Poliklinik umgewandelt.[29] In dem gleichen Gebäude sind die Anatomie und das Botanische Institut untergebracht. Erst 1815 erhält Heidelberg eine stationäre Medizinische Klinik. Drei Jahre später wird die Chirurgische Klinik eingerichtet. Sie befindet sich mit der Medizinischen Klinik und der 1805 gegründeten Entbindungsanstalt in der Kaserne am Marstallhof. Chirurgie und Innere Medizin werden 1844 in das Collegium Carolinum (in dem Gebäude befindet sich heute die zentrale Universitätsverwaltung) verlegt, wodurch ihre Bettenzahl beträchtlich vergrößert wird. Die Medizinische Klinik hat nun 100 Betten und die Chirurgie 40. Zwölf Jahre später werden beide Kliniken zum Akademischen Krankenhaus zusammengefaßt. 1876 wird in Heidelberg ein Klinikum nach modernsten Maßstäben errichtet.[30] Die Chirurgie ist in zwei Gebäude und vier Baracken unterteilt. Dieses Pavillonsystem wird in Nord-Amerika während des Sezessionskriegs eingeführt, um dem Hospitalismus Einhalt zu gebieten.[31]

In diesem Klinikum zwischen Neckar und Bergheimer Straße stehen 1888 der Inneren Medizin 192 Betten und der Chirurgie 158 Betten zur Verfügung. Vor der Jahrhundertwende folgen neben Chirurgie und Innerer Medizin noch weitere akademische Einrichtungen für andere medizinische Disziplinen: Entbindungsanstalt (1805), Luisenheilanstalt als Kinderklinik

24 Goth W ›Klinik‹ S. 9–12, 16–19, 1982
25 Ebd. S. 20, 27–31
26 Ebd. S. 20 und Stat Jb Bad 1868 I: 134–5 (1869); Stat Jb Bad 1878 II: 242–3 (1880); Gb Bad I-Minist 1897–1905 1. Bd. S. 460–1, 1907; Gb Bad I-Minist 1906–1912 1. Bd. S. 506, 1914
27 Goth W ›Klinik‹ S. 27, 1982; Stat Jb Bad 1868 I: 134–5 (1869); Stat Jb Bad 1878 II: 242–3 (1880); Gb Bad I-Minist 1897–1905 1. Bd. S. 460–1, 1907; Gb Bad I-Minist 1906–1912 1. Bd. S. 506, 1914
28 Goth W ›Klinik‹ S. 31, 1982
29 Ebd. S. 19
30 Wolgast E ›Universität‹ S. 94, 1986
31 Schadewaldt H KHA 46: 3 (1973)

(1860), Augenklinik (1868), Irrenklinik (1878) und Ohrenklinik (1897).[32]

Bis in die erste Hälfte des 19. Jahrhunderts unterscheidet sich die Krankenbehandlung im Privathaus nicht sonderlich von der im Krankenhaus.[33] Vielmehr warnen anerkannte Ärzte immer wieder vor den Gefahren eines Krankenhausaufenthaltes, da die Ansteckungsgefahr mit einer Infektionskrankheit äußerst hoch ist. Deshalb lassen wohlhabendere Patienten die Ärzte zu sich nach Hause kommen, während Arme auf die Aufnahme im Krankenhaus angewiesen sind. Neben verbesserten hygienischen Zuständen führen drei Entwicklungen zu einem Aufschwung des Krankenhauswesens:

1. die Narkose,
2. die Anti- bzw. Asepsis und
3. die Spezialisierung der Medizin.

Diese drei Neuerungen verlangen eine stationäre Behandlung des Patienten, da die Ärzte das notwendige Instrumentarium bei Hausbesuchen nicht mit sich führen können.[34] Der steigende Bedarf an Krankenhausbetten zieht eine weitere Entwicklung nach sich: Es entstehen Privatkrankenhäuser. Zu diesen ersten Privatkliniken in Heidelberg zählen die Augenklinik von Wilhelm Röder[35] ab 1863 und die Chirurgisch-gynäkologische Klinik von Franz von Chelius (1821–1899). Die Privatklinik von v. Chelius, Sohn des großen Heidelberger Chirurgen,[36] ist mit dem damaligen katholischen Spital verbunden. Diese Tatsache ist amüsant, denn v. Chelius, Modearzt des Hochadels, geht als »Prinzentöter«[37] in die Geschichte ein. Seine Klinik besteht von 1864 bis 1888 und hat knapp 20 Betten.[38]

Es hat den Anschein, daß immer wieder Ärzte und auch Geschäftsleute versuchen, durch ein Privatkrankenhaus schnell viel Geld zu verdienen. Es entstehen Sanatorien, Kurhäuser und Heilanstalten von zum Teil beträchtlicher Größe, die aber innerhalb kürzester Zeit wieder geschlossen werden. Beispielsweise existierten das Kurhaus Schloß Heidelberg mit 100 Betten nur zwei Jahre und das Sanatorium Prof. Dr. Schwenningers mit 71 Betten nur ein Jahr. Beide Anstalten sind Aktiengesellschaften. Es werden aber auch andere Anstalten eröffnet, die eine Lücke in der Heidelberger Krankenversorgung schließen. Zu diesen zählt die als universitäres Institut und Privatheilanstalt gegründete Klinik von Oscar Vulpius. Sie ist mit 100 Betten von Anfang an größte Privatklinik in Heidelberg.[39]

Die Anerkennung von Privatkliniken als Universitätsinstitute entwickelt sich als Notlösung, da die Heidelberger Medizinische Fakultät traditionell eine ablehnende Haltung gegenüber einer weiteren Spezialisierung in der Medizin hat. Dagegen versucht die Badische Regierung, die Heidelberger Universität zu modernisieren. Aus diesem Grunde erhalten neben der Orthopädischen Klinik von Vulpius noch die Privatkliniken für Dermatologie, für Neurologie und für Zahnheilkunde den Status eines Universitätsinstitutes. Die Anerkennung dieser Kliniken als Privatinstitute ist jederzeit widerrufbar. Sie ist abhängig von der Einstellung und Gesinnung des Ordinarius' eines Fachbereichs gegenüber dem Spezialgebiet.[40]

4. Lebenslauf, Ausbildung und beruflicher Werdegang

Am 30. Januar 1867 wird Karl Oscar Vulpius in Boxberg/Baden als Sohn des Ehepaares Amalie Helene

32 Goth W ›Klinik‹ S. 19, 1982; Stat Jb Bad 1868 I: 134–5 (1869); Stat Jb Bad 1878 II: 242–3 (1880); Gb Bad I-Minist 1897–1905 I. Bd. S. 460–1, 1907
33 Eine Sonderstellung nehmen die orthopädischen Privatinstitute ein, die Anfang des 19. Jahrhunderts, von Ärzten und Laien gegründet, zahlreich entstehen. Diese Institute verbinden die stationäre Aufnahme mit der konservativen orthopädischen Therapie. [Eulner HH ›Spezialfächer‹ S. 387, 1970.]
34 Schadewaldt H KHA 46: 2–3 (1973)
35 Siehe Gawliczek OH, Hatzig H ›Chronik‹ S. 93, 1985
36 Maximilian Joseph von Chelius (1794–1876) [Wolgast E ›Universität‹ S. 95, 1986.]
37 Czerny V ›Leben‹ S. 19, 1967. Es ist anzunehmen, daß Czerny mit dem Begriff »Prinzentöter« v. Chelius unterstellt, wiederholt Abtreibungen bei adeligen Damen vorgenommen zu haben.
38 Diese Daten entstammen den Jahrbüchern des badischen Innenministeriums.
39 Stat Jb Bad 1868 I: 134–5 (1869); Stat Jb Bad 1878 II: 242–3 (1880); Jb Bad I-Minist 1884–88 S. 268–9 (1889); Jb Bad I-Minist 1889–1896 I. Bd. S. 358–9 (1897); UA HD: Ad-Buch Uni HD WS 1896/97 S. 13, 1896; Gb Bad I-Minist 1897–1905 I. Bd. S. 460–1, 1907
40 Wolgast E ›Universität‹ S. 109–10, 1986

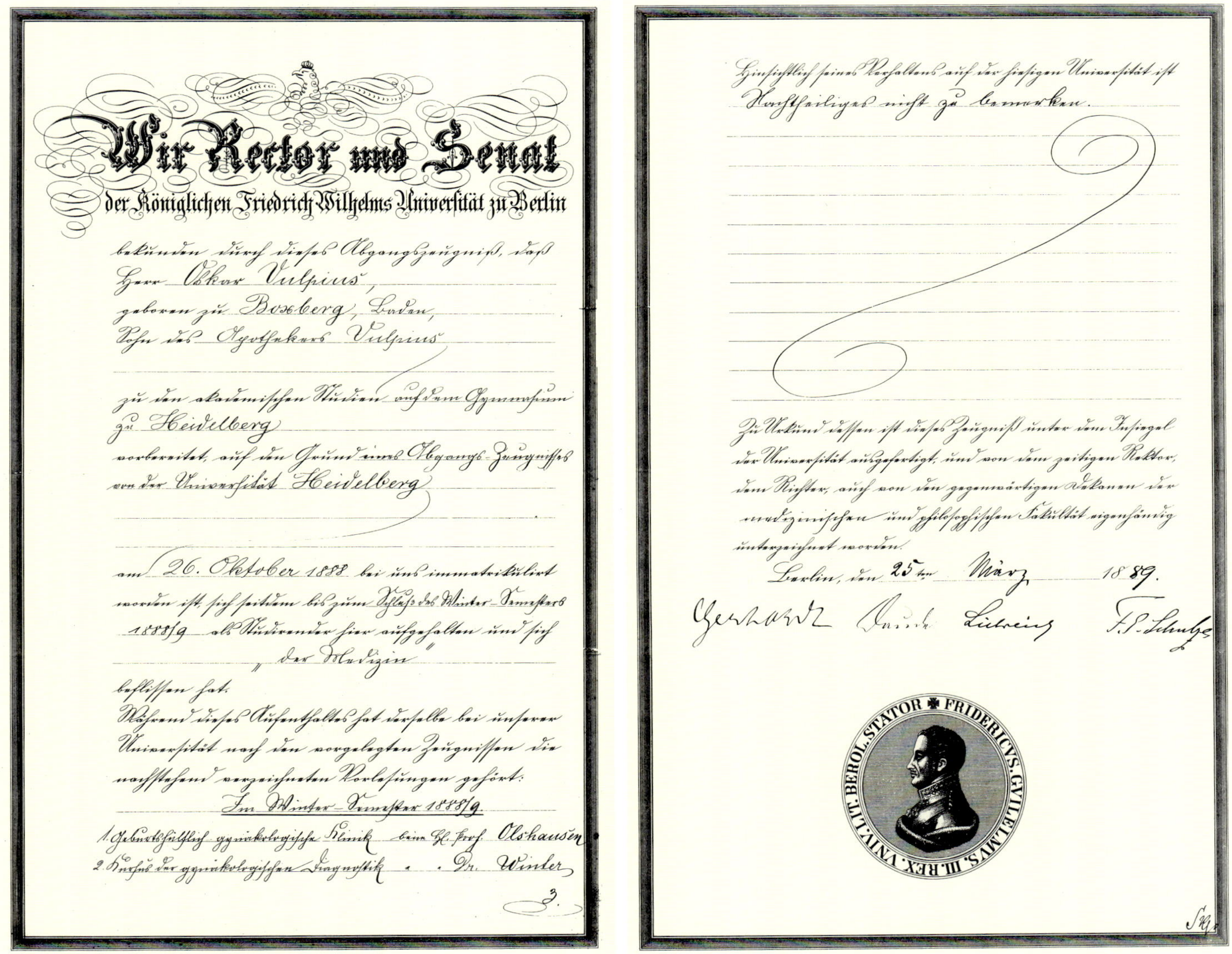
Wir Rector und Senat
der Königlichen Friedrich Wilhelms Universität zu Berlin
bekunden durch dieses Abgangszeugniß, daß
Herr Oskar Vulpius,
geboren zu Boxberg, Baden,
Sohn des Apothekers Vulpius
zu den akademischen Studien auf dem Gymnasium
zu Heidelberg
vorbereitet, auf den Grund eines Abgangs-Zeugnisses
von der Universität Heidelberg
am 26. Oktober 1888 bei uns immatrikulirt
worden ist, sich seitdem bis zum Schluß des Winter-Semesters
1888/9 als Studirender hier aufgehalten und sich
„der Medizin"
beflissen hat.
Während dieses Aufenthaltes hat derselbe bei unserer
Universität nach den vorgelegten Zeugnissen die
nachstehend verzeichneten Vorlesungen gehört:
Im Winter-Semester 1888/9.
1. Geburtshülflich gynäkologische Klinik bei Hr. Prof. Olshausen
2. Kursus der gynäkologischen Diagnostik . . Dr. Winter
3.

Hinsichtlich seines Verhaltens auf der hiesigen Universität ist
Nachtheiliges nicht zu bemerken.
Zu Urkund dessen ist dieses Zeugniß unter dem Insiegel
der Universität ausgefertigt, und von dem zeitigen Rektor,
dem Richter, auch von den gegenwärtigen Dekanen der
medizinischen und philosophischen Fakultät eigenhändig
unterzeichnet worden.
Berlin, den 25ten März 1889.
FRIDERICVS. GVILELMVS. III. REX. UNIV. LIT. BEROL. STATOR

Abb. 10. Abgangszeugnis der Königlichen Friedrich-Wilhelms-Universität zu Berlin (WS 1888/89), Seite 1 und 4.[41]

geb. Holdermann (1842–1902) und Gustav Friedrich Adolph Vulpius (1839–1917) geboren. Sein Vater leitet die Universitätsapotheke in Heidelberg bis zum Wintersemester 1901/02.[42] Gustav Vulpius läßt 1913 im Stadtwald an der Plättleshöhe eine Schutzhütte errichten.[43] Noch heute besteht diese Hütte, die zwischen der Landessternwarte und dem Kinderparadies auf dem Königstuhl liegt. Sie trägt den Namen ihres Stifters.

In Heidelberg geht Oscar Vulpius, der Name Karl findet nie Erwähnung, auf die Volksschule und besucht ab 1875 das Gymnasium Heidelberg. Während seiner Schulzeit lernt er Englisch, Französisch und Italienisch. Nach Bestehen der Matura im Jahr 1885 mit der Note ›sehr gut‹ leistet er die erste Hälfte seines

41 Ar Vulp Kl
42 UA HD: Ad-Buch der Uni HD für das WS 1901/02 S. 13, 1901
43 St Ar HD 128/2 Stadtwald (Beschreibung der Gedenksteine, Hütten, Brunnen und sonst.): I.49

Freiwilligen Jahres beim Infanterie-Regiment 110 in Heidelberg ab. Nachdem er die Einwilligung seines Vaters bekommt, kann er sich am 7. November 1885 für das Fach Medizin in Heidelberg immatrikulieren. Die ersten zwei Semester ist er in der Studenten-Verbindung Leonensia aktiv. Während des Verbindungs-

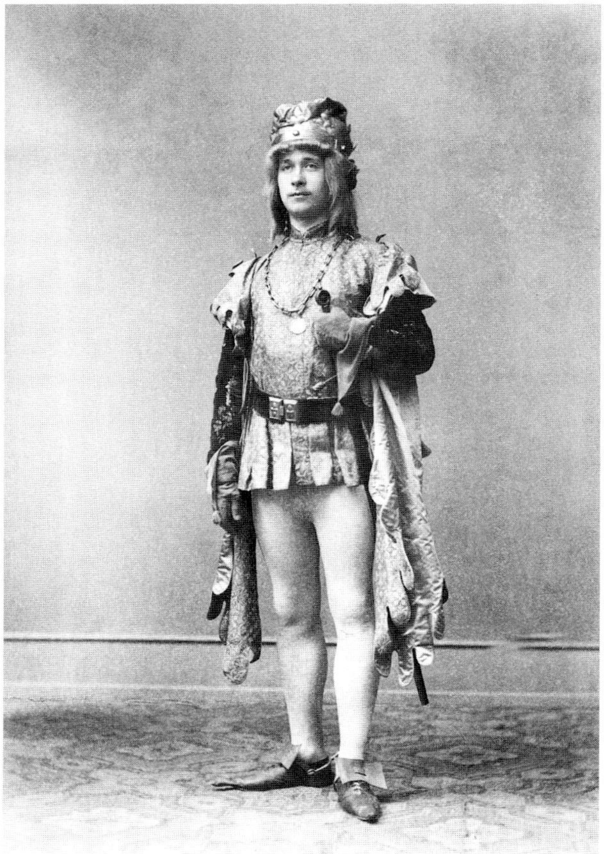

Abb. 11. Oscar Vulpius im Kostüm anläßlich des Universitätsjubiläums 1886.[44]

lebens gelingt es Vulpius, am 11. Juli 1887 die Ärztliche Vorprüfung mit der Note ›sehr gut‹ zu bestehen (siehe Abb. 124 auf S. 193).[45] Verfolgt man seinen weiteren Lebenslauf, so trifft die Bemerkung seines späteren Lehrers Vincenz Czerny (1842–1916), zum klinischen Unterricht in der Heidelberger Chirurgischen Klinik 1894 behauptet, auf ihn zu:

> *»Die [Verbindungsstudenten] haben es so ziemlich zum Princip erhoben, sich mit der Wissenschaft möglichst wenig zu belästigen. Wenn aber einmal ein Corpsstudent es fertig bringt, das Princip zu durchbrechen und wirklich etwas zu lernen, so wird ganz gewiß etwas Rechtes aus ihm. Für den Durchschnittsmenschen kann freilich sowohl die Großstadt wie auch das Corpsleben leicht zum Ruin werden.«*[46]

Nach bestandenem Physikum studiert Vulpius weiter in Heidelberg. Für das Wintersemester 1888/89 wechselt er nach Berlin. Zurück in Heidelberg, ist er im Sommersemester 1889 ein drittes Semester bei der Leonensia aktiv. Auch als ›Alter Herr‹ bleibt Vulpius der Leonensia verbunden. Durch seine Initiative und finanzielle Unterstützung kann das Verbindungshaus 1907 vergrößert werden.[47] Im November 1890 wird Vulpius promoviert. Das Thema seiner Dissertation bei Czerny lautet ›Die Radikaloperation der Hernien in der vorderen Bauchwand‹. Das medizinische Doktorexamen besteht er am 15. November mit ›summa cum laude‹. Ungefähr um die gleiche Zeit erhält er den Universitätspreis für die Arbeit ›Über die Entwicklung und Ausbreitung der Tangentialfasern in der menschlichen Grosshirnrinde während verschiedener Altersperioden‹. Im Winter 1890/91 schließt er sein Studium mit bestandenem Staatsexamen ab. Die Approbation erhält er am 2. März 1891 (S. 195, Abb. 126).[48]

Am 5. März 1894 heiratet Oscar Vulpius Camilla Starck (1869–1936). Mit ihr hat er die Söhne Roland und Günther. Das 1920 veröffentlichte Buch ›Aus 25 Jahren Orthopädischer Arbeit‹ widmet Vulpius seiner Frau zur silbernen Hochzeit.[49]

44 Ar Leon
45 GLA KA 235/2623: Curriculum vitae zum Habilitationsgesuch; GLA KA 456/13395: Fragebogen und UA HD PA 1228 (O. Vulpius): Personalbogen; ›Anschriften-Verzeichnis der Verbindung Leonensia‹ S. 15
46 Czerny V Deut Med Wo 20: 355 (1894)
47 ›Anschriften-Verzeichnis der Verbindung Leonensia‹, S. 15; Gernandt C ›Leonensia‹ S. 38–9, 1922
48 GLA KA 235/2623: Curriculum vitae zum Habilitationsgesuch; GLA KA 456/13395: Fragebogen; UA HD PA 1228 (O. Vulpius): Personalbogen; Vulpius O Beitr Klin Chir 7: 1 [Sonderdruck Hft. 1] (1890)
49 UA HD PA 1228 (O. Vulpius): Personalbogen; Vulpius O ›25 Jahre‹, 1920; Ar Vulp Kl; Festschrift ›75 Jahre Vulpius Klinik‹ S. 45–6, 1987

Nach dem Staatsexamen arbeitet Vulpius ab 1891 für ein Jahr an der Chirurgischen Universitätsklinik Heidelberg unter seinem Doktorvater Czerny als Volontärassistent.[50] Im Winter 1891/92 begibt er sich auf eine Studienreise durch Deutschland und Österreich. Unter anderem arbeitet er für zwei Monate als Volontärarzt bei Paul Fürbringer (1849–1930)[51] auf einer Inneren Station im Städtischen Krankenhaus Friedrichshain in Berlin. Nach dem Ableisten der zweiten Hälfte des Freiwilligen Jahres als Arzt mit anschließender Übung kehrt er im Herbst 1892 wieder in die Chirurgische Universitätsklinik Heidelberg zurück.[52] Zum Jahresbeginn 1893 wird Vulpius von Czerny mit der Leitung der neugeschaffenen Orthopädischen Ambulanz betraut.[53] Ende des Jahres 1893 reicht Vulpius seinen Antrag zur Habilitation bei der Medizinischen Fakultät ein. Dem Antrag wird im Januar 1894 entsprochen. Seine Habilitationsschrift trägt den Titel ›Beitrag zur Chirurgie und Physiologie der Milz‹.[54] Nach gehaltener Probevorlesung über ›Die Deformitäten im Lichte der Drucktheorie und des Transformationsgesetzes‹ am 1. Februar 1894 ist das Habilitationsverfahren abgeschlossen, und Vulpius erhält die Venia legendi für Chirurgie.[55] Im Frühjahr 1896 wird Vulpius vom Badischen Unterrichtsministerium der Lehrauftrag für Orthopädie erteilt.[56] Die Orthopädische Ambulanz wird auf seine Initiative im Juli 1896 in eine Poli- und Privatklinik umgewandelt. Die Klinik ist ein von der Chirurgie unabhängiges Universitätsinstitut und wird von Vulpius als selbständigem Leiter bis 1906 geführt. Ab dem Wintersemester 1897/98 wird er immer von mindestens einem eigenen Assistenten unterstützt.[57]

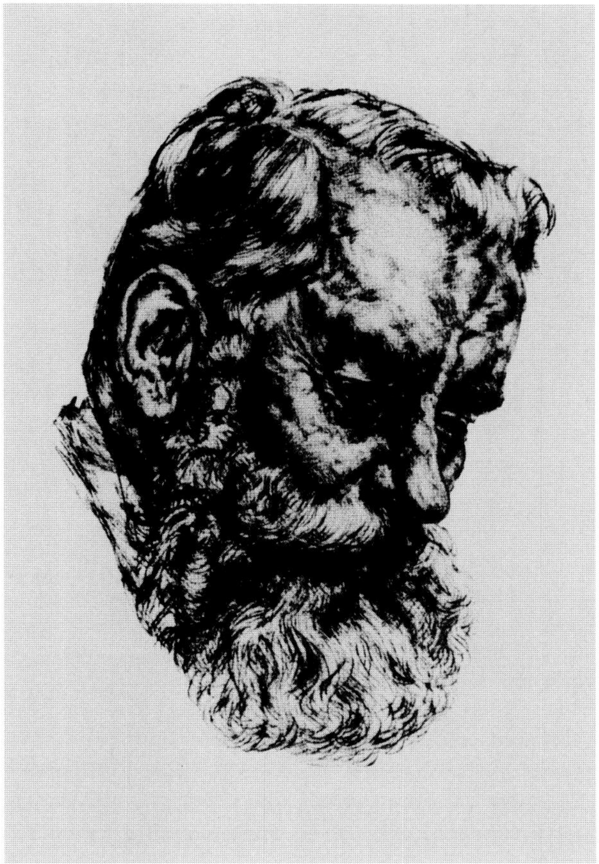

Abb. 12. Chirurg Vincenz von Czerny (1842–1916), Lehrer von Oscar Vulpius.[58]

Am 10. November 1902 wird Vulpius zum außerordentlichen Professor ernannt (siehe Abb. 14).[59] Ab dem Sommersemester 1894 bis zum Wintersemester 1927/28 kündigt Vulpius pro Semester zwei bis drei Vorlesungen mit orthopädischen Themen an. Die Zahl der Hörer ist sehr schwankend. Zusätzlich gibt Vulpius in unregelmäßigen Abständen Ferienkurse in Mechanotherapie und Orthopädie, die vor allem für praktische Ärzte gedacht sind.[60]

Ab 1906 ist die Orthopädische Klinik eine reine Privatklinik. Sie bleibt in der Luisenstraße 1–3 beste-

50 Vulpius O Deut Med Wo 17: 1231 (1891)
51 Fischer I ›Lexikon‹ S. 463–4 1. Bd., 1962
52 GLA KA 235/2623: Curriculum vitae zur Habilitation
53 Vulpius O Z Orthop 3: 101 (1894)
54 Vulpius O Beitr Klin Chir 11: 1 [Sonderabdruck Hft. 3] (1894)
55 UA HD H-III-111/120: Brief von Vulpius an Med Fak vom 29. 11. 1893; Mitteilung vom Engeren Senat vom 21. 1. 1894; Anzeige über die Probevorlesung. UA HD PA 1228 (O. Vulpius): Durchschrift
56 UA HD H-III-111/124: Mitteilung des Engeren Senats vom 11. 5. 1896
57 UA HD: Ad-Buch der Uni HD für WS 1896/97 bis SS 1906
58 ›Chronik der Ärzte‹, S. 156 (1985)
59 UA HD H-III-111/140: Mitteilung des Engeren Senats vom 21. 11. 1902
60 UA HD: Vorlesungsverzeichnis der Uni HD vom SS 1894 – WS 1927/28; UA HD Q 1364 (Quästurakte Vulpius) und Ar Vulp Kl: Inskriptionslisten. Während seiner Lehrtätigkeit hält Vulpius über die folgenden Gebiete Vorlesungen: Massage, orthopädische Chirurgie, Mechanotherapie, Orthopädie, Unfallheilkunde und Versicherungsmedizin.

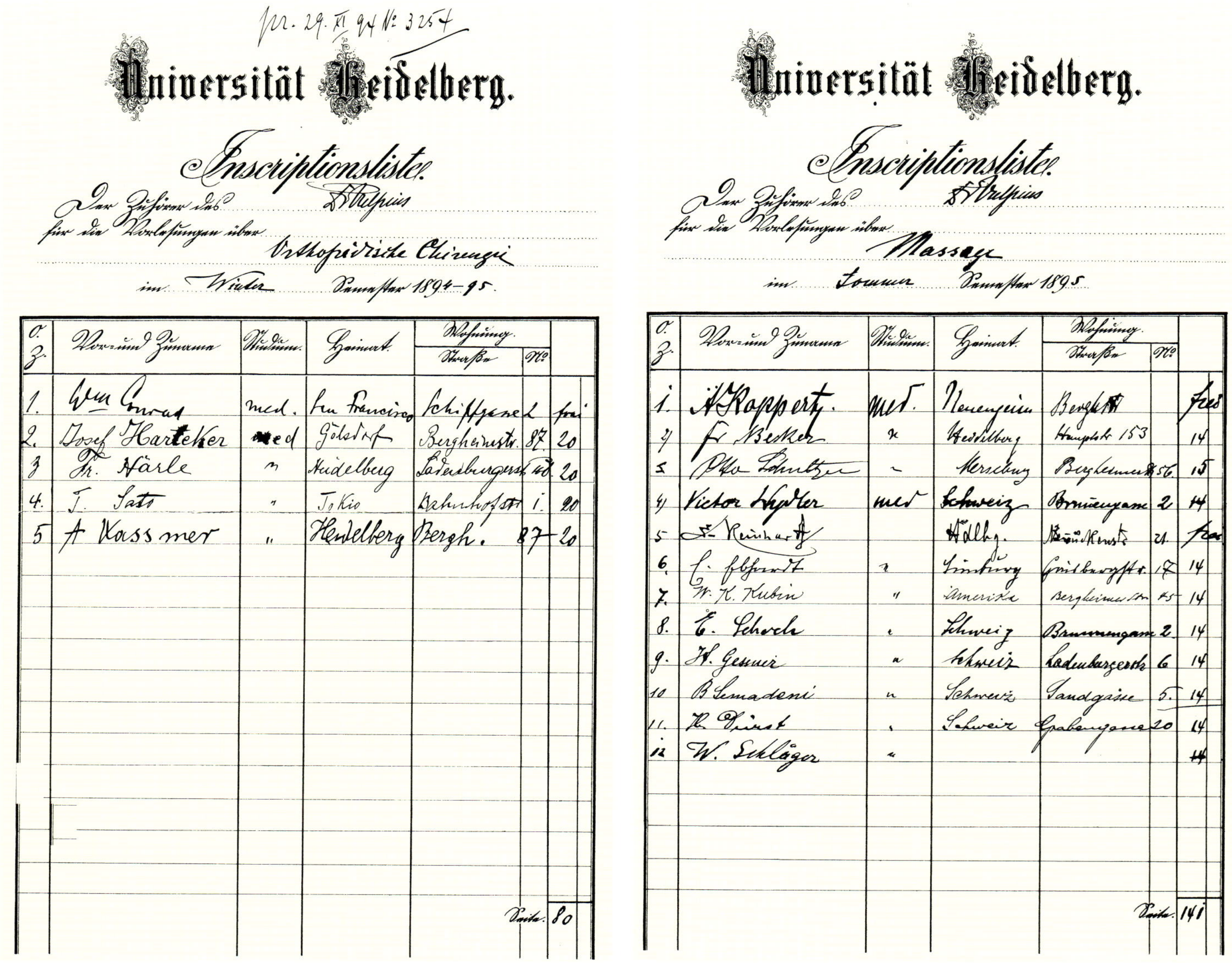
pr. 29. XI 94 Nr. 3254

Universität Heidelberg.

Inscriptionsliste.

Der Zuhörer des Dr. Vulpius für die Vorlesungen über Orthopädische Chirurgie im Winter Semester 1894–95.

O. Z.	Vor- und Zuname	Studium	Heimat	Wohnung Straße	Nr.	
1.	Wm Conrad	med.	San Francisco	Schiffgasse	2	frei
2.	Josef Hartecker	med	Göllsdorf	Bergheimerstr.	87	20
3	Fr. Härle	"	Heidelberg	Ladenburgerstr.	40	20
4.	T. Sato	"	Tokio	Bahnhofstr.	1	20
5	A. Kassmer	"	Heidelberg	Bergh.	87	20
					Summa:	80

Universität Heidelberg.

Inscriptionsliste.

Der Zuhörer des Dr. Vulpius für die Vorlesungen über Massage im Sommer Semester 1895.

O. Z.	Vor- und Zuname	Studium	Heimat	Wohnung Straße	Nr.	
1.	A. Rappert	med.	Neuenheim	Bergstr.		frei
2	F. Becker	"	Heidelberg	Hauptstr. 153		14
3	Otto Schmitz	–	Merseburg	Bergheimerstr.	56	15
4	Victor Snyder	med	Schweiz	Brunnengasse	2	14
5	F. Reinhardt		Hdlbg.	Brückenstr.	21	frei
6.	C. Ehrhardt	"	Limburg	Friedrichstr.	17	14
7.	W. K. Kubin	"	America	Bergheimerstr.	45	14
8.	E. Schoch	"	Schweiz	Brunnengasse	2	14
9.	H. Gemuri	"	Schweiz	Ladenburgerstr.	6	14
10	B. Semadeni	"	Schweiz	Sandgasse	5.	14
11.	R. Dünst	"	Schweiz	Grabengasse	20	14
12	W. Schläger	"				14
					Summa:	141

Abb. 13. Hörer von Dr. Vulpius in Orthopädischer Chirurgie (Wintersemester 1894/95) und Massage (Sommersemester 1895).[61]

hen.[62] 1909 wird in einem Nachbarhaus, das Vulpius gehört, ein provisorisches Krüppelheim eingerichtet. Vulpius übernimmt mit seinen Assistenten die ärztliche Versorgung der Kinder.[63] Diese Tätigkeit als Anstaltsarzt behält er auch nach dem Umzug der Kinder in das richtige Heim nach Rohrbach 1913 bei.[64] Im Frühling 1912 übernimmt er als dritte Aufgabe die ärztliche Leitung des Sanatoriums Solbad Rappenau. Während des Krieges kann Vulpius durch den Fronteinsatz seinen Aufgaben in Heidelberg und Rappenau nicht mehr gerecht werden. Er wird durch seinen Oberarzt Hugo Görres vertreten.[65] 1919 muß Vulpius die Arbeit als Anstaltsarzt des Landeskrüppelheims in

61 Ar Vulp Kl
62 UA HD H-III-111/150: Bekanntmachung des Kultusministeriums vom 2. 8. 1906
63 ›Jb FV K 1. 5. 1909 – 1. 5. 1910‹ S. 5, 1910
64 ›Jb FV K 1913‹ S. 5, 1913
65 ›Jb FV K 1914–16‹ S. 4–5, 1917 (in GLA KA 235/3680); Ar Vulp Kl; Gesellschafterversammlung: Protokolle vom 11.1.1916

Rohrbach aufgeben, da das Heim von der Stiftung Orthopädische Universitätsklinik übernommen wird.[66] Mitte der zwanziger Jahre zieht er sich ganz aus Heidelberg zurück und überläßt die Privatklinik seinem Oberarzt Görres.[67] Das Sanatorium in Rappenau leitet Vulpius bis zu seinem Tode am 28. Juli 1936.[68]

Zum Sommersemester 1928 wird Vulpius die Venia legendi entzogen, da er seit mehr als zwei Semestern keine Hörer für seine Vorlesungen gehabt hat. Bei dieser Entscheidung beruft sich das Kultusministerium auf § 6 Abs. 1 der Verordnung über die Rechte und Pflichten der nichtetatmäßigen Professoren und Privatdozenten in der Fassung vom 4. Dezember 1926 Nr. A. 22679. Neben Oscar Vulpius sind noch Hugo Starck (1871 – 1956; siehe S. 16, Abb. 5) und Georg Hirschel (1875 – 1963), ebenfalls Mitglieder der Medizinischen Fakultät, von dieser Bestimmung betroffen.[69] Diese drei Personen sind jedoch die einzigen Dozenten, auf die diese Verordnung angewendet wird. Trotz jahrelanger Bemühungen gelingt es Vulpius nicht, die Venia legendi wiederzuerhalten.[70] In seinen Briefen führt er die fehlenden Hörer seiner Vorlesungen auf die mangelnde Kooperation der beiden Direktoren der Chirurgischen und Orthopädischen Klinik zurück. Das orthopädische Stoffgebiet ist durch die Vorlesungen von Hans v. Baeyer und seinen Assistenten gänzlich abgedeckt, und die Chirurgen weisen die Studenten nicht auf die Bedeutung der Vulpiusschen Vorlesung über die Unfallheilkunde hin.[71]

5. Institutionalisierung der Orthopädie in Heidelberg

Ende des 19. Jahrhunderts ist Heidelberg die dritte Universitätsstadt Deutschlands, an der eine Orthopä-

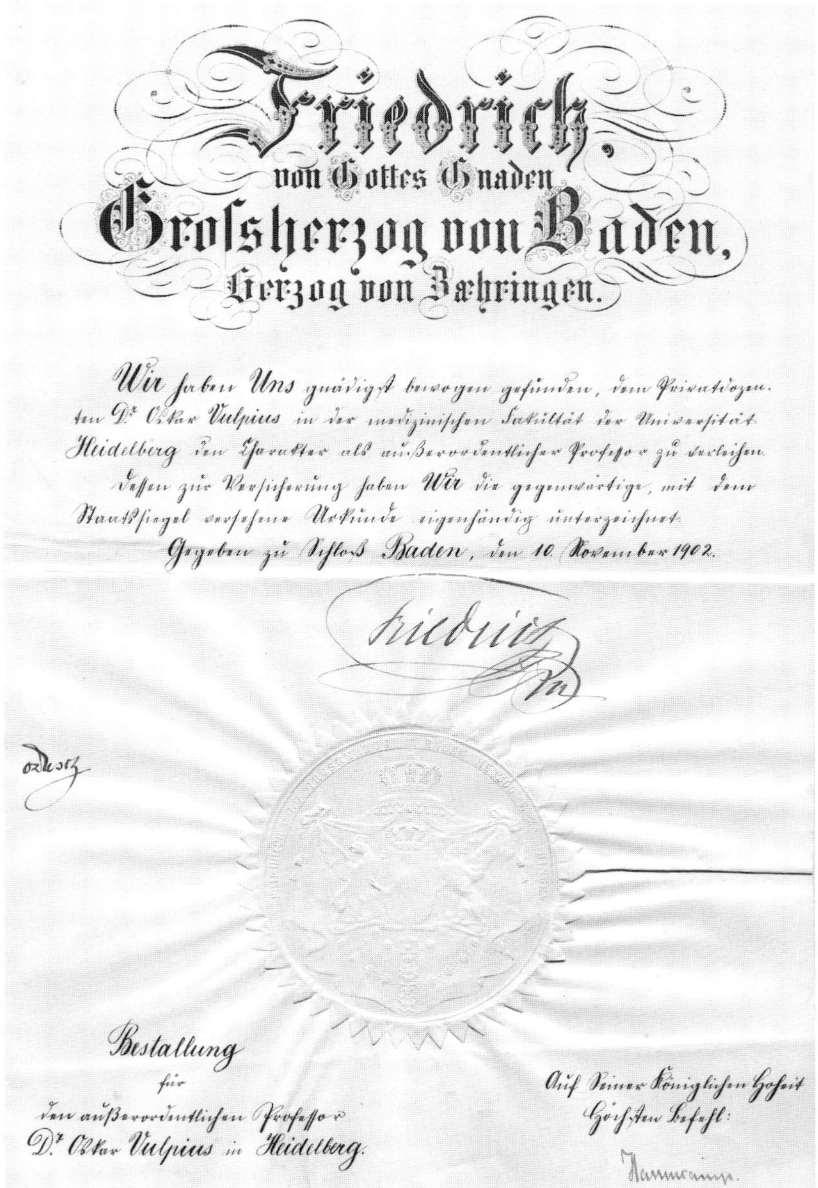
Friedrich, von Gottes Gnaden Großherzog von Baden, Herzog von Zähringen.

Wir haben Uns gnädigst bewogen gefunden, dem Privatdozenten Dr. Oskar Vulpius in der medizinischen Fakultät der Universität Heidelberg den Charakter als außerordentlicher Professor zu verleihen.

Dessen zur Versicherung haben Wir die gegenwärtige, mit dem Staatssiegel versehene Urkunde eigenhändig unterzeichnet.

Gegeben zu Schloss Baden, den 10. November 1902.

Friedrich

Bestallung für den außerordentlichen Professor Dr. Oskar Vulpius in Heidelberg.

Auf Seiner Königlichen Hoheit Höchsten Befehl:

Abb. 14. *Bestallung zum außerordentlichen Professor.*[72]

66 GLA KA 235/30856: Brief vom 3. 7. 1919 an das Kultusministerium
67 St Ar HD AA 243/7: Erlaubnis vom 11. 3. 1925
68 Wollenberg A Z Orthop 65: 203 – 4 (1936)
69 GLA KA 235/2623: Brief des Kultusministeriums an den Engeren Senat vom 24. 2. 1928
70 Ebd.: Briefe von Vulpius vom 20. 10. 1928, 24. 10. 1928, 3. 1. 1929, 16. 7. 1933
71 Ebd.: Brief von Vulpius an das Kultusministerium 24. 10. 1928
72 Ar Vulp Kl

dische Poliklinik eingerichtet wird. Die Poliklinik entsteht 1896 in der Luisenstraße auf Privatinitiative von Oscar Vulpius, dem bisherigen Leiter der Orthopädischen Ambulanz. Sie stellt aber nicht den üblichen allmählichen Übergang von Orthopädischer Ambulanz zu Orthopädischer Universitätsklinik dar.

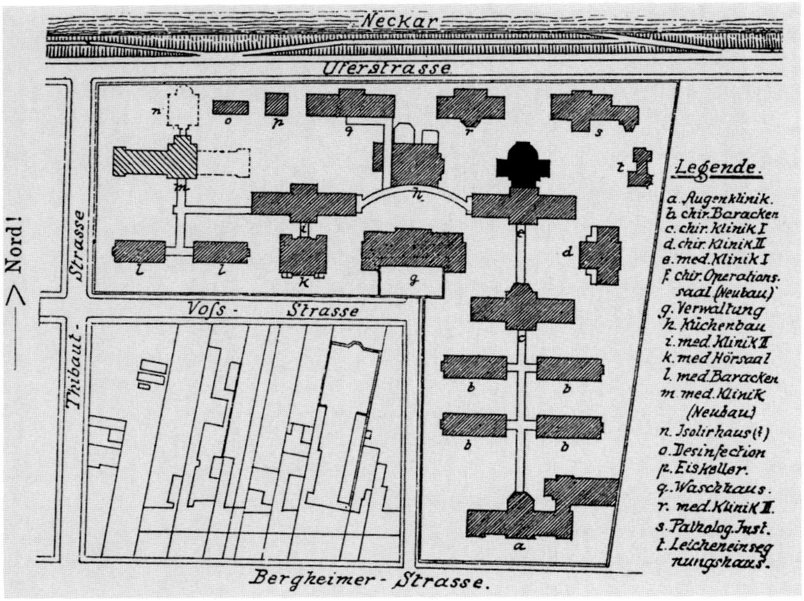

Abb. 15. Das Heidelberger Klinikum 1894.[73] *Das schwarz markierte Gebäude stellt den OP-Anbau dar.*

Denn zehn Jahre nach Entstehen der Poliklinik wird die Orthopädie in Heidelberg wieder der Chirurgischen Klinik untergeordnet. Vulpius führt die Klinik nun ab 1906 nur noch als seine Orthopädische Privatklinik. Erst 1919 erlangt die Orthopädie durch die Errichtung der ›Stiftung Orthopädische Universitätsklinik‹ unter der Leitung von Hans von Baeyer wieder ihre Selbständigkeit. Die erste Station der neuen Universitätsklinik wird in dem 1913 erbauten Rohrbacher Landeskrüppelheim untergebracht.

Diese Entwicklung wird in den bisherigen historischen Rückblicken über die Heidelberger Orthopädie nicht oder nur unvollständig berücksichtigt. Die genauen Umstände, die dazu führten, daß in Heidelberg die Orthopädie wieder für einen Zeitraum von 13 Jahren der Chirurgie untergeordnet wird, können aber auch in diesem Buch nicht genau geklärt werden. Dies ist jedoch nicht verwunderlich, wenn man berücksichtigt, daß die Medizinische Fakultät schon 1910 nicht in der Lage ist, den Sachverhalt genau zu erläutern.[74]

5.1. Die Chirurgische Universitätsklinik in der zweiten Hälfte des 19. Jahrhunderts

Im Oktober 1876 nehmen die Chirurgische und die Medizinische Klinik des neuen Akademischen Hospitals in Heidelberg den Betrieb auf.[75] Das modern eingerichtete Klinikum übt eine ungemeine Anziehungskraft auf zahlreiche Patienten aus. In der Chirurgie kann die große Patientenzahl bald nicht mehr optimal versorgt werden. Die bestehenden Räumlichkeiten offenbaren sich als zu klein. Diese Entwicklung führt 1883 zu einem Neubau, dem chirurgischen Pavillon II, der ein Jahr später bezogen wird. Insgesamt besitzt die Chirurgische Klinik nun 170 Betten. Allerdings erweist sich diese Bettenzahl nach einigen Jahren erneut als zu gering. Auch genügt der vorhandene Operationssaal nicht mehr den Bedürfnissen, und die Chirurgische Ambulanz kann den Patientenansturm nicht bewältigen. 1891 gibt die Badische Regierung ihre prinzipielle Zustimmung zu grundlegenden Umstrukturierungen in der Chirurgischen und der Medizinischen Klinik. Nachdem dem Direktor der Medizinischen Klinik, Wilhelm Heinrich Erb (1840–1921), ein Neubau für seine Klinik zugesagt wird, kann 1892 mit dem Bau eines neuen Operationssaales an der Nordseite des Medizinischen Pavillons I (siehe Abb. 15 und 16) begonnen werden.[76, 77]

73 Czerny V Beitr Klin Chir 13: 14 (1895). Heute befindet sich in der ehemaligen Medizinischen Klinik I die Dermatologie und in dem Neubau der große Hörsaal der Hautklinik.

74 GLA KA 235/2623: Bericht des Dekans Menge an das Kultusministerium vom 2. 2. 1910

75 Knauff F ›Krankenhaus‹ S. VII, 1879

76 Am 15. 7. 1898 wird der Medizinische Pavillon I der Chirurgischen Klinik überlassen, nachdem ein neues Gebäude für die Medizinische Klinik fertiggestellt wurde. [Schneider J ›Alt-Klinikum‹ S. 396, 1991.]

77 Czerny V Beitr Klin Chir 13: 2–4 (1895) auf S. 4: Die Erneuerungsarbeiten werden durch den drohenden Verlust der Direktoren der Medizinischen und Chirurgischen Klinik vorangetrieben, da beide Herren einen Ruf nach Wien bekommen. Dieser wird jedoch in den Jahren 1893 und 1894 abgelehnt.

Die wachsende Bedeutung der neuen Chirurgie in der Behandlung Kranker ist nicht nur durch die zeitgemäße Versorgung, sondern auch durch das Wirken von Vincenz Czerny (1842–1916) bedingt. Er leitet die Chirurgische Universitätsklinik von 1877 bis 1906. Mit ihm lehrt und forscht an der Heidelberger Universität eine der größten Persönlichkeiten seiner Zeit auf dem Gebiet der Medizin. Czerny erlebt die grundsätzlichen Wandlungen in der Chirurgie, die sich durch Einführung der Narkose und Asepsis ergeben, und weiß sie zu seinem Vorteil zu nutzen. Während seiner Zeit in Heidelberg lehnt er drei Berufungen an verschiedene Universitätskliniken ab.[78] Dies geschieht jedoch nicht ganz selbstlos. An der Heidelberger Universität ist man sich der Bedeutung Czernys bewußt, und so wird Czerny die Möglichkeit gegeben, vor allem wegen der Ablehnung des letzten Rufes 1894 nach Wien die Chirurgische Klinik weiter auszubauen.[79]

5.2. Orthopädisch-Chirurgische Ambulanz an der Chirurgischen Universitätsklinik

Czerny steht nach den Erfahrungen seiner Freiburger Jahre als Ordinarius für Chirurgie von 1871 bis 1877 der Orthopädie äußerst aufgeschlossen gegenüber. Seit der Zeit Stromeyers (1804–1876) beschäftigt man sich in der Freiburger Chirurgie nämlich äußerst intensiv mit der Orthopädie. Czerny nutzt seine orthopädischen Fertigkeiten unter anderem dazu, in Heidelberg eine Spezialsprechstunde für Klumpfußpatienten einzurichten.[80] Er hat nichts gegen das Ent-

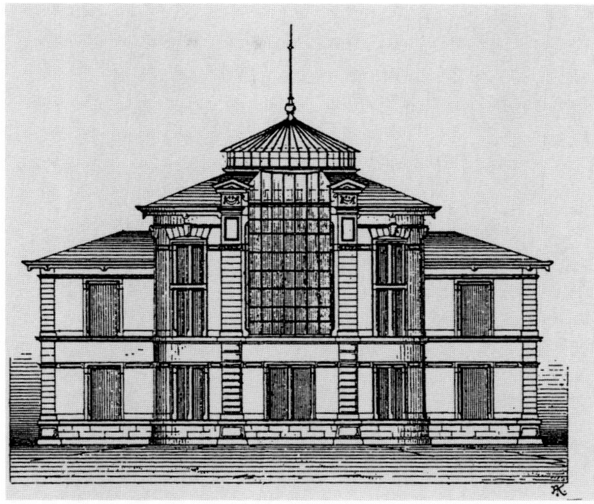

Abb. 16. Ansicht des OP-Anbaus von Norden.[81]

stehen und Wachsen von Spezialdisziplinen, hier der Orthopädie, einzuwenden. Vielmehr denkt er praktisch und hat keine Angst, Einfluß zu verlieren. Demzufolge eröffnet Czerny 1893 in Heidelberg eine Orthopädische Ambulanz.[82]

5.2.1. Entstehung der Orthopädischen Ambulanz

Nachdem 1866 die Bezeichnung ›Orthopädie‹ erstmals im Heidelberger Vorlesungsverzeichnis aufgeführt wird,[83] erhält diese Spezialdisziplin durch die Orthopädisch-Chirurgische Ambulanz im Jahre 1893 ein eigenes Betätigungsfeld. Nach den 1876 in Leipzig und 1890 in Berlin gegründeten Orthopädischen Polikliniken ist die neue Ambulanz die dritte ihrer Art in Deutschland.[84] Der Orthopädischen Ambulanz wird ein eigener Assistent zugeteilt.[85] Diese Aufgabe übernimmt Vulpius, bei dem bereits einige Jahre zuvor schon der Wunsch erwachte, sich dem orthopädischen Betätigungsfeld zuzuwenden. Sein Interesse für

78 Krebs H, Schipperges H ›Heidelberger Chirurgie‹ S. 59–61, 65, 1968; Czerny V ›Leben‹ S. 19, 1967
79 Czerny V Beitr Klin Chir 13: 4 (1895)
80 Weber M Z Orthop 123: 80–2 (1985)
81 Czerny V Beitr Klin Chir 13: 22 (1895)
82 Czerny V ›Leben‹ S. 21, 1967 und Vulpius O Z Orthop 3: 101–118 (1894)
83 UA HD: Heidelberger Vorlesungsverzeichnis 1866. Die Vorlesung hält Carl Wilhelm Heine (1838–77) 1- bis 2stündig pro Woche. Er entstammt der berühmten Orthopäden-Familie Heine. C. W. Heine wendet sich aber später vermehrt der Chirurgie zu und wird Ordinarius in Innsbruck. Sein Vater ist Jakob Heine (1800–79), der Erstbeschreiber der Poliomyelitis und Gründer einer orthopädischen Heilanstalt in Bad Cannstatt. J. Heine ist ein Neffe von Johann Georg Heine (1771–1838), einem der bekanntesten Laienorthopäden. [Rütt A ›Orthopädie‹ S. 6–7, 17–9, 1993.]
84 Eulner HH ›Spezialfächer‹ S. 394, 1970; Lindemann K ›Körperbehindertenfürsorge‹ S. 19, 1960
85 Czerny V Beitr Klin Chir 13: 3 (1895)

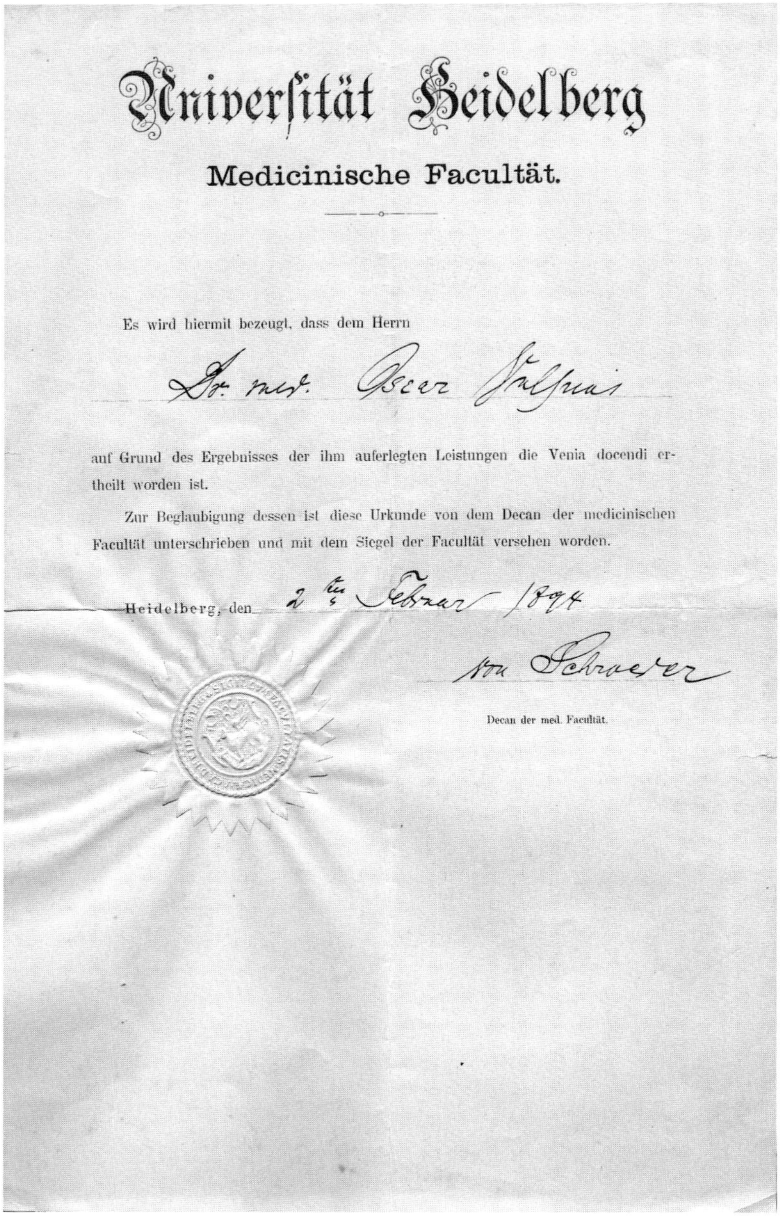

Universität Heidelberg

Medicinische Facultät.

Es wird hiermit bezeugt, dass dem Herrn

Dr. med. Oscar Vulpius

auf Grund des Ergebnisses der ihm auferlegten Leistungen die Venia docendi ertheilt worden ist.

Zur Beglaubigung dessen ist diese Urkunde von dem Decan der medicinischen Facultät unterschrieben und mit dem Siegel der Facultät versehen worden.

Heidelberg, den 2ten Februar 1894

von Schroeder

Decan der med. Facultät.

Abb. 17. Venia docendi für Chirurgie (Februar 1894).[86]

Orthopädie entdeckt er bei einer Visite mit seinem Chef Czerny, der bei der Vorstellung eines Kindes mit doppelseitiger Hüftluxation bemerkte, daß dieses Leiden sehr selten und nicht therapierbar sei.[87]

5.2.2. Das erste Jahr

In der Gründungszeit der Ambulanz für orthopädische Chirurgie beschränken sich die Sprechzeiten auf je zwei Stunden dienstags und freitags. Hinzu kommt noch die Skoliosenbehandlung, die nachmittags an jedem Wochentag stattfindet. Im ersten Jahr wird die Ambulanz von 322 Patienten aufgesucht. Die Gesamtzahl der ärztlichen Konsultationen beläuft sich auf 3 500. Darüber hinaus müssen ungefähr 3 000 Massagesitzungen, 250 Gipsverbände und die Herstellung von nahezu 250 orthopädischen Apparaten bewältigt werden. Auswärtige Patienten, deren Erkrankung, beispielsweise die Skoliose, über einen längeren Zeitraum täglich behandelt werden muß, werden in Pensionen untergebracht.[88] Andere Patienten, die zur Operation anstehen, werden in der Chirurgie stationär aufgenommen.[89]

Die meisten Patienten kommen von der allgemeinen Chirurgischen Ambulanz oder werden von Ärzten aus Heidelberg und Umgebung überwiesen. Enttäuschend ist der Anteil von Patienten, die von anderen universitären Anstalten geschickt werden. Einzig mit der Nervenstation der Medizinischen Klinik unter der Leitung von Johann Hoffmann (1857–1919) entwickelt sich eine fruchtbare Zusammenarbeit, die sich im gegenseitigen Schicken und Überweisen von Patienten äußert. Beispielsweise werden Patienten mit essentieller Kinderlähmung auf der Nervenstation einer elektrischen Behandlung unterzogen.[90]

Etwa ein Viertel aller behandelten Patienten leidet unter dem Krankheitsbild der Skoliose. Um exakter wissenschaftlich arbeiten zu können, aber auch um den Behandlungserfolg zu kontrollieren, stellt Vulpius ein Beurteilungsschema auf, bei dem der Rücken des Patienten nach zehn Punkten und die Rumpfvorderfläche nach acht Punkten beurteilt wird. Als Basistherapie wird die Suspension in Verbindung mit

86 Ar Vulp Kl
87 Vulpius O Med Klin 15: 180 (1919); ders. ›25 Jahre‹ S. 49, 1920
88 Etwa 100 Jahre später wird diese Art der Unterbringung im Rahmen der Kostensenkung auf dem Gesundheitssektor wieder angewendet. [Reydelet J Persönliche Mitteilung (1994).]
89 Vulpius O Z Orthop 3: 101–2 (1894)
90 Ebd.: 102, 111

einem elastischen Detorsionsgurt verwendet. Bei komplizierteren Fällen wird aber auch der Fischer-Beely'sche Skoliosenbarren, der Lorenz'sche Wolm, der Beely'sche Streckrahmen und Kugelapparat und der Steigeapparat von Mager benutzt. Die Behandlung vervollständigen tägliche Massagen und ein Korsett, das ständig getragen werden muß. Neben diesen 80 Skoliose-Patienten werden jeweils 50 Patienten behandelt, die unter dem Krankheitsbild des Klumpfußes und dem der Spondylitis leiden. Weiterhin werden jeweils ungefähr 30 Patienten versorgt, die an essentieller Kinderlähmung, Genu valgum, Pes valgus oder rachitischen Skelettverbiegungen erkrankt sind. Zusätzlich gibt es immer wieder Fälle von Gelenkentzündungen mit ihren Folgezuständen zu behandeln. Verletzte mit Frakturen und Luxationen werden nach der Erstversorgung durch die Chirurgische Ambulanz von dieser an Vulpius zur Nachbehandlung mit Krankengymnastik und Massage überwiesen. Nur vereinzelt kommen Patienten mit Kyphose, Schiefhals (von Vulpius als Caput obstipum bezeichnet), Pes equinus, Syndactylie, Pes calcaneus oder Pes excavatus zur Therapie.[91]

5.2.3. Weitere Entwicklung

Zu Beginn des Jahres 1894 führt Vulpius sein Habilitationsverfahren mit Abhaltung der Probevorlesung erfolgreich zu Ende.[92] Ab dem Sommersemester 1894 hält er als junger Privatdozent eine Vorlesung mit praktischen Übungen in Massage und orthopädischer Chirurgie. Neben den Studenten können auch praktische Ärzte daran teilnehmen.[93]

Darüber hinaus steht das zweite Jahr ganz im Zeichen des Umzugs von Teilen der Chirurgie in den Neubau, der für die Orthopädische Ambulanz von großem Nutzen ist. Am 15. Juli 1894 wird der neue Operationssaal samt Gebäude eingeweiht.[96] In diesen Anbau kommt neben der Chirurgischen Ambulanz auch die Ambulanz für orthopädische Chirurgie.

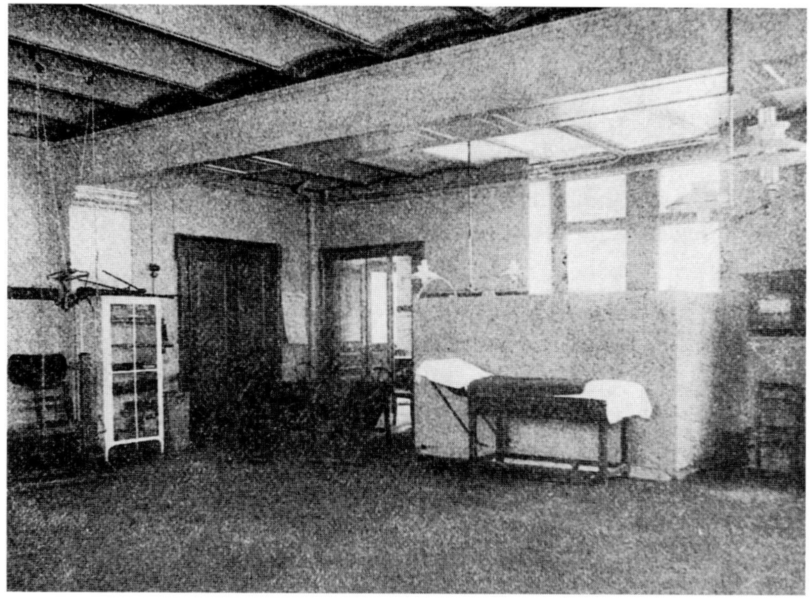

Abb. 18. Expedierraum:[94] Der 100 m^2 große und 3,4 m hohe Raum hat einen Parkettboden aus Buchenholz, der in Asphalt eingelegt ist.

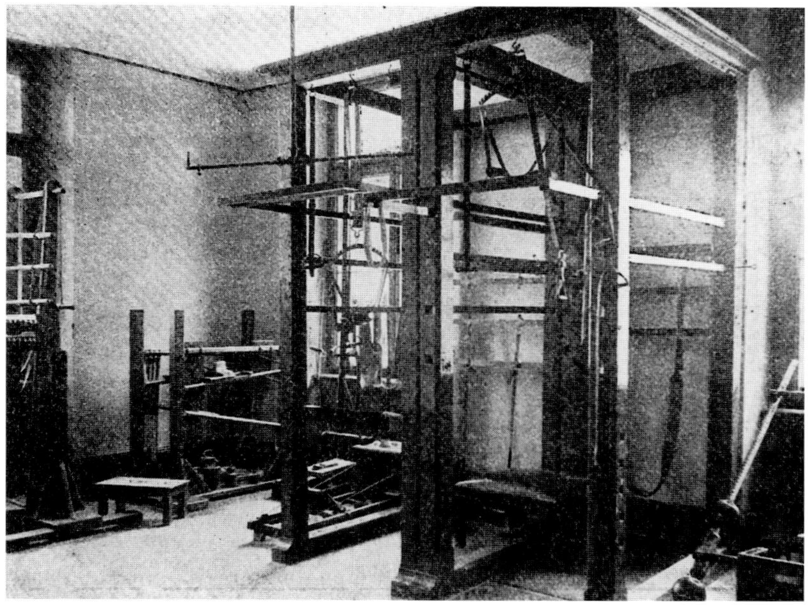

Abb. 19. Orthopädisches Arztzimmer.[95]

91 Vulpius O Z Orthop 3: 103–118 (1894)
92 UA HD H-III-111/120: Bekanntmachung des Engeren Senats vom 20. 1. 1894 und Anzeige der Probevorlesung und Anonym Münch Med Wochenschr 41: 132 (1894)
93 Vulpius O Z Orthop 4: 10 (1896)
94 Ebd.: 18
95 Ebd.: 19
96 Czerny V Beitr Klin Chir 13: 5

Diese beiden Einrichtungen befinden sich im Erdgeschoß direkt unter dem Operationssaal, der in seinen Grundzügen einem römischen Amphitheater gleicht. Ebenfalls im Erdgeschoß sind ein Wartesaal, der Expedierraum (Abb. 18) und das orthopädische Arztzimmer (Abb. 19). In dem Expedierraum wird neben der Ambulanz auch die propädeutische Klinik abgehalten. Außer den gemeinhin üblichen Einrichtungsgegenständen wie Schreibtischen, Stühlen und Bänken befinden sich in dem Raum zwei spanische Wände, zwei Kippbecken und zwei Porzellanbecken, damit auch kleinere Operationen durchgeführt werden können. Nachmittags wird der Raum für gymnastische Übungen unter der Anleitung des orthopädischen Arztes oder einer Krankengymnastin genutzt. Sonntags dient dieser Raum sogar als Betsaal. Im Zimmer des orthopädischen Arztes befinden sich mehrere orthopädische Apparate, die der konservativen Therapie dienen und von Patienten bei Bedarf nacheinander benutzt werden.[97]

Außer diesen baulichen Veränderungen, wird auch die ärztliche Versorgung der Ambulanz für orthopädische Chirurgie verbessert. Vulpius tritt aus seiner Stellung als klinischer Assistent heraus und kann sich als poliklinischer Assistent für Orthopädie ganz diesem Fach widmen.[98]

In dem zweiten Jahr entspricht die prozentuale Verteilung der Erkrankungen in etwa der des ersten Jahres. Die Nachbehandlung von Luxationen und Frakturen wird allerdings erheblich gesteigert. Die Patientenzahl nimmt um etwa 40% von 322 auf 455 Patienten zu. Um diesen Zustrom zu bewältigen, wird die Ambulanz nun täglich abgehalten. Zusätzlich bedürfen immer mehr Kranke einer Massage oder mechanischer Behandlung. Die Zahl der Konsultationen beläuft sich auf 4 700, die der verabreichten Massagen auf 4 200. Es werden ungefähr 90 Operationen ausgeführt, wobei 70mal eine Narkose erforderlich ist. Hinzu kommen noch einige Lokalanästhesien, die mit Kokain durchgeführt werden. Allein die Zahl der verabreichten orthopädischen Apparate bleibt konstant, und die Anzahl der angelegten Gipsverbände nimmt geringfügig ab. Kosten, die durch Verbandsmaterialien für unbemittelte Patienten verursacht werden, können durch Spenden von wohlhabenden Patienten gedeckt werden.[99] Nicht nur von den Patienten wird die Neueinrichtung akzeptiert, sondern auch von offizieller Seite zeigt sich Unterstützung und Förderung, denn auf Veranlassung sowohl der Berufsgenossenschaften als auch der Krankenkassen werden Patienten an die Orthopädische Ambulanz überwiesen.[100]

Im März 1895 wendet sich Czerny an die Medizinische Fakultät mit der Bitte, Vulpius in seiner Arbeit finanziell zu unterstützen. In diesem Brief erwähnt Czerny die Arbeit und auch den Erfolg, den der junge Orthopäde mit der Spezialambulanz hat.[101] Scheinbar fühlt sich die Medizinische Fakultät nicht befugt, diesem Gesuch zu entsprechen, denn erst mehr als ein Jahr später zeigt sich eine Reaktion auf den Brief. Diese Erwiderung erfolgt durch das Badische Kultusministerium. Sie erweist sich als überaus positiv. Dem Privatdozenten wird nicht nur rückwirkend zum 1. Januar 1896 ein Honorar von 1 000 Mark gewährt, sondern mit dem Erlaß des Badischen Kultusministeriums vom 6. Mai 1896 wird ihm ein Lehrauftrag zur Abhaltung von orthopädischen Vorlesungen und Übungen erteilt.[102] Dies sind jedoch nicht die einzigen Änderungen, die sich 1896 ergeben. Nach dreieinhalbjähriger Existenz wird die Orthopädische Ambulanz in eine Poliklinik umgewandelt.[103]

5.3. Poliklinik und Privatklinik unter Leitung von Vulpius

Am 1. Juli 1896 wird die ›Poliklinik für orthopädische Chirurgie, Heilgymnastik und Massage‹ von Oscar Vulpius in dem von ihm privat erworbenen Haus in der Luisenstraße ins Leben gerufen. Um diese neue Institution zu schaffen, muß Vulpius einiges an Vor-

97 Czerny V Beitr Klin Chir 13: 9, 20 (1895)
98 Vulpius O Z Orthop 4: 10 (1896)
99 Czerny V Beitr Klin Chir 13: 34 (1895)
100 Vulpius O Z Orthop 4: 9–11, 32 (1896)
101 UA HD H-III-111/150: Abschrift von Czernys Brief vom 5. 3. 1895 an die Medizinische Fakultät
102 UA HD H-III-111/124: Bekanntmachung des Engeren Senats vom 11. 5. 1896
103 Vulpius O ›Praxis‹ – Titelblatt –, 1898

arbeit leisten. Nach Absprache mit seinem Vorgesetzten Czerny und der Erlaubnis durch die Stadt Heidelberg, zum 1. Juli 1896 eine Privatklinik zu eröffnen, richtet Vulpius am 22. Mai 1896 ein Schreiben an die Medizinische Fakultät. In diesem Brief erbittet er die Aufnahme der Poliklinik in die Reihe der Universitätsinstitute. Dieser Bitte wird noch im gleichen Jahr entsprochen.[104]

5.3.1. Das neue Universitätsinstitut

Wie auch schon in den beiden ersten Jahren seiner Tätigkeit in der Orthopädisch-Chirurgischen Ambulanz schreibt Vulpius einen Jahresbericht über die geleistete Arbeit. Zu Beginn dieser sechzigseitigen Publikation, ›Aus der Orthopädisch-Chirurgischen Praxis‹, bezeichnet er sich selbst als ›Leitender Arzt der Orthopädisch-Chirurgischen Privatklinik und des Reconvalescentenhauses für Unfallverletzte‹.[105] Diese Bezeichnung[106] zeigt, daß die Ablösung von der Chirurgischen Universitätsklinik in gütlichem Einvernehmen mit dem Direktor Czerny vonstatten gegangen sein muß. Forderte der Lehrer von Vulpius doch selbst in einer Rede im Sommer 1894, anläßlich der Einweihung des neuen Operationssaales, bei fortdauerndem Platzmangel in der Chirurgischen Klinik ein Rekonvaleszentenhaus unter Leitung eines eigenen Direktors zu errichten.[107] Czerny steht zu seiner Forderung, denn im Jahresbericht der Heidelberger Chirurgischen Klinik für das Jahr 1897 wird die Orthopädisch-Chirurgische Poli- und Privatklinik nicht erwähnt. Dies verdeutlicht die Unabhängigkeit der Orthopädie von der Chirurgie.[108]

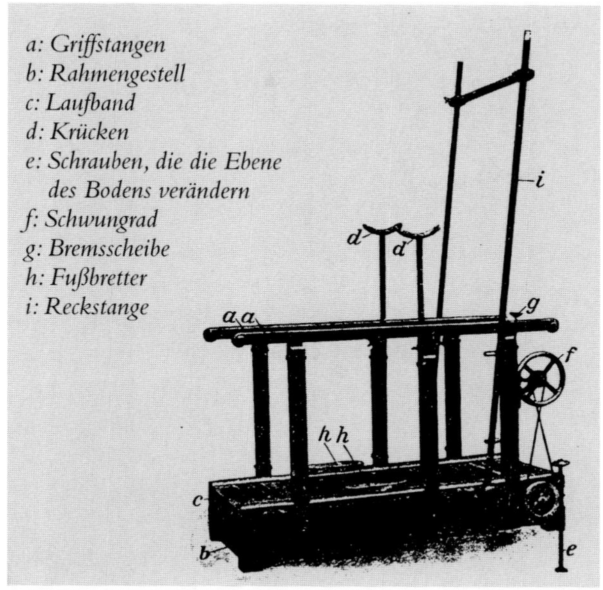

Abb. 20. Apparat zur Bewegungstherapie im Vulpiusschen Gymnastiksaal.[109]

Die neue Klinik steht in der Luisenstraße 1, in unmittelbarer Nähe des neuen akademischen Hospitals. Zu Beginn sind 40 Betten vorhanden. Die Anstalt ist in eine Abteilung für Unfallverletzte und in eine für orthopädisch-chirurgisch Kranke gegliedert. Letztere ist in drei Klassen unterteilt. Im ersten Betriebsjahr erlaubt es die finanzielle Situation, etwa die Hälfte der Patienten unentgeltlich zu behandeln. Schon hier zeigt sich Vulpius' Einstellung und sein Streben, sich nicht auf Kosten der sozial schwächeren Patienten zu bereichern. Er appelliert bereits jetzt an staatliche und private Institutionen, durch Spenden unbemittelten Patienten eine bessere ärztliche Versorgung zu ermöglichen.[110]

Die Unfallverletzten werden von Berufsgenossenschaften, Krankenkassen sowie öffentlichen und privaten Versicherungen eingewiesen. Insgesamt bietet das Gebäude 100 Betten Platz. Zudem sind darin ein Gymnastiksaal und eine Anstaltswerkstätte mit

104 St Ar HD AA 243/7: Erlaubnis von der Stadt HD zum Betrieb eines Privatkrankenhauses vom 1. 7. 1896; UA HD H-III-111/124: Brief von Vulpius an Med Fak vom 22. 5. 1896; UA HD H-III-111/150: Schreiben des Dekans Gottlieb vom 21. 2. 1907
105 Vulpius O ›Praxis‹ – Titelblatt –, 1898
106 Der eindeutige Name der Klinik ist unklar, es gibt mehrere Variationen über die Jahre hinweg. Von 1896–1906 ist die Vulpius'sche Klinik ein anerkanntes Universitätsinstitut.
107 Czerny V Beitr Klin Chir 13: 5–6 (1895)
108 Marwedel G Beitr Klin Chir Bd. 24 Supplh. (1899) mit einem Vorwort von V. Czerny. Dieser Jahresbericht ist auch der erste der Heidelberger Chirurgischen Klinik. Czerny will damit dem Beispiel seines Lehrers Billroth folgen, der Berichte aus der Züricher und Wiener Klinik veröffentlichte (ebenda S. 1).
109 Vulpius O Münch Med Wochenschr 49: 1460 (1902)
110 UA HD: Ad-Buch der Uni HD für das WS 1896/97, S. 13; Gb Bad I-Ministerium 1897–1905 1. Bd. S. 455, 468, 1907; Vulpius O ›Praxis‹ S. 8, 10, 11, 16, 1898

eigenem Meister untergebracht. Die krankengymnastischen Übungen werden nicht nur im Turnsaal durchgeführt, sondern auch im Anstaltsgarten, sofern es das Wetter zuläßt. Für die Versorgung der Patienten sind sieben Pflegekräfte beschäftigt. Ab dem Wintersemester 1897/98 steht Vulpius immer mindestens ein Assistent zur Seite.[111]

Aus dem Jahresbericht über die Klinik geht hervor, daß zwischen 1. Juli 1896 und 1. Juli 1897 404 Patienten stationär behandelt wurden. Der durchschnittliche Aufenthalt der Kranken liegt bei 28 Tagen. Dazu kommen 180 ambulant behandelte Patienten und 95 Verletzte, die zur Begutachtung eingewiesen werden. Es wird 250mal operiert, 410 Gipsverbände werden angelegt und etwa 19 000 Massagen verabreicht. In der Anstaltswerkstätte werden ungefähr 300 orthopädische Apparate angefertigt.[112]

Am 29. Oktober 1898 findet anläßlich der Behandlung des 1 000. Patienten eine Feier in der Chirurgisch-orthopädischen Heilanstalt statt (siehe Abb. 8). Auf dem Programm stehen eine Jubelouvertüre, ein Prolog, mehrere Musikaufführungen und zwei Theaterstücke. Die Mitarbeiter der Klinik gestalten den Abend. Nach den Darbietungen besteht die Möglichkeit zum Tanz.[113]

Im Laufe der Jahre wächst die Poli- und Privatklinik kontinuierlich, bis sie 1901 mit 100 Betten voll ausgelastet ist. In diesem Jahr werden 589 Patienten versorgt, die durchschnittlich 40 Tage in der Heilanstalt aufgenommen sind. Zum WS 1901/02 wird die Orthopädische Klinik um ein Gebäude erweitert. Die neue Adresse lautet nun Luisenstraße 1 – 3. Zu diesem Zeitpunkt ist die Vulpius'sche Klinik mit Abstand die größte der fünf ›allgemeinen Krankenhäusern mit privatem Charakter‹ in Heidelberg. Insgesamt gesehen ist sie nach der Medizinischen Klinik mit 246 Betten und der Chirurgischen Klinik mit 205 Betten, noch vor der Luisenheilanstalt,[114] der Kinderklinik mit 95 Betten, drittgrößte Klinik in der Stadt. Allerdings versorgen die drei erwähnten Krankenhäuser bei weitem mehr Patienten, da dort nicht so langwierige Behandlungen in Kauf genommen werden müssen. Der durchschnittliche stationäre Aufenthalt beträgt in der Chirurgischen Klinik 24 Tage und in der Medizinischen Klinik 23 Tage.[115]

5.3.2. Bemühungen um aseptisches Operieren

Bereits 1897 beginnt Vulpius, in der Klinik mit Handschuhen zu operieren. Die Wirksamkeit der Handschuhe gibt auf dem Chirurgenkongreß des gleichen Jahres Anlaß zu heftigen Diskussionen. Das hervorragende Ergebnis von 60 Operationen mit problemloser Heilung verdankt Vulpius seiner Überzeugung nach jedoch einer weiteren Maßnahme: Eine Kapuze aus Leinwand, die den gesamten Kopf außer den Augen verdeckt, verhindert die Infektion des Operationssitus durch Keime aus Mund und Nase und durch Kopf- und Barthaare (Abb. 21).[116] Diese Maske wird nicht nur von Vulpius verwendet, sondern beispielsweise auch während des Ersten Weltkriegs von Baisch, einem der Leiter des Orthopädischen Lazaretts in Heidelberg.[117]

Zur gleichen Zeit wird in der Breslauer Chirurgischen Klinik eine modern aussehende Maske entwickelt und erprobt, die allerdings nur die Verbreitung der Atemwegskeime verhindert. Auch überlegt man sich, wie man Bart- und Kopfbehaarung bedekken kann (Abb. 22 und 23).[118] Diese Sicherheitsvorkehrung wird noch 1904 allgemein als nicht dringend erforderlich erachtet, da den Bakterien, die die Haare besiedeln, keine pathogene Eigenschaft zugeschrieben wird.[119] Die Handschuhe, die Vulpius benutzt, bestehen aus Zwirn. Er setzt sie ein, um aseptisch operieren zu können. Er ist sich bewußt, daß damit kein 100%iger Schutz besteht. Das Argument der Kritiker, die Handschuhe würden sich mit Blut vollsaugen, läßt Vulpius für die Orthopädie so nicht gelten, da seit

111 Gb Bad I-Ministerium 1897 – 1905 1. Bd. S. 455, 1907; Vulpius O ›Praxis‹ S. 7 – 16, 1898; UA HD: Ad-Buch der Uni HD für das WS 1897/98 (und folgende bis 1906), S. 13

112 Vulpius O ›Praxis‹ S. 8, 1898

113 Ar Vulp Kl: Festprogramm zur Feier des 1 000 Patienten

114 Bereits 1902 wird die Bettenzahl der Luisenheilanstalt um 12 Betten auf insgesamt 107 erweitert. [Gb Bad I-Ministerium 1897 – 1905 1. Bd. S. 455, 468, 1907.]

115 UA HD: Ad-Buch der Uni HD für das WS 1901/02, S. 16; Gb Bad I-Ministerium 1897 – 1905 1. Bd. S. 460 – 1, 468 – 9, 1907

116 Vulpius O ›Sehnenüberpflanzung‹ S. 32, 1902

117 Baisch B ›Kriegsverletzte‹ Tafel VII, 1917

118 Hübener W Z Hygiene 28: 357 (1898): Ein Jahr später stellt Hübener seine Bartmaske vor.

119 Bockenheimer Ph Z Ärztl Frtbldng 1: 326 (1904)

Esmarch[120] an den Extremitäten unter Blutleere operiert wird. Wann Vulpius erstmals von den Gummihandschuhen aus den USA erfährt, ist unbekannt. Auf Initiative von W. S. Halsted, einem amerikanischen Chirurgen, werden die Gummihandschuhe 1890 von einer Firma entwickelt. Zunächst werden sie aber nur zum Schutz des OP-Personals vor dem Karbolwasser eingesetzt und erst 1897 als beabsichtigte Maßnahme, um aseptische Verhältnisse zu erlangen.[121] Halsted verwendet die Gummihandschuhe nur für Operationen, bei denen kein größeres Fingerspitzengefühl benötigt wird.[122] Czerny, der um 1890 schon versucht aseptisch zu operieren,[123] lehnt noch 1899 das Operieren in Handschuhen ab.[124]

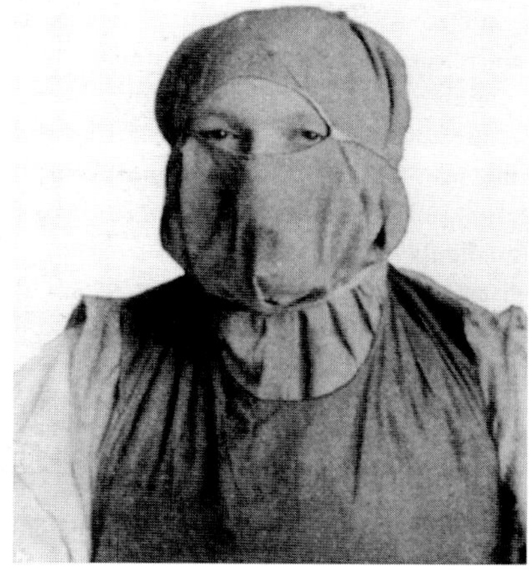

Abb. 21. Die Kapuze von Vulpius 1898.[128]

5.3.3. Das Ende der Orthopädischen Poliklinik

1906 tragen sich drei Ereignisse zu, die die berufliche Entwicklung Vulpius' nachhaltig beeinträchtigen. Erstens wechselt mit Albert Narath (1864–1924) ein neuer Direktor auf den Chirurgischen Lehrstuhl. Er löst Czerny ab, der Leiter des Krebsforschungsinstitutes wird.[125] Zweitens verliert die von Vulpius geleitete Poli- und Privatklinik den Status eines Universitätsinstituts.[126] Drittens wird Vulpius der Lehrauftrag für Orthopädie entzogen.[127]

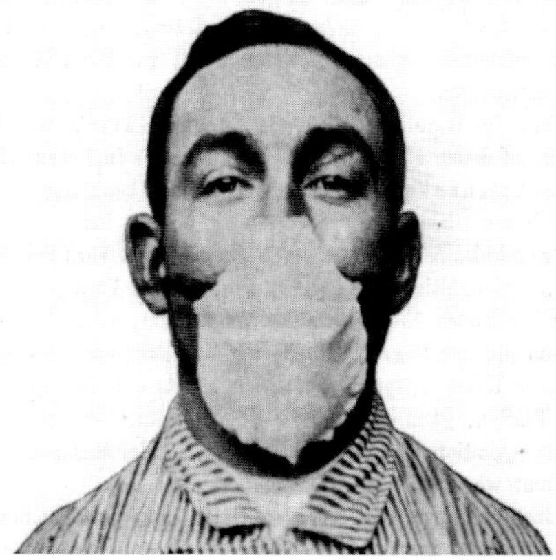

Abb. 22. Die Maske von Hübener 1898.[129]

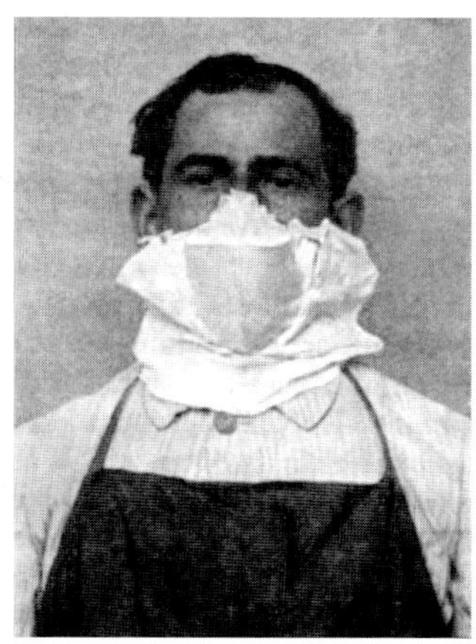

Abb. 23. Hübeners Bartmaske 1899.[130]

120 Schipperges H ›Chirurgie‹ S. 91, 1967: Die künstliche Blutleere wird 1873 von Friedrich von Esmarch (1823–1908) in die Chirurgie eingeführt.
121 Proskauer C J Hist Med 8: 73–80 (1958)
122 Mikulicz J Arch Klin Chir 57: 276 (1898)
123 Schipperges H, Linder F Chirurg 33: 152 (1967)
124 Czerny V Beitr Klin Chir 24: 2 Supplh. (1899)
125 Czerny V ›Leben‹ S. 21, 1967
126 UA HD H-III-111/150: Brief der Med Fak an das Direktorium der Uni HD vom 21. 2. 1907
127 Ebd.: Bekanntmachung des Kultusministeriums vom 2. 8. 1906
128 Vulpius O ›Sehnenüberpflanzung‹ S. 32, 1902
129 Hübener W Z Hygiene 28: 357 (1898): Schipperges H und Linder F schreiben diese Maske J. v. Mikulicz zu [Chirurg 33: 152 (1967)], sie wird jedoch nur in seiner Klinik entwickelt.
130 Hübener W Cb Chir 26: 324 (1899)

Die beiden zuerst angeführten Punkte hängen unmittelbar miteinander zusammen. Im offiziellen Wortlaut heißt es:

»Dem derzeitigen Direktor der Chirurgischen Klinik wurde bei seiner Berufung vom Großh. Ministerium angetragen, den Unterricht in der Orthopädie, Heilgymnastik und Massage, für den bisher ein gesonderter Lehrauftrag bestand, wieder selbst zu übernehmen . . .«[131]

»Durch diesen Beschluß bedarf die Universität keines speziellen Instituts für Orthopädie mehr, da Vulpius von seiten des Klinikums keine orthopädischen Patienten mehr überlassen werden. Dieser Sachverhalt wirft die Frage auf, ob Narath bei seinen Berufungsverhandlungen Forderungen in bezug auf die Orthopädie gestellt hat. Daß dies nicht unüblich wäre, beweist der Tatbestand, der sich 13 Jahre später in Freiburg abspielt. Dort verlangt Erich Lexer (1867–1937) als Voraussetzung für die Annahme des Rufes als chirurgischer Ordinarius die Wiedereingliederung der Orthopädie in die Chirurgie.[132] Vulpius äußert sich Jahre später zu der ihn betreffenden Begebenheit folgendermaßen:

». . . zwei als Nachfolger von Geheimrat Czerny in Betracht gezogene Herren hätten hinsichtlich der Orthopädie völlig freie Hand verlangt. Ob dies zutrifft weiß ich nicht.«[133]

Am 2. August 1906 wird Vulpius der 10 Jahre zuvor erteilte Lehrauftrag für Orthopädie vom Badischen Kultusministerium entzogen.[134] Anlaß ist ein Prozeß aus dem Jahre 1904, in dem Vulpius von einem Patienten wegen fahrlässiger Körperverletzung verklagt wird. Nachdem die Medizinische Fakultät die gerichtlichen Akten geprüft hat, beschließt sie 1906 einstimmig, die Entziehung des an Vulpius erteilten Lehrauftrages zu beantragen. Als Begründung wird die wissenschaftlich unwürdige Führung der Poli- und Privatklinik angegeben. Der Antrag beschränkt sich nur auf den 1896 erteilten Lehrauftrag für Orthopädie, die Lehrberechtigung für Chirurgie, die Vulpius 1894 nach erfolgreicher Habilitation erhalten hat, bleibt davon unberührt.[135] Somit ist Vulpius weiterhin in der Lage, seine Vorlesungen ›Cursus der orthopädischen Chirurgie‹ und ›Unfallheilkunde mit Übungen in Untersuchen, Begutachten und Behandeln Unfallverletzter‹ zu halten.[136]

5.3.3.1. Der Prozeß

In einer Klage gegen Vulpius wegen falscher Behandlung stellt ein Urteil vom 8. Oktober 1904 seine Schadensersatzpflicht fest. Kläger ist ein junger Mann, der sich 1901 in die Vulpius'sche Klinik begibt, um sich eine winkelige Versteifung des rechten Kniegelenkes beseitigen zu lassen. Doch statt den Gesundheitszustand des Patienten durch die Operation am 31. Juli 1901 zu verbessern, muß ihm Vulpius am 28. August das rechte Bein oberhalb des Kniegelenkes amputieren, da durch eine Durchblutungsstörung der Fuß brandig geworden ist. Grund für den Schuldspruch ist die Tatsache, daß eine Geschwulst am Bein des Klägers miteingegipst wurde, ohne den Verband zu fenstern, und daß der Gips trotz Mißempfindungsäußerungen seitens des Patienten erst am 12. August entfernt wurde, als Fuß und Unterschenkel bereits gangränös waren. Das Oberlandesgericht beschließt, dem Kläger dem Grunde nach recht zu geben. Die Art beziehungsweise Höhe der Entschädigung ist nicht bekannt.[137]

5.3.3.2. Anzweiflung der offiziellen Begründung

Ob der Lehrauftrag tatsächlich wegen unwissenschaftlicher Führung der Anstalt entzogen wird, darf aus mehreren Gründen angezweifelt werden. Es sind zu nennen:

131 UA HD H-III-111/150: Bekanntmachung des Kultusministeriums vom 2. 8. 1906
132 Weber M Z Orthop 123: 84 (1985)
133 UA HD PA 1228 (O.Vulpius): Brief vom 26. 6. 1930.
134 UA HD H-III-111/150: Brief des Kultusministeriums vom 2. 8. 1906
135 UA HD H-III-111/149: Brief des Kultusministeriums vom 13. 6. 1906; Brief der Med Fak vom 6. 7. 1906
136 UA HD: Heidelberger Vorlesungsverzeichnis 1906
137 Anonym, Bad Rechtspraxis 71: 49–51 (1905)

1. die zeitliche Divergenz,
2. das Zusammenfallen mit der Neubesetzung des chirurgischen Direktorenpostens,
3. ein wissenschaftliches Gutachten,
4. die Nicht-Entziehung der Venia legendi für Chirurgie.

Zu 1.: Zwischen Urteilsverkündung am 8. Oktober 1904 [138] und Entziehung des Lehrauftrages vergehen fast zwei Jahre. Vulpius selbst versucht nicht, diese Begebenheit zu verheimlichen. Bereits Mitte März 1905 wendet sich Vulpius, nachdem er zuvor eine Voruntersuchung bei der Staatsanwaltschaft beantragt hat, an die Medizinische Fakultät, um eine Disziplinaruntersuchung gegen sich einzuleiten.[139] Dieser Antrag wird an den Engeren Senat weitergeleitet. Dort wird die Bearbeitung mehrere Male auf eine spätere Sitzung verschoben und letztendlich zu den Akten gelegt.[140]

Zu 2.: Diese zeitliche Koinzidenz spricht für sich. Zum Wintersemester 1906/07 wird Vulpius der Lehrauftrag entzogen; zum gleichen Semester nimmt der neue Chirurgische Direktor seine Arbeit auf. Während Czerny noch Leiter der Chirurgie ist, treten keinerlei aktenkundige Probleme zwischen Chirurgie und Orthopädie auf, da die Trennung mit Billigung von Czerny geschieht. Ursprünglich ist geplant, daß Czerny neben dem Krebsforschungsinstitut auch die Chirurgische Klinik weiterhin leitet. Er empfindet aber, daß dies über sein Leistungsvermögen geht, und gibt die Leitung der Chirurgie zum 1. Oktober 1906 ab. Im Frühjahr 1906 macht sich die Heidelberger Medizinische Fakultät auf die Suche nach einem Nachfolger. Die ersten zwei Kandidaten, Bier [141] aus Bonn und Garrè aus Breslau, lehnen ihren Ruf ab. Daraufhin gerät die Medizinische Fakultät in Zugzwang. Erst im Juni 1906 findet sie in Narath Czernys Nachfolger. Allerdings findet man in Naraths Personalakte keine Hinweise auf Forderungen, auch nicht in bezug auf die Orthopädie, die Narath gestellt hätte, um dem Ruf Folge zu leisten.[142]

Zu 3.: Das Gutachten wird von Professor Angerer, dem Ordinarius für Chirurgie in München, erstellt und in der Badischen Rechtspraxis veröffentlicht. In diesem Gutachten werden die Anschuldigungen, Vulpius habe die Verschlechterung des Zustandes des Patienten verursacht, abgeschwächt und teilweise als nichtig erklärt. Es wird sich kaum um ein Gefälligkeitsgutachten gehandelt haben, da Angerer selbst nichts von einer selbständigen Orthopädie hält. In München erschwert er die Arbeit von Fritz Lange (1864–1952), dem Münchener Orthopäden, ungemein.[143]

Zu 4.: Die Venia legendi für Chirurgie, die Vulpius 1894 erhalten hat, bleibt von der Entziehung des Lehrauftrages für Orthopädie unberührt. Wenn die Entziehung des Lehrauftrages wirklich auf die unwissenschaftliche Führung der Vulpius'schen Klinik zurückzuführen gewesen ist, wäre es nur eine logische Folge, Vulpius auch gleichzeitig die Venia legendi für Chirurgie zu entziehen.

Am 21. September 1906 schreibt Vulpius erneut an die Medizinische Fakultät und wiederholt seine Bitte, ein Disziplinarverfahren gegen ihn einzuleiten. Wie schon zuvor wird der erneute Antrag prompt an den Engeren Senat weitergeleitet.[144] Der Engere Senat gibt dem von Vulpius gestellten Gesuch jedoch aus formellen Gründen nicht statt. Somit bleibt es bei der Entziehung des Lehrauftrages und der ohnehin bei diesem Antrag nicht zur Debatte stehenden Einverleibung der Orthopädie durch die Chirurgie.[145]

138 Anonym, Bad Rechtspraxis 71: 49–51 (1905)
139 UA HD PA 6191 (O.Vulpius): Brief von Vulpius an die Med Fak vom 17. 3. 1905
140 Ebd.: Beschluß der Med Fak vom 4. 5. 1905; Notizen vom 31. 10. 1905 und 20. 2. 1906; Brief von Vulpius an die Med Fak vom 21. 9. 1906
141 Der Chirurg Bier wird mit Nachdruck in den Berufungsgesprächen versucht haben, die Orthopädie der Chirurgie unterzuordnen. Nachdem er 1907 nach Berlin gewechselt ist, bekämpft er die schon bestehende Orthopädie mit aller Macht, sobald die Weltberühmtheit Hoffa gestorben ist. [Paul U ›Berliner‹ S. 59, 65, 1985 und siehe Kap. II/5.6.] Wenn diese Vermutung zutrifft, so hätte Narath von der Vorarbeit Biers profitiert.
142 Czerny V ›Leben‹ S. 21–2, 1967; Anonym, Münch Med Wochenschr 53: 895, 951, 1096, 1144, 1240 (1906); UA HD PA 5138; PA 1089 (beide von A. Narath)
143 Anonym, Bad Rechtspraxis 71: 84 85 (1905); Lange F ›Leben‹ S. 93, 1959: Trotz allem wird Lange 1908 der erste Ordinarius für Orthopädie in Deutschland (ebenda S. 92); Eulner HH ›Spezialfächer‹ S. 395, 1970
144 UA HD PA 6191 (O. Vulpius): Beschluß der Med Fak vom 22. 9. 1906
145 UA HD H-III-111/150: Brief des Engeren Senats an Vulpius vom 23. 10. 1906; UA HD PA 6191 (O. Vulpius): Brief an den Dekan der Med Fak vom 28. 12. 1929

Im Sommer 1909 wendet sich Vulpius an das Kultusministerium, da das ärztliche Ehrengericht ihn entlastet, und bittet, die Entziehung des Lehrauftrages erneut zu überdenken. Das Ministerium verlangt daraufhin eine Stellungnahme der Medizinischen Fakultät.[146] Diese erfolgt ein halbes Jahr später durch den Dekan Menge (1864–1945), der den Bericht mit folgender Schlußbemerkung beendet:

> *»Die Medizinische Fakultät ist in ihrer heutigen Zusammensetzung auch nicht imstande, an dem Beschluß der Medizinischen Fakultät vom 6. Juli 1906 Kritik zu üben, weil bei dem damaligen Beschluß eine Reihe von Nebenumständen mit maßgebend gewesen sind, die aktenmäßig nicht niedergelegt sind und der Fakultät in ihrer heutigen Zusammensetzung nicht mehr bekannt sein können.«* [147]

Diese Aussage verstärkt den Verdacht, daß einer der ›Nebenumstände‹ die Forderung des berufenen Chirurgen gewesen ist, die Orthopädie der Chirurgie unterzuordnen. Diese Forderung wird in Heidelberg nicht auf Ablehnung gestoßen sein, denn in der Heidelberger Medizinischen Fakultät besteht – zum Mißfallen der Badischen Regierung – eine allgemeine Abneigung gegenüber einer Auffächerung der Medizin in Spezialgebiete. Diese Einstellung ist noch auf die Zeiten von Maximilian Joseph von Chelius zurückzuführen und wird erst 1918 geändert.[148]

Briefe aus Akten der Vulpius Klinik Bad Rappenau beleuchten diesen Sachverhalt aus der Sicht Dritter: Auf dem Orthopädenkongreß 1929 wird Vulpius vom Vorsitzenden darüber informiert, daß anstößige Gerüchte über ihn kursieren. Wesentlicher Bestandteil dieser Gerüchte ist die Entziehung seines Lehrauftrages für Orthopädie wegen standeswidrigen Verhaltens. Die zwei anderen Vorwürfe sind nicht medizinischer Art. Da die ›Deutsche Orthopädische Gesellschaft‹ nicht in der Lage ist, Nachforschungen anzustellen, ruft Vulpius am 28. Januar 1930 die Badische Ärztekammer an, erneut ein ärztliches Ehrengericht gegen ihn einzuberufen. Das Verfahren wird am 22. Mai 1930 eröffnet. Mitte des Sommers kommt das Ehrengericht zu dem Entschluß, das Verfahren einzustellen. Das Ehrengericht kann sich kein vollendetes Urteil über die Gründe für die Entziehung des Lehrauftrages machen. Es kommt aber zu dem Entschluß, daß die Gründe weder ehrenrühriger noch standeswidriger Natur gewesen sind. Die Orthopädische Gesellschaft wird über diesen Beschluß informiert. Am 14. September 1930 wird die Beurteilung des Ehrengerichts auf einer Ausschußsitzung der ›Deutschen Orthopädischen Gesellschaft‹ in Heidelberg von Hohmann, dem Schriftführer, verlesen. Vulpius wird vollständig rehabilitiert. Durch Spitzy, der Vulpius freundschaftlich verbunden ist, drückt der Ausschuß sein Bedauern darüber aus, daß auch er sich von den Gerüchten hat beeinflussen lassen.[149]

Neben einem weiteren, privaten Brief von Spitzy bekommt Vulpius noch weitere Glückwunschbriefe.[150] Zwei davon stammen von ehemaligen Schülern. Oskar Meyer, der sich in Lübeck niedergelassen hat, hofft,

> *»dass wir deutschen Orthopäden nun recht bald auch die Freude haben werden, Sie an derjenigen Stelle zu sehen, an der Sie nach ihren Verdiensten um die deutsche Orthopädie schon vor 20 Jahren hätten stehen müssen.«* [151]

Diese Hoffnung Meyers hat sich bis heute nicht erfüllt.

Max Klar, von 1903–06 Assistent der Vulpius'schen Klinik, geht in seinem Brief auf Geschehnisse der Jahre 1905/06 ein. Er schreibt, daß er den Prozeß auch nur als Vorwand für die Entziehung des Lehrauftrages ansieht. Seiner Meinung nach wollen mehrere Mitglieder der Fakultät, Wilhelm Heinrich Erb, Vincenz Czerny und Theodor Leber (1840–1917), der Ophthalmologe, Vulpius in seiner Arbeit beeinträchtigen. Leber ist, wie Vulpius, an dem Haus Bergheimer

146 GLA KA 235/2623: Brief von Vulpius an das Kultusministerium vom 28. 6. 1909 und vom Kultusministerium an die Med Fak vom 30. 6. 1909
147 Ebd.: Bericht des Dekan Menge an das Kultusministerium vom 2. 2. 1910
148 Wolgast E ›Universität‹ S. 109–10, 1986
149 Ar Vulp Kl: Brief des Ehrengerichts vom 19. 2. 1930, Protokoll des Ehrengerichts vom 2. 8. 1930, Briefe von Hohmann vom 25. 8., 9. 10. 1930; 1. 2. 1931 und Brief von Spitzy vom 26. 1. 1931
150 Ebd.: Briefe von Spitzy vom 30. 1. 1931 und Schanz vom 4. 9. 1930
151 Ebd.: Brief von O. Meyer vom 18. 2. 1931

Straße 14 interessiert.[152] Der Orthopäde kommt ihm jedoch zuvor. Czerny ist angeblich mißgestimmt, weil sein ehemaliger Schüler schon so früh wissenschaftliche Anerkennung erhält, ohne daß er selbst daran beteiligt ist. Wie Klar, so hat auch Natzler, ein weiterer ehemaliger Assistent von Vulpius, kein Verständnis dafür, warum ihrem Lehrer nie der Vorsitz der ›Deutschen Orthopädischen Gesellschaft‹ angeboten wird.[153]

Die Argumentation von Klar muß unter dem Gesichtspunkt betrachtet werden, daß beinahe 25 Jahre zwischen den Geschehnissen und seinem Brief liegen. Es zeigt sich aber, daß schon damals vermutet wird, daß der Rechtsstreit nur als günstige Gelegenheit der Medizinischen Fakultät wahrgenommen wird, Vulpius den Lehrauftrag für Orthopädie zu entziehen.

5.3.4. Orthopädie und Politik in Baden

Während zwischen Heidelberg und Karlsruhe 1905/06 rege Briefwechsel über die Zukunft der Orthopädie an der Universität geführt werden, beschäftigt man sich erstmals mit dem Fach Orthopädie vor dem Badischen Landtag.[154]

Der Abgeordnete Frank stellt auf der 52. Sitzung des Badischen Landtages am 27. März 1906 eine Anfrage. Er erkundigt sich, ob es nicht angebracht wäre, eine Professur für Orthopädie in Heidelberg und Freiburg einzurichten. Staatsminister v. Dusch erwidert auf diese Anfrage, daß bereits in beiden Städten außerordentliche Professoren für Orthopädie (Vulpius und Alexander Ritschel [1861 – 1945][155]) tätig seien. Er ist der Orthopädie gegenüber jedoch wohlgesonnen, denn er erachtet die Professur für Orthopädie als die wünschenswerteste unter all' den neuen Professuren. Aus diesem Grunde will er die finanzielle Seite prüfen. Damit ist dieses Thema für längere Zeit erschöpfend besprochen. Denn aus der Akte ›Professur für Orthopädie‹ aus dem Karlsruher Generallandesarchiv geht hervor, daß bis zur Gründung der ›Stiftung Orthopädische Universitätsklinik‹ und der Frage der Besetzung des Direktorenpostens am 14. Januar 1918 nicht mehr im Badischen Landtag über die Errichtung einer ordentlichen Professur für Orthopädie verhandelt wird.[156]

Dies legt die Vermutung nahe, daß in den entscheidenden Gremien die Einführung einer selbständigen Orthopädie als zu kostspielig erachtet wird und daher bereitwillig die Orthopädie in Heidelberg erneut der Chirurgie untergeordnet wird.

5.4. Prof. Dr. Vulpius'sche Privatklinik

Da die Klinik in der Luisenstraße von Anfang an auch als Privatklinik geführt wird, ist ihr Fortbestand durch die Ereignisse im Jahr 1906 nicht gefährdet. Allerdings ist ein gewaltiger Einbruch in der Patientenzahl zu verzeichnen. Im Gegensatz zum Vorjahr werden 1906 (355 stationär behandelte Patienten) 52 Patienten weniger in der Klinik aufgenommen. Der kurzzeitige schlechte Ruf wird aber binnen eines Jahres ins Gegenteil verkehrt, denn 1907 werden 485 Patienten stationär behandelt. Ein Jahr darauf wird mit 708 stationär versorgten Patienten sogar eine neue Höchstzahl erreicht.[157] Paradoxerweise werden Vulpius vor und nach dem Jahr, in dem ihm wissenschaftlich unwürdiges Arbeiten vorgeworfen wird, zwei Preise verliehen. 1905 gewinnt er den internationalen Re-Umberto-I-Preis für die beste Arbeit der letzten fünf Jahre auf dem Gebiet der Orthopädie. 1907 wird Vulpius der Stiebel-Preis der Dr. Senckenbergischen Stiftung in Frankfurt a. M. für die beste Arbeit auf dem Gebiet der Kinderheilkunde verliehen (siehe S. 135).[158]

152 Das Haus in der Bergheimer Straße 14 grenzt unmittelbar an die damalige Augenklinik. (Siehe Abb. 26.)
153 Ar Vulp Kl: Brief M. Klar vom 8. 9. 1930
154 UA HD PA 6191 (O. Vulpius): Briefe von Vulpius an die Med Fak vom 17. 3. 1905 und 21. 9. 1906 mit jeweiliger Kenntnisnahme durch die Fakultät und Notizen des Engeren Senats vom 31. 10 1905 und 20. 2. 1906 und Mitteilung des Kultusministeriums vom 2. 8. 1906.
155 Weber M Z Orthop 123: 83 – 4 (1985)
156 GLA KA 235/29869: Professur für Orthopädie
157 Gb Bad I-Ministeriums 1906 – 12 1. Bd. S. 512 – 3, 1914
158 UA HD H-III-111/149: Brief von Vulpius an Med Fak vom 9. 11. 1905; ›Umberto I‹ – primo concorso – S. 6 – 8 1906; UA HD H-III-111/150 Bd. 1: Brief von Vulpius an Med Fak vom 3. 5. 1907

5.4.1. Die Arbeit der Klinik

Erstmals 1905 wird ein Oberarzt in der Klinik erwähnt. Es handelt sich um Herrn Dr. Ottendorf, der bereits im Vorjahr als 1. Assistenzarzt tätig war. Ottendorf ist oftmals für die Photographien der Publikationen in den Fachzeitschriften zuständig.[159] Bis zum

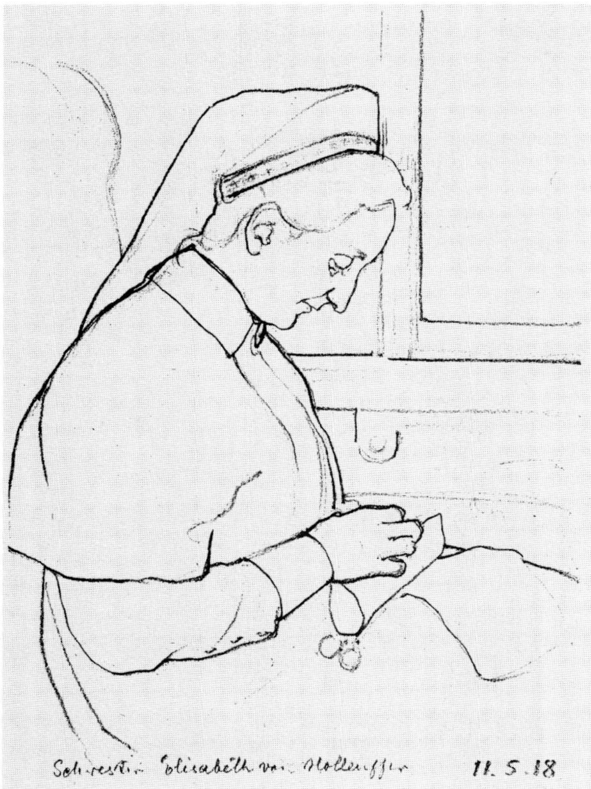

Abb. 24. Anna Löffler-Winkler: »Schwester Elisabeth von Hollenffer« beim Tupferlegen.[160]

Ersten Weltkrieg sind nachweisbar maximal vier Ärzte pro Jahr neben Vulpius in der Klinik tätig (siehe S. 200 f.). Die Einteilung in eine Abteilung für Unfallverletzte und eine Abteilung für orthopädisch-chirurgisch Kranke wird beibehalten.[161] Hinzu kommt noch ab 1. Mai 1909 bis März 1913 die ärztliche Versorgung der Kinder des Krüppelheims im Nachbarhaus in der Bergheimer Straße 14.[162] Im Jahr 1910 beherbergen Klinik und Krüppelheim 130 Betten. Neben Vulpius arbeiten drei Ärzte und neun Schwestern in beiden Anstalten.[163]

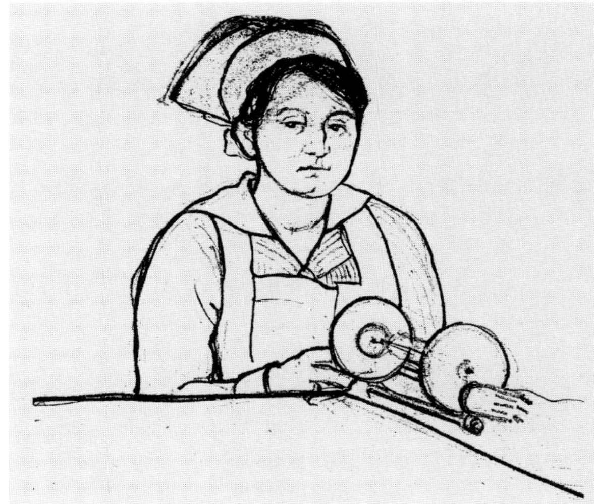

Abb. 25. Anna Löffler-Winkler: Schwester beim Bindenwickeln.[160]

Das Gebäude in der Bergheimer Straße 14 wird nach dem Auszug des Krüppelheims im März 1913 umgebaut und der Vulpius'schen Klinik in der Luisenstraße 1–3 angegliedert. Zwischen beiden Häusern besteht ein Verbindungsgang (Abb. 26). Der Klinikteil in der Bergheimer Straße hat drei Stockwerke mit einem ausgebauten Dachgeschoß. In dem Haus befinden sich im Erdgeschoß eine Teeküche, zwei Aufenthaltsräume und drei Wohnräume für Angestellte, im 1. und 2. Stock zehn neue Krankenzimmer (zwischen 14 und 27 qm groß) mit Sanitäreinrichtungen und im Dachgeschoß fünf Personalzimmer. Durch das zusätzliche Gebäude steigt also vor allem die Bettenzahl.[164]

Der bedeutendste Mitarbeiter der Vulpius'schen Klinik ist Adolf Stoffel (1880–1937). Stoffel ist noch heute bekannt für die nach ihm benannte Operation[165] und erfährt eine Auszeichnung, die Vulpius

159 Ottendorf G Z Orthop 11: 803 (1903); Klar M Z Orthop 14: 311 (1905); ders. Arch Orthop U-Chir 2: 369 (1904)
160 Löffler-Winkler A ›Skizzenbuch‹
161 Selig R Mo Unfallhlk 18: 253, 366 (1911)
162 ›Jb FV K 1. 5. 1909–1. 5. 1910‹ S. 5, 14, 1910
163 GLA KA 356/Z.1969/10 Nr. 805: Formular für 1910
164 St Ar HD AA 243/7: Baupläne Haus Bergheimer Straße 14
165 Stoffel-Operation: Die teilweise operative Querschnittsverkleinerung bzw. Durchtrennung der motorischen Nervenäste von Spastik betroffener Skelettmuskeln. Dies bewirkt eine partielle schlaffe Lähmung und dadurch eine Abschwächung der Verkrampfung. [›Roche Lexikon Medizin‹ S. 1630, 1987.]

verwehrt bleibt: 1932 ist Stoffel Vorsitzender des Deutschen Orthopädenkongresses in Mannheim. Diese Ehre wird ihm zuteil, obwohl er nicht habilitiert ist. Er bestimmt die ›Unfallverletzungen‹ zum Kongreßthema und verleiht damit dem Kongreß eine besondere Note.[166] Zusammen mit Vulpius verfaßt er 1911/13 die erste ›Orthopädische Operationslehre‹ sowie die folgenden Auflagen.

Im Oktober 1909 beginnt Stoffel, auf Vulpius' Anregung hin, die in der Klinik ausgeführten Nerventransplantationen an den Extremitäten wissenschaftlich zu bearbeiten. Etwa ein Jahr später erfolgt die Publikation ›Neue Gesichtspunkte auf dem Gebiete der Nerventransplantation‹.[167] Bereits im Herbst 1911 wird das von Stoffel entwickelte Verfahren und dessen Ergebnisse auf der 83. Naturforscher- und Ärzte-Versammlung diskutiert.[168] Während des Projektionsabends im Rahmen des 11. Kongreßes der ›Deutschen Gesellschaft für orthopädische Chirurgie‹ am 8. April 1912 bilden die Beiträge und die Diskussion über die Stoffelsche Operation den Hauptgegenstand der Zusammenkunft. Neben Stoffel und Vulpius referieren acht weitere Orthopäden über ihre Erfahrungen und Ergebnisse mit der Operation. Dabei wird über positive wie auch negative Resultate berichtet. In der Eröffnungssitzung am folgenden Tag referiert Stoffel über seine Technik der anatomischen Nervenstudien in bezug auf die Zerlegung des Nervenstammes und ihre Zuordnung zu einzelnen Muskelgruppen.[169] Nach sechsjähriger Tätigkeit verläßt Stoffel 1912 die Vulpius'sche Klinik und eröffnet in Mannheim eine private Krankenanstalt mit fünf Betten. Zusätzlich arbeitet er in dem ›Kinderhospital und Krankenhaus der Diakonissen‹ in Mannheim.[170]

Auch die anderen Ärzte, die über die Jahre hinweg in der Klinik tätig sind, publizieren Artikel in der

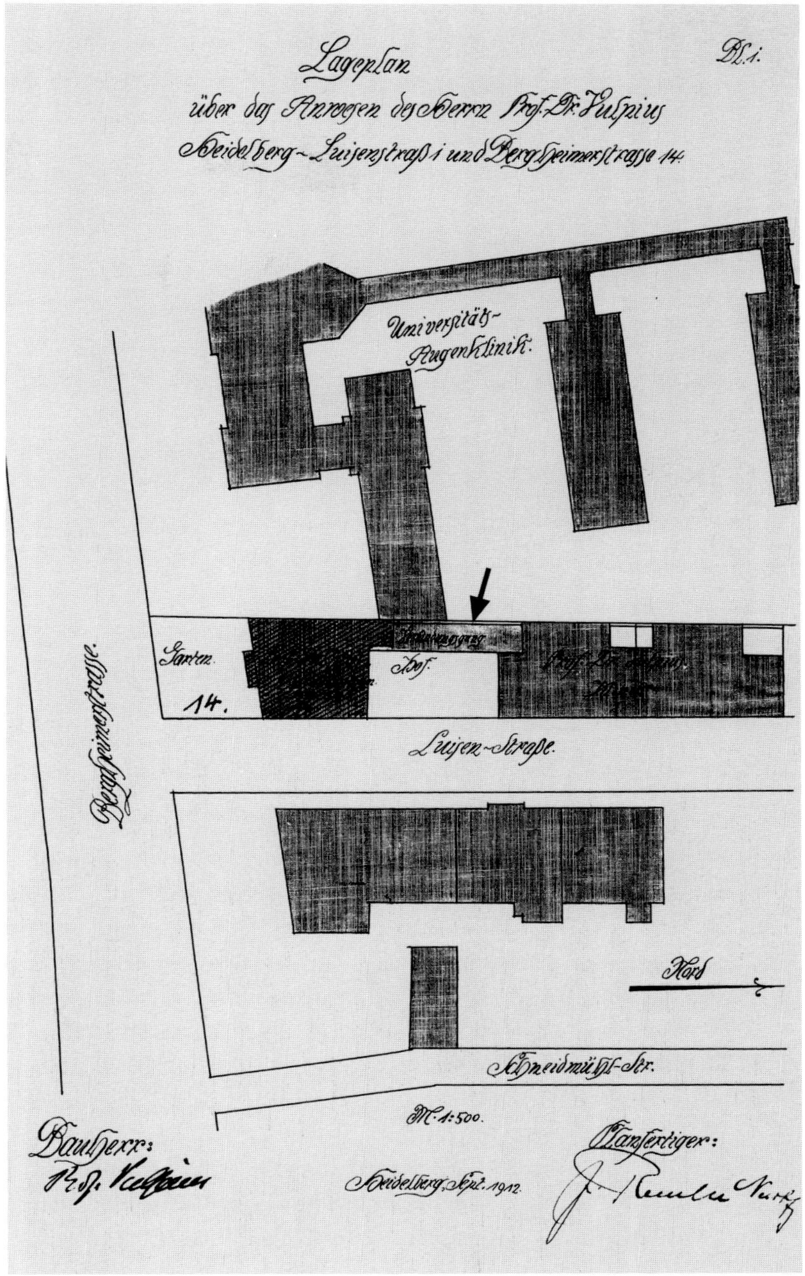

Abb. 26. Lageplan des Vulpius'schen Anwesens (Verbindungstrakt siehe Pfeil).[171]

Fachliteratur. Es besteht aber eher die Tendenz, interessante Fallbeispiele und ausgefallene Operationsmöglichkeiten zu schildern, als gezielt ein orthopädisches Grundproblem zu erarbeiten.[172] Diese Aufgabe bleibt

166 Hohmann G Z Orthop 66: 209–11 (1937)
167 Stoffel A Z Orthop 24: 505 (1910)
168 Hohmann G Zb Chir Mech Orthop 6: 170 (1912); Vulpius O Münch Med Wochenschr 58: 2298 (1911)
169 Wollenberg A Zb Chir Mech Orthop 6: 217–22 (1912)
170 Gb Bad I-Ministeriums 1906–12 1. Bd. S. 498, 1914; Gawliczek OH, Senk WE, Hatzig H ›Mannheimer Ärzte‹ S. 132, 1978
171 St Ar HD AA 243/7: Lageplan
172 Siehe Publikationsverzeichnis der Ärzte der Vulpius'schen Privatklinik in HD S. 202f.

Vulpius vorbehalten. Die Ärzte der Klinik verlassen diese nach ein- bis mehrjähriger Tätigkeit, um sich als Fachärzte für Orthopädie in einer anderen Stadt niederzulassen. Sie verfolgen keine akademische Laufbahn.[173]

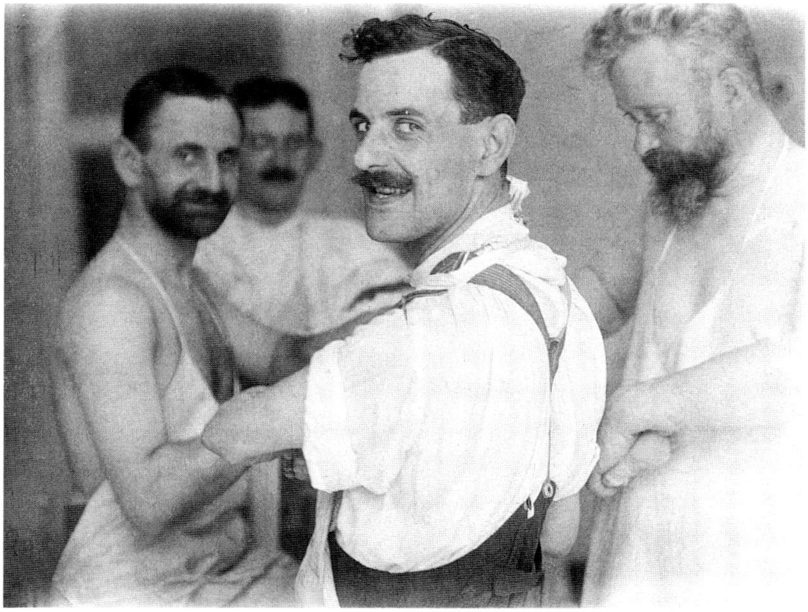

Abb. 27. Vulpius mit Dr. Natzler bei der Arbeit.[174]

Vulpius bildet die Assistenzärzte seiner Klinik zu Orthopäden aus,[175] und ab 1908 bekommt er die Erlaubnis, einen Medizinalpraktikanten zu beschäftigen. Gemäß § 59 der Prüfungsordnung für Ärzte vom 28. Mai 1901 müssen Medizinstudenten im Anschluß an die erfolgreich abgeschlossene Ärztliche Prüfung ein Jahr lang in einem Krankenhaus arbeiten, bevor sie die Approbation erhalten. Die Wahl des Krankenhauses steht frei, allerdings sind nur Universitätskliniken und -polikliniken sowie speziell ausgesuchte Krankenhäuser zur Ausbildung ermächtigt. Bereits 1909 darf Vulpius zwei Praktikanten annehmen. Die Zahl der Praktikanten richtet sich nach der Bettenzahl des Krankenhauses. Dem Leiter der Anstalt ist es freigestellt, die angehenden Ärzte zu bezahlen. In den von Vulpius geleiteten Häusern erhalten sie freie Unterkunft und 500 Mark im Jahr. Sobald Vulpius 1912 noch die Leitung des Sanatoriums in Rappenau übernimmt, beantragt er die Zulassung, einen weite-

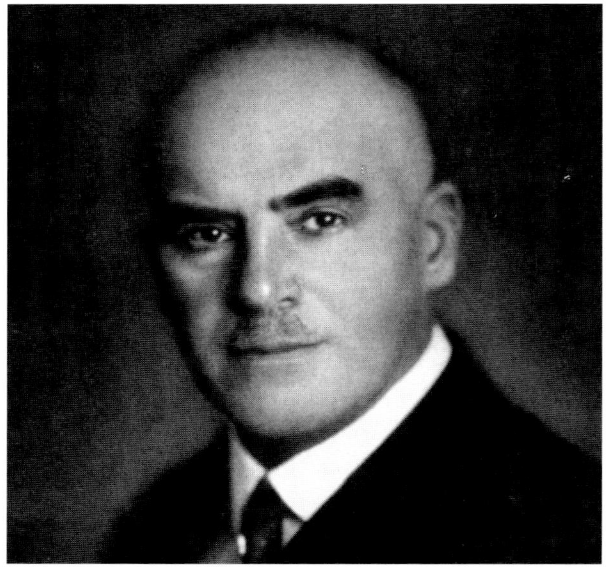

Abb. 28. Adolf Stoffel (1880–1937).[176]

ren Praktikanten beschäftigen zu dürfen. Nachdem er die ärztliche Versorgung der Patienten im Sanatorium erläutert hat – er selbst ist ein- bis zweimal pro Woche in Rappenau, und ein Hausarzt ist ständig anwesend – bekommt er die Erlaubnis, einen dritten Praktikanten einzustellen. Mit der Vergrößerung der Vulpius'schen Klinik in Heidelberg 1913 trägt Vulpius die Verantwortung für beinahe 400 Patienten. Daher beantragt er 1914, eine vierte Praktikantenstelle. Seiner Anfrage wird aber nicht stattgegeben. Bis 1925 ändert sich nichts an der Anzahl der Praktikanten. In diesem Jahr ergeht aber ein Erlaß, daß das Jahr für die Medizinalpraktikanten nur anerkannt wird, wenn es in einem Krankenhaus abgeleistet wird, das eine spezielle Einrichtung für Innere Medizin besitzt. Diese Voraussetzung trifft weder für die Klinik in Heidelberg noch für das Sanatorium Solbad Rappenau zu. Aus diesem Grund muß auf die Anstellung von Medizinalpraktikanten

173 Beispielsweise läßt sich E. Schmidt in St. Johann nieder [Z Orthop 11: 352 (1903)], M. Klar arbeitet als Spezialarzt für Orthopädie in München [Z Orthop 15: 424 (1906)] und G. Ottendorf und P. Ewald eröffnen eine Praxis in Hamburg [Z Orthop 23: 470 (1909)].
174 Ar Vulp Kl
175 Ottendorf G Z Orthop 77: 96 (1948)
176 Bade P ›DOG‹ S. 283, 1939

verzichtet werden. Dieselbe Konsequenz müssen drei weitere Krankenhäuser in Heidelberg ziehen, die bis dato ebenfalls Medizinalpraktikanten beschäftigten.[177]

Die Behandlung der Skoliose beschäftigt Vulpius immer wieder in seinen wissenschaftlichen Studien. Er ist sich bewußt, daß dieses ernsthafte Krankheitsbild zur Zeit nicht befriedigend therapierbar ist. Deshalb interessiert er sich für eine neuartige Behandlungsmethode aus den USA. Der Orthopäde Edville G. Abbott (1870–1938) aus Portland, im Bundesstaat Maine, stellt im Sommer 1911 seine Idee der Skoliose-Behandlung vor und läßt im Frühjahr 1912 erste Ergebnisse veröffentlichen. Für die Behandlung ist ein Lagerungstisch notwendig, den sich Vulpius sogleich aus der Abbottschen Werkstatt schicken läßt. Da sich die Benutzung dieses Tisches als äußerst kompliziert erweist, beschließt Vulpius, im Herbst 1912 nach Portland zu Abbott zu reisen. Dort wird er bereitwillig in die Grundprinzipien der Behandlung eingewiesen. Zurück in Heidelberg, veröffentlicht Vulpius recht angetan, nach ungefähr sechsmonatiger Anwendung des Gelernten, erste Ergebnisse. In dieser ersten Publikation in Deutschland über die neuartige Methode der Skoliosen-Behandlung ruft er seine Kollegen dazu auf, sich ebenfalls in der neuen Art der Therapie zu versuchen.[178] Auf dem 12. Kongreß der ›Deutschen Gesellschaft für orthopädische Chirurgie‹ am 24. und 25. März 1913 berichtet Abbott selbst über seine Vorgehensweise bei der Skoliosen-Behandlung. Neben Vulpius berichten drei weitere Orthopäden über ihre Erfahrungen. Abbott wird auf diesem Kongreß zum korrespondierenden Mitglied der Orthopädischen Gesellschaft ernannt.[179] Mit Abbott steht Vulpius noch nach dem Ersten Weltkrieg in privatem schriftlichen Kontakt.[180]

Die Sehnenüberpflanzungen stellen Vulpius' Hauptforschungsgebiet dar (siehe S. 107 ff.). Deshalb behandelt und betreut er viele Patienten mit Lähmungen. Zur Operation schreitet er aber ungefähr erst nach einem Jahr, wenn durch die konservative Therapie kein be-

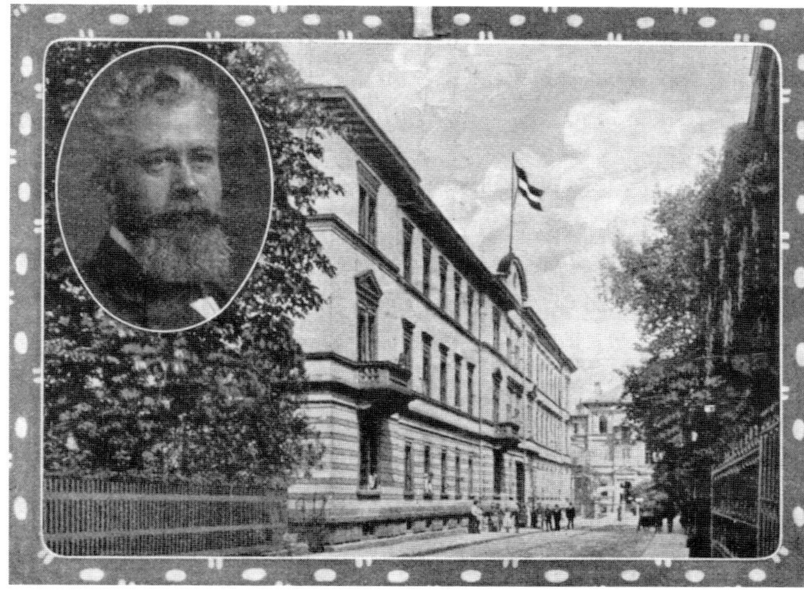

Abb. 29. Die Prof. Dr. Vulpius'sche Privatklinik in der Luisenstraße 1–3 (links oben Vulpius; 23. August 1913).[181]

friedigender Befund erzielt wird. Diese Therapie setzt sich aus Massage, Elektrotherapie und dem Tragen von Schienen-Gurt-Apparaten zusammen. Ab 1914 wendet Vulpius einen Myomotor zur elektrischen Behandlung an. Dieses neuartige Gerät erzeugt Muskelkontraktionen, die dem physiologischen Ablauf genau entsprechen. Dadurch kann eine Wiederherstellung und Stärkung des geschädigten Muskels erlangt werden. Der Myomotor kann nur stationär angewendet werden, und das Betreiben erweist sich als recht teuer.[182]

5.4.2. Orthopädie und Unfallheilkunde

Sehr früh zeigt Vulpius durch seine Arbeit die sinnvolle Verknüpfung der Traumatologie mit der Orthopä-

177 GLA KA 356/Z.1969/10 Nr. 805: Formular der Vulpius'schen Klinik für 1909–11, Beschlüsse des Innenministeriums vom 16. 12. 1912, 20. 3. 1915 und 13. 6. 1925, Briefe aus der Vulpius'schen Klinik vom 16. 6. 1912, 27. 7. 1912 und 12. 3. 1914; Staatsanzeiger Baden S. 521, 1908 und S. 447, 1909; ZB Dt Reich 29: 147–8 (1901), 38: 636 (1910), 39: 603 (1911), 40: 349 (1912), 41: 1178 (1913)
178 LeVay D ›History‹ S. 410, 1990 und Vulpius O Deut Med Wo 39: 695–9 (1913)
179 Wollenberg A Zb Chir Mech Orthop 7: 209–10 (1913)
180 Ar Vulp Kl: Brief von Abbott an Vulpius vom 6. 1. 1925
181 Ar Vulp Kl
182 Vulpius O Deut Med Wo 40: 1053–4 (1914)

die. Als die Orthopädische Ambulanz 1893 eröffnet wird, beschäftigt sich Vulpius neben der orthopädischen Therapie auch gleich mit der Behandlung von Unfallverletzten. Schon im zweiten Jahr werden Patienten von der Berufsgenossenschaft überwiesen. Zunächst wendet Vulpius nur konservative Maßnahmen

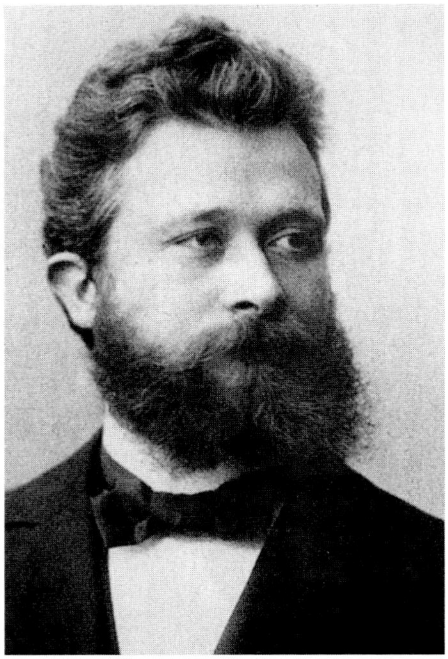

Abb. 30. Oscar Vulpius. [183]

zur Nachbehandlung an. Sobald er aber die Universitäts-Poliklinik, die auch als ›Rekonvalescentenhaus für Unfallverletzte‹ bezeichnet wird, ab 1896 leitet, führt er Operationen aus.[184] Das Einzugsgebiet der Klinik für die Behandlung Unfallverletzter ist groß. Es beschränkt sich nicht nur auf Baden und das Elsaß. Kurz nach der Jahrhundertwende fordert Vulpius seinen Assistenten Schmidt auf, sich als Facharzt für Orthopädie mit eigener Klinik in Saarbrücken niederzulassen. Aus dem Saargebiet werden immer wieder Opfer von Gruben- und Bergwerksunglücken an das Heidelberger Rekonvaleszentenhaus überwiesen. Die Patienten erreichen die Orthopädische Klinik mit enormer zeitlicher Verzögerung, wodurch die Heilungsaussichten stark geschmälert werden. Schmidt geht in der ersten Dekade des 20. Jahrhunderts tatsächlich nach Saarbrücken. Er eröffnet dort ein gut ausgestattetes Orthopädisches Institut. Sein Röntgenapparat und der Orthopädische Turnsaal sind die ersten ihrer Art in Saarbrücken.[185]

Durch seine enge Zusammenarbeit mit den Berufsgenossenschaften befaßt sich Vulpius auch mit den organisatorischen Problemen der Versorgung der Unfallverletzten. Auf den ersten internationalen Unfallkongressen hält er folgende Vorträge: Auf dem ersten Kongreß 1905 in Lüttich[186] ›Der Arzt als Begutachter Unfallverletzter‹ und 1909 auf dem zweiten Kongreß in Rom ›In welchen Heilanstalten wird die Behandlung von Unfallverletzten am zweckmäßigsten durchgeführt?‹. Er schildert die Problematik des Hausarztes als Gutachter, die Aufgaben des Vertrauensarztes und die Vorgehensweise bei der Rentenfestsetzung. Darüber hinaus fordert Vulpius die vermehrte Einführung von berufsgenossenschaftlichen Krankenhäusern, da sowohl in einer Chirurgischen Universitätsklinik als auch in einer Anstalt wie seiner, die Patienten nicht optimal versorgt werden können. Seiner Auffassung nach muß ein Unfallarzt sowohl Chirurg als auch Orthopäde sein und beide Disziplinen mit gleicher Leidenschaft betreiben. Da Vulpius sich der Konkurrenz der zwei Fachrichtungen auf dem Gebiet der Frakturenbehandlung bewußt ist, schließt er für sich eine Art ›Ettlinger Abkommen‹[187] ab. Er weiß, daß die Frakturenbehandlung zu den ursprünglichen Gebieten der Chirurgie gehört. Da die

183 ›Chronik der Ärzte‹ S. 204, 1985

184 Anonym, Münch Med Wochenschr 43: 692 (1896); Vulpius O Z Orthop 3: 117 (1894) und ders. Z Orthop 4: 10 (1896)

185 Ar Vulp Kl: Brief von W. Schmidt an Dr. A. Vulpius vom 27. 6. 1987

186 Vulpius gehört zu einer Gruppe von Personen, die sich um die Kongreßvorbereitungen in Deutschland kümmert. Der Kongreß findet in Lüttich vom 29. 5. – 4. 6. 1905 im Anschluß an die Weltausstellung statt. [Anonym, Arch Orthop U-Chir 3: 192 (1905).]

187 Ettlinger Abkommen: 1958 beschließen Orthopäden und Chirurgen in Ettlingen, keine Reglementierung der Behandlung Unfallverletzter einzuführen, da bei einer Benachteiligung einer Disziplin vor allem die Patienten und das Fach der Unfallheilkunde darunter leiden würden. [Siehe Cotta H, Rompe G ›80 Jahre‹ S. 5, 1981.]

1970 wird von der Gesellschaft für Chirurgie das Teilgebiet Unfallchirurgie geschaffen. Damit sollen die Ansprüche der Orthopäden, an der Behandlung der Unfallverletzten beteiligt zu werden, abgewehrt werden. [Siehe Schmit-Neuerburg KP DGU-Mitteilungen und Nachrichten 21/1990, S. 12.]

Orthopäden aber ständig mit künstlichen oder schlecht verheilten Frakturen konfrontiert sind, spricht er ihnen das Recht zu, ebenfalls in der Unfallheilkunde tätig zu sein, solange sie eine chirurgische Ausbildung genossen haben.[188] 1914 wird Vulpius nach Brüssel eingeladen, um dort an der Universität die Vorlesung ›Orthopädie und die Behandlung Unfallverletzter‹ zu halten.[189]

Für das Sommersemester 1915 kündigt der Nachfolger von Narath in der Chirurgischen Klinik, Max Wilms (1864–1918), unter anderem die Vorlesung ›Unfallversicherung und Begutachtung‹ an.[190] Er ist gezwungen, diese Vorlesung zu halten, da ansonsten die Berufsgenossenschaften von Baden und dem Elsaß dazu übergehen würden, Frischverletzte nur noch an die Vulpius'sche Klinik zu überweisen. Mit dieser Vorlesung erfüllt er die Bedingung der Berufsgenossenschaften, der Unfallbegutachtung und Unfallversicherung mehr Bedeutung in seinem Unterricht einzuräumen.[191] Wilms betritt jedoch ein Gebiet, das bisher von Vulpius unterrichtet wird. Seit dem Wintersemester 1896/97 bietet Vulpius entweder die Vorlesung ›Unfallheilkunde mit Übungen in Untersuchen, Begutachten und Behandeln Unfallverletzter‹ oder die Vorlesung ›Versicherungsmedizin‹ an.[192] Daher ist er empört darüber, daß Wilms ihn nicht vorher über seine Absicht informiert hat. Vulpius wendet sich sofort schriftlich an Wilms und die Medizinische Fakultät, obwohl ihm bewußt ist, daß er nichts am Sachverhalt ändern kann. Diese zwei Briefe lösen einen fast ein Jahr dauernden heftigen Disput zwi-

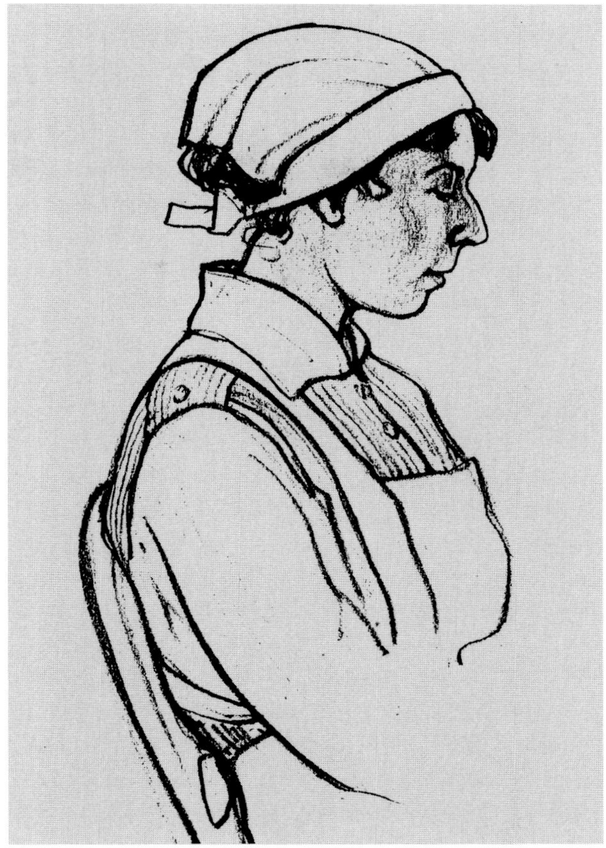

Abb. 31. Anna Löffler-Winkler: Schwesternporträt.[193]

schen Vulpius und der Medizinischen Fakultät aus, die sich vorbehaltlos hinter Wilms stellt. Der Streit wird erst durch ein Gespräch am 27. Januar 1916 zwischen Wilms und Vulpius beendigt. Die Aussprache kommt aber nur durch Vermittlung von Generalarzt Dr. Statz, den Vorgesetzten beider Gegenspieler beim Heer, zustande. Bei dieser Unterredung gibt Wilms offen zu, daß er die weitere Entwicklung der Orthopädie zur chirurgischen Orthopädie auf alle Fälle, zumindest für Heidelberg, vermeiden will. Überdies befürchtete er, daß Vulpius die Orthopädische Klinik in eine Monopolstellung in Hinsicht auf die Behandlung Frischverletzter bringen könnte. Diese Absicht weist Vulpius aber weit von sich.[194] Mit dem Gespräch wird ein Schlußstrich unter die Angelegenheit gezogen, ohne daß etwas am Sachverhalt geändert wird. Beide Ärzte haben nur noch einmal ihre Ansichtsweise dar-

188 Vulpius O Münch Med Wochenschr 52: 1887–8 (1905); ders. ›Praxis‹ S. 55–7, 1898; ders. Münch Med Wochenschr 55: 240 (1908) und ders. Deut Med Wo 35: 1652 (1909)
189 HD Zt vom 25. 6. 1914
190 UA HD PA 1228 (O. Vulpius): Briefe von Vulpius an die Med Fak und Wilms vom 21. 3. 1915. Jedoch erst in dem Vorlesungsverzeichnis für das WS 1915/16 wird diese Vorlesung aufgeführt.
191 Ebd.: Brief von Wilms an die Med Fak vom 24. 3. 1915
192 UA HD: Vorlesungsverzeichnis der Uni HD von 1894/95–1916
193 Löffler-Winkler A ›Skizzenbuch‹
194 Vulpius kann nur mit der Qualität seiner Behandlung und Lehre Einfluß auf die Entscheidungen der Berufsgenossenschaft ausüben. Scheinbar sind dies die maßgeblichen Kriterien für die Berufsgenossenschaft.

gestellt und sich anschließend für ihr Verhalten entschuldigt.[195]

Die zwei Vorlesungen mit dem identischen Thema werden nie gleichzeitig in einem Semester gehalten. Wilms hält die Vorlesung bis zu seinem Tode 1918, Vulpius befindet sich bis zum WS 1918/19 im Kriegsdienst und hat keine Zeit, seiner Lehrtätigkeit an der Universität nachzukommen.[196]

Offenbar will die Berufsgenossenschaft 1915 ein Zeichen setzen. Sie beabsichtigt, einen neuen Weg in der Behandlung der Unfallverletzten zu begehen. Sie droht der Chirurgie in Heidelberg an, die Überweisung von Unfallverletzten einzustellen. Ihr Plan ist es, einem Orthopäden die Versorgung der Unfallverletzten zu überlassen.[197] Betrachtet man die Geschichte der Orthopädie und die weitere Entwicklung der Versorgung der Unfallverletzungen in Deutschland, ist man erstaunt über diese Idee der Berufsgenossenschaft. Die Orthopädische Gesellschaft wendet sich bis weit nach dem Zweiten Weltkrieg verstärkt der konservativen Orthopädie zu, und die Chirurgen schaffen 1970 das Teilgebiet der Unfallchirurgie, speziell für die Behandlung der Unfallverletzten.[198] Mit seiner Tätigkeit auf dem Gebiet der Unfallverletzungen gehört Vulpius in der Orthopädischen Vereinigung zu der Minderheit. Dies wird 1913 durch die erste Umbenennung der Gesellschaft deutlich. Der Gründername ›Deutsche Gesellschaft für orthopädische Chirurgie‹ (1901) wird in ›Deutsche Orthopädische Gesellschaft‹ (1913) umgewandelt. Damit haben sich die vorwiegend konservativen Orthopäden durchgesetzt, und die weitere Tätigkeit in der Traumatologie wird, im Gegensatz zu anderen Ländern, in Deutschland vernachlässigt. Diese Tendenz tritt in einem Referat von v. Baeyer 1930 auf dem 25. Orthopädenkongreß deutlich zutage, denn um eine klare Abgrenzung zur Chirurgie zu schaffen und der Orthopädie in der Lehre an der Universität mehr Bedeutung zukommen zu lassen, beruft sich v. Baeyer auf die Wurzeln der Orthopädie. Der Direktor der Heidelberger Orthopädie erklärt Johann Georg Heine (1770–1838), Johann Georg Mezger und den Erfinder der Schweden-Gymnastik Pehr Henrik Ling (1776–1839), also drei Männer der praeoperativen Ära, zu den Vätern der Orthopädie. Für v. Baeyer sind Apparatebau, Massage und Gymnastik die Stützen der Orthopädie,[199] allerdings betont er auch das Anrecht der Orthopäden, Operationen durchführen zu dürfen. Sechs Jahre später stellt die Abordnung der Deutschen, zusammen mit anderen Orthopäden, eine Minderheit dar, die 1936 auf dem 3. Kongreß der ›Société Internationale de Chirurgie Orthopédique‹ in Italien die Anfügung der Worte ›et de Traumatologie‹ ablehnt.[200]

Die Entscheidungen von 1913 und 1936 prägen noch heute die Orthopädie Deutschlands, daran änderte auch die zweite Umbenennung 1957 in ›Deutsche Gesellschaft für Orthopädie und Traumatologie‹ nicht viel.[201]

> *»Auch die einstimmig beschlossene Umbenennung in ›Deutsche Gesellschaft für Orthopädie und Traumatologie‹, die jedoch erst 1957 aktenkundige Realität wurde, blieb ohne Wirkung.«* [202]

Zum Ende des Ersten Weltkriegs leitet Vulpius ein Frakturenlazarett an der Westfront (siehe S. 172 ff.). Auch nach dem Weltkrieg beschäftigt er sich weiterhin mit den Unfallverletzungen, ist in der ›Deutschen Gesellschaft für Unfallheilkunde‹, besucht die internationalen Unfall-Kongresse und ist als Gutachter von Unfallverletzungen tätig.[203]

195 UA HD PA 1228 (O. Vulpius): Briefe von Vulpius an die Med Fak und Wilms vom 21. 3. 1915; Briefe von Vulpius an die Med Fak vom 29. 3., 5. 5., 27. 5. 1915 und Antwortschreiben der Med Fak an Vulpius vom 26. 3., 30. 4., ~12. 6. 1915; Brief von Wilms an den Dekan vom 1. 2. 1916 und Protokoll der Unterredung

196 UA HD: Vorlesungsverzeichnis der Uni HD von 1916–1918/19.

197 UA HD PA 1228 (O. Vulpius): Brief von Wilms an den Dekan vom 1. 2. 1916

198 Rütt A ›Orthopädie‹ S. 47, 1993; Schmit-Neuerburg KP DGU-Mitteilungen und Nachrichten 21/1990, S. 12

199 Paul U ›Berliner‹ S. 73, 1985

200 LeVay D ›History‹ S. 476, 1990: Angeblich geschieht dies nur auf direkte Anweisung Hitlers.

201 Rütt A ›Orthopädie‹ S. 36–7, 46–9, 1993; Casuccio C in Vander Elst E ›SICOT‹ S. 36, 1978

202 Rütt A ›Orthopädie‹ S. 47, 1993

203 Vulpius O Deut Med Wo 44: 1377 (1918); ders. Mo Unfallhlk 36: 97 (1929); Kühne W Mo Unfallhlk 29: 244 (1922); Vulpius O Deut Med Wo 51: 1709 (1925); Franck E Münch Med Wochenschr 75: 1825 (1928)

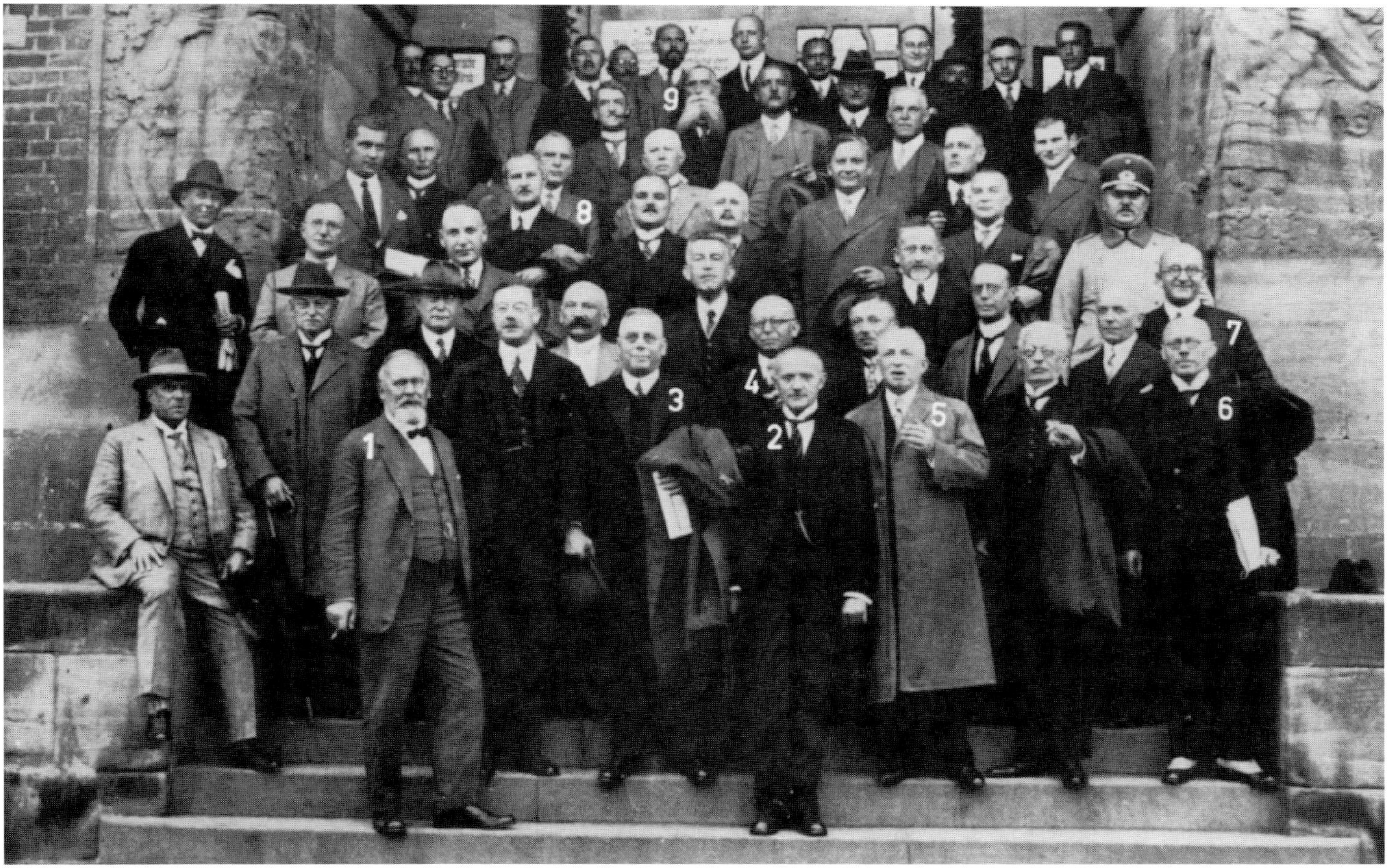

Abb. 32. Teilnehmer der Tagung der ›Deutschen Gesellschaft für Unfallheilkunde, Versicherungs- und Versorgungsmedizin‹ 1927 in Nürnberg. (Vulpius ist mit 1 gekennzeichnet.)[204]

In den frühen zwanziger Jahren bildet sich eine ›Vereinigung der für Berufsgenossenschaften tätigen Ärzte‹, die 1926 zu einem ›Reichsverband‹ erweitert wird. Diese Erweiterung wird als notwendig erachtet, da das Unfallversicherungsgesetz vom 14. Juli 1925 die Berufsgenossenschaften stärker in die Pflicht nimmt. Das neue Gesetz sieht vor, daß die Berufsgenossenschaften ab dem Unfalltag für die Behandlung des Verletzten verantwortlich sind. Weiterhin hat es zur Folge, daß die Berufsgenossenschaften versuchen, den Unfallverletzten innerhalb der ersten acht Wochen wieder arbeitsfähig zu machen. Hauptaufgabe des neugegründeten Reichsverbandes ist es nun, Ärzte in den drei Gebieten Unfallheilkunde, Gewerbekrankheit und Sozialgesetzgebung zu schulen. Vulpius sitzt in dem erweiterten Vorstand des ›Reichsverbandes der bei den Berufsgenossenschaften tätigen Ärzte‹. Der Reichsverband steht in unmittelbarer Beziehung zur ›Deutschen Gesellschaft für Unfallheilkunde‹ und sucht auch die Nähe der ›Deutschen Orthopädischen Gesellschaft‹.[205]

5.4.3. Hugo Görres, der Oberarzt der Klinik

Ab 1910 existiert an der Heidelberger Chirurgischen Klinik wieder eine Orthopädische Poliklinik. Sie wird

204 Probst J ›Unfallheilkunde‹ S. 23, 1986
205 Anonym, Mo Unfallhk 33: 122–3, 288 (1926); Paul U ›Berliner‹ S. 36, 1985

in den früheren Räumen des zahnärztlichen Institutes im Chirurgischen Pavillon I während der Osterferien eingerichtet. Verantwortlicher Arzt an der Orthopädischen Poliklinik ist Bernhard Baisch (1880–1941), der sie bis 1921 leitet. Trotz der neuen Poliklinik wird weiterhin die orthopädische Hauptbehandlung in Heidelberg in der ›Prof. Dr. Vulpius'schen Orthopädisch-Chirurgischen Heilanstalt‹ durchgeführt.[206]

Die drei Anstalten, Privatklinik, Sanatorium und Krüppelheim, denen Vulpius als verantwortlicher Arzt ab 1912 vorsteht, beherbergen nahezu 400 Betten, nachdem das Gebäude in der Bergheimer Straße 14 der Klinik in der Luisenstraße 1–3 1913 angegliedert wird. In allen drei Häusern führt Vulpius auch selbst Operationen durch.[207] Um den Arbeitsumfang zu verdeutlichen, folgende Zahl zum Vergleich: 1981 hat die Heidelberger Orthopädie als größtes deutsches orthopädisches Universitätsklinikum 396 Betten.[208]

Im Sommer 1914 läßt sich Hugo Görres (1882–1946)[209] als Spezialarzt für Chirurgie und Orthopädie in Heidelberg nieder. Seine Sprechstunde hält er wochentags von 11–13 Uhr in der Vulpius'schen Klinik ab.[210] Da kurz darauf der Erste Weltkrieg ausbricht und Vulpius fast die gesamte Zeit an der Front oder in Lazaretten tätig ist, avanciert Görres zum Oberarzt und Leiter der Klinik, in der ein Heimatlazarett eingerichtet ist, und zum ärztlichen Betreuer des Krüppelheims. Görres beaufsichtigt auch das im 1. Stock des Krüppelheims eingerichtete Lazarett. Darüber hinaus vertritt Görres Vulpius auch zeitweise im Sanatorium Solbad Rappenau.[211]

Nach dem Krieg wird die ›Prof. Vulpius'sche orthopädisch-chirurgische Heilanstalt‹ von Görres und Vulpius bis 1925 gemeinsam geleitet. Bereits im Frühjahr 1923 vermietet Vulpius das Anwesen in der Luisenstraße 1–3 an die Stadt Heidelberg. Die Privatklinik umfaßt jetzt die Gebäude in der Bergheimer Straße 14 und der Luisenstraße 8–10. Am 11. März 1925 erhält Görres von der Stadt die Erlaubnis, die Klinik zu übernehmen. Er leitet sie mindestens bis Ende der dreißiger Jahre. Allerdings verkleinert er die Privatklinik und beschränkt sich auf das Haus in der Bergheimer Straße 14 mit 19 Betten.[212] Aus welchen Gründen sich Oscar Vulpius aus Heidelberg zurückzieht, konnte nicht in Erfahrung gebracht werden.

Wie alle Ärzte unter Vulpius' Regie, beginnt auch Görres zu publizieren. Seine bedeutendste Publikation ›Eine neue Operation zur Beseitigung der Klauenstellung der Großzehe‹[213] erscheint 1921. Die Operation trägt heute noch seinen Namen und hat sich bewährt, sie ist aber nicht sehr bekannt. Die Görres-Operation wird nach folgendem Prinzip durchgeführt: Bei einem Hallux malleus werden die Sehnen der Mm. flexor und extensor hallucis longus an die Plantar- bzw. Dorsalseite der Grundphalanx rückverlagert, um die Fehlstellung zu beseitigen.[214]

5.5. Stiftung Orthopädische Universitätsklinik

Am 9. August 1917 ergeht ein Aufruf zur Gründung einer orthopädischen Anstalt an der Universität Heidelberg. Es soll eine Anstalt für die Behandlung der Schwerkriegsbeschädigten und Unfallverletzten entstehen. Am 3. Februar 1918 findet in der Aula der Universität Heidelberg eine Feier anläßlich der Gründung der Stiftung statt.[215] Schon vorher wird jedoch versucht, das Fachgebiet der Orthopädie eng einzugrenzen. Das Schriftstück, das die Aufgaben des neuen Instituts festlegt, soll folgenden Wortlaut enthalten:

206 GLA KA 235/30300: Brief des Unterrichtsministerium vom 4. 1. 1910; Weber M Z Orthop 123: 83 (1985)
207 GLA KA 356/Z.1969/10 Nr. 805: Brief von Vulpius an das Badische Innenministerium vom 12. 3. 1914; Vulpius O Münch Med Wochenschr 63: 546 (1916)
208 Cotta H, Rompe G ›80 Jahre‹ S. 17, 1981
209 Rütt A ›Orthopädie‹ S. 41, 1993
210 GLA KA 356/Z.1969/10 Nr. 800: Brief von Görres an das Bezirksamt HD vom 10. 8. 1914
211 ›Jb FV K 1914–16‹ S. 4–5, 1917 (in GLA KA 235/3680); Ar Vulp Kl: Mitteilung vom 11. 1. 1916 und Protokoll des Ehrengerichts vom 2. 8. 1930
212 Görres H Münch Med Wochenschr 67: 896 (1920); St Ar HD AA 243/7: Erlaubnis vom 11. 3. 1925; St Ar HD AA 299/1: Protokoll der Übergabe vom 8. 5. 1923; ›Kranken- und Wohlfahrtsanstalten in Baden im Jahr 1929‹ S. 96, 1929; ›Kranken- und Wohlfahrtsanstalten in Baden‹ S. 50–1 (1937)
213 Görres H Z Orthop 41: 434–6 (1921)
214 Rütt A ›Orthopädie‹ S. 41, 1993; Thiele G ›Handlexikon‹ S. 924 Bd. 1, 1980
215 ›Denkschrift über die Gründung einer orthopädischen Anstalt der Universität HD‹ S. 3, 9, 1918

»Frische Verletzungen und Entzündungen der Extremitäten sollen nicht zur Aufnahme gelangen, sondern nur Folgezustände solcher Leiden.« [216]

Im Dezember 1922 kann endlich die Anstalt in Heidelberg-Schlierbach in Betrieb genommen werden. In Deutschland gibt es keine Orthopädische Klinik, die ähnlich vielseitig und vollendet eingerichtet ist.[217] Diese Möglichkeiten können von den Orthopäden lange Zeit nicht vollständig ausgeschöpft werden, denn die Chirurgen sind sehr darauf bedacht, daß ihnen kein Krankheitsfall genommen wird.

5.5.1. Das Landeskrüppelheim als Startpunkt für die Stiftung

Von Anfang an steht nur Hans Ritter von Baeyer (1875–1941) zur Debatte, Direktor der Stiftung Orthopädische Universitätsklinik zu werden. Er ist bereits als Berater bei der Begründung der Stiftung tätig, und zudem hat er sich als fachärztlicher Beirat des Reservelazaretts in Ettlingen viel Anerkennung verschafft.[218] Zum 1. Oktober 1918 wird v. Baeyer zum etatmäßigen a.o. Professor für Orthopädie an der Universität Heidelberg ernannt. Bis zum 1. April 1919 ist er jedoch noch vertraglich an Ettlingen gebunden. In Heidelberg hat er auch keine Wirkungsstätte. Erst zum 2. Juni 1919 kann er Vulpius als Anstaltsarzt des Landeskrüppelheims [219] ablösen. Nachdem v. Baeyer das Lazarett im Krüppelheim aufgelöst hat, richtet er in dem freien 1. Stock die Orthopädische Universitätskinderklinik ein.[220]

Vulpius ist nach seiner Rückkehr aus dem Krieg von den Ereignissen in Heidelberg überrascht.[221] Er ist am 27. Januar 1919 anwesend, als auf einer Sitzung beschlossen wird, daß das Landeskrüppelheim der orthopädischen Stiftung angegliedert wird. Vulpius kann seine Enttäuschung über diesen Entschluß nicht verbergen, wird doch hiermit das Ergebnis seines unermüdlichen Schaffens auf dem Gebiet der Krüppelfürsorge seinem Wirkungskreis entzogen. Weil ihm das Wohlergehen seiner Patienten immer oberstes Gebot ist, erfüllt er seine ärztliche Aufgabe bis zum Schluß und sichert die unentgeltliche Behandlung der Kinder bis zum 1. Juni 1919 zu. An diesem Tag stellt der ›Badische Fürsorgeverein für bildungsfähige Krüppel‹ der badischen Unterrichtsverwaltung das Landeskrüppelheim für die Einrichtung einer kinderorthopädischen Universitätsklinik zur Verfügung. Ohne die Leistung des Fürsorgevereins, der vor allem auf Initiative von Vulpius geschaffen wird (siehe II/ 6.2.), wäre eine so schnelle und problemlose Einrichtung der Orthopädischen Universitätsklinik in Heidelberg nach Ende des Ersten Weltkrieges nicht möglich gewesen.[222]

5.5.2. Amtszeit von Hans Ritter von Baeyer (1919–33)

Neben dem Landeskrüppelheim und der Kinderstation wird v. Baeyer am 4. Juni 1919 die Leitung der neugeschaffenen Orthopädischen Universitäts-Poliklinik in der Bergheimer Straße 28 übertragen.[223] Die Poliklinik ist sehr schlecht eingerichtet. Noch im Dezember 1919 sind die Operationsräume nicht vollständig funktionsfähig. V. Baeyer muß die Auflösung von Lazaretten abwarten, um die Poliklinik kostengünstig einzurichten. Kurz vor dem Jahreswechsel verfügt das Orthopädische Institut nur über Verwaltungsbüro, Sprechzimmer, Röntgenzimmer und medicomechanische Abteilung. Hinzu kommt, daß noch Privatpersonen in dem Haus wohnen. Insgesamt war es nicht leicht, ein Gebäude für die Poliklinik zu

216 GLA KA 235/3677: Brief des Dekans der Med Fak vom 5. 1. 1918
217 KA Zeitung – Staatsanzeiger – vom 9. 12. 1922
218 GLA KA 235/29869: Brief des Dekan Gottlieb an den Engeren Senat der Uni HD vom 14. 1. 1918
219 Das Krüppelheim stellt ein Lebenswerk von Vulpius dar. Anfangs besteht es als provisorisches Krüppelheim im Anschluß an seine Klinik. 1913 kann das neuerbaute Landeskrüppelheim in Rohrbach bezogen werden. (Siehe Kap. II/ 6.)
220 GLA KA 235/29869: Mitteilung des Sanitätsamt an das Kultusministerim vom 1. 4. 1919; UA HD PA 3171 (H. v. Baeyer): Brief vom 19. 3. 1918; GLA KA 235/30856: Brief vom 3. 7. 1919 an das Kultusministerium
221 GLA KA 235/2623: Brief von Vulpius an Ministerialrat Fehrle, eingegangen am 19. 7. 1933 im Unterrichtsministerium
222 235/30856: Brief vom 28. 1. 1919 und vom 3. 7. 1919 an das Kultusministerium
223 Pfälzer Bote vom 4. 6. 1919

finden. Die Heidelberger Bezirksbauinspektion hätte auch am liebsten den Teil der Vulpius'schen Klinik in der Bergheimer Straße 14 übernommen. Doch tritt man erst gar nicht zu Verhandlungsgesprächen an, da man sich darüber im klaren ist, daß man dieses Unterfangen nicht bezahlen kann.[224] Zu v. Baeyers Ärger läßt Vulpius Mitte 1919 an seine Klinik folgendes Schild anbringen:

Prof. Dr. Vulpius'sche
Orthopädisch Chirurgische
→ Klinik →

Seiner Auffassung nach treten dadurch Verwechslungen mit der Orthopädischen Universitäts-Poliklinik auf, zudem ist die Bezeichnung Klinik nur universitären Einrichtungen vorbehalten. Die Beschwerde verpufft wirkungslos. Erst als Görres die Vulpius'sche Klinik fünf Jahre später übernimmt und ein ähnliches Schild anbringt, wird er aufgefordert, seine Privatklinik als solche zu kennzeichnen. Dieser Aufforderung kommt er im Frühjahr 1925 nach.[225] Am 30. April 1926 zieht die Orthopädische Universitäts-Poliklinik in die Bergheimer Straße 12.[226]

1922 kann das erste Gebäude in Schlierbach bezogen werden.[227] Von diesem Zeitpunkt an beginnt v. Baeyer, die Orthopädie in Heidelberg kontinuierlich auszubauen. Dabei hält er sich nicht an die angeblichen Grenzen der Orthopädie. Er ruft Konflikte mit der Chirurgie hervor, indem er Rückenmarkseingriffe durchführt und Frakturen behandelt.[228]

Die Karriere v. Baeyers wird kurz nach der nationalsozialistischen Machtergreifung abrupt beendet. Am 4. November 1933 wird ihm mitgeteilt, daß er mit Entschluß vom 21. Oktober 1933 gemäß § 3 des Gesetzes zur Wiederherstellung des Berufsbeamtentums vom 7. April 1933 zum 1. März 1934 in den Ruhestand versetzt wird. Bis zum März wird er bereits von der Vorlesungstätigkeit und der Leitung der Orthopädischen Klinik beurlaubt. Grund für die Entlassung ist, daß v. Baeyers väterliche Großmutter Tochter eines Juden ist und sein mütterlicher Großvater Sohn einer Jüdin. Daraufhin zieht v. Baeyer nach Düsseldorf und eröffnet dort eine Privatklinik, die er bis zu seinem Tod 1941 leitet.[229]

5.5.3. Suche nach einem Nachfolger

Mit der Entlassung v. Baeyers gerät die Orthopädie in Heidelberg in eine Krise und steht kurz vor der Wiedereingliederung in die Chirurgie. Es dauert mehr als ein Jahr, bis der Posten des Direktors der Orthopädischen Klinik wieder besetzt ist.

Zunächst wird die Leitung der Orthopädie am 13. November 1933 auf zwei Personen verteilt. Der Privatdozent Otto Dittmar (1899–1971) übernimmt die Leitung der Orthopädischen Klinik und hält auch die orthopädische Hauptvorlesung. Dem Privatdozenten Dittrich wird die Leitung der Poliklinik übertragen. Erst am 25. Mai 1934 wird definitiv beschlossen, die Orthopädie in Heidelberg zu erhalten. Zuvor versucht der Chirurg Martin Kirschner (1879–1942) im Rahmen seiner Berufungsverhandlungen auf den Heidelberger Lehrstuhl, die Orthopädie erneut der Chirurgie unterzuordnen. Er beschäftigt sich gerne selbst mit den Operationen am Bewegungsapparat und sieht die Orthopädie als konservatives Fach an. Seine Antrittsvorlesung 1911 in Königsberg hatte ›Die Prinzipien der modernen Frakturenbehandlung‹ zum Thema.[230] Mit dem Heidelberger Dekan Broemser (1886–1940) erörtert er die Möglichkeit, die Orthopädie der Chirurgie anzugliedern. Jedoch bereits am 15. Dezember 1933 erfährt er, daß das Kultusministerium Wert auf den Erhalt des Orthopädischen Lehrstuhls legt. Kirschner[231] findet sich mit dieser Ent-

224 GLA KA 235/3679: Brief von v. Baeyer an Uni HD vom 26. 12. 1919 und der Bezirksbauinspektion HD an Kultusministerium am 5. 6. 1918
225 GLA KA 235/2623: Briefe von v. Baeyer an Kultusministerium vom 19. 12. 1919 und Kultusministerium an Bezirksamt vom 28. 11. 1924; Bezirksamt-Polizeidirektion HD an Kultusministerium am 29. 5. 1925
226 GLA KA 235/3679: Brief von v. Baeyer an Kultusministerium vom 30. 4. 1926
227 Rompe G ›Orthopädie‹ S. 19, 1992
228 GLA KA 235/29869: Bericht ›Beruf des Orthopäden‹ eines Dr. Stein vom 20. 9. 1934 und Brief des Dekans der Med Fak an Kultusministerium vom 12. 9. 1934
229 UA HD PA 3171 (H. v. Baeyer): Mitteilung an v. Baeyer vom 4. 11. 1933; Mussgnug D ›Vertriebene Dozenten‹ S. 24, 1988; Koch H, Rompe G ›Entwicklung‹ S. 18, 1972
230 Anonym, Münch Med Wochenschr 58: 496 (1911)
231 UA HD H-III-576: Verhandlung von Kirschner mit Gerichtsassessor Grüninger vom 15. 12. 1934

scheidung nur ab, weil Chirurgische und Orthopädische Klinik so weit voneinander entfernt liegen.

Da die Auflösung der Orthopädie mißlingt, muß das Kultusministerium Kirschner Zusagen in bezug auf die Abgrenzung des Arbeitsgebietes der Orthopädie gegenüber der Chirurgie machen. Kirschner pocht darauf, daß der neue Orthopäde seine Forderungen, die er als Vorsitzender der ›Deutschen Gesellschaft für Chirurgie‹ in der Publikation ›Antwort der Deutschen Gesellschaft für Chirurgie auf die Erklärung der Deutschen Orthopädischen Gesellschaft‹ [232] in der Deutschen Medizinischen Wochenschrift im April 1934 gestellt hat, erfüllt. Diese Ansprüche sind:

1. Das Arbeitsgebiet des Orthopäden hat sich auf Krankheiten des Bewegungs- und Stützapparates zu beschränken, die hauptsächlich unblutig und konservativ behandelt werden können.
2. Die Orthopädie hat keinen Anspruch auf eine Pflichtvorlesung und Prüfung.
3. Die Chirurgen müssen mehr an der Krüppelfürsorge beteiligt werden.

Derweilen ist man in Heidelberg auf der Suche nach einem geeigneten Nachfolger für v. Baeyer. Der Münchner Orthopäde Fritz Lange schlägt drei seiner Schüler als Kandidaten vor: Prof. Max Lange, Priv.-Doz. Karl Bragard und Priv.-Doz. Hermann Walter. Vulpius schaltet sich ebenfalls in die Debatte ein und benennt Max Lange und Bragard als geeignete Nachfolger. Nach Ansicht des Heidelberger Dekans kann der neue Direktor der Orthopädischen Klinik nur aus den Reihen zweier Schulen gewählt werden. Die eine ist die Münchner Schule unter Fritz Lange und die andere die Heidelberger Schule unter v. Baeyer. Die Münchner Schule scheidet aus, da dort die Orthopädie als eigenständiges Fachgebiet aufgefaßt wird und nicht als Teildisziplin der Chirurgie. Deswegen kann der Kandidatenkreis ganz eng gezogen werden. Die Orthopäden der Heidelberger Schule sind bis auf Dittmar noch zu sehr auf ihren Lehrer v. Baeyer fixiert, als daß man von einem Wechsel sprechen könnte, wenn einer von ihnen ihren Lehrer beerben würde. Dittmar ist der einzige, der keinen engen Kontakt zu v. Baeyer pflegte. Daher wird Dittmar am 20. Juli 1934 die freie Professorenstelle angeboten.[233] Vor einer Berufung folgen aber noch zähe Verhandlungen mit Kirschner. Anfang Dezember wird Dittmar mit Wirkung zum 1. November 1934 zum planmäßigen außerordentlichen Professor für Orthopädie ernannt.[234]

5.5.4. Amtszeit von Otto Dittmar (1934–45)

Bis Ende Oktober 1945 leitet Dittmar die Stiftung Orthopädische Universitätsklinik.[235] Obwohl ihm ein persönliches Ordinariat verwehrt bleibt, wird unter ihm die Position der Orthopädie gegenüber der Chirurgie wieder gefestigt. Auf Veranlassung des Kultusministeriums muß ab 1935 in der Chirurgischen Klinik auf Bezeichnungen wie Orthopädische Abteilung, Orthopädische Ambulanz und Orthopädische Werkstatt verzichtet werden.[236] Im Juni 1936 wird auf Betreiben der Berufsgenossenschaften eine Sonderstation zur Behandlung Schwer-Unfallverletzter in der Orthopädie eingerichtet. Dabei ist Schwer-Unfallverletzter ein versicherungstechnischer Begriff, der Patienten bezeichnet, die nach bereits erfolgter Operation eine weitere Behandlung – z. B. Amputation – benötigen. Die Chirurgen der Umgebung wie die Professoren Drevermann, Hueck – beide aus Karlsruhe – und Kirschner versuchen sich gegen die Sonderstation zu wehren. Erst als ihnen die Vollmacht gegeben wird, selbst den Zeitpunkt der Einweisung der Patienten zur Sonderstation zu bestimmen, gibt es keine Schwierigkeiten mehr. Allerdings ist die Zusammenarbeit mit der Heidelberger Chirurgischen

232 Kirschner M Deut Med Wo 60: 527–8 (1934)
233 UA HD PA 3571 (O. Dittmar): Brief des Kultusministeriums vom 7. 12. 1934
234 GLA KA 235/29869: Briefe von Lange (29. 4. 1934) und Vulpius (1. 6. 1934) und Bericht des Dekans der Med Fak vom 28. 6. 1934; UA HD H-III-576: Brief von Kirschner an Dekan der Med Fak vom 18. 12. 1933 und 24. 4. 1934; Verhandlung von Kirschner mit Grüninger am 15. 12. 1933
235 UA HD PA 3571 (O. Dittmar): Brief des Rektors an Dittmar vom 2. 11. 1945 (Dittmar wird mit Wirkung vom 31. 10. 1945 aus dem Dienst entlassen).
236 UA HD H-III-576: Brief des Kultusministeriums an Rektor der Uni HD vom 15. 5. 1935

Klinik schwach und beschränkt sich nur auf wenige Konsultationen.[237]

Nach Ende des Nationalsozialismus und der Entlassung von Dittmar übernimmt Sigmund Weil (1881–1964) die Leitung der Orthopädischen Klinik.[238] Unter Weil entsteht eine gute Zusammenarbeit mit der Chirurgie. Auch werden Streitpunkte beseitigt. So einigt man sich schon sieben Jahre vor dem ›Ettlinger Abkommen‹, daß beide Kliniken auf dem Überschneidungsgebiet der Frakturen ihren Fähigkeiten und Möglichkeiten entsprechend behandeln.[239]

5.6. Überblick über die Orthopädie in Berlin zwischen 1890 und 1915

Die Entwicklung der orthopädischen Institutionen in Berlin und Heidelberg – trotz der unterschiedlichen Größe beider Städte – miteinander zu vergleichen, ist interessant und relevant für diese Arbeit, da Vulpius einmal kurz davor steht, nach Berlin zu wechseln. Während in beiden Städten die Orthopädischen Universitätspolikliniken etwa zur gleichen Zeit entstehen, nimmt die weitere Entwicklung jeweils einen anderen Weg. Deutlich zu Tage tritt bei der Gegenüberstellung die Abhängigkeit der Orthopädie von der Chirurgie und den vorherrschenden Interessen im Kultusministerium. Friedebold[240] vergleicht bereits 1979 die beiden Orthopädischen Kliniken unter besonderer Berücksichtigung für die Krüppelfürsorge.

5.6.1. Die Entstehung der Klinik unter Wolff und die Suche nach einem Nachfolger für Hoffa

Julius Wolff (1836–1902) eröffnet im Frühjahr 1890 die ›Provisorische Poliklinik für orthopädische Chirurgie‹ in einem ihm gehörenden Haus. Vier Jahre später, am 1. April 1894, wird diese Klinik ein etatmäßiges Universitätsinstitut. Wolff ist noch heute bekannt für seine Forschungen über die Transformation der Knochenstruktur. Nach Wolffs Tod darf auf Betreiben der beiden damaligen Chirurgen Ernst von Bergmann (1836–1907) und Franz König (1832–1902) nur ein voll ausgebildeter Chirurg, der sich auch schon als Orthopäde einen Namen gemacht hat, Wolffs Nachfolger werden. Neuer Direktor der Universitätspoliklinik wird der Würzburger Orthopäde Albert Hoffa (1859–1907). Der bedeutendste deutsche Orthopäde stirbt überraschend am 31. Dezember 1907 und hinterläßt sowohl in Berlin als auch in Deutschland eine große Lücke. In Berlin versuchen nun die beiden neuen Chirurgen August Bier (1861–1949) und Otto Hildebrand (1858–1927) in den folgenden Monaten erstmals, die ihnen mißliebige selbständige Orthopädie auszuschalten.

Doch in Deutschland setzen sich die konservativen Orthopäden unter Führung von Fritz Lange durch.[241] Lange profitiert indirekt sehr von Hoffas Tod. Ihm wird 1908 die freie Stelle angeboten. Er lehnt nach langer Überlegung ab und wird in München dafür mit dem persönlichen Ordinariat belohnt, dem ersten Ordinariat für Orthopädie in Deutschland. Lange wurde neben Adolf Lorenz (1854–1946) an erster Stelle von der Medizinischen Fakultät vorgeschlagen, gefolgt von Rudolf Klapp (1873–1949) und Friedrich Pels-Leusden (1866–1944) an zweiter Stelle und A. L. K. Wullstein (1864–1930) an dritter Stelle. Diesen Vorschlägen der Fakultät ist die Bemerkung beigefügt, daß doch in beiden Chirurgischen Kliniken orthopädische Abteilungen anstatt einer selbständigen Orthopädie eingerichtet werden könnten. Nach der Absage Langes fordert das Preußische Kultusministerium die Medizinische Fakultät auf, Georg Joachimsthal (1863–1914), Karl Ludloff (1864–1945) oder Vulpius zu berücksichtigen. Die Fakultät entscheidet sich am 1. Juli 1908 für Joachimsthal. Anscheinend weil die Chirurgen in ihm den leichtesten

237 UA HD H-III-689/1: Brief der Med Fak an Rektor der Uni HD vom 10. 11. 1936 und Brief von Dittmar an das Kultusministerium vom 22. 3. 1937

238 Koch H, Rompe G ›Entwicklung‹ S. 34, 1972

239 UA HD H-III-689/1: Bericht über die Verwaltungsratsitzung vom 20. 5. 1951 Der Heidelberger Ordinarius für Chirurgie K. H. Bauer ist an dem Zustandekommen dieser Entscheidung und der des ›Ettlinger Abkommens‹ maßgeblich beteiligt. [Cotta H, Rompe G ›80 Jahre‹ S. 5, 1981.]

240 Friedebold G ›Die Idee der Rehabilitation in der Orthopädie‹ Z Orthop 118: 405–11 (1980)

241 Paul U ›Berliner‹ S. 53–9, 1985

Widersacher sehen. In der ersten Jahreshälfte 1908 wird die Orthopädische Poliklinik kommissarisch von Carl Helbing, dem 1. Assistenten unter Hoffa, geleitet.[242]

5.6.2. Joachimsthals Nachfolger

Auch unter Joachimsthal bessert sich das Verhältnis von der Chirurgie zur Orthopädie nicht. Als Joachimsthal 1914 überraschend stirbt, dauert es sogar eineinhalb Jahre, bis mit Hermann Gocht (1869–1938) ein neuer Direktor der Orthopädischen Poliklinik gefunden ist.[243]

Die Suche nach einem geeigneten Nachfolger für Joachimsthal, stellt das Geschehen von 1908 bei der Wahl eines Hoffa-Nachfolgers bei weitem in den Schatten. Zu allererst scheint es, als ob Vulpius der Nachfolger von Joachimsthal werden würde. Schon sehr früh berichten die Heidelberger Zeitungen von einem Wechsel des ortsansässigen Orthopäden nach Berlin. Zugleich drücken sie aber auch ihre Hoffnung auf einen Verbleib von Vulpius in Baden aus:

> *»Dies [der Fortgang Vulpius'] wäre für Heidelberg ein großer Verlust. Nicht nur, daß unsere Universität eines seiner bekanntesten Mitglieder verlieren würde, sondern die ganze Stadt, der durch die zahlreichen Patienten aus aller Herren Länder ein großer Fremdenzugang beschieden ist, hätte in diesem Fall sehr zu leiden. Hoffentlich gelingt es, Herrn Professor Vulpius, den verdienstvollen Leiter des Krüppelheim Heidelberg und des Soolbades in Rappenau, dem die Institute wohl hauptsächlich ihr Entstehen zu danken haben, auch fürderhin an Heidelberg zu fesseln.«*[244]

Bereits eine Woche später wird der Verbleib von Vulpius in Heidelberg, der auf die Überredungskünste

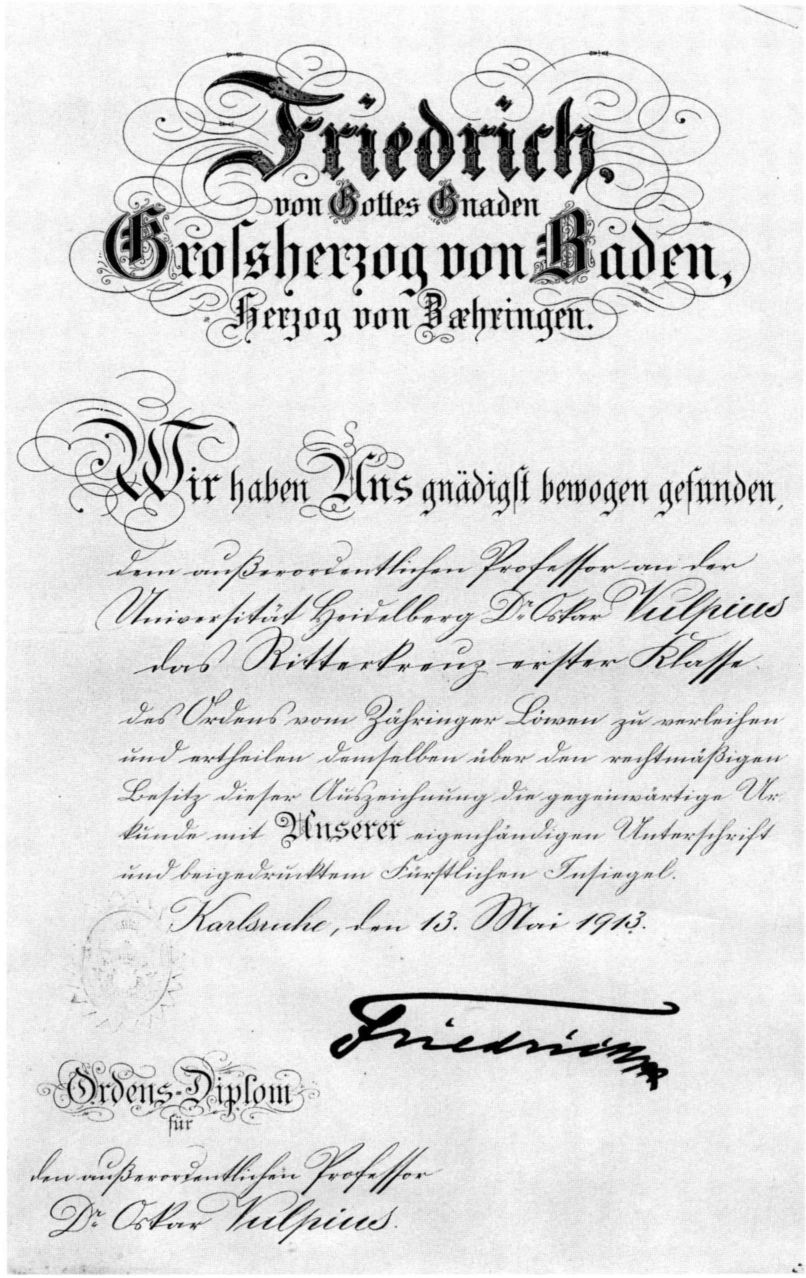
Friedrich,
von Gottes Gnaden
Großherzog von Baden,
Herzog von Zähringen.

Wir haben Uns gnädigst bewogen gefunden dem außerordentlichen Professor an der Universität Heidelberg Dr. Oskar Vulpius das Ritterkreuz erster Klasse des Ordens vom Zähringer Löwen zu verleihen und ertheilen demselben über den rechtmäßigen Besitz dieser Auszeichnung die gegenwärtige Urkunde mit Unserer eigenhändigen Unterschrift und beigedrucktem Fürstlichen Insiegel.

Karlsruhe, den 13. Mai 1913.

Friedrich

Ordens-Diplom
für
den außerordentlichen Professor
Dr. Oskar Vulpius.

Abb. 33. Ordensdiplom Ritterkreuz erster Klasse des Ordens vom Zähringer Löwen.[245]

von Dr. Becker und Oberbürgermeister Walz zurückzuführen ist, in den Zeitungen bekanntgegeben. Zwei Briefe in der Personalakte von Vulpius im Generallandesarchiv Karlsruhe geben Auskunft über den

242 Eulner HH ›Spezialfächer‹ S. 395, 1970; Gardemin H Jb Fürs Kör S. 23–4, 1953; Paul U ›Berliner‹ S. 58–64, 1985; Lange F ›Leben‹ S. 93, 1959; Anonym, Münch Med Wochenschr 55: 55, 375, 656, 999, 1112, 1215, 1520 (1908)
243 Paul U ›Berliner‹ S. 63–5, 1985
244 HD Zt vom 4. 3. 1914
245 Ar Vulp Kl

beschriebenen Sachverhalt. Ein Brief stammt von Vulpius selbst und ist an einen Großherzoglichen Landeskommissar – wahrscheinlich ist Becker der Adressat [246] – in Freiburg gerichtet. Vulpius gibt seinen Verzicht auf Berlin bekannt und bedankt sich für die Anerkennung, die er in einem Gespräch erhalten hat. Gleichzeitig betont er aber, daß es gar nicht sicher sei, ob er überhaupt einen Ruf nach Berlin bekommen hätte. Von diesem Ruf nach Berlin wird aber in dem zweiten Brief, der an das Badische Kultusministerium gerichtet ist, gesprochen. Der unbekannte Schreiber schlägt vor, Vulpius wegen Abschlagung des Rufes einen Orden zu verleihen.[247] Im Januar 1915 wird Vulpius das Ritterkreuz 1. Klasse mit Schwertern des Zähringer Ordens verliehen, nachdem er bereits 1913 wegen der Verdienste bei der Errichtung des Krüppelheims das Ritterkreuz 1. Klasse des gleichen Ordens verliehen bekommen hat (siehe Abb. 33).[248]

Die Literatur über die Berliner Orthopädie und auch die Hochschulnachrichten in der Münchener Medizinischen Wochenschrift erwähnen somit Vulpius erst gar nicht als Kandidaten bei der Wahl von Joachimsthals Nachfolger. Erster Aspirant ist erneut Ludloff, der jedoch im April 1914 ablehnt und nach Frankfurt geht. Daraufhin wird wieder Klapp vorgeschlagen, gefolgt von dem Vulpius-Schüler Stoffel an dritter Stelle. Keiner von beiden erhält die vakante Stelle, und die Sache ruht, wahrscheinlich kriegsbedingt, bis 1915. Gerade aber der Erste Weltkrieg zeigt die Notwendigkeit eines selbständigen Orthopädischen Instituts an der Universität auf. Im nachhinein wirkt das Verhalten der beiden Chirurgen, immer noch Bier und Hildebrand, nicht nur kurzsichtig, sondern geradezu peinlich. Sie betonen die Nutzlosigkeit einer eigenständigen Orthopädie in Berlin und verunglimpfen die in Betracht gezogenen Kandidaten. Dabei fehlt es ihnen aber an Unterstützung in der Medizinischen Fakultät. Der Neurologe und Psychiater Karl Bonhoeffer (1868 – 1948) und der Pädiater Adalbert Czerny (1863 – 1941) treten mit Nachdruck für die Wiedereinrichtung der Orthopädie ein.[249]

Der nächste Anwärter, Leiter der Orthopädischen Poliklinik der Universität Berlin zu werden, ist Konrad Biesalski (1868 – 1930). Biesalski ist der Initiator der 1906/07 reichsweit durchgeführten Krüppelzählung in Deutschland. Im November 1906 gelingt es ihm, ein erstes provisorisches Krüppelheim in Berlin im Anschluß an seine Privatklinik zu begründen. Kurze Zeit später stellt der Staat ein Haus mit 103 Betten zur Verfügung. Dank einer Stiftung kann ein Heim errichtet werden, das allen orthopädischen und erzieherischen Ansprüchen genügt. Es liegt am Rande des Grunewalds und kann 1914 bezogen werden. Der Name der Anstalt lautet Oskar-Helene-Heim. Biesalski lehnt den Ruf ab, da er vertraglich an das Heim gebunden ist. Eine Alternative wäre die Leitung der Poliklinik parallel zur Führung des Heims. Biesalski will sich während des Krieges jedoch keine Doppelbelastung aufbürden. Durch den Verzicht Biesalskis wird in Berlin die Chance vertan, die Krüppelfürsorge eng an die universitäre Orthopädie zu binden. Dies geschieht erst 1934 durch Gocht, während in Heidelberg schon 1919 der Direktor der Orthopädie auch gleichzeitig Leiter des Krüppelheims ist. Nachdem auch kurzzeitig der Österreicher Hans Spitzy (1872 – 1956) im Gespräch ist, wird letztendlich Gocht aus Halle zum Wintersemester 1915/16 Leiter der Orthopädischen Universitäts-Poliklinik in Berlin. In der Zeit zwischen Joachimsthals Tod und der Übernahme durch Gocht wird die Poliklinik zuerst von Joachimsthals Assistenten Peltesohn und anschließend von Fränkel, dem verantwortlichen Arzt der Orthopädischen Abteilung in der Bierschen Chirurgie, geleitet.[250]

246 Ab 1. 2. 1914 ist Becker Großherzoglicher Landeskommissar mit Sitz in Freiburg. [Siehe GLA KA 236/17465: Bekanntmachung vom 1. 2. 1914.] Er und Vulpius sind die treibenden Kräfte des badischen Fürsorgevereins für bildungsfähige Krüppel (Siehe Kap. II / 6.)

247 HD Zt und HNN vom 4. 3. 1914, 9. 3. 1914 und GLA KA 235/2623: Brief von Vulpius vom 8. 3. 1914 und Brief an das Kultusministerium vom 12. 3. 1914

248 Ar Vulp Kl: Mitteilungen an Vulpius vom 10. 6. 1913 und 5. 1. 1915

249 Gardemin H Jb Fürs Körp S. 24, 1953; Paul U ›Berliner‹ S. 63 – 6, 1985; Anonym, Münch Med Wochenschr 61: 512, 799 (1914)

250 Gardemin H Jb Fürs Körp S. 25, 1953; Paul U ›Berliner‹ S. 51, 63 – 5, 1985; Friedebold G Z Orthop 118: 409 – 10 (1980); Anonym, Münch Med Wochenschr 62: 536, 704, 1276 (1915)

5.6.3. Heidelberg und Berlin in direktem Vergleich

Der Zeitpunkt und die Art der Entstehung der Orthopädie ähneln sich in den zwei Städten. Mit nur zwei Jahren Unterschied entstehen die orthopädischen Universitätsinstitute in Privatgebäuden der Begründer. In der Anfangszeit ist den Orthopäden noch das Wohlwollen der Chirurgen sicher. Ebenfalls in fast zweijährigem Abstand entsteht in beiden Städten in einer Privatklinik ein provisorisches Krüppelheim auf Initiative der Klinikbesitzer. Erneut kurz hintereinander ziehen diese Heime in extra für sie errichtete Gebäude.

Diese Entwicklung vollzieht sich in beiden Städten zwischen 1894 und 1914. Aber in dieser Zeit sind in der Orthopädischen Poliklinik in Berlin nacheinander drei Direktoren tätig, und ein vierter Orthopäde begründet die Krüppelfürsorge. In Heidelberg werden dagegen beide Einrichtungen von Vulpius selbst ins Leben gerufen oder tatkräftig ausgebaut. Aber schon 1906 wird die Orthopädie als eigenständiges Universitätsinstitut aufgelöst. Bereits im ersten Anlauf kann sich die Chirurgie hier durchsetzen. Trotzdem verbleibt die Behandlung der orthopädischen Patienten und Unfallverletzten Heidelbergs und seiner Umgebung hauptsächlich in Vulpius' Händen – trotz der 1910 unter Baisch eingerichteten Orthopädischen Ambulanz in der Chirurgie. Im Gegensatz dazu ist das Preußische Kultusministerium darauf bedacht, eine eigenständige Orthopädie an der Universität zu erhalten, und dies in Berlin, wo es 1906 insgesamt 20 weitere Orthopädische Institute[251] gibt. Anscheinend widerstrebt es der damaligen preußischen Staatsphilosophie – die deutsche Stärke beruht auf den zwei Größen ›Militär‹ und ›Wissenschaft‹ –, ein bereits bestehendes selbständiges universitäres Institut wieder aufzulösen. So sind die Vorstöße der Berliner Chirurgen von 1908 und 1914, das selbständige Orthopädische Institut wieder in die Chirurgie zu integrieren, zum Scheitern verurteilt, denn das Ministerium besteht auf dem Erhalt der Selbständigkeit. Diesen Rückhalt durch das Kultusministerium erfährt die Orthopädie in Baden erst 1933/34, als nach der Entlassung v. Baeyers Kirschner die Orthopädie übernehmen will. Diesmal bleibt aber auch in Heidelberg die Orthopädie selbständig. Mit Dittmar wird ein neuer Direktor der Orthopädischen Universitätsklinik bestimmt.[252]

251 Die Orthopädische Privatklinik von Biesalski ist hier hinzugezählt, er errichtet im November 1906 ein provisorisches Krüppelheim, das an seine Klinik angeschlossen ist. Bei Paul, 1985 ist diese Klinik nicht hinzugezählt. [Siehe Paul U ›Berliner‹ S. 42, 1985 und Friedebold G Z Orthop 118: 409 (1980).]

252 Paul U ›Berliner‹ S. 42, 45, 59, 61–65, 1985; Friedebold G Z Orthop 118: 409–10 (1980); Weber M Z Orthop 123: 83 (1985); UA HD PA 1228 (O.Vulpius): Brief vom 26. 6. 1930; UA HD H-III-576: Verhandlung von Kirschner mit Grüninger vom 15. 12. 1933

6. Das Krüppelheim in Heidelberg

Das Heidelberger Krüppelheim entsteht zu Beginn einer reichsweit organisierten und teilweise auch staatlich geförderten Krüppelfürsorge in Deutschland. Seine Gründung ist eine direkte Folge der 1906/07 im Deutschen Reich durchgeführten Krüppelzählung. In provisorischer Form wird es, noch vor der Konstituierung der ›Deutschen Vereinigung für Krüppelfürsorge‹ und des ›Badischen Fürsorgevereins für bildungsfähige Krüppel‹, 1909 errichtet. An allen drei Gründungen – der des Heidelberger Krüppelheims, der deutschen Vereinigung für Krüppelfürsorge und des badischen Krüppelfürsorgevereins – ist Vulpius unmittelbar beteiligt.[253] Mit seiner Arbeit auf dem Gebiet der Krüppelfürsorge konzentriert er sich aber hauptsächlich auf Baden. Ab 1911 ist er Ehrenmitglied des badischen Fürsorgevereins.[254] Zusammen mit dem Geheimen Oberregierungsrat Dr. Julius Becker (1853–1917) ist Vulpius Vorsitzender des 3. Kongresses für Krüppelfürsorge, der 1914 in Heidelberg stattfindet.[255]

6.1. Entwicklung der Krüppelfürsorge in Deutschland

In der heutigen Zeit wird das Wort ›Krücke‹ durch ›Gehhilfe‹ ersetzt. Die Bezeichnung ›Krüppel‹ hat

253 ›Chronik St HD 1910‹ S. 161, 1913 und St Ar HD AA 175/2a: Einladung zur konstituierenden Versammlung

254 ›Jb FV K 1911‹ S. 27, 1911

255 Biesalski K Z Krüp 7: 104 (1914)

damit erst recht die Bedeutung eines Schimpfwortes. Um die Jahrhundertwende wird ›Krüppel‹ in der ärztlichen Fachwelt jedoch ohne Hintergedanken benutzt; obwohl auch damals schon viele Ärzte nicht glücklich mit diesem Ausdruck sind. Zu diesem Zeitpunkt gelingt es auch dem Deutschen Sprachverein nicht, ein passendes Ersatzwort zu finden.[256] Auf dem Orthopädenkongreß von 1908 definiert Biesalski in seinem Referat ›Was ist ein Krüppel?‹ den Begriff ›Krüppel‹ folgendermaßen:

> *»Ein heimbedürftiger Krüppel ist ein (infolge eines angeborenen oder erworbenen Nerven- oder Knochen- oder Gelenkleidens) in dem Gebrauch seines Rumpfes oder seiner Gliedmaßen behinderter Kranker, bei welchem die Wechselwirkung zwischem dem Grad des Gebrechens (einschließlich sonstiger Krankheiten und Fehler) und der Lebenshaltung seiner Umgebung eine so ungünstige ist, daß die ihm verbliebenen körperlichen und geistigen Kräfte zu höchstmöglicher wirtschaftlicher Selbständigkeit nur in einer Anstalt entwickelt werden können, welche über die eigens zu diesem Zweck notwendige Vielheit ärztlicher und pädagogischer Einwirkungen gleichzeitig verfügt.«*[257]

In diesem Kapitel werden die Bezeichnungen ›Krüppel‹ und ›Körperbehinderter‹ der historischen Entwicklung entsprechend verwendet.

6.1.1. Allgemeiner historischer Rückblick

Die Versorgung körperlich Versehrter erfolgt bei den Kulturvölkern der Vergangenheit wie Ägyptern, Griechen und Römern nicht immer einheitlich. Bei allen drei Staaten werden gewisse Bevölkerungsschichten bevorzugt behandelt. Der ›Papyrus Edwin Smith‹ schildert Maßnahmen, die durchgeführt werden, wenn Handwerker durch schwere Unfälle bei Arbeiten an den Pyramiden arbeitsunfähig werden. Sie beinhalten ärztliche Versorgung, Rehabilitation und Pensionierung. Diese Hilfsmaßnahmen geraten jedoch in Vergessenheit, sobald in Ägypten Sklaven jederzeit ersetzbar sind. Bei den Griechen und Römern steht es in der Macht des Vaters, ein verkrüppeltes Kind zu töten oder auszusetzen. Durch die christliche Lehre wird ab dem 2. Jahrhundert in Europa ein Bewußtseinswandel in Gang gesetzt. Langsam wird sich die Gesellschaft der Verantwortung gegenüber den Krüppeln bewußt. Mit der Zeit finden sich in der ständig steigenden Zahl von Städten immer Hospitäler, Pfründner- oder Armenhäuser. Viele der dort vertretenen Krankheitsbilder sind dem ursprünglichen Aufgabengebiet der Orthopädie zuzuordnen.[258] Krüppelfürsorge und Orthopädie lassen sich nicht klar voneinander trennen.

Die Verknüpfung der beiden Gebiete wird auch durch die von Andry 1741 geprägte Bezeichnung ›Orthopädie‹[259] deutlich: Kinder sollen durch die ärztliche Behandlung von ihren körperlichen Gebrechen geheilt werden. Unter diesem Gesichtspunkt läßt sich die erste orthopädische Anstalt der Welt genausogut als Krüppelheim bezeichnen.[260] Venel behandelt in diesem Institut die Kinder orthopädisch. Er erkennt aber auch, daß die Kinder unterrichtet werden müssen, um später einen wirklichen Nutzen von ihrer Behandlung zu haben.[261] Diesen Ansatz wandelt Vulpius, mehr als 100 Jahre später, in die sogenannte »Trias der Krüppelfürsorge«[262] um. Er fordert in der Publikation ›Das Krüppelheim‹, die »eine wichtige und grundlegende Schrift«[263] darstellt, von einem modernen Krüppelheim:

> *»1. ärztliche Betreuung, 2. Schulunterricht und 3. gewerbliche Ausbildung«?*[264]

256 Rüttimann B Gesnerus 37: 199 (1980) und Vulpius O ›Krüppelheim‹ S. 32, 1902
257 Biesalski K Z Krüp 1: 12 (1908): Diese Definition wird vom Kongreß angenommen.
258 Fichtner HJ Rehabilitation 24: 114 (1985)
259 *orthos*: 1. aufrecht, 2. gerade, 3. richtig; *paideia*: 1. Erziehung, 2. Bildung, 3. Kindheit, Jugend [Nach Gemoll W ›Griechisch‹ S. 550, 562, 1979.]
260 Diese Ansicht vertritt schon der Anstaltslehrer M. Kirmsse auf dem 3. Krüppelfürsorgekongreß in Heidelberg in seinem Vortrag ›Joh. Andreas Venel, der Begründer der Krüppelbehandlungsinstitute‹. [Siehe Kirmsse M Z Krüp 7: 216–23 (1914).]
261 Rüttimann B Gesnerus 37: 200 (1980)
262 Ebd.
263 Lindemann K ›Körperbehindertenfürsorge‹ S. 11, 1960
264 Vulpius O ›Krüppelheim‹ S. 33, 1902; Lindemann K ›Körperbehindertenfürsorge‹ S. 11, 1960

Diese drei Forderungen weisen auch die ärmeren Bevölkerungsschichten als Zielgruppe der Krüppelfürsorge aus. Die mißgebildeten Kinder reicher Bürger und Adliger werden stattdessen zu Beginn des 19. Jahrhunderts in den teuren orthopädischen Privatinstituten behandelt.[265] In diesen Kreisen sind Privatlehrer üblich, und eine handwerkliche Lehre ist nicht erwünscht.

6.1.2. Anfänge der organisierten Krüppelfürsorge in Deutschland

Im 19. Jahrhundert fällt die Krüppelfürsorge unter die Rubrik allgemeine Armenpflege. Die Bemühungen um die Verkrüppelten beruhen alleine darauf, den aktuellen Gesundheitszustand zu erhalten.[266] Als Kinder sind sie geborgen im Kreis der Familie, doch erhalten sie meist keinen Unterricht. Demzufolge sind sie im Erwachsenenalter weiterhin auf Hilfe angewiesen. Diese Unterstützung erhalten sie nicht mehr, sobald die Eltern verstorben sind. Durch den Tod der Eltern werden die meisten Krüppel zu Almosenempfängern. Dieser Mißstand wird von Nepomuk von Kurz erkannt und angegangen. 1832 gründet er in München eine Erziehungs-, Unterrichts- und Bildungsanstalt für krüppelhafte Knaben. Schon 1844 wird sie vom Staat übernommen und erhält jährliche Zuschüsse.[267]

Nach Vulpius leitet diese Anstalt die erste Periode der Krüppelfürsorge ein. Markstein der zweiten Periode ist eine 1872 in Kopenhagen gegründete Anstalt. Sich stark an Kopenhagen orientierend, aber doch Maßstäbe für die dritte Periode setzend, ist ab 1886 Nowawes bei Potsdam. Im folgenden sollen die Fürsorgeprinzipien dieser Perioden dargestellt werden.[268]

In der *ersten Periode* muß die ärztliche Behandlung vor Eintritt in das Heim abgeschlossen sein. Die Heimkinder erhalten Schul- und Gewerbeunterricht. Zusätzlich wird viel Wert auf körperliche Hygiene und Ertüchtigung gelegt. Die *zweite Periode* beginnt 40 Jahre später mit dem Krüppelheim in Kopenhagen. Es entsteht auf Initiative von Pastor Knudsen (1813–86), der zuerst eine Poliklinik einrichtet und Apparate und Prothesen beschafft. Es folgten eine Klinik, dann eine Schule und ein Heim und schließlich Werkstätten. In Kopenhagen steht die ärztliche Behandlung am Anfang der Aufnahme ins Heim. Ist diese erfolgt, können die anderen Abteilungen besucht werden. Bemerkenswert an den Werkstätten ist, daß die Leitung durch Meister erfolgt, die ebenfalls behindert sind. Durch den 1884 in Kopenhagen stattfindenden internationalen Medizinischen Kongreß wird die Arbeitsweise der Anstalt mit der Kombination von ärztlicher Behandlung, prothetischer Versorgung, Schulunterricht und gewerblicher Ausbildung international bekannt und nachgeahmt. Im Deutschen Reich entsteht vor allem in Württemberg eine rege Fürsorge mit einigen Heimgründungen. *Dritte Periode:* Wichtiger für die Verbreitung der Krüppelfürsorge in Deutschland ist jedoch die Errichtung der Anstalt in Nowawes 1886. Dieses Krüppelheim übernimmt die Vorreiterrolle für Deutschland, die Kopenhagen für die nordischen Länder eingenommen hat. Das von Pastor Hoppe geleitete Haus orientiert sich an Kopenhagen, ist aber zweckdienlicher eingerichtet und vereinigt auch die Grundvoraussetzungen einer erfolgreichen Krüppelfürsorge in sich: Medizinische Versorgung, schulischer Unterricht und handwerkliche Lehre.[269]

Mit dem Erscheinen der Zeitschrift ›Jahrbuch der Krüppelfürsorge‹ 1899 in dem Hamburger Verlag Rauhes Haus tritt die bis dahin im stillen arbeitende Krüppelfürsorge erstmals an die Öffentlichkeit. Der Herausgeber ist Theodor Schäfer (1846–1914),[270] Pastor und Leiter des Krüppelheims ›Alten Eichen‹ bei Altona. Er erkennt während seiner Arbeit in der Krüppelfürsorge, daß vielen Menschen diese Art der Nächstenliebe unbekannt ist. Zugleich dient ihm das Jahrbuch auch als Rechenschaftsbericht des Krüppelheims.[271]

265 Thomann KD MedGG 8: 28 (1989)
266 Rosenfeld L Arch Orthop U-Chir 5: 191–2 (1907)
267 Dietrich E Z Krüp 1: 81, 84–5 (1908/09)
268 Vulpius O ›Krüppelheim‹ S. 11–3, 16–7, 23–4 (1902)
269 Ebd.
270 Thomann KD MedGG 8: 34 (1989)
271 Meusling P, Rust W, Schasse W ›Literatur‹ S. 31, 1928 und Lindemann K ›Körperbehindertenfürsorge‹ S. 10, 1960

6.1.3. Krüppelzählung und ihre Folgen

Um die Jahrhundertwende ist der Grundstein für den Beginn einer effektiven Krüppelfürsorge gelegt. Es sind einige Anstalten vorhanden, und die operative Technik in der Orthopädie wird immer weiter verbessert. Allerdings gibt es keine genauen Vorstellungen über die Zahl der hilfsbedürftigen Krüppel. Zwischen 1896 und 1905 gibt es zehn statistische Erhebungen in den verschiedensten Regionen des Deutschen Reichs. Diese Zählungen wurden nach unterschiedlichen Gesichtspunkten durchgeführt und sind nicht repräsentativ. Im Durchschnitt werden 0,6% Krüppel erfaßt, wobei Erwachsene dreimal so häufig vertreten sind wie Kinder. Ein wesentliches Ergebnis dieser verschiedenen Erhebungen ist die Erkenntnis, daß nur ein kleiner Bruchteil der Krüppel geistig behindert ist.[272]

Um für die Krüppelfürsorge richtig planen zu können und auf ihre Bedeutung aufmerksam zu machen, wird 1906/07 reichsweit eine Krüppelzählung durchgeführt. Konrad Biesalski (1868–1930), der Berliner Orthopäde, ist ihr großer Organisator. Unterstützung findet er vor allem bei Albert Hoffa und dem Geheimen Obermedizinalrat Dietrich. Beide sitzen im Präsidium des ›Deutschen Zentralvereins der Jugendfürsorge‹. Dietrich ist Vortragender Rat im Preußischen Kultusministerium. Mit der Planung der Krüppelzählung wird Ende 1905 begonnen. Sinn und Zweck dieser Zählung ist es, die genaue Anzahl der Krüppel zu ermitteln, um ausreichende Heimplätze zu schaffen, damit die Krüppel nach abgeschlossener Ausbildung für sich selbst sorgen können. Zusätzlich soll die Aufmerksamkeit des Staates und der Öffentlichkeit auf die Krüppelsache gelenkt werden, um finanzielle Unterstützung zu erhalten. Die Krüppelzählung wird 1906 (in Baden, Bayern und Hessen 1907) im Auftrag und mit der Unterstützung des Preußischen Kultusministeriums, der deutschen Zentrale für Jugendfürsorge und des Krüppel-, Heil- und Fürsorgevereins für Berlin-Brandenburg durchgeführt.[273]

Mit den folgenden zwölf Erhebungen über die Zahl der Körperbehinderten im Deutschen Reich und der Bundesrepublik Deutschland (1925–1979) verglichen, ragt die Krüppelzählung 1906/07 durch die sorgfältige Berichterstattung in bezug auf die Methodendarstellung und -reflexion heraus. Dieser vorgegebene hohe Standard wird später nicht wieder erreicht. Allerdings wird bei allen Erhebungen die Zahl der Körperbehinderten unterschätzt. Das Hauptaugenmerk der ersten Zählung wird auf die Einteilung der Krüppel in heimbedürftige, in nicht heimbedürftige und in unheilbare Kinder gelegt.[274]

Die Krüppelzählung erfaßt etwa 80000 schulpflichtige Krüppel. Ungefähr die Hälfte davon sollte in einem Heim untergebracht werden. In den 32 im Deutschen Reich vorhandenen Krüppelheimen sind jedoch nicht einmal 3000 Plätze vorhanden. In dieser Hinsicht ist die Krüppelzählung ein großer Erfolg. Sie klärt Parlamente, Behörden und Bevölkerung über die Notwendigkeit einer schnellen Hilfe für die Krüppel auf. In der Tat werden durch staatliche Initiative in dem ersten Jahr nach der Krüppelzählung elf neue Krüppelheime errichtet.[275]

Im Sommer 1908 wird von Biesalski im Voss-Verlag die Zeitschrift für Krüppelfürsorge begründet. Sie soll die Literatur, die die Krüppelfürsorge betrifft, sammeln und die einzelnen Spezialgebiete wie Orthopädie, Kirche, Schule und öffentliche Verwaltung zusammenführen. Biesalski versteht seine Zeitschrift nicht als Konkurrenz zu Schäfers ›Jahrbuch für Krüppelfürsorge‹.[276] Trotzdem erlebt dieses Jahrbuch 1909 nach zehn Bänden keinen weiteren Jahrgang.[277] Vulpius ist Mitherausgeber der Zeitschrift für Krüppelfürsorge. In dem ersten Band von 1908/09 schildert er unter anderem die Fortschritte und Leistungen der Orthopädie der abgelaufenen zwei Jahre.[278]

Nach der abgeschlossenen Krüppelzählung beginnen Staat und öffentliches Armenwesen, den Nutzen einer organisierten Krüppelfürsorge zu erkennen. Es

272 Rosenfeld L Arch Orthop U-Chir 5: 183–4 (1907)
273 Biesalski K ›Krüppeltum‹ Titelblatt und S. 2–4, 1909
274 Bintig A Rehabilitation 20: 147–8 (1981)
275 Biesalski K, Voss L Z Krüp 1: 1–2 (1908/09)
276 Ebd.
277 Lindemann K ›Körperbehindertenfürsorge‹ S. 10, 1960. Das Jahrbuch wird als Jahresbericht des Krüppelheims ›Alten Eichen‹ weitergeführt. [Siehe Meusling P, Rust W, Schasse W ›Körperbehindertenfürsorge‹ S. 31, 1928.]
278 Z Krüp: Titelblatt der Bände von 1908/09 bis 1936; Vulpius O Z Krüp 1: 26–30, 213–6, 298–302 (1908/09)

ist keine Aufgabe, die Kosten verursacht, sondern langfristig Kosten einsparen läßt. Die Krüppelfürsorge macht »einen großen Teil der Krüppel aus Almosenempfängern zu Steuerzahlern«.[279] So ist es eine logische Folge, daß Vertreter von staatlichen und kommunalen Körperschaften mit Orthopäden, anderen Ärzten, Lehrern und Geistlichen an mehreren Ausschußsitzungen teilnehmen, die am 14. April 1909 im Preußischen Kultusministerium zu der Konstituierungen der ›Deutschen Vereinigung für Krüppelfürsorge‹ führen. Die Vereinigung hat die Aufgabe, das geweckte Interesse der Öffentlichkeit durch breitangelegte Werbung, Pressemitteilungen und Organisation von Kongressen und Konferenzen wachzuhalten. Ein weiterer wichtiger Punkt ist die Aufklärungsarbeit zur Primärprävention. Leichte Gebrechen sollen nicht durch zeitliche Verschleppung und Unterschätzung zu krüppelhaften Zuständen führen. Die Vereinigung für Krüppelfürsorge bewährt sich in Deutschland. Durch ihre Arbeit und Initiative entstehen zahlreiche Krüppelheime, die Bettenzahl steigt stetig. Ab 1910 werden bis 1934 alle zwei Jahre Kongresse durchgeführt.

Von der Basisarbeit der Krüppelfürsorge profitieren die zahllosen Kriegsversehrten des Ersten Weltkriegs. Die Ärzte stehen nicht hilflos vor den vielen komplizierten Verwundungen der Extremitäten, sondern sie können auf die reiche Erfahrung der in der Krüppelfürsorge tätigen Kollegen zurückgreifen. Die Nutzung der physikalischen Heilmethoden und Schienenhülsenapparate, die korrekte Versorgung der Gelenkversteifungen und die Erkenntnis der Arbeitstherapie zur Beschleunigung der Genesung entstammen überwiegend der kontinuierlichen Arbeit der Krüppelfürsorge. Das preußische Krüppelfürsorgegesetz vom 6. Mai 1920 führt zu einer gesetzlichen Verankerung und zu einer planmäßigen Ausrichtung der Krüppelfürsorge.[280]

Erst die Weltwirtschaftskrise bringt Rückschläge für die Krüppelfürsorge. Ein Schreiben des Innenministeriums vom 12. September 1931 klärt die Vereinigung über Sparmaßnahmen im Gesundheitswesen auf. In den kurz darauf folgenden Jahren des Dritten Reichs wird die Vereinigung nicht gefördert, sondern nur geduldet. Eine harte Bewährung stellt das Gesetz zur Verhütung erbkranken Nachwuchses vom 14. Juli 1933 dar. Laut Lindemann wird dieses Gesetz von den Krüppelberatern und Orthopäden soweit wie möglich umgangen, indem die Lücken des Gesetzes ausgenutzt werden und die Krüppel nicht zur Zwangssterilisation gemeldet werden.[281] Der prozentuale Anteil der Meldungen zur Sterilisation wegen schwerer erblicher körperlicher Mißbildung ist im Vergleich zu den restlichen Indikationen wie angeborener Schwachsinn und Schizophrenie tatsächlich äußerst gering. Von beinahe 100 000 Anträgen für das Jahr 1935 entfallen 936 auf die schweren erblichen körperlichen Mißbildungen. Etwa die Hälfte dieser Personen, nämlich 469, mit einer orthopädischen Indikation werden sterilisiert.[282] Lindemann beschönigt jedoch die reale Situation. Exemplarisch für viele Beispiele steht folgender Sachverhalt: Hellmut Eckhardt, der Schriftführer der Zeitschrift für Krüppelfürsorge, und Max Lange, Neffe von Fritz Lange, identifizieren sich mit dem nationalsozialistischen Gedankengut und engagieren sich in der Vererbungsfrage der angeborenen Mißbildungen. In Max Langes Buch ›Erbbiologie der angeborenen Körperfehler‹, 1935 erschienen im Enke-Verlag, Stuttgart, schreibt sogar der »tatkräftige Vorkämpfer der deutschen Rassenhygiene, Prof. Dr. E. Rüdin«[283, 284] das Vorwort. Lange verlangt in seinem Werk teilweise eine Erweiterung des Gesetzes zur Verhütung erbkranken Nachwuchses auf weitere Indikationen wie beispielsweise die progressive Muskeldystrophie und die Friedreichsche Ataxie. Eckhardt bezeichnet das Buch als Standardwerk für die weitere Forschung auf dem Gebiet der orthopädischen Vererbungslehre.[285] Eckhardt selbst ist Verfasser des Buches ›Die Körperanlage des Kindes und ihre Entwicklung. Ziel und Weg einer biologischen Körperentwicklung‹.[286]

279 Biesalski K, Voss L Z Krüp 1: 1 (1908/09)
280 Lindemann K ›Körperbehindertenfürsorge‹ S. 20–38, 1960
281 Ebd. S. 39–44
282 Stürzbecher M Öff Gesundh-Wes 36: 351 (1974)
283 Rüdin ist unter anderem maßgeblich an der Vorbereitung des Euthanasie-Programmes beteiligt und ist Kommentator des ›Gesetzes zur Verhütung erbkranken Nachwuchses‹. [Paul U ›Berliner‹ S. 71, 1985.]
284 Eckhardt H Z Krüp 28: 87 (1935)
285 Ebd.: 87–8
286 F. Enke, Stuttgart 1935. – Blencke A Z Krüp 28: 86 (1935)

Nach dem Zweiten Weltkrieg wird die deutsche Vereinigung für Krüppelfürsorge neu gegründet. Ab 1957 besteht sie unter dem Namen ›Deutsche Vereinigung zur Förderung der Körperbehindertenfürsorge‹ und ab 1962 heißt sie ›Deutsche Vereinigung für die Rehabilitation Behinderter‹ (De.Vg.). Die De.Vg. hat ihren Sitz in Heidelberg, einem der wichtigsten Zentren für die Rehabilitation in Deutschland. Ihre Aufgabe beschränkt sich aber nicht mehr nur auf die Rehabilitation Körperbehinderter. Es wird versucht, Menschen mit körperlichen, sinnesorganischen, seelischen und geistigen Behinderungen sowie chronisch Kranken zu helfen.[287]

6.2. Das Heidelberger Krüppelheim

Gleich zu Anfang seiner orthopädischen Tätigkeit erkennt Vulpius die Notwendigkeit einer organisierten Krüppelfürsorge.[288] Mit der Unterstützung durch Personen des öffentlichen Lebens gelingt es ihm, nach mehreren vergeblichen Anläufen zu Beginn des Jahres 1909 ein provisorisches Krüppelheim zu errichten. Dieses vorläufige Krüppelheim entsteht im unmittelbaren Anschluß an seine Orthopädische Privatklinik.[289] Vier Jahre später kann das neu geschaffene Landeskrüppelheim in Heidelberg-Rohrbach bezogen werden.[290] Ein Jahr nach Ende des Ersten Weltkriegs ist dieses Landeskrüppelheim für den Aufbau der Stiftung Orthopädische Universitätsklinik Heidelberg von entscheidender Bedeutung, denn es fehlen anfangs jegliche angemessene Räumlichkeiten für eine orthopädische Tätigkeit. H. v. Baeyer richtet als neuer Ärztlicher Leiter des Krüppelheims und Nachfolger von Vulpius seine erste orthopädische Station in Rohrbach ein.[291]

6.2.1. Voraussetzungen und erste Ansätze in der Krüppelfürsorge

Im Gegensatz zu den Nachbarstaaten Bayern und Württemberg steht die Krüppelfürsorge Badens zur Jahrhundertwende ohne ausreichende Institutionen da. Es bestehen zwei kirchliche Einrichtungen: Das unter katholischer Obhut stehende Haus Herthen und das von der evangelischen Krankenpflege in Zell im Wiesental 1902 gegründete Krüppelhaus Luisenhof, welches 20 Zöglinge aufnehmen kann.[292] Schon 1898 stellt Vulpius fest:

> *»Es wäre sehr zu wünschen, daß auch bei uns wie vielerorts im Ausland die öffentliche und private Wohlthätigkeit sich der armen Verkrüppelten annehmen und ihr trauriges Los nach Kräften lindern möchte.«*[293]

Hinzu kommt eine von ihm 1900 für das Großherzogtum Baden durchgeführte Krüppelzählung. Im Vergleich mit dem restlichen Deutschland findet diese Zählung im Großherzogtum relativ früh statt. Vulpius erfaßt 614 Krüppel, darunter sind 154 Kinder; allerdings bezeichnet er selbst die Zählung als unvollständig.[294]

Im September 1901 begibt sich Vulpius auf eine Rundreise durch die bestehenden Krüppelanstalten in Deutschland und Dänemark. Seine Eindrücke über den Stand der Krüppelpflege und ihre zukünftige Entwicklung faßt er, im Auftrag der Großherzogin Luise, in dem 1902 erscheinenden Buch ›Das Krüppelheim‹ zusammen.[295] Seine Studie ergibt, daß ein Krüppelheim drei Bedingungen erfüllen muß, um eine wirksame und effektive Betreuung der Heimbewohner zu gewährleisten: »1. ärztliche Betreuung, 2. Schulunterricht und 3. gewerbliche Ausbildung«.[296]

Dieses Buch und ein Vortrag von Landesversicherungsrat Hansen mit dem Thema ›Die Erweiterung des Handarbeitsunterrichts für schwachsinnige, taubstumme und verkrüppelte Personen‹ werden im März 1902 dem Badischen Innenministerium von der

287 Lindemann K ›Körperbehindertenfürsorge‹ S. 46, 54, 1960; Informationsblatt der De.Vg. Stand 6/93
288 Vulpius O ›Praxis‹ S. 8, 1898
289 ›Chronik St HD 1910‹ S. 161, 1913
290 ›Jb FV K 1913‹ S. 1
291 GLA KA 235/3680; Pfälzer Bote vom 10. 12. 1919
292 Rohrhurst, Z Krüp 1: 237 (1908/09); Dietrich E Z Krüp 1: 82 (1908/09)
293 Vulpius O ›Praxis‹ S. 8, 1898
294 Rosenfeld L Ar Orthop U-Chir 5: 183 (1907)
295 Vulpius O ›Krüppelheim‹ S. 11, 1902
296 Ebd. S. 33 (siehe Lindemann K ›Körperbehindertenfürsorge‹ S. 11, 1960)

Großherzogin Luise übermittelt.[297] Aufgrund dieser Anregung beschäftigt sich das Innenministerium kurz darauf im Rahmen einer Konferenz erstmals mit der Problematik des Krüppeltums.[298]

Im Sommer 1902 kommt es auf Initiative von Vulpius zu einem Treffen von Sachverständigen im Innenministerium in Karlsruhe. Neben dem Innenminister sind zudem der Vorstand des badischen Frauenvereins und ein Vertreter der Großherzogin anwesend. Nachdem aus einem Vortrag von Vulpius die Notwendigkeit der organisierten Hilfe für die Krüppel hervorgeht, stellt der Innenminister die Unterstützung durch finanzielle Zuschüsse in Aussicht.[299] Anschließend wird auch beschlossen, die zu gründende Anstalt eng an eine Universität zu binden, und zwar am besten an die Heidelberger Universität, »wo in der Person des Prof. Vulpius ein Spezialarzt von anerkanntem Ruf zur Verfügung steht«.[300] Nach dem Beschluß, eine neue Besprechung in Heidelberg stattfinden zu lassen, trennt man sich. Das erwähnte Treffen findet am 3. Juli 1902 statt. Es nehmen der Erste Bürgermeister Prof. Ernst Walz (1859–1941),[301] der stellvertretende Vorsitzende des Frauenvereins Schwarz, Vulpius und die Präsidentin des Frauenvereins daran teil. Nach einem abermaligen Vortrag von Vulpius beschließen die Anwesenden, sich als vorläufiger Vorstand des ›Erziehungshauses für körperlich Missbildete‹ zu konstituieren. Ergänzt wird der Vorstand durch den Zweiten Bürgermeister Friedrich Wielandt (1871–1946)[302] und den Oberbürgermeister Kurt Wilckens (1851–1914)[303] von Heidelberg. Der vorläufige Vorstand entscheidet erstens, den Vortrag von Vulpius schriftlich niederzulegen, um als Grundlage für Verhandlungen mit dem Heidelberger Stadtrat dienen zu können, und zweitens, einen Antrag beim Stadtrat für die Zuteilung von entsprechenden Räumlichkeiten zu stellen. Zusätzlich soll durch öffentliche Vorträge, gehalten von Vulpius, und verstärkte Besprechung des Themas in der Presse das öffentliche Interesse geweckt werden. Ziel ist es, nicht nur die Errichtung eines Erziehungshauses zu verwirklichen, sondern es soll ein bleibender Ortsvorstand geschaffen werden, der durch einen Landesvorstand unterstützt wird.[304] Diese Pläne scheitern jedoch, da sich ihrer Verwirklichung diverse Schwierigkeiten in den Weg stellen. Vor allem fehlt es an Geldmitteln.[305] Auch eine Publikation von Vulpius in der Zeitschrift ›Die Krankenpflege‹ 1903 mit dem Thema ›Über Krüppelfürsorge, ihre Ziele und Erfolge‹[306] kann keine finanziellen Reserven freisetzen, so daß sich eine staatlich unterstützte Krüppelfürsorge in Baden im ersten Anlauf nicht durchsetzt.

6.2.2. Das provisorische Krüppelheim

Im Rahmen der 1906 in Deutschland durchgeführten Krüppelzählung soll nicht nur die Öffentlichkeit auf das Problem aufmerksam gemacht werden, sondern auch der Staat von dem Nutzen, den er aus einer organisierten Fürsorge zieht, überzeugt werden. Damit appelliert Biesalski, der Initiator der Krüppelzählung, nicht nur an die mitmenschliche Fürsorgepflicht, sondern er will den Regierenden zeigen, daß ein Krüppel mit Allgemeinbildung und abgeschlossener Lehre dem Staat keine Mehrkosten verursacht. Ein derartig ausgebildeter Krüppel ist nämlich in der Lage, Eigenverantwortung und Arbeit zu übernehmen.[307] In Baden findet die Zählung mit einem Jahr Verzögerung statt. Sie wird erst am 9. März 1907 an den Schulen des Landes durchgeführt.[308] Wie in Bayern und Hessen bedient man sich auch in Baden einer abgewandelten Zählkarte und beschränkt sich auf die Zählung

297 Gb Bad I-Minist 1906–1912 1. Bd. S. 402, 1914
298 Ebd. S. 403
299 St Ar HD AA 175/2a: Brief von dem stellv. Vorsitzenden des Frauenvereins Schwarz an den Stadtrat der Stadt Heidelberg vom 18. 7. 1902
300 Gb Bad I-Minist 1906–1912 1. Bd. S. 403, 1914
301 Walz ist von 1886–1913 1. Bürgermeister und von 1914–1928 Oberbürgermeister von Heidelberg. [Siehe Benl R ›Einleitung‹ S. 14–5, 1991.]
302 Wielandt wird 1901 zum 2. Bürgermeister gewählt und ist von 1914–1933 1. Bürgermeister. [Siehe Benl R ›Einleitung‹ S. 14–5, 1991.]
303 Wilckens ist von 1885–1913 Oberbürgermeister. [Siehe Benl R ›Wilckens‹ S. 292–4, 1990.]
304 St Ar HD AA 175/2a: Brief von dem stellv. Vorsitzenden des Frauenvereins Schwarz an den Stadtrat der Stadt Heidelberg vom 18. 7. 1902
305 Gb Bad I-Minist 1906–1912 1. Bd S. 403, 1914
306 Vulpius O Krankenpflege 2: 865–71 (1903)
307 Biesalski K, Voss L Z Krüp 1: 1 (1908/09)
308 Gb Bad I-Minist 1906–1912 1. Bd. S. 403, 1914; Biesalski K ›Krüppeltum‹ S. 40, 1909

Zählkarte des Großherzogtums Baden.

Großherzogtum Baden.

Amtsbezirk: . . . . Gemeinde (Schulort): . . . .

Zählkarte für das einzelne krüppelhafte Kind.

(Erläuterungen auf der Rückseite.)

Frage:	Antwort:
1. Vor- und Zuname des Kindes: (Vorname ausschreiben!)	1. . . . .
2. a) Geboren am (Tag, Monat, Jahr):	2. a) am . . ten . . . . 1 . . .
b) Geburtsort:	b). . . . .
c) Religion (Konfession):	c). . . . .
3. Wo hält sich das Kind auf?	3.
a) Bei den Eltern oder anderen Personen? (Unter genauer Angabe der Adresse und des Standes der Eltern oder Pfleger.)	a). . . . .
b) Wenn in einer öffentlichen oder privaten (Kranken-, Pflege- oder Erziehungs-)Anstalt, in welcher?	b). . . . .
4. a) Wer unterhält das Kind?	4. a). . . . .
b) Ausreichend, kümmerlich? Außerdem noch private oder öffentliche Unterstützung? (Stiftung, Armenpflege.) — Zutreffendes zu unterstreichen.	
c) Wie hoch ist diese jährliche Beihilfe?	c). . . . . M
5. a) Betrifft das Gebrechen Kopf, rechte, linke Körperhälfte, Rumpf, rechten, linken Arm, rechte, linke Hand, rechtes, linkes Bein, rechten, linken Fuß?	5. a). . . . .
b) **Genaue Bezeichnung des Leidens** (möglichst im Anschluß an die Krankheitsbezeichnungen in den Erläuterungen durch Beifügung der betreffenden Nummer).	b). . . . .
c) Ist das Leiden angeboren? (Ja oder Nein.) Wenn nein, in welchem Lebensjahr ist es entstanden? Wodurch?	c). . . . .
6. Bestehen noch epileptische Krämpfe? Taubstummheit? Blindheit? (Zutreffendes unterstreichen!) Sonstige chronische Krankheiten, welche?	6. . . . .
7. Ist das Kind geistig gesund? Oder besteht Schwachsinn, Blödsinn? (Zutreffendes unterstreichen?	7.
8. a) Hat das Kind Unterricht in einer Volksschule (Mittelschule) erhalten? Oder Privatunterricht? Oder in einer Schule für Schwachbefähigte? (Zutreffendes unterstreichen!) Wie lange?	8. a). . . . .
b) Ist es noch gar nicht unterrichtet? Warum nicht?	b). . . . .
9. a) Wurden Heilversuche unternommen? (Ja oder Nein.) Wenn ja, wann?	9. a). . . . .
b) Wodurch? Operation (an Knochen, Muskeln, Sehnen)? Verbände (Gips, Streckverband, Korsetts, künstliche Glieder, Schienenapparate)?	b). . . . .
c) Ist das Kind geheilt (soweit sein Leiden heilbar ist), gebessert, ungeheilt, in Behandlung? (Zutreffendes unterstreichen!)	
10. Ist die Unterbringung in einer Heil- oder Erziehungsanstalt für krüppelhafte Kinder erwünscht oder notwendig?	10. . . . .

Unterschrift des Auskunftgebers:

Name . . . . Stand: . . . . Wohnort: . . . .

Abb. 34. Zählkarte für Baden 1907.[309]

der schulpflichtigen Kinder.[310] Die Zählung erfaßt 2 763 Krüppelkinder (1,4 Krüppel auf 1 000 Einwohner). Ihre Auswertung ergibt, daß ein Zehntel dieser Kinder in ein Krüppelheim aufgenommen werden müßte.[311] In der Zwischenzeit haben die Privatinitiativen nicht geruht. Dies belegt die 1907 eingerichtete Jubiläums-Stiftung für die Behandlung von unbemittelten orthopädisch-chirurgisch Kranken. Diese Stiftung stellt der ›Prof. Dr. Vulpius'schen Orthopädisch-Chirurgischen Klinik‹ in der Luisenstraße über mehrere Jahre hinweg jährlich einen Betrag von 10 000 Mark zur Verfügung. 1908 werden mit Hilfe dieses Betrages 236 Kinder stationär in der Klinik behandelt.[312] Hinzu kommt 1907 die Verleihung des Stiebel-Preises des Dr.-Senckenberg-Institutes an Vulpius für bemerkenswerte Leistungen auf dem Gebiet der Kinderheilkunde. Das Preisgeld spendet Vulpius für die Errichtung eines Krüppelheims.[313] Als nun die Notwendigkeit der Fürsorge statistisch belegt ist und der Abgeordnete Rohrhurst am 25. Mai 1908 im Badischen Landtag die Regierung auffordert, Privatinitiativen zur Errichtung eines Krüppelheims zu unterstützen,[314] werden entscheidende Schritte in die Wege geleitet. So findet am 31. Oktober 1908 in Heidelberg eine vom Innenministerium ausgehende Sitzung statt. Neben dem Innenminister v. Bodman nehmen auch die Vorstände städtischer und ländlicher Behörden, die auf diesem Gebiet tätig werden sollen, teil. Die Sitzung erweist sich als äußerst fruchtbar.[315] Folgende Punkte werden beschlossen:

1. die Konstitution der Versammlung als Landesausschuß,
2. die Gründung eines badischen Fürsorgevereins für bildungsfähige Krüppel,
3. die Verstärkung der Öffentlichkeitsarbeit mit Hilfe der Presse,

309 Biesalski K ›Krüppeltum‹ S. 28–9, 1909
310 Anonym, Z Krüp 1: 50 (1908/09)
311 Gb Bad I-Minist 1906–1912 1. Bd. S. 403, 1914
312 HD Zt vom 18. 1. 1909; Anonym, Zb Chir Mech Orthop 7: 79 (1913)
313 Anonym, Zb Chir Mech Orthop 1: 239 (1907)
314 Rohrhurst, Z Krüp 1: 237 (1908/09)
315 Anonym, Z Krüp 1: 223–4 (1908/09)

4. eine Werbevortragsreise durch Baden von Vulpius,
5. die Einrichtung eines provisorischen Heims mit 30 Betten in Anlehnung an die Vulpius'sche Klinik und
6. der Bau eines richtigen Heims.[316]

Mit der finanziellen Unterstützung im Rücken, macht sich Vulpius an die Erfüllung der an ihn gestellten Aufgaben. So schreibt er am 23. November 1908 an den Heidelberger Stadtrat, um Hilfestellung für die Errichtung der Schule des provisorischen Heims zum 1. Januar 1909 zu bekommen. Diese gewünschte Unterstützung beinhaltet die Zuweisung einer Lehrkraft und die Überlassung von Tafel, Pult und Bänken, um einen ordnungsgemäßen Ablauf des Unterrichts gewährleisten zu können. Außerdem bittet Vulpius die Stadt, die Wasser-, Gas- und Müllabfuhrkosten zu übernehmen.[317]

Die Vorträge, die Vulpius zu halten hat, führen ihn im Winter 1908/09 in etwa 40 Amtsstädte Badens. Parallel zu den Vorträgen läuft eine Wanderausstellung, die Bilder, Arbeiten und Werkzeuge von schon bestehenden Anstalten zeigt.[318] Diese Veranstaltungen treffen nicht nur auf viel Interesse in der Bevölkerung, sondern sind auch von finanziellem Erfolg gekrönt.[319]

Die Arbeit dieses halben Jahres ist so erfolgreich, daß sich am 23. April 1909, neun Tage nach Gründung der ›Deutschen Vereinigung für Krüppelfürsorge‹ in Berlin, der ›Badische Fürsorgeverein für bildungsfähige Krüppel‹ in Karlsruhe förmlich konstituiert. Zum Vorsitzenden wird der Landeskommissar Becker aus Mannheim gewählt. Bei dieser Versammlung wird auch vereinbart, das bisher provisorisch von Vulpius geführte Krüppelheim in der Bergheimer Straße 14 zum 1. Mai 1909 zu übernehmen. Dieses dreistöckige Eckhaus grenzt an die Vulpius'sche Privatklinik in der Luisenstraße 1–3 und hat einen Wert von über 120 000 Mark. Vulpius stellt es dem Fürsorgeverein samt Einrichtung unentgeltlich zur Verfügung. Neben dem Personal finden darin 34 Kinder Platz, zur Not lassen sich auch 40 unterbringen.

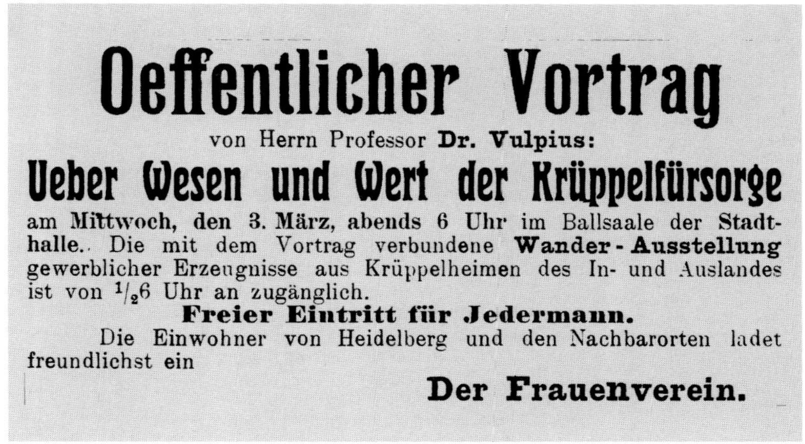
Oeffentlicher Vortrag
von Herrn Professor **Dr. Vulpius:**
Ueber Wesen und Wert der Krüppelfürsorge
am Mittwoch, den 3. März, abends 6 Uhr im Ballsaale der **Stadthalle.** Die mit dem Vortrag verbundene **Wander-Ausstellung** gewerblicher Erzeugnisse aus Krüppelheimen des In- und Auslandes ist von $^{1}/_{2}$6 Uhr an zugänglich.
Freier Eintritt für Jedermann.
Die Einwohner von Heidelberg und den Nachbarorten ladet freundlichst ein
Der Frauenverein.

Abb. 35. Bekanntmachung eines Vortrags.[320]

Neben dem Schulraum ist auch die Werkstatt im Untergeschoß untergebracht. Zusätzlich befinden sich in dem Haus ein Arbeitsraum, zwei Baderäume und eine Küche, im Garten des Hauses liegt ein Spielplatz.[321]

Ehrenamtlich übernimmt Vulpius mit seinen Assistenten die ärztliche Betreuung der Heimbewohner. Die Verpflegung der Bewohner erfolgt durch die Küche der Vulpius'schen Privatklinik für eine Mark pro Tag und Person.[322] Am 21. Mai 1909 wird dem Fürsorgeverein die Ehre zuteil, daß die Großherzogin Luise die ihr angebotene Schirmherrschaft über den Verein annimmt.[323]

Wie dringend ein solches Heim benötigt wird, zeigt sich allein schon darin, daß es binnen eines Jahres voll belegt ist. Der jährliche Verpflegungssatz beträgt pro Person 430 Mark, welcher sowohl Kleider- als auch Essensgeld enthält. In Härtefällen wird eine Ermäßigung gewährt. Die Einnahmen dieser Verpflegungsbeiträge decken jedoch nur ein Zehntel der jährlichen Ausgaben. Der Rest wird durch Spenden, Sammlungen und Mitgliedsbeiträge der Vereinsangehörigen bestritten.[324]

316 Anonym, Z Krüp 1: 223–4 (1908/09)
317 St Ar HD AA 175/2a: Brief vom 23. 11. 1908
318 Anonym, Z Krüp 1: 325 (1908/09)
319 ›Jb FV K 1. 5. 1909–1. 5. 1910‹ S. 4, 1910
320 St Ar HD AA 175/2a
321 ›Chronik St HD 1910‹ S. 161, 1913
322 ›Jb FV K 1. 5. 1909–1. 5. 1910‹ S. 5, 1910
323 Anonym, Z Krüp 2: 173 (1910)
324 ›Jb FV K 1. 5. 1909–1. 5. 1910‹ S. 4, 1910

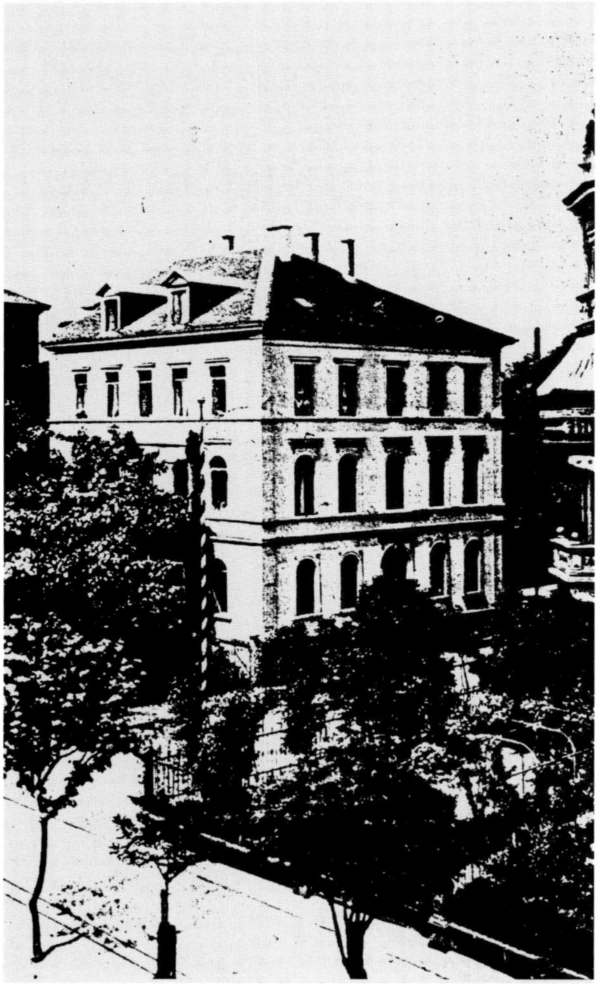

Abb. 36. Das provisorische Krüppelheim in der Bergheimer Straße.[325]

Insgesamt werden im ersten Jahr 44 Kinder im Krüppelheim aufgenommen. 20 von ihnen werden mit insgesamt 70 Eingriffen operiert. Diese Operationen finden im OP-Saal der Vulpius'schen Klinik statt. Die Krankheitsbilder, die zu den Operationen zwingen, sind die Kinderlähmung (7 Kinder), spastische Lähmungen (3), Rachitis (3), Little'sche Krankheit (2), Muskeldystrophie (1), Knochen- und Weichteil-Tbc (2), chronische Knochenmarksentzündung (1) und Lähmung nach Hirnhautentzündung (1). Die Mehrzahl der Kinder ist kaum in der Lage zu gehen. Die notwendigen Apparate und Schuhe für die Nachbehandlung werden in der Werkstatt der Klinik, in der auch Pfleglinge des Heimes arbeiten, hergestellt.

Früh wird den verantwortlichen Personen im Badischen Fürsorgeverein bewußt, daß mit der Planung eines richtigen Krüppelheimes schnell begonnen werden muß. Anlaß dafür gibt die Überbelegung des Krüppelheimes in der Bergheimer Straße mit 42 Kindern. In der Hauptversammlung des Vereins am 9. September 1910 wird Heidelberg als Sitz der zukünftigen Anstalt bestimmt, da sie mit Vulpius, dem Initiator der Krüppelfürsorge in Baden, »untrennbar verbunden bleiben«[326] muß. Schnell wird auch durch zwei Gönner, die Familien Schott und Landfried, ein Gelände von 81 a 61 qm, an der Rohrbacher Landstraße preisgünstig erstanden.[327] Der Plan wird auch dadurch immer realisierbarer, da der Fürsorgeverein bereits 1911 durch die Mitgliedsbeiträge, Geschenke und Stiftungen recht vermögend ist. Eine dieser Stiftungen ist die Prof. Dr. Vulpius Stiftung, die seit 1906 besteht. Sie setzt sich aus Geldern des Wohltätigkeitsfonds zusammen, der anläßlich der goldenen Hochzeit des Großherzogenpaares eingerichtet wurde.[328] Das Projekt an der Rohrbacher Landstraße soll 72 Kinder aufnehmen können. Es wird mit einem Gesamtaufwand von 250 000 Mark gerechnet.[329] Auftrieb erlangt der Verein auch durch die 1912 erfolgte staatliche Anerkennung, nach dem ihm schon im August 1909 die Körperschaftsrechte verliehen wurden.[330] Allerdings erwachsen aus der staatlichen Anerkennung auch Pflichten wie beispielsweise die Aufnahme schulpflichtiger Kinder, die durch das Unterrichtsministerium zugewiesen werden.[331]

Auf einer Hauptversammlung am 9. November 1911 wird eine Bauskizze vorgelegt, die viel Beifall findet. Daraufhin macht sich der Architekt Thomas daran, das Projekt richtig auszuarbeiten.[332] Der endgültige Plan samt Kostenvoranschlag findet das Ein-

325 ›Jb FV K 1. 5. 1909 – 1. 5. 1910‹ S. 1, 1910
326 ›Chronik St HD 1911‹ S. 181, 1914
327 Ebd.
328 ›Jb FV K 1. 5. 1909 – 1. 5. 1910‹ S. 9, 1910
329 ›Chronik St HD 1911‹ S. 181, 1914
330 Ebd.; ›Jb FV K 1. 5. 1909 – 1. 5. 1910‹ S. 10, 1910 und Staatsanzeiger Bad 1909 Nr. 33, 1909
331 ›Jb FV K 1911‹ S. 3, 1911
332 ›Chronik St HD 1911‹ S. 181, 1914

verständnis des Innenministeriums und der Großherzogin Luise. Am 15. März 1912 wird er bezirksamtlich genehmigt. Kurz darauf wird mit dem Bau begonnen, so daß schon im Sommer 1912 das Richtfest gefeiert werden kann.[333] Auf einer Generalversammlung am 26. Oktober 1912 wird mit der endgültigen Aufnahme des Betriebes des neuen Heims im Laufe des Jahres 1913 gerechnet.[334] Um noch einmal die Werbetrommel zu rühren, begeben sich der Vorsitzende Becker und Vulpius im Winter 1912/13 auf eine Reise durch Baden, um Vorträge, die von kinematographischen Vorführungen begleitet sind, zu halten. Erneut erfreuen sich die Vorträge eines großen Interesses.[335]

6.2.3. Die Landeskrüppelanstalt in Rohrbach

Der langerwartete Umzug in das Landeskrüppelheim findet im Winter 1913 statt. Das neue Heim kann am 19. März 1913 bezogen werden.[336] Das neue Krüppelheim liegt außerhalb der Stadt, ist jedoch mit der Straßenbahn leicht zu erreichen. Es ist nach allen Seiten hin frei gelegen. Dadurch hat man einen herrlichen Ausblick auf die bewaldeten Berge und die weite Rheinebene. Die Kinder haben genügend Platz, im Freien zu spielen, da das Grundstück sehr groß ist.[337] Die geplanten Baukosten der Anstalt werden leicht überschritten. Die Kosten belaufen sich auf 276 300 Mark, insgesamt können nun aber auch 100 Zöglinge aufgenommen werden.[338] Das Heim ist so konzipiert, daß alle Räume unter einem Dach Platz finden. Die Mädchen sind im ersten Stock untergebracht, die Jungen bewohnen den zweiten Stock. Die Isolierstation, die Vulpius in dem alten Krüppelheim sehr vermißte, da erkrankte Kinder dann immer an die Luisenheilanstalt abgegeben werden mußten, befindet sich im

Vorstand des Badischen Fürsorgevereins für bildungsfähige Krüppel.

Geh. Oberregierungsrat Dr. **Becker, Mannheim,** Vorsitzender,
Landgerichtsrat a. D. Dr. **Engelhard, Heidelberg,**
Bürgermeister **Haulick, Konstanz,**
Obermedizinalrat Dr. **Hauser, Karlsruhe,**
Rechtsanwalt **König, Mannheim,**
Geheimer Hofrat Professor Dr. **Kraske, Freiburg,**
Bürgermeister **Reck, Eggenstein,**
Stadtschulrat Dr. **Rohrhurst, Heidelberg,**
Pfarrer **Schauno, Bulach,**
Geheiner Oberregierungsrat **Schmidt, Karlsruhe,**
Dekan **H. Specht, Zell im Wiesenthal,**
Professor Dr. **O. Vulpins, Heidelberg,**
Bürgermeister Dr. **Weiß, Eberbach**
Bankdirektor **Fremerey, Heidelberg,** Rechner und
E. Ruppender, Mannheim, Schriftführer.

Verwaltungsrat des Krüppelheims.

Bürgermeister Professor Dr. **Walz,** Vorsitzender,
Landgerichtsrat a. D. Dr. **Engelhard,**
Bankdirektor **Fremerey,**
Frau Professor Dr. **Goldschmidt,**
Stadtschulrat Dr. **Rohrhnrst** und
Professor Dr. **Vulpins.**

Personal des Krüppelheims.

Gräfin **Hedwig von Helmstatt,** Oberin,
Professor Dr. **Vulpins,** Anstaltsarzt,
Dr. **Natzler,** Assistenzarzt,
Birmelin Alwine, Lehrerin,
Uhl Marie, Schwester,
Löw Pauline, Schwester und
1 Dienstmädchen.

Abb. 37. Personen, die 1909/10 in der Krüppelfürsorge tätig sind.[339]

Dachgeschoß. Ebenfalls unter dem Dach liegen die Werkstatt und die Zimmer für das Personal. Darüber hinaus sind natürlich alle anderen erforderlichen Räume wie OP-Saal, Schulsäle, Spielzimmer, Küche und Wirtschaftsraum vorhanden. Die Anstalt ist mit den

333 ›Jb FV K 1911‹ S. 4, 1911
334 Gb Bad I-Minist 1906–12 1. Bd. S. 404, 1914
335 GLA KA 235/3680: ›Mitteilung des bad. Fürsorgevereins für bildungsfähige Krüppel‹ S. 1, 1913
336 ›Jb FV K 1913‹ S. 1, 1913
337 ›Jb FV K 1911‹ S. 3, 1911
338 Anonym, Z Krüp 7: 60 (1914)
339 ›Jb FV K 1. 5. 1909–1. 5. 1910‹ S. 15, 1910

modernsten Einrichtungen ausgerüstet. Es gibt einen Aufzug, elektrisches Licht, eine Niederdruckdampfheizung, Wasserleitung samt Heißwasserleitung und anderes mehr.[340]

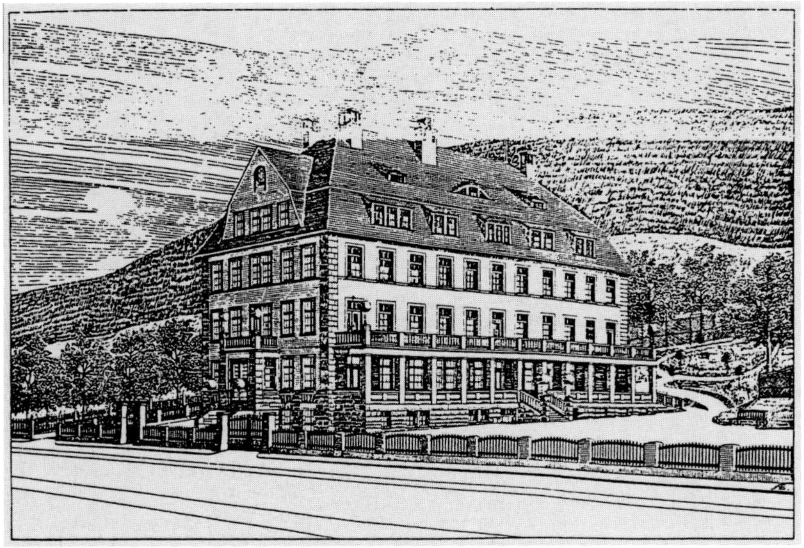

Abb. 38. Skizze des neuen Krüppelheims in Rohrbach.[341]

Mit Errichtung des Heimes steigt auch die Unterstützung der Krüppelfürsorge durch den Staat. Statt 2 500 Mark kommen dem Fürsorgeverein nun 10 000 Mark jährlich zu. Zusätzlich übernimmt der Staat ein Drittel der jährlichen Verpflegungskosten von 255 Mark pro Kind. Das Unterrichtsministerium zahlt 200 Mark für jedes aufgenommene schulpflichtige Kind.[342]

Das Heim wird, wie schon zuvor, von der Gräfin Helmstatt als Oberin geleitet. Ihr zur Seite wird der Lehrer Josef Müller (1888–1966) gestellt. Er wird von der Oberin mit den Worten »Man soll den Kindern zu ihrem Glück verhelfen«[343] Ostern 1913 in sein Amt eingeführt.[344] Für die Pflege der Kinder sind vier Rote-Kreuz-Schwestern und eine Haushaltungsschwester verantwortlich. Weiterhin sind eine Handarbeits- und eine Strickmaschinenlehrerin beschäftigt. Für die Unterhaltung und Instandhaltung des Hauses sind ein Hausmeister, fünf Dienstmädchen und ein Gehilfe zuständig.[345]

Vulpius, der weiterhin Anstaltsarzt ist, muß nun die Entfernung zum Landeskrüppelheim in seine Planung einbeziehen. Er bestimmt den Montag zum Operationstag und führt am gleichen Tag auch die Krankenvisite durch. Krankenbesuche außerhalb der Reihe, Verbände und andere Behandlungen werden je nach Bedarf im Laufe der Woche erledigt. Es gibt aber eine Arbeitserleichterung für Vulpius. Ab 1. Mai wird ihm ein Anstaltsarzt zur Seite gestellt. Dr. Blum, ein praktischer Arzt aus Heidelberg, ist nun für die allgemeine ärztliche Betreuung der kleinen Patienten zuständig. Bei Bedarf werden die Heimkinder, wie schon die Jahre zuvor, unentgeltlich in den Ambulanzen der Augen-, Ohren- und Zahnklinik behandelt. Aber auch 1913 besteht noch keine vollständige Trennung von der Vulpius'schen Klinik, da die Kinder noch immer in den Turnsaal der Klinik kommen. Ebenso gibt es Zöglinge des Heimes, die weiterhin in den zwei Klinikwerkstätten, der Mechanikerwerkstatt und der orthopädischen Schuhmacherei arbeiten.[346]

Am 12. Juni findet eine schlichte offizielle Einweihung mit der Schirmherrin Großherzogin Luise statt. In seiner Rede dankt Becker unter anderem Vulpius für die Bereitstellung seines Hauses in der Bergheimer Straße und hofft, daß seine orthopädische Kunst dem Verein noch lange erhalten bleibt.[347]

Nachdem der Bau des Landeskrüppelheimes in Heidelberg so reibungslos vonstatten ging, regen sich in Freiburg Bemühungen, Vergleichbares zu schaffen.[348] Dort wird ein Krüppelheim in der Marchstraße erbaut, welches später in die Dreikönigstraße verlegt wird. Leiter beider Einrichtungen ist der Freiburger Orthopäde Alexander Ritschel (1861–1945).[349]

Am 14. Juni 1914 steht das Krüppelheim an der Rohrbacher Landstraße im Mittelpunkt. An diesem

340 ›Jb FV K 1. 5. 1909–1. 5. 1910‹ S. 14, 1910 und ›Jb FV K 1913‹ S. 1, 4, 1913
341 ›Jb FV K 1911‹ S. 1, 1911
342 GLA KA 233/11895: Brief des Innenministeriums vom 28. 8. 1914
343 Blattner W Jb DV Rehab Beh S. 414, 1967/68
344 Weil S Jb Fürs Kör S. 280, 1958
345 HD Tageblatt vom 22. 9. 1920 und ›Jb FV K 1913‹ S. 9, 1913
346 ›Jb FV K 1913‹ S. 12–4, 1913
347 Ebd.
348 Anonym, Z Krüp 7: 60 (1914)
349 Weber M Z Orthop 123: 84 (1985)

Tag wird es von den Teilnehmern des 3. Deutschen Kongreß für Krüppelfürsorge besucht. Der Heidelberger Kongreß wird von Becker und Vulpius geleitet. Die Besucher sind beeindruckt von dem schmucken Bau auf dem großen Berggelände.[350]

Kurz darauf bricht jedoch der Erste Weltkrieg aus, und auch das Landeskrüppelheim muß Einschränkungen in Kauf nehmen. Im August 1914 ergeht an den Vorstand der ›Deutschen Vereinigung für Krüppelfürsorge‹ ein Auftrag der Kaiserin: Die Krüppelheime sollen Betten für die orthopädische Nachbehandlung von Verwundeten schaffen.[351] Das Landeskrüppelheim ist in der Lage, 40 Betten zur Verfügung zu stellen.[352] Dem Lazarett wird der erste Stock zugewiesen, die Mädchen werden in den zweiten Stock verlegt und die Knaben müssen in das Dachgeschoß ziehen. Die unter dem Dach gelegene Werkstatt wird im Erdgeschoß eingerichtet.[353]

Da Vulpius schon in den ersten Tagen des Krieges als Oberstabsarzt ins Feld gerufen wird, übernimmt sein Oberarzt Görres die orthopädische Betreuung der Kinder. Gleichzeitig ist er auch für das Lazarett verantwortlich. Um Oberarzt Görres zu entlasten, übernimmt Dr. Tremmel die Nachtdienste im Heim. Als dieser auch einberufen wird, übernimmt diese Aufgabe der Heidelberger Medizinstudent Haeberlin.[354]

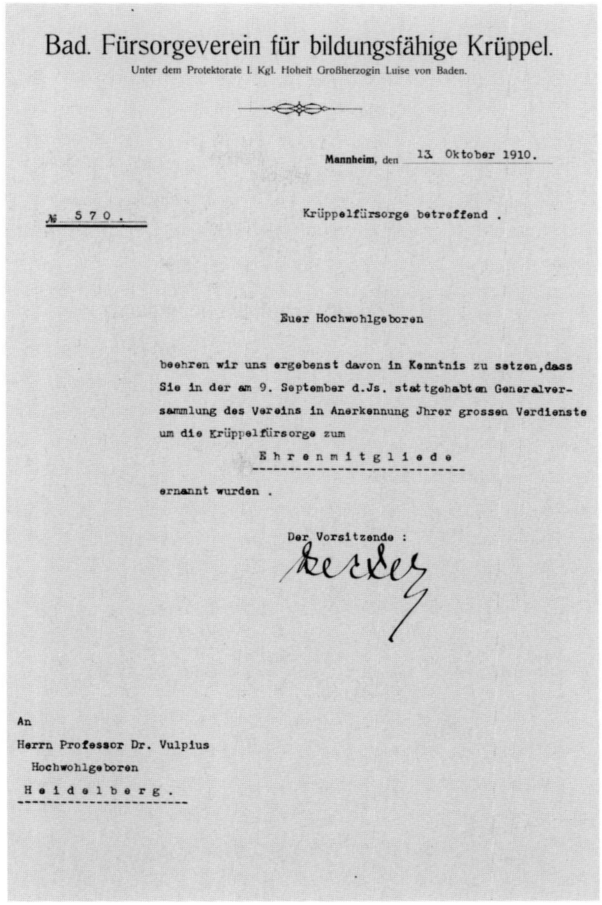

Bad. Fürsorgeverein für bildungsfähige Krüppel.
Unter dem Protektorate I. Kgl. Hoheit Großherzogin Luise von Baden.

Mannheim, den 13. Oktober 1910.

№ 570.

Krüppelfürsorge betreffend.

Euer Hochwohlgeboren

beehren wir uns ergebenst davon in Kenntnis zu setzen, dass Sie in der am 9. September d.Js. stattgehabten Generalversammlung des Vereins in Anerkennung Jhrer grossen Verdienste um die Krüppelfürsorge zum

E h r e n m i t g l i e d e

ernannt wurden.

Der Vorsitzende:
Becker

An
Herrn Professor Dr. Vulpius
Hochwohlgeboren
H e i d e l b e r g.

Abb. 39. Ernennung zum Ehrenmitglied des Badischen Fürsorgevereins für bildungsfähige Krüppel.[355]

6.2.4. Übernahme des Heims durch die Stiftung Orthopädische Universitätsklinik

Nach dem Krieg bleibt das Lazarett im ersten Stock bestehen. Vulpius übernimmt wieder die ärztliche Leitung des gesamten Landeskrüppelheims. Aufgrund der Gründung einer Orthopädischen Universitätsklinik in Heidelberg treten jedoch bald Veränderungen auf. Nach zehneinhalbjähriger Tätigkeit legt Vulpius, mittlerweile Ehrenmitglied des Fürsorgevereins,[356] sein Amt als Leitender Arzt der Anstalt am 2. Juni 1919 äußerst ungern nieder.[357]

Als Leiter der neueingerichteten Orthopädie an der Universität übernimmt v. Baeyer auch die Position des Anstaltsarztes. Er ist auf das Landeskrüppelheim angewiesen, da die Orthopädie in Heidelberg zunächst nur aus einer Poliklinik in der Bergheimer Straße 28 besteht. Diese wird äußerst provisorisch zum 4. Juni eingerichtet. Aus diesem Grund wird dem Krüppelheim noch eine klinische Abteilung angegliedert.[358] H. v. Baeyer nutzt nach Auflösung des

350 Biesalski K Z Krüp 7: 105 (1914)
351 Spitzenberg v. Z Krüp 7: 267 (1914)
352 Anonym, Z Krüp 7: 272 (1914)
353 ›Jb FV K 1914–16‹ S. 4–5, 1917
354 ›Jb FV K 1913‹ S. 4–5, 19, 1913
355 Ar Vulp Kl
356 ›Jb FV K 1914–16‹ S. 2, 1917
357 GLA KA 235/30856: Brief vom 3. 7. 1919 an das Kultusministerium
358 Pfälzer Bote vom 10. 12. 1919

Lazaretts zum 1. Juli 1919 das erste Stockwerk als Orthopädische Kinderklinik.[359] Zum 1. Oktober 1920 wird das Landeskrüppelheim offiziell von der Stiftung Orthopädische Universitätsklinik, die dem badischen Unterrichtsministerium untersteht, übernommen. Diese Umstrukturierung hat zur Folge, daß den Rote-Kreuz-Schwestern und der Oberin Gräfin Helmstatt gekündigt wird und Niederbronner Ordensschwestern die Pflege übernehmen.[360]

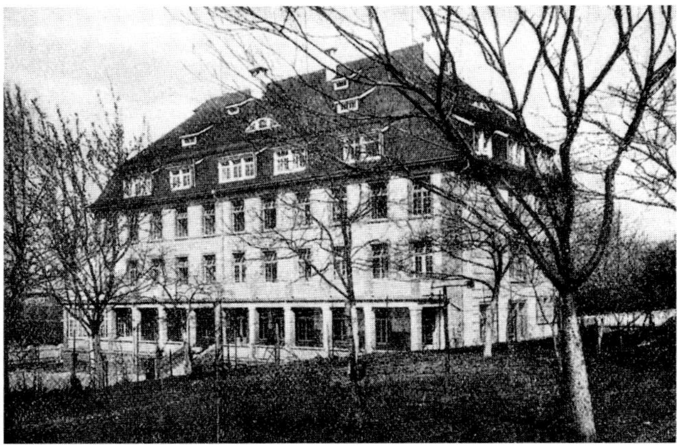

Abb. 40. Die Gartenseite des Landeskrüppelheims.[361]

Nach ersten finanziellen Schwierigkeiten, bedingt durch die Folgen des Ersten Weltkrieges, ist der Bestand des Heims bald gesichert. Mittlerweile betreut die Krüppelfürsorge nicht nur die krüppelhaften Kinder, sondern auch Kriegsversehrte und Unfallverletzte.[362] Daher wird bald ein weiterer Neubau erwogen. Er soll in unmittelbarer Nähe der Orthopädischen Universitätsklinik in Schlierbach, die seit 1922 besteht, entstehen. Der Umzug in das neue Krüppelheim findet Anfang Oktober 1930 statt.[363] In dem Rohrbacher Landeskrüppelheim ist heute das Krankenhaus Bethanien untergebracht.[364]

6.2.5. Das Wielandheim

Das neue Krüppelheim in Schlierbach erhält von seinem Gründer v. Baeyer den Namen Wielandheim. Es ist benannt nach dem Schmied Wieland, der sich einer nordischen Sage zufolge in der Gefangenschaft Flügel anfertigt, um zu entkommen. Durch den Aufenthalt im Heim sollen auch die Kinder in der Lage sein, sich ›Flügel‹ zu fertigen.[365]

Durch die Machtergreifung der Nationalsozialisten wird die Arbeit des Wielandheims erheblich eingeschränkt. Vor allem schwebt das Gesetz zur Verhütung erbkranken Nachwuchses wie ein Damoklesschwert über einem Teil der Heimbewohner. Ihnen droht die Sterilisation.[366] Hinzu kommt die Zwangsbeurlaubung des Lehrers Josef Müller. Zehn Jahre lang darf er seine Arbeit nicht verrichten. Nach dem Ende des Nationalsozialismus kann er die alte Tätigkeit wieder bis zu seiner Pensionierung 1955 ausüben.[367] Von 1940–44 wird das Wielandheim hauptsächlich als Lazarett genutzt. 1945 wird es wieder seiner eigentlichen Aufgabe übergeben, allerdings sind auch Patienten der Orthopädischen Klinik in dem Heim untergebracht.[368]

Mitte der 70er Jahre, als das Wielandheim Wohnstätte und Schule für etwa 80 körperbehinderte Kinder und Jugendliche ist, siedeln die meisten Heimbewohner in das neugeschaffene Rehabilitationszentrum nach Neckargemünd über.[369]

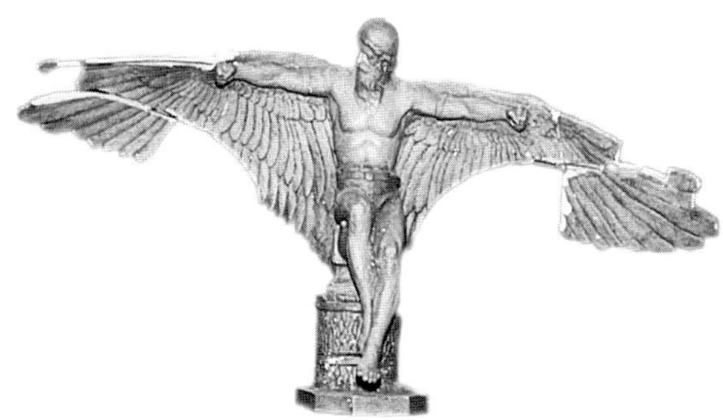

Abb. 41. Wielandfigur, die vor ihrer Restaurierung im Eingangsbereich des Wielandheims stand.[370]

359 GLA KA 235/30856: Brief 3. 7. 1919 an Kultusministerium
360 HD Tageblatt vom 1. 10. 1920
361 ›Jb FV K 1914–16‹ S. 0, 1917 (Vorlage GLA Karlsruhe 235/3680)
362 Pfälzer Bote vom 10. 12. 1919
363 HD Tageblatt vom 9. 10. 1930
364 Blattner WA (1983)
365 HD Tageblatt vom 9. 10. 1930
366 Kreuz L Z Krüp 27: 103 (1934); Anonym, Z Krüp 28: 80–1 (1935)
367 Weil S Jb Fürs Körp S. 280, 1958
368 Weil S Jb Fürs Körp S. 22, 1953
369 HD Tageblatt vom 9. 3. 1974
370 Ar Vulp Kl. Die Restaurierung erfolgte auf Veranlassung von Arnim Braun (1987) und ist sein Geschenk an das Wielandheim zum Abschied von der Klinik. Die Figur findet sich heute im 1. Stock des Wielandheims.

Einladung
zum III. Deutschen Kongreß für Krüppelfürsorge 1914.

Die Deutsche Vereinigung für Krüppelfürsorge e. V. veranstaltet
am Mittwoch, den 3. Juni 1914, 10 Uhr vormittags
im Ballsaal der Stadthalle in Heidelberg
(Eingang Bienenstraße)
den III. Deutschen Kongreß für Krüppelfürsorge,

für den Seine Exzellenz der Herr Minister des Innern Freiherr von Bodmann den Ehrenvorsitz übernommen hat, und ladet zum Besuche der Versammlungen ein. Willkommen ist jeder Freund und jede Freundin der Krüppelfürsorge. Die Teilnahme am Kongreß ist unentgeltlich. Die einschlägigen Bestimmungen der Geschäftsordnung sind zur gefl. Einsicht beigefügt.

Heidelberg, den 1. April 1914.

Geh. Oberregierungsrat Dr. Becker-Freiburg.
Prof. Dr. Vulpius-Heidelberg.
Vorsitzende.

Abb. 42. Einladung zum 3. Krüppelfürsorgekongreß.[371]

6.3. Der 3. Kongreß für Krüppelfürsorge

Nachdem in Berlin der erste und in München der zweite Kongreß für Krüppelfürsorge stattgefunden hat, folgte der dritte Kongreß der ›Deutschen Vereinigung für Krüppelfürsorge‹ 1914 in Heidelberg.[372] Diesem Kongreß stehen drei Vorsitzende vor. Der Innenminister von Baden, Freiherr v. Bodmann, als Ehrenvorsitzender, Julius Becker und Oscar Vulpius als die zwei leitenden Vorsitzenden.[373]

Die Veranstaltung wird am 2. Juni 1914 mit einem Begrüßungsabend auf dem Heidelberger Schloß eröffnet. Aus diesem Anlaß findet auch ein Schloßkonzert statt.[374] Der eigentliche Kongreß beginnt am Mittwoch, dem 3. Juni 1914, um 10 Uhr im Ballsaal der Stadthalle.[375] Bei den diversen Begrüßungsreden werden vor allem der badische Großherzog Friedrich und Gattin Hilda sowie die Protektorin des badischen Fürsorgevereins Großherzogin Luise in aller Form begrüßt und ihre Förderung der Krüppelfürsorge dankend erwähnt.[376] Nach der Vormittagssitzung und Gesprächen in der Mittagspause mit den Vorstandsmitgliedern verlassen die hohen Gäste den Kongreß, um anderen repräsentativen Aufgaben in Heidelberg nachzukommen.[377]

Vorläufiges Programm.

Dienstag, den 2. Juni, 8 Uhr abends: Begrüßung in der Schloßgartenwirtschaft. Gemütliches Beisammensein.
Mittwoch, den 3. Juni

Kongreß.

Vormittagssitzung: Beginn 10 Uhr pünktlich.
Eröffnungsansprache des Vorsitzenden Geheimen Oberregierungsrat Dr. Becker-Freiburg.

1. Prof. Dr. Biesalski-Berlin: Die Beteiligung des Staates an der Krüppelfürsorge.
2. Prof. Dr. Spitzy-Wien: Über die körperliche Erziehung des Kindes.
3. Prof. Dr. Vulpius-Heidelberg: Knochen-Gelenktuberkulose und Krüppelfürsorge.

3/4 12 Uhr: Mitglieder-Versammlung der Deutschen Vereinigung. 12 Uhr: Sitzung des Ausschusses der Deutschen Vereinigung für Krüppelfürsorge. 12 1/4 Uhr: Sitzung des geschäftsführenden Vorstandes und Kongreßausschusses.

Zwischen 12 und 2 Uhr findet in der Stadthallenwirtschaft ein gemeinsames Mittagessen statt. Trockenes Gedeck Mk. 1,50.

Nachmittagssitzung: Beginn 2 Uhr.

1. Dr. Fürstenstein-Michelstadt i. O. und
2. Erziehungsinspektor Würtz-Berlin: Über den Seelenzustand des Krüppels.
3. Pastor Ulbrich-Cracau b. Magdeburg: Was für Erziehungsmittel sind im Krüppelheim anzuwenden?
4. Pastor Ahrends-Hannover: Der Krüppel als Handwerker.
5. Derselbe: Arbeitsvermittelung für entlassene Zöglinge.
6. Anstaltslehrer Kirmsse-Idstein i. Taunus: Venel, der Begründer der Krüppelbehandlungsinstitute.
7. Geh. Obermedizinalrat Dr. Hauser-Karlsruhe: Über die Anzeigepflicht der Kinderlähmung.
8. Dr. Rosenfeld-Nürnberg: Entwicklung der ambulanten Krüppelfürsorge.
9. Dr. Blencke-Magdeburg: Das Kurpfuschertum in der Krüppelfürsorge.
10. Dr. Dam-Brüssel: Krüppelfürsorge in Belgien.
11. Dr. B. Lange-Straßburg i. E.: Krüppelfürsorge in Elsaß-Lothringen.

Abb. 43. Das vorläufige Programm (Stand April 1914).[378]

In der Vormittagssitzung bis 12 Uhr, die von Becker geleitet wird, werden vier Referate gehalten. Biesalski erhält die Ehre des ersten Vortrages und referiert über »Die Beteiligung des Staates an der Krüppelfürsorge«.[379] Hierin dankt er den Staaten für ihre bereits geleistete Unterstützung, appelliert auch gleichzeitig an sie, diese jetzt nicht einzufrieren, wo erste Erfolge zu verzeichnen sind. In das Referat eingefügt ist auch

371 Becker J, Vulpius O Z Krüp 7: 68 (1914)
372 Lindemann K ›Körperbehindertenfürsorge‹ S. 63, 1960
373 Biesalski K Z Krüp 7: 104 (1914)
374 Ebd.: 105 und HNN 30. 5. 1914 S. 3
375 Becker J, Vulpius O Z Krüp 7: 68 (1914)
376 Anonym, Z Krüp 7: 126–33 (1914)
377 HNN 3. 6. 1914
378 Anonym, Z Krüp 7: 69 (1914)
379 Biesalski K Z Krüp 7: 134–141 (1914)

eine Reihe von Forderungen und Plänen. Der nächste Vortrag von Stadtrechtsrat Dr. Sperling aus Mannheim handelt von »Krüppelfürsorge und Armenpflege«.[380] Als dritter Referent berichtet Vulpius über »Knochen- und Gelenktuberkulose und Krüppelfürsorge«.[381] Er gibt einen Überblick über Verlauf, Ausmaß und Therapiemöglichkeit der Tuberkulose, speziell der Knochen-Tbc.

Zudem erläutert Vulpius die Zusammenhänge mit der Krüppelfürsorge und die Gründe, weswegen Patienten mit Knochen- und Gelenktuberkulose nicht in einem gewöhnlichen Krüppelheim untergebracht werden können. Diese Problematik hat man in Baden mit einem geschickten Schachzug gelöst. Das Landeskrüppelheim ist durch eine Stiftung an dem Sanatorium für Knochen-, Gelenk- und Drüsenleiden im Solbad Rappenau beteiligt. Dadurch können Patienten des Krüppelheims, die an Knochen- und Gelenktuberkulose erkrankt sind, ohne Probleme an das Sanatorium in Rappenau überwiesen werden. Den Abschlußvortrag des Vormittags hält Pastor Ulbrich aus Magdeburg mit folgendem Thema: »Was für Erziehungsmittel sind im Krüppelheim anzuwenden?«[382]

In der Mittagspause finden noch drei Veranstaltungen der ›Deutschen Vereinigung für Krüppelfürsorge‹ (DV) statt. Zuerst tagt die Mitgliederversammlung, dann folgt eine Ausschußsitzung und danach tritt der geschäftsführende Vorstand der DV zusammen.[383] Die übrigen Kongreßteilnehmer können die Pause von Beginn an genießen und ein Mittagessen in der Stadthallenwirtschaft einnehmen.[384]

Die Nachmittagssitzung wird um 14 Uhr erneut durch Becker eröffnet. Er erinnert die folgenden Redner nochmals an das bestehende Zeitlimit von 15 Minuten und lädt zur Diskussion über die bereits gehaltenen Vorträge ein.[385] Aber nur über das letzte Referat »Was für Erziehungsmittel sind im Krüppelheim anzuwenden?« entwickelt sich eine mit Humor geführte Debatte, die jedoch, ohne Übereinstimmung zu finden, abgebrochen werden muß,[386] da Becker das Wort an Dr. Fürstenheim übergibt. Dieser referiert »Über den Seelenzustand des Krüppels«.[387] Seine Ausführungen beruhen auf ausgewerteten Antworten eines Fragebogens, den er an 50 deutsche Anstalten verschickt hat. Nach diesem Vortrag übernimmt Vulpius die Leitung des Kongresses. Er bittet sogleich Erziehungsinspektor H. Würtz an das Rednerpult. Dessen Vortrag befaßt sich mit der »Krüppelerziehungs-Psychologie«.[388] Der Erziehungsinspektor hat sein Referat kurzfristig verändert, um zu starke Stoffüberschneidung mit seinem Vorredner zu vermeiden. Zu diesen zwei Vorträgen entwickelt sich kein Disput.[389] Die beiden folgenden Referate, »Der Krüppel als Handwerker« und »Arbeitsvermittlung für Krüppel«,[390] werden von Pastor Arends gehalten. Beide Ausführungen befassen sich mit den Schwierigkeiten der Krüppel, auf dem freien Arbeitsmarkt eine Beschäftigung zu finden. Meist werden die Stellungssuchenden nur auf Grund ihrer Körperbehinderung abgelehnt, ohne daß sich der Personalchef überhaupt die Mühe gemacht hätte, sich von ihren Fähigkeiten zu überzeugen. Der Referent hofft, daß mit erweiterter Aufklärung diese Vorurteile geringer werden. Bei der folgenden Aussprache wird von ähnlichen Erfahrungen berichtet, jedoch können auch positive Ereignisse verkündet werden. Anschließend werden auf eine Anfrage hin sogar Tips zur Stellensuche gegeben.[391] Mit einem historischen Beitrag »Joh. Andreas Venel, der Begründer der Krüppelbehandlungsinstitute«[392] von dem Anstaltslehrer Kirmsse wird wieder zur Tagesordnung übergegangen. In dem 10. Vortrag, »Über die Anzeigepflicht bei der spinalen Kinderlähmung«,[393] von Geh. Obermedizinalrat Dr. Hauser, dem Medizinalvertreter der Badischen Regierung, werden Vorschläge gebracht, um in Zukunft die Krankheit, die in die Geschichte als »Geißel der

380 Sperling K Z Krüp 7: 144–50 (1914)
381 Vulpius O Z Krüp 7: 150–5 (1914)
382 Ulbrich M Z Krüp 7: 156–64 (1914)
383 Becker J Z Krüp 7: 164 (1914)
384 Anonym, Z Krüp 7: 69 (1914)
385 Becker J Z Krüp 7: 165–6 (1914)
386 Herold, und Becker J, und Ulbrich M, und Würtz H Z Krüp 7: 166–7 (1914)
387 Fürstenheim, Z Krüp 7: 168–81 (1914)
388 Würtz H Z Krüp 7: 181–6 (1914)
389 Vulpius O Z Krüp 7: 186 (1914)
390 Arends, Z Krüp 7: 186–7 (1914)
391 Koepp L, Rosenfeld L, Petri D, Strauß E, Geismar, Z Krüp 7: 209–13 (1914)
392 Kirmsse M Z Krüp 7: 216–23 (1914)
393 Hauser, Z Krüp 7: 224–30 (1914)

Menschheit« [394] eingegangen ist, besser beherrschen zu können. Dieses Referat wird von Biesalski sehr geschätzt, da sich ein Vertreter des Staates unmittelbar an der Krüppelfürsorge beteiligt.[395] Der folgende Vortrag von Dr. Rosenfeld »Die Entwicklung der offenen Krüppelfürsorge«,[396] die eine Alternative beziehungsweise Ergänzung zur Krüppelfürsorge im Heim darstellen soll, wird durch einen Einwurf ergänzt.[397] Der 12. Vortrag beschäftigt sich mit »Das Kurpfuschertum in der Krüppelfürsorge« [398] und wird von Dr. Blencke gehalten. Das folgende Referat hätte die Kongreßteilnehmer in das Ausland führen sollen. Geplant war »Krüppelfürsorge in Belgien«, jedoch der Referent, Dr. Dam aus Brüssel, ist verhindert und sein per Post geschicktes Manuskript erreicht Heidelberg nicht.[399] Auch Spitzys Vortrag »Über die körperliche Erziehung des Kindes«, der im vorläufigen Programm angekündigt ist, entfällt.[400] Somit stellen Dr. B. Langes Ausführungen über die »Krüppelfürsorge in Elsaß-Lothringen«,[401] die erst 1909 nach Abschluß der Krüppelzählung begann, das Ende der Vortragsliste dar.

Der offizielle Teil des Kongresses wird mit der Wahl Kölns zum nächsten Kongreßort 1916 und einer Dankesrede an die drei Vorsitzenden, gehalten von Prof. Kölliker im Namen der mehr als 300 Teilnehmer, gegen 18 Uhr beendet.[402]

Um 18 Uhr findet eine Bahnfahrt zur Stiftsmühle statt, wo ein Abendessen eingenommen wird. Gegen 21 Uhr begeben sich die Teilnehmer neckarabwärts, um ein auch heute noch gegebenes Spektakel der Stadt Heidelberg zu bewundern: Die Schloß- und Brückenbeleuchtung. Der Abend klingt im Stadtgarten aus. Am nächsten Tag, Donnerstag, dem 4. Juni 1914, führt Vulpius ab 9 Uhr zur praktischen Anschauung Kongreßbesucher durch das Landeskrüppelheim in Rohrbach. Um 11.23 Uhr wird ein Zug gen Rappenau bestiegen, wo ebenfalls Vulpius das Sanatorium für Knochen- und Gelenktuberkulose vorführt. Dieser inoffizielle Teil des Kongresses endet mit einem Rundgang durch das mittelalterliche Wimpfen. Zur Fahrt nach Rappenau und Wimpfen ist auch die interessierte Allgemeinheit eingeladen.[403]

Biesalski, der »Mentor der deutschen Krüppelfürsorge«,[404] dankt den beiden leitenden Vorsitzenden des Kongresses, Becker und Vulpius, auf folgende Weise: »die [Vorsitzenden haben] durch ihre Vorbereitung und Leitung des Kongresses aus ihm eine der schönsten und wirkungsvollsten Veranstaltungen der Vereinigung [für Krüppelfürsorge] gemacht und sich den Dank aller Teilnehmer verdient«.[405]

7. Tätigkeit während des Ersten Weltkriegs

Neben vereinzelten Briefen, Urkunden und Photographien existieren noch die Kriegstagebücher von Vulpius. Einzelheiten des Fronteinsatzes, Eindrücke und persönliche Erlebnisse gibt Kapitel III (S. 148 ff.) in Gestalt einiger kennzeichnender Auszüge aus Oscar Vulpius' Kriegstagebüchern wieder. Sie ermöglichen in begrenztem Maße eine Charakterstudie des Orthopäden. Vor allem zeigen sie, daß Vulpius nicht den bequemsten Weg wählt, sondern trotz Widerständen versucht, seine Vorstellungen zu verwirklichen. Dabei verfolgt er nicht seine Privatinteressen. Vielmehr unternimmt er den Versuch, seinen Mitmenschen möglichst vielversprechend zu helfen.

Der Erste Weltkrieg stellt einen bedeutenden Wendepunkt für die Orthopädie dar. Die Verschiebung des Patientenguts der Orthopäden von überwiegend Kindern zu überwiegend Erwachsenen deutet sich mit Zunahme der Unfallverletzten durch Industrialisierung, Verstädterung und Erhöhung des Verkehrsaufkommens bereits langsam an. Mit Ausbruch des Krieges rücken die angeborenen Erkrankungen und die Infektionskrankheiten der Kinder schlagartig in

394 Hipp E Fortschr Med 101: 148 (1983)
395 Biesalski K Z Krüp 7: 103 (1914)
396 Rosenfeld L Z Krüp 7: 230–44 (1914)
397 Schlee, Z Krüp 7: 245–6 (1914)
398 Blencke A Z Krüp 7: 246–258 (1914)
399 Vulpius O Z Krüp 7: 258 (1914)
400 Anonym, Z Krüp 7: 69 (1914); Anonym, Z Krüp 7: 107–8 (1914)
401 Lange B Z Krüp 7: 258–64 (1914)
402 Becker J Z Krüp 7: 265 (1914); Anonym, Z Krüp 7: 119–24 (1914); Kölliker T Z Krüp 7: 265 (1914)
403 Anonym, Z Krüp 7: 70 (1914); Biesalski K Z Krüp 7: 105 (1914); HNN 30. 5. 1914 und 2. 6. 1914
404 Lindemann K ›Körperbehindertenfürsorge‹ S. 17, 1960
405 Biesalski K Z Krüp 7: 104 (1914)

den Hintergrund. Die Orthopäden müssen sich nun hauptsächlich mit den Folgen von Kriegsverletzungen und den Mangelerkrankungen beschäftigen. Eine Erkenntnis der Orthopäden, die schon vor dem Krieg Unfallverletzte behandelten, setzt sich bei der Behandlung von Frakturen endgültig durch: Nicht nur die anatomische Heilung und Rekonstruktion ist von Bedeutung, sondern auch die funktionelle Wiederherstellung. Diese Forderung wird in den orthopädischen Lazaretten erfüllt.[406]

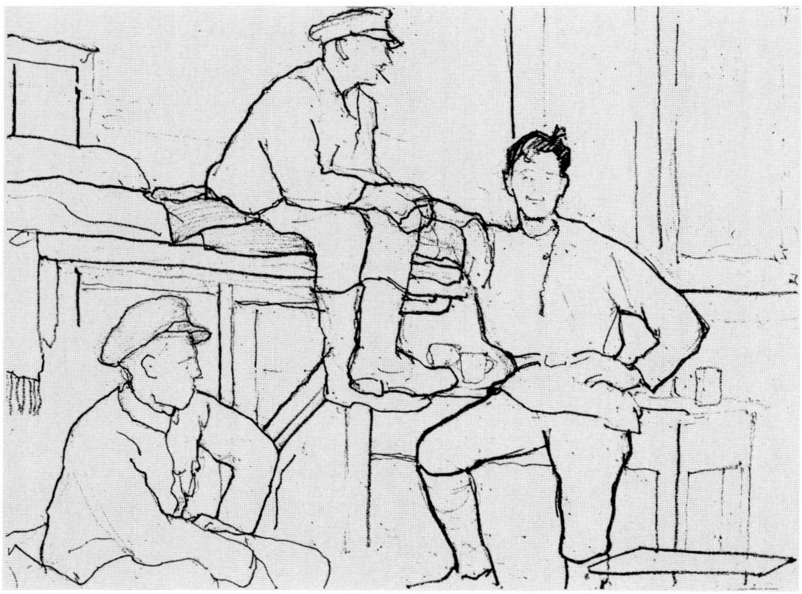

Abb. 44. Anna Löffler-Winkler, vermutlich Lazarettszene.[407]

7.1. Zur Organisation der Versorgung orthopädisch Kranker in Baden

Einige Monate nach Beginn des Ersten Weltkriegs werden die Reserve- und Vereinslazarette[408] in Baden an zwei Orthopäden verteilt. Zunächst übernimmt der Freiburger Orthopäde Ritschel Südbaden, und Vulpius betreut Nordbaden. Die beratenden Orthopäden haben die Aufgabe, die ihnen zugewiesenen Lazarette nach Anmeldung aufzusuchen, um bei der Behandlung von orthopädisch Kranken beratend tätig zu sein. Patienten, die eine spezielle orthopädische Betreuung benötigen, werden an ein orthopädisches Lazarett ihrer Umgebung geschickt. Dort werden sie den sie nach Möglichkeit stationär behandelt, aus Platzmangel wird im Laufe der Zeit immer häufiger die ambulante Therapie notwendig. Vulpius ist in dieser Funktion als beratender Orthopäde sieben Monate lang tätig, gleichzeitig leitet er das orthopädische Feldlazarett in Heidelberg.[409]

7.1.1. Orthopädische Lazarette

In Baden werden in sieben Städten orthopädische Lazarette eingerichtet: Baden-Baden, Badenweiler, Freiburg, Heidelberg, Karlsruhe, Konstanz und Mannheim. Die Lazarette verfügen alle über Operationsräume und medikomechanische Übungssäle, um sowohl für die chirurgische als auch konservative Therapie geeignet zu sein. Zu Anfang wird mehr Wert auf die mechanische Nachbehandlung gelegt, da die meisten Patienten zunächst bereits operiert aus den chirurgischen Lazaretten kommen. Die zur Verfügung stehende Summe, um die orthopädischen Lazarette einzurichten, ist äußerst gering. Trotzdem gelingt es, in jedem Lazarett einen Übungssaal mit einer Anzahl von 40 bis 50 Geräten einzurichten und Vorrichtungen für Dampf- und Heißluftbäder und Elektrotherapie bereitzustellen. Allerdings handelt es sich bei den Übungsmaschinen meist um behelfsmäßige Konstruktionen. Die Lazarette haben zu Beginn zwischen 100 und 200 Betten. Der Bedarf an orthopädischer Behandlung ist aber riesig, so daß das Heidelberger orthopädische Lazarett 1916 bereits 400 Betten umfaßt. Die Einweisung von Invaliden in die ortho-

406 Rütt A ›Orthopädie‹ S. 40, 1993; Paul U ›Berliner‹ S. 21, 1985; Vulpius O Dt Praxis 4: 377 (1901); ders. ›25 Jahre‹ S. 18, 1920

407 Löffler-Winkler A ›Skizzenbuch‹

408 Vereinslazarette sind Krankenheilanstalten, die von Vereinen, Ritterorden und Privatpersonen eingerichtet werden. Reservelazarette sind sämtliche Militärlazarette, die mit Beginn des Krieges in Betrieb blieben oder Lazarette, die von den Behörden in geeigneten Räumen, Baracken oder Zelten eingerichtet werden. [Siehe ›Gliederung des Heeressanitätswesen im Weltkriege 1914–18‹ S. 167, 169, 1935.]

409 Anonym, Münch Med Wochenschr 62: 246 (1915) und Vulpius O Deut Med Wo 41: 785 (1915); ders. Z Orthop 35: 563 (1916); GLA KA 456/13395: Verzeichnis des Dienstverhältnisses

pädischen Speziallazarette erfolgt auf fünf Krankheitsgruppen beschränkt. Diese sind:

1. Frakturen mit komplizierten Folgezuständen.
2. Knochen- und Gelenkverletzungen, sobald die Wundverhältnisse eine konservative Therapie erlauben.
3. Muskel- und Sehnenverletzungen mit der Möglichkeit einer späteren Funktionsstörung, sobald die Wundverhältnisse eine konservative Therapie erlauben.
4. Lähmungen.
5. Verletzungen und Behinderungen, die orthopädische Apparate benötigen.

Die Speziallazarette werden von Orthopäden geleitet. Es erweist sich aber als schwierig, die nötige Anzahl von vorgebildeten Assistenzärzten zu finden. Vulpius macht dafür die immer wieder behinderten Arbeitsverhältnisse der Orthopäden an den Hochschulen verantwortlich. Seiner Meinung nach werden vielversprechende Therapieansätze von Verwundungen durch die mangelnden orthopädischen Grundkenntnisse vieler Ärzte zunichte gemacht.[410]

7.1.2. Die orthopädischen Lazarette in Heidelberg und Mannheim

Nach einigen Umzügen kommt das Heidelberger Lazarett in der Stadthalle unter. Zu diesem Zeitpunkt wird es von Baisch geleitet. Alle Einrichtungen wie Operationsraum, Röntgenzimmer, Gipszimmer, Übungssaal, Werkstätte und Räume für spezielle Untersuchungen sind gegeben, um erfolgreich orthopädisch tätig zu sein. Auch Baisch bedauert das Fehlen von orthopädisch geschulten Ärzten. Die Arbeit in den orthopädischen Lazaretten wird aber ebenfalls oft durch den Unmut der Soldaten erschwert, sich erneuten Operationen zu unterziehen. Meist ist das orthopädische Lazarett die letzte Station in einer langen Reihe von Lazarettaufenthalten. Diese erneute Lazaretteinweisung wollen die Kriegsverwundeten nicht durch eine Operation, deren Nutzen sie nicht erkennen wollen oder können, in die Länge ziehen, da sie sich mit ihrer Behinderung abgefunden haben. In diesem Falle ist der beste Überzeugungsgrund die erfolgreiche Operation eines Kameraden.[411]

Nach Zusammenführung der Reservelazarette II und VI entsteht in Mannheim im März 1915 ein orthopädisch-neurologisches Lazarett mit 400 Betten. Zum Leiter wird Stoffel bestimmt. Erst auf seine Anregung hin wird dem Lazarett eine neurologische Station unter der Führung von Dr. L. Mann angegliedert. Stoffel will vor allem die Lähmungen optimal behandeln. Das Lazarett hat die entsprechenden Räume und Geräte wie das Heidelberger Lazarett in der Stadthalle. Zusätzlich stehen Stoffel aber noch eine photographische Abteilung und ein Laboratorium zur Verfügung. In dem Labor werden neben allgemeinen wissenschaftlichen Arbeiten auch Tierexperimente durchgeführt. Innerhalb von zwölf Monaten werden zehn wissenschaftliche Arbeiten, meist über die Behandlung von Nervenverletzungen und ihre Ergebnisse, publiziert. Mit Hilfe des Roten Kreuzes und der Gewerbeschule wird auf Initiative von Stoffel eine Lazarettschule eingerichtet. Neben allgemeinen Schulfächern können die verletzten Soldaten in handwerklichen Berufen unterrichtet werden. Die Schule soll die Genesung der Patienten beschleunigen, indem die Invaliden[412] aus ihrer Lethargie gerissen werden und lernen, trotz Behinderung wieder Eigenaktivität zu entwickeln. Das Lazarett in Mannheim orientiert sich mit dieser Schule an den Prinzipien der Krüppelheime.[413]

7.1.3. Optimierung der Versorgung orthopädisch Kranker

Ein großes Problem stellt die Prothesenbeschaffung für Soldaten mit amputierten Gliedern dar. Auf Initia-

410 Wilmanns K ›Lazarette‹ S. 18, 1932; Vulpius O Deut Med Wo 41: 785–6 (1915) und ders. Z Orthop 35: 562–3 (1916)
411 Baisch B ›Kriegsverletzte‹ S. 516–7, 532, 1917
412 Da dieses Wort ein Fremdwort ist, mühte man sich im Ersten Weltkrieg, ein sinnentsprechendes Ersatzwort für den Begriff »Schwerverwundeter Soldat« zu finden. Weil die Bezeichnungen Verstümmelter und Kriegsbeschädigter nicht ganz korrekt sind, verständigt man sich auf das Wort Krüppel. [Vgl. Hoffmann W ›Ärzte‹ S. 190, 1920.]
413 ›Die Lazarettschule des orthopädisch-neurologischen Lazaretts in Mannheim‹ S. 5–8, 12, 1916

tive von Vulpius werden in Baden Anfang 1915 die Prothesentage begründet: Einmal wöchentlich werden die Aufträge für Prothesen von der Lazarettkommission in Zusammenarbeit mit den beratenden Orthopäden, Chirurgen und einem technisch versierten Beirat an die Orthopädiemechaniker, die im freien Wettbewerb konkurrieren, vergeben. Gleichzeitig werden die bereits angefertigten orthopädischen Hilfsmittel geprüft.[414]

Diese enge Zusammenarbeit von Ärzten und Bandagisten mit deren Konkurrenzkampf ermöglicht die Schaffung von ersten Normen und Typen für jede mögliche Prothesenart. Es entstehen ›Normalprothesen‹, trotzdem verschließt man sich nicht gegenüber neuen Ideen. Die Prothesentage bleiben allerdings nicht lange bestehen, da auch die Zahl der Bandagisten äußerst beschränkt ist und die Materialbeschaffung immer schwieriger wird. Daher werden besondere Militärwerkstätten eingerichtet, die von den neuen Erkenntnissen profitieren. Da diese Werkstätten aber einem Massenbetrieb gleichen und der Konkurrenzkampf ausgeschaltet ist, verlieren die hergestellten Prothesen an Qualität.[415]

Zur gleichen Zeit wird die Behandlung von Amputierten zentralisiert. Patienten mit Amputationen der unteren Extremität werden nur nach Freiburg oder Heidelberg überwiesen. Dadurch kann die Nachbehandlung der Amputationsstümpfe immer gleichartig durchgeführt werden. Einarmige werden ab dem 2. Februar 1915 in die Einarmigenschule nach Heidelberg geschickt. Diese Schule ist in einem Vereinslazarett untergebracht und soll die Kriegsversehrten im Gebrauch des verbliebenen Arms schulen. Sie wird auch nach der Verlegung nach Ettlingen im September 1915 von Frhr. v. Künßberg geleitet.[416]

Alle diese Maßnahmen zeigen den verantwortlichen Stellen die Möglichkeiten in der Rehabilitation orthopädisch Schwerstverwundeter. Daher wird beschlossen, ein zentrales Lazarett für die Maximalversorgung langwieriger orthopädisch-chirurgischer Verletzungen einzurichten. Dieses Lazarett entsteht im Sommer 1915 in Ettlingen.[417]

Das Reservelazarett Ettlingen besteht aus dem Chirurgisch-orthopädischen Lazarett, einer Werkstätte für Ersatzglieder und der Kriegsbeschädigtenfürsorge. Die Kriegsbeschädigtenfürsorge umschließt eine Fürsorgeabteilung, eine Schul- und Werkstättenabteilung und eine Verwaltungsabteilung. Das Chirurgisch-orthopädische Lazarett ist unterteilt in eine chirurgisch-orthopädische Abteilung mit medikomechanischem Saal und eine Verstümmelten-Abteilung. Im Jahre 1916 kommt als dritte Abteilung ein Offizierslazarett hinzu. Insgesamt bietet das Lazarett etwa 1000 Patienten Platz.[418] H. v. Baeyer ist ab Herbst 1916 als fachärztlicher Beirat für Orthopädie in dem Lazarett tätig, nachdem er schon die gleiche Funktion im Vereinslazarett ›Barmherzige Brüder‹ in Trier ausgeübt hat.[419]

7.2. Einsatzbereiche von Oscar Vulpius

Noch vor der Mobilmachung wird Vulpius 1914 zum Oberstabsarzt ernannt. Mit Beginn des Ersten Weltkriegs wird er sofort als Chefarzt einer Reserve-Sanitätskompanie des 14. Armeekorps eingezogen. Bis Ende 1914 versorgt er die Verwundeten der Gefechte in den Vogesen und Nord-Frankreich. Anschließend folgt die Verwendung als ›Beratender Orthopäde‹ und Chefarzt des Heidelberger Orthopädischen Lazaretts bis Ende Juli 1915. Diese sieben Monate sind die einzige Zeit, die Vulpius nicht in unmittelbarer Nähe der West- oder Ostfront eingesetzt ist. Daraufhin arbeitet er bis Mitte November 1917 in Kriegs- und Feldlazaretten an der Westfront. Meistens ist er als Chefarzt eingesetzt. Von 14. November bis Anfang Mai 1918 ist er als beratender Chirurg des 20. Armeekorps auf russischem Gebiet in der Umgebung von Dünaburg

414 Vulpius O ›25 Jahre‹ S. 23, 1920
415 Ebd.
416 Koch H, Rompe G ›Entwicklung‹ S. 11, 1972; Wilmanns K ›Lazarette‹ S. 20, 1932; Vulpius O Z Orthop 35: 562–3 (1916); ders. Z Orthop 37: 386 (1917); ders. ›25 Jahre‹ S. 23, 1920; Schumacher E ›Einrichtungen‹ S. 15, 1916; ›Gliederung des Heeressanitätswesen im Weltkriege 1914–18‹ S. 169, 1935
417 Die Organisation und Einrichtung des Ettlinger Lazaretts orientiert sich an dem von Spitzy geleiteten Wiener orthopädischen Lazarett. [Siehe Spitzy H ›Spital‹, 1915.]
418 ›Satzungen des Reservelazaretts Ettlingen‹ S. 1, 1916; Wilmanns K ›Lazarette‹ S. 20–1, 1932
419 Baeyer v. H Münch Med Wochenschr 64: 39 (1917); Anonym, Münch Med Wochenschr 63: 1444 (1916)

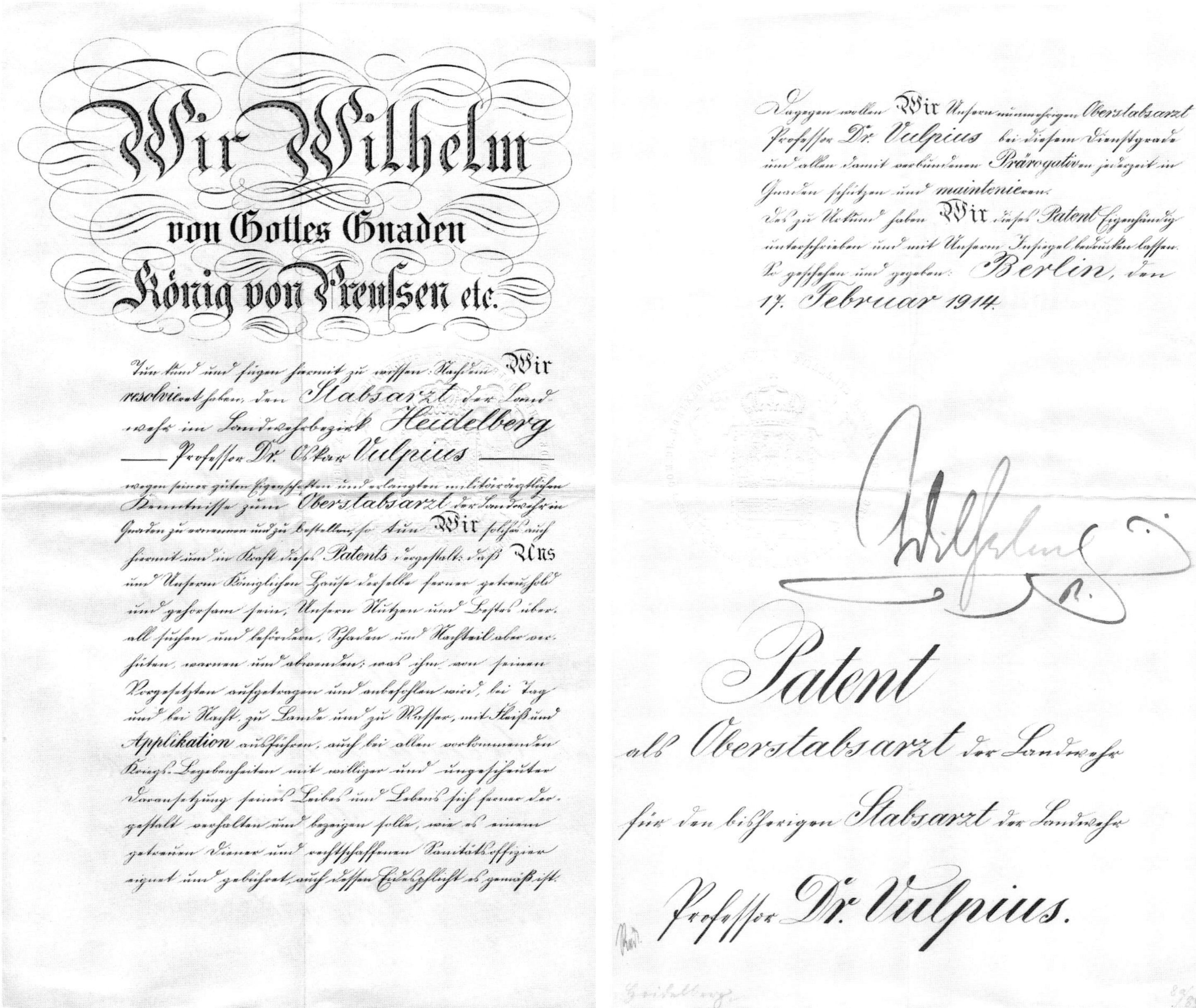
Wir Wilhelm
von Gottes Gnaden
König von Preußen etc.

Thun kund und fügen hiermit zu wissen, daß Wir resolviert haben, den Stabsarzt der Landwehr im Landwehrbezirk Heidelberg — Professor Dr. Oskar Vulpius — wegen seiner guten Eigenschaften und erlangten militärärztlichen Kenntnisse zum Oberstabsarzt der Landwehr in Gnaden zu ernennen und zu bestellen, so thun Wir solches auch hiermit und in Kraft dieses Patents, dergestalt, daß Uns und Unserem Königlichen Hause derselbe ferner getreu, hold und gehorsam sein, Unseren Nutzen und Bestes überall suchen und befördern, Schaden und Nachtheil aber verhüten, warnen und abwenden, was ihm von seinen Vorgesetzten aufgetragen und anbefohlen wird, bei Tag und bei Nacht, zu Lande und zu Wasser, mit Fleiß und Applikation ausführen, auch bei allen vorkommenden Kriegs-Begebenheiten mit williger und unerschrockener Daransetzung seines Leibes und Lebens sich ferner dergestalt verhalten und bezeigen solle, wie es einem getreuen Diener und rechtschaffenen Sanitätsoffizier eignet und gebühret, auch dessen Eidespflicht es gemäß ist.

Dagegen wollen Wir Unseren nunmehrigen Oberstabsarzt Professor Dr. Vulpius bei diesem Dienstgrade und allen damit verbundenen Prärogativen jederzeit in Gnaden schützen und maintenieren.
Des zu Urkund haben Wir dieses Patent eigenhändig unterschrieben und mit Unserem Insiegel bedrücken lassen.
So geschehen und gegeben Berlin, den 17. Februar 1914.

Wilhelm R.

Patent
als Oberstabsarzt der Landwehr
für den bisherigen Stabsarzt der Landwehr
Professor Dr. Vulpius.

Heidelberg

83/84

Abb. 45. Ernennung zum Oberstabsarzt am 17. Februar 1914.[420]

(Lettland) tätig. Ab dem 5. Mai 1918 leitet Vulpius ein Frakturenlazarett in Roubaix an der französisch-belgischen Grenze.[421]

420 Ar Vulp Kl
421 GLA KA 456/13395: Kriegsrangliste und Verzeichnis des Dienstverhältnisses
422 Konnerth M ›Saline‹ S. 223, 1990

Bereits am 15. September 1914 wird in dem von Vulpius zwei Jahre zuvor begründeten Sanatorium Solbad Rappenau ein Vereinslazarett eingerichtet. Die Heilanstalt dient der Therapie der Knochen- und Gelenktuberkulose. In dem Lazarett werden verwundete und auch erkrankte Soldaten behandelt. Es ist dem Reservelazarett Heidelberg unterstellt.[422]

Wie viele Deutsche, so zieht auch Vulpius enthusiastisch in den Krieg. Er ist begeistert, dem Vaterland dienen zu können. Er erfüllt die an ihn gestellten Aufgaben sehr pflichtbewußt und kritisch. Durch seine Arbeitsauffassung macht er sich nicht immer beliebt, da er bei Drückebergern hart durchgreift. Vulpius wird recht häufig versetzt; aus seinen Kriegstage-

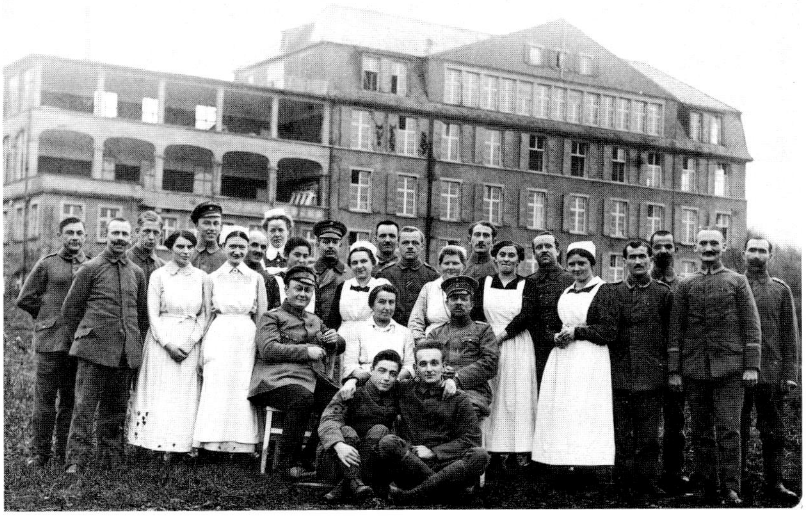

Abb. 46. Soldaten und Schwestern im Vereinslazarett Sanatorium Solbad Rappenau (Anfang 1919). [423]

büchern geht hervor, daß dies auf sein Betreiben hin geschieht. Er will seine Arbeit möglichst vielen Verwundeten zugute kommen lassen und seine Zeit nicht für Verwaltungsarbeit verschwenden. Mit ein Grund für seine Tätigkeit an vorderster Front ist das Bestreben, Verletzte durch regelrechte orthopädische Erstversorgung vor schlimmeren Schäden wie beispielsweise dem Verlust einer Extremität zu bewahren. In den Kriegs- und Feldlazaretten ist seine Tätigkeit nicht rein orthopädisch. Vulpius behandelt auch Bauch-, Brust- und Kopfverletzungen. Unter heutigen Gesichtspunkten betrachtet, ist er als Unfallchirurg tätig. [424]

Dienstverhältnisse von Vulpius nach der Mobilmachung. [425]

6. 8. 1914 – 31. 12. 1914:	Chefarzt Res.San.Komp. XIV. A.K. 28 Res.Div.
ab 1. 1. 1915:	Beratender Orthopäde beim stellv. Sanitätsamt des XIV. A.K. und Chefarzt des Orthopädischen Feldlazaretts in Heidelberg
ab 28. 7. 1915:	zur Kriegslazarettabteilung des XVII. A.K.
ab 29. 11. 1915:	dem Korpsarzt des XIV. A.K. überwiesen
ab 17. 2. 1916:	zur Kriegslazarettabteilung des XVII. A.K.
ab 2. 5. 1916:	zum Feldlazarett des V. A.K. als Chefarzt und gleichzeitig zum Feldlazarett 7 kommandiert
ab 3. 6. 1916:	zum Feldlazarett 2 kommandiert
ab 10. 9. 1916:	als Chefarzt zum Feldlazarett 4 des V. A.K. versetzt
ab 13. 9. 1916:	im Feldlazarett 4 ausgeschieden und zur 9. Infanteriedivision versetzt
17. 10. 1916 – 12. 1. 1917:	zum Kriegslazarett Cambrai der 6. Bayerischen Reserve-Division kommandiert
ab 13. 1. 1917:	zum Chirurgen beim Garde-Reserve-Korps ernannt
ab 14. 11. 1917:	Gemäß Verfügung des Feldsanitätschefs im Generalhauptquartier Nr. 3021.17 als beratender Chirurg des XX. A.K. dem Armeearzt der Armeeabteilung D überwiesen
ab 5. 5. 1918:	Gemäß Verfügung des Chefs des Feldsanitätswesens zur chirurgischen Aushilfe bis auf weiteres zum Armeearzt 6 kommandiert

Wie allen Ärzten an der Front, so wird auch Vulpius unheimlich viel abverlangt. Während in den Heimatlazaretten ein Arzt 80 Patienten zu versorgen hat, sind die Ärzte in den Lazaretten an der Front für nahezu doppelt so viele Verwundete zuständig. Nicht selten muß die Nacht über durchgearbeitet werden. Die Kollegen an der Heimatfront sind dagegen in der Lage, an ihrem wissenschaftlichen Ruf zu arbeiten oder sich bereits um ihren zukünftigen Arbeitsplatz in Friedenszeiten zu kümmern. Wie bereits erwähnt, steht Stoffel in Mannheim ein komplett eingerichtetes Laboratorium zur Verfügung, dem er sich intensiv widmen kann. Während seiner Tätigkeit im Ettlinger Lazarett kann v. Baeyer sich mit dem Aufbau der Heidelberger Orthopädie in Schlierbach beschäftigen. [426] Unter weit widrigeren Umständen findet Vulpius trotzdem Zeit, sich in geringem Umfang Lehre und

423 Ar Vulp Kl
424 Schmit-Neuerburg KP DGU Mitteilungen und Nachrichten 21/1990, S. 13
425 GLA KA 456/13395: Kriegsrangliste
426 Mussgnug D ›Dozenten‹ S. 24, 1988; siehe auch GLA KA 235/3677

Forschung zu widmen. Seine Aktivitäten konzentrieren sich auf die aktuelle Kriegsrealität. Er hält Vorträge im Rahmen der ärztlichen Fortbildung an den Lazaretten, arbeitet an der 2. Auflage der ›Orthopädischen Operationslehre‹ und führt neue operative Techniken durch. Er benutzt amputierte Beine zu orthopädischen Operationen und führt an Leichen Muskelüberpflanzungen der Bauchmuskulatur auf die Beine aus, um neue Erkenntnisse bei der Behandlung der Hüftlähmung zu erlangen. Darüber hinaus macht Vulpius sich Gedanken über die orthopädische Nachbehandlung. Einen Teil dieser Ergebnisse scheint er für die Einrichtung des Frakturenlazaretts zu nutzen.[427]

In Roubaix wird unter Aufsicht des Generaloberarztes Max Flesch (geb. 1852)[428] in einem Teil des Städtischen Krankenhauses im Frühling 1918 ein Speziallazarett für die Behandlung von Frakturen eingerichtet. Dem Chirurgen Flesch ist die bayerische Kriegslazarett-Abteilung 64 unterstellt. Zuerst wird das Frakturenlazarett von dem Oberstabsarzt Simon geleitet, aber im Mai übernimmt Vulpius die Leitung, nachdem er der Kriegslazarett-Abteilung 64 als beratender Chirurg zugeteilt ist. Der Frakturenbehandlung kommt während des Ersten Weltkriegs eine große Bedeutung zu, da viele Schußverletzungen Frakturen nach sich ziehen. Diese Frakturen sind dann durch Zersplitterung des Knochens und hochgradige Weichteilverletzungen äußerst kompliziert. Das Lazarett in dem Städtischen Krankenhaus von Roubaix erlaubt eine gute ärztliche Versorgung. Darüber hinaus wird durch einen Straßenbahnanschluß die Einlieferung der Schwerverwundeten ungemein erleichtert.[429] In dem Frakturenlazarett sind etwa 350 Betten untergebracht. Auf Veranlassung von Vulpius werden in den Krankensälen Stütz- und Aufhängeapparate für die Extensionsbehandlung der Frakturen montiert. Viele der Apparate sind von Vulpius neu konstruiert.[430] Flesch schildert diese Entwicklung folgendermaßen:

»Bald entwickelte sich dort ein ganz seltsames Bild durch die Ausgestaltung der Krankensäle mit komplizierten Aufhänge- und Stützapparaten, zum großen Teil Neukonstruktionen von Vulpius selbst, der so ein ganz eigenartiges und unabhängiges Arbeitsfeld erhalten hatte.«[431]

In der Publikation ›Zur Technik der Frakturenbehandlung‹, die allerdings erst nach Kriegsende 1918 erscheint, erläutert Vulpius die Funktion und Vorteile der Frakturenlazarette, die ganz einfach durch die Spezialisierung auf komplizierte Brüche und die besonderen Einrichtungen für die Nachbehandlung gegeben sind. Vor allem will er die Speziallazarette nicht als Ausdruck von Mißtrauen gegenüber anderen Chirurgen verstanden wissen.[432]

8. Das Sanatorium Solbad Rappenau

Die Krankenanstalt für Knochen-, Gelenk- und Drüsenkrankheiten im Solbad Rappenau ist die dritte medizinische Einrichtung, die von Oscar Vulpius selbst oder mit seiner tatkräftigen Unterstützung gegründet wird. Im Unterschied zu der Heidelberger Privatklinik und dem Krüppelheim besteht das ehemalige Sanatorium noch heute unter dem Namen Vulpius Klinik GmbH. Es ist eine Klinik für Orthopädie und orthopädische Chirurgie. Nach Gründung der orthopädischen Poli- und Privatklinik mit einem Rekonvaleszentenhaus für Unfallverletzte (siehe S. 39 ff.), erfüllt Vulpius mit der Errichtung des Sanatoriums in Bad Rappenau eine zweite Forderung seines Lehrers Czerny. Anläßlich der Eröffnung des neuen Operationssaales 1894 in Heidelberg schlug Czerny Lösungen vor, die eine Überlastung der Chirurgie vermeiden und ihre Arbeit effektiver gestalten würden:

»Sollten sich noch in der Zukunft neue Bedürfnisse zeigen und der jetzt chronische Platzmangel in der Chirurgischen Klinik immer noch fortdauern, so müsste zur Entlastung derselben ein Reconvalescentenhaus, unter einem eigenen Direktor . . . errichtet werden . . . Auch wäre zu überlegen, ob die Soolbadstationen Rappenau und Dürrheim nicht in höherem Masse als bisher für die

427 Ar Vulp Kl: Kriegstagebücher; Flesch M ›1870–71 und 1914–18‹ S. 241–3, 250, 1930
428 Fischer I ›Lexikon‹ S. 418 1. Bd., 1962
429 Flesch M ›1870–71 und 1914–18‹ S. 245, 1930
430 Vulpius O Deut Med Wo 44: 1377–80 (1918)
431 Flesch M ›1870–71 und 1914–18‹ S. 245, 1930
432 Vulpius O Deut Med Wo 44: 1377–80 (1918)

Heilung Tuberkulöser nutzbar gemacht werden könnten.« [433]

Tatsächlich stehen Rappenau wie auch Dürrheim in der Planungsphase des Projektes als Standort zur Debatte. Dürrheim [434] stellt wie auch Rappenau ein Baugelände kostenlos zur Verfügung. Letztendlich fällt wohl die Entscheidung zu Gunsten von Rappenau, weil die Sole und das Klima Vorteile gegenüber Dürrheim versprechen [435] und wegen der geringeren Entfernung Rappenaus zu Heidelberg. Mit der Schaffung des Sanatoriums stellt Vulpius seine Arbeit in den Dienst eines Patientenklientels, das er bisher wegen ihres Krankheitsbildes weder in der Privatklinik noch im Krüppelheim betreuen konnte.

Bis zum Anfang der Antibiotika-Ära besteht die Behandlung der Knochen- und Gelenktuberkulose in einer Kombination aus Heliotherapie, Freiluftkur, Bädertherapie, gesunder Ernährung, Ruhigstellung des betroffenen Körperteils und im Bedarfsfall der Operation. [436]

8.1. Entstehung des Sanatoriums

Über die Mortalität und Verbreitung der Lungentuberkulose gibt es Anfang des 20. Jahrhunderts vielerlei Erhebungen und Zahlen. Die an Lungen-Tbc Erkrankten haben die Möglichkeit, in speziellen Sanatorien geheilt zu werden. Zu dieser Zeit entwickeln sich erst langsam Bestrebungen, gleichartige Einrichtungen für Patienten mit Knochen- und Gelenktuberkulose, der sogenannten chirurgischen Tbc, zu schaffen. Es bestehen nur vage Vermutungen über die Ausbreitung der Krankheit. Für den Staat spielt die chirurgische Tuberkulose nur eine untergeordnete Rolle, da die Mehrzahl der Patienten im Kindesalter ist. Der chirurgischen Tuberkulose kommt keine nennenswerte soziale Bedeutung zu. [437] Dies ändert sich erst mit Beginn der Etablierung der Krüppelfürsorge Anfang des 20. Jahrhunderts. Erhebungen und Statistiken zeigen, daß die Knochen- und Gelenktuberkulose noch vor der Rachitis die Krankheit ist, die am ehesten zu schwerwiegenden körperlichen Behinderungen führt. [438]

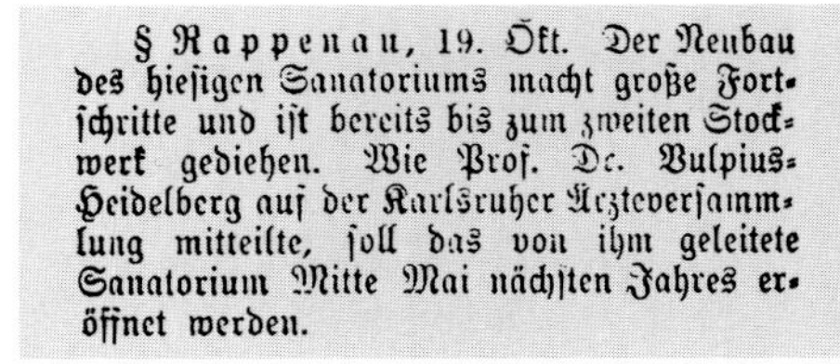

§ Rappenau, 19. Okt. Der Neubau des hiesigen Sanatoriums macht große Fortschritte und ist bereits bis zum zweiten Stockwerk gediehen. Wie Prof. Dr. Vulpius-Heidelberg auf der Karlsruher Ärzteversammlung mitteilte, soll das von ihm geleitete Sanatorium Mitte Mai nächsten Jahres eröffnet werden.

8.1.1. Knochen- und Gelenktuberkulose

Erreger der Knochen- und Gelenktuberkulose, heute auch tuberkulöse Osteomyelitis genannt, ist das Mycobacterium tuberculosis. Die Erkrankung entsteht auf hämatogenem Weg. Vom Zeitpunkt der Primärinfektion bis zum Ausbruch der Krankheit vergehen mehrere Jahre. Man unterscheidet zwei Formen: Die exsudative, käsige Form und die produktive Form. Prädilektionsstelle der tuberkulösen Osteomyelitis ist die Wirbelsäule (siehe Abb. 48), gefolgt von Hüft- und Kniegelenk. Die Therapie mit Antituberkulotika und Ruhigstellung führt meist zur Ausheilung des akuten Prozesses. Operative Eingriffe sind heute bei Senkungsabszessen, einer drohenden Querschnittslähmung oder Wirbelsäuleninstabilitäten angezeigt. [439]

Nachdem die Existenz der Tuberkulose durch die verbesserten hygienischen und sozialen Bedingungen und die Verwendung von Antituberkulotika in den Industrienationen in Vergessenheit geraten ist, muß nun ein Umdenken erfolgen. Seit 1985 steigt die Zahl der Tuberkulosefälle in den USA ständig. Hinzu kommt eine wachsende Zahl an gegen Chemotherapeutika resistenten Tuberkulose-Erregerstämmen. Diese Entwicklung muß die Tuberkulose wieder in das allgemeine Bewußtsein rücken lassen. [440]

433 Czerny V Beitr Klin Chir 13: 6 (1895)
434 Über diesen Sachverhalt läßt sich in dem Bad Dürrheimer Stadtarchiv nichts mehr finden. [Warrle L Persönliche Mitteilung des Bad Dürrheimer Stadtarchivs vom 5. 7. 1994.]
435 Neuwirth G ›Bad Rappenau‹ S. 249, 1978
436 Vulpius O Fortschr Therap 6: 73–5 (1930)
437 Straeter L Zb Chir Mech Orthop 6: 385 (1912)
438 Beitz J Zb Ges Tbc Forsch 35: 298 (1931)
439 Niethard FU, Pfeil J ›Orthopädie‹ S. 236–8, 1992
440 Kaufmann SHE Die gelben Hefte 34: 56 (1994)

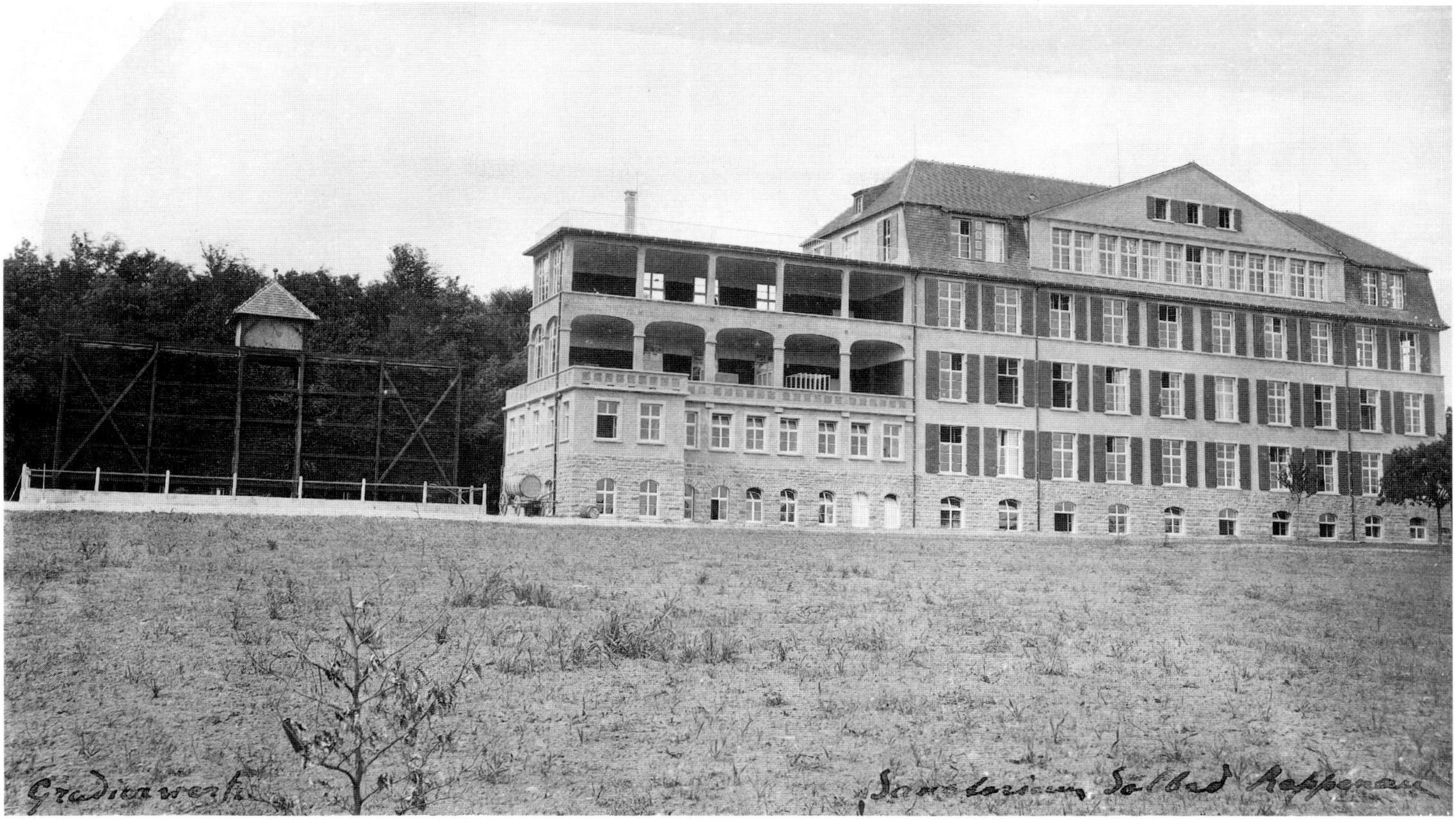

Abb. 47. Das Sanatorium Solbad Rappenau mit dem Gradierwerk auf der linken Bildseite.[441]

8.1.2. Beginn der Sanatorien-Behandlung der chirurgischen Tbc

Publikationen über Licht- und Freiluftkuren zur Therapie der Knochen- und Gelenktuberkulose lenken das Interesse von Vulpius verstärkt auf diese Erkrankung. In seiner orthopädischen Tätigkeit muß er sich häufig mit der Problematik dieser Krankheit auseinandersetzen: Die überwiegende Mehrzahl der Krankenhäuser ist nicht auf eine Therapie der Knochen- und Gelenktuberkulose eingestellt. Auf den chirurgischen Stationen werden die an chirurgischer Tbc Erkrankten ungern aufgenommen. Ihre Krankheit erfordert eine langwierige Behandlung, durch die Betten blockiert werden. Die Patienten werden als »Platzversperrer«[442] angesehen. Die Ärzte sind nur bereit, akute Fälle von chirurgischer Tbc stationär zu behandeln. Die Therapie beschränkt sich auf Auskratzungen der Fisteln, Gelenksresektion oder gar Amputation. Hat sich der Zustand des Kranken stabilisiert, wird er frühzeitig nach Hause entlassen. Dort herrschen meist unzureichende hygienische Bedingungen, und die Pflege des Patienten kann nicht gewährleistet werden. Es entwickelt sich ein Teufelskreis mit ständiger kurzfristiger stationärer Aufnahme und Perioden des Familienaufenthalts. Nach totaler Entkräftung sterben die Patienten an den Spätfolgen der Tuberkulose oder an anderen Infektionen. Gegen die ständige Behandlung in der Familie, wie sie verstärkt bei reicheren Patienten angewendet wird, spricht die dauernde Gefahr der weiteren Verbreitung der Krankheit.[443]

Noch 1936 sterben 25% der Bevölkerung an den Folgen der Tuberkulose. Die sichere Therapie besteht

441 Ar Vulp Kl
442 Vulpius O Deut Med Wo 38: 1336 (1912)
443 Ebd.

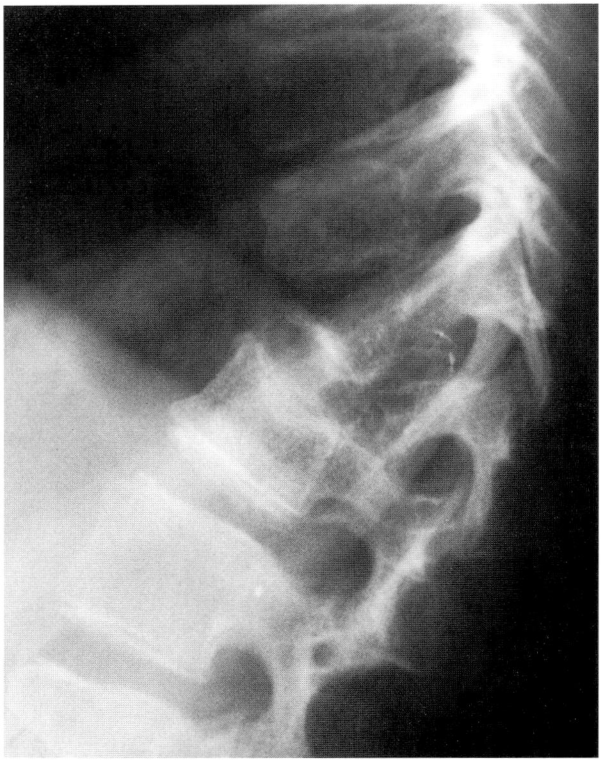 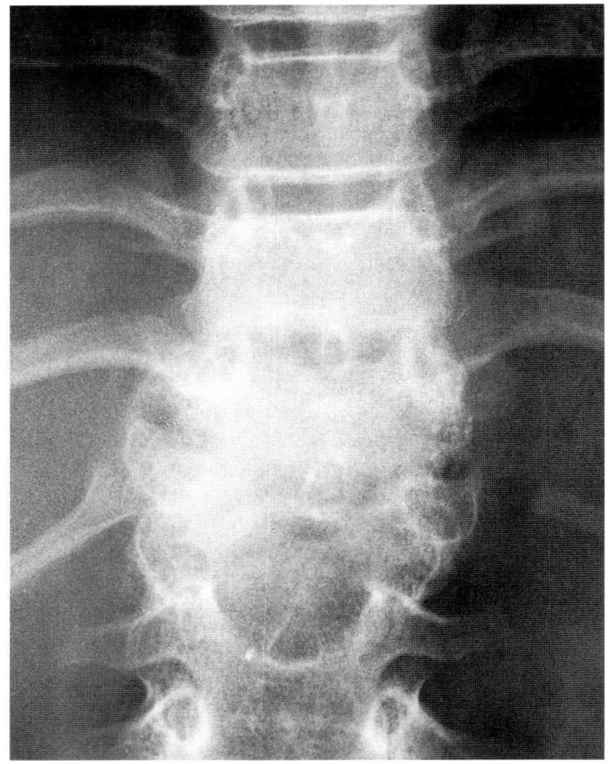

Abb. 48. Röntgenbilder einer Spondylitis tuberculosa, Übergang Brust-Lendenwirbelsäule.[444]

zu diesem Zeitpunkt nur in der Infektionsprävention.[445]

Bereits 1893 empfiehlt Poncet die Sonnenbehandlung der chirurgischen Tuberkulose. Sein Ansatz findet jedoch kaum Beachtung. Zehn Jahre später verweist der Schweizer Bernhard erneut auf die Bedeutung des Sonnenlichts für die Therapie der Knochen- und Gelenktuberkulose. Auguste Rollier (1874–1954)[446] nimmt die Experimente auf und richtet in Leysin/Schweiz im Hochgebirge ein Sanatorium für die Behandlung der Knochen- und Gelenktuberkulose ein. Hier steht die Sonnenbehandlung der Krankheit im Mittelpunkt des Therapieplanes.[447] In Frankreich entwickelt sich innerhalb kürzester Zeit das Fischerdörfchen Berck zum zentralen Ort der Behandlung der chirurgischen Tuberkulose. Im Sommer werden dort bis zu 10 000 Patienten kuriert, im Winter immerhin an die 4 000. Dagegen sind die Ansätze in Deutschland bescheiden. Es existieren im Gebirge und bei Berlin je eine Anstalt und an der See zwei Sanatorien. Vulpius besichtigt auf mehreren Reisen die verschiedenen Anstalten im In- und Ausland. Er entschließt sich, ein Sanatorium im Flachland zu errichten. Der Nachteil der geographischen Lage wird dadurch ausgeglichen, daß ein Solbad als Standort gewählt wird.[448] Rappenau mit seiner hervorragenden Sole und der in Baden überdurchschnittlich hohen Zahl von Sonnentagen wird Sitz der Anstalt.[449]

8.1.3. Finanzierung des Rappenauer Projekts

Das Solbad Rappenau, 237 m ü. d. M., liegt heute im Landkreis Heilbronn. Die Badeanlagen entstehen

444 Ar Vulp Kl
445 Pschyrembel W ›Wörterbuch‹ S. 580, 1936
446 Heller G Gesnerus 47: 329 (1990)
447 Vulpius O Strahlentherapie 3: 104 (1913)
448 Vulpius O Deut Med Wo 38: 1336 (1912)
449 Neuwirth G ›Rappenau‹ S. 249, 1978

langsam nacheinander, nachdem 1823 die Ludwigssaline gegründet wird.[450] Die Bezeichnung ›Bad‹ trägt Rappenau erst seit 1930.[451] Ein 200 m unter der Erdoberfläche gelegenes Steinsalzvorkommen liefert die Sole. Die Sole ist vollständig gesättigt und kristallklar. Sie erweist sich als äußerst heilkräftig.[452] Nach einer Statistik der Landesversicherungsanstalt Baden sind 1909 etwa 86% günstige Heilerfolge erzielt worden und drei Jahre später sogar 91%. Die Ergebnisse für das Solbad Dürrheim sind jedesmal deutlich niedriger.[453] In Rappenau wird ein Grundstück von 280 Ar kostenlos zur Verfügung gestellt, um das Sanatorium für Knochen-, Gelenk- und Drüsenkrankheiten zu errichten.[454]

Vulpius ist die treibende Kraft bei der Errichtung des Sanatoriums. Die Heilanstalt soll aber nicht wie die Krüppelfürsorge in Baden durch Spenden finanziert werden. Mit dem ›Exposé über die Gründung eines Sanatoriums für chirurgische Tuberkulose‹[455] wird versucht, Gesellschafter zu finden. Neben den Gründen für die Errichtung und einer genauen Beschreibung der geplanten Anstalt wird auch eine Rentabilitätsberechnung vorgelegt. Für die Errichtung des Sanatoriums werden 255 000 Mark veranschlagt.[456] Unter dem Absatz ›Wirtschaftlichkeit des Unternehmens‹ heißt es in dem Exposé:

»Wenn auch der Zweckgedanke, der zur Gründung führt, ein wohltätiger ist und die Anstalt selbst eine wohltätige sein wird, so ist sie nicht als reine Wohltätigkeitsanstalt im Sinne der Unterhaltung durch freiwillige Spenden gedacht. Besonders der Gedanke, dass an den Wohltätigkeitssinn des Einzelnen durch unzählige Aufrufe in letzter Zeit unverhältnismässig grosse Ansprüche gemacht werden, dass ferner eine grosse Anzahl von Persönlichkeiten für bestimmte Zwecke sich aufopfern und die Beteiligung mit weiteren Summen a fonde perdu ablehnen, um keine Zersplitterung ihrer Wohltätigkeitspflege eintreten zu lassen, war massgebend für die Gründung einer wirtschaftlichen GmbH.« [457]

Die zu erwerbenden Gesellschaftsanteile sollen nicht unter 5 000 Mark ausgegeben werden.[458] Am 25. September 1911 begeben sich der Geh. Justizrat Dr. J. Vohsen, der Privatmann F. Langbein, der Bankdirektor P. Samuely, der Notar H. Schieck und Vulpius zum Heidelberger Notariat. Auf dem Notariat wird der Gesellschaftsvertrag über die Errichtung der Firma ›Sanatorium Solbad Rappenau GmbH‹ öffentlich beurkundet.[459] Die erste ordentliche Generalversammlung der Gesellschaft findet am gleichen Tag statt. Unter anderem wird der Aufsichtsrat gewählt und der Vorstand bestellt. Die Eintragung der Firma in das Handelsregister soll so schnell wie möglich erfolgen. In der zweiten Generalversammlung, drei Tage später, sind alle zwölf Gründungsmitglieder anwesend, und auch der Vorstand ist komplett. Die Geschäftsführer der Anstalt sind Vulpius, Karl Münz, der Badearzt im Solbad Rappenau, und Doris Schopfer aus Freiburg. Vulpius wird Ärztlicher Leiter, Münz der Hausarzt und Frau Schopfer die künftige Oberin des Sanatoriums. Der Aufsichtsrat besteht aus Vohsen, Langbein und Samuely.[460]

450 ›Meyers Großes Taschenlexikon‹ Bd. 2 S. 350, 1983
451 Neuwirth G ›Rappenau‹ S. 247, 1978
452 Anonym, Münch Med Wochenschr ›Jubiläumsgabe 80 Jahre‹ S. 70, 1933
453 Neuwirth G ›Rappenau‹ S. 247, 1978
454 Ar Vulp Kl: Exposé über die Gründung eines Sanatoriums für chir. Tuberkulose, S. 3. Einem Zeitungsausschnitt vom 17. 3. 1911 [Ar Vulp Kl] ist zu entnehmen, daß auf der Bürgerausschußsitzung vom 16. 3. beschlossen wird, Vulpius zum Bau des Sanatoriums ein Grundstück mit 152 Ar zu überlassen. Die Verdoppelung der Grundstücksfläche ist vielleicht auf das Konkurrieren mit Dürrheim zurückzuführen.
455 Der Zeitpunkt der Abfassung des Exposé und der Verfasser selbst sind nicht bekannt. Vulpius ist sicherlich an der Verfassung maßgeblich beteiligt.
456 Ar Vulp Kl: Exposé über die Gründung eines Sanatoriums für chir. Tuberkulose.
457 Ebd. S. 4.
458 Ebd. S. 6.
459 St Ar B Rapp ›Beteiligung‹: Kopie des Gesellschaftsvertrags vom 25. 9. 1911
460 Ar Vulp Kl; Gesellschafterversammlung: Bericht vom 25. und 28. 9. 1911

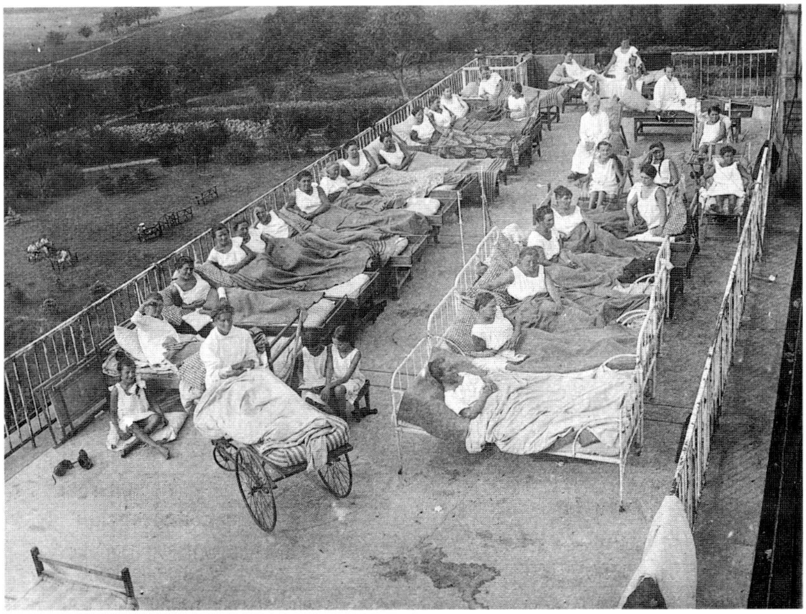

Abb. 49. Patienten auf einer der Sonnenterrassen.[461]

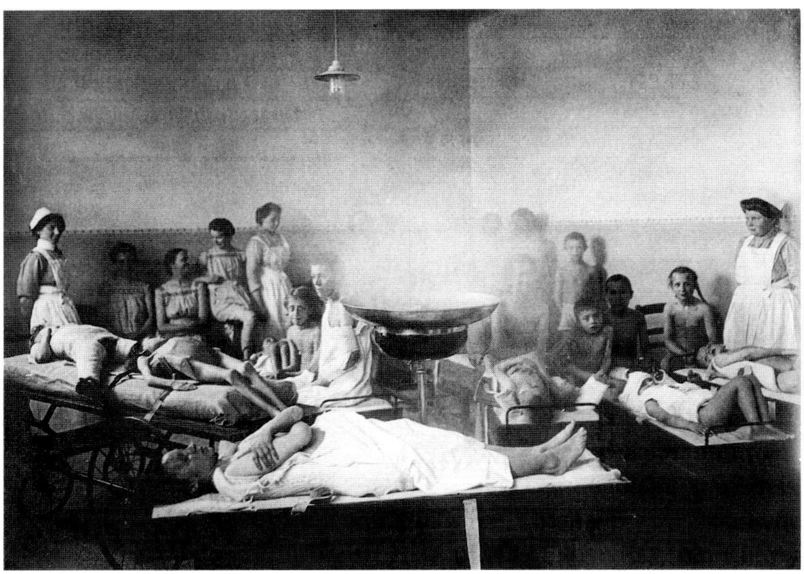

Abb. 50. Das Inhalatorium der Klinik.[462]

Die zwölf Gründungsmitglieder der ›Sanatorium Solbad Rappenau GmbH‹.[463]

Prof. Dr. P. Ernst, Heidelberg[464]
Bankdirektor H. Fremerey, Heidelberg
Prof. Dr. V. Goldschmidt, Heidelberg[465]
Chemiker Dr. H. Lang, Ludwigshafen
Privatmann F. Langbein, Heidelberg
Apotheker L. Niederheiser, Rappenau
Frau Prof. A. Samuely, Heidelberg
Bankdirektor Dr. P. Samuely, Heidelberg
Notar H. Schieck, Heidelberg
Prof. Dr. F. Voelcker, Heidelberg[466]
Geh. Justizrat J. Vohsen, Heidelberg
Prof. Dr. O. Vulpius, Heidelberg

8.1.4. Errichtung der Anstalt

Bereits drei Monate vor Gründung der ›Sanatorium Solbad Rappenau GmbH‹ werden die Baupläne der Heilanstalt in Rappenau vorgestellt. Zunächst handelt es sich nur um die Pläne des Hauptgebäudes; weitere Nebengebäude sollen noch folgen. Das Hauptgebäude soll vierstöckig werden, eine Länge von 40 m und eine Tiefe von 15 m erhalten. Mitte Oktober ist der Bau des Sanatoriums bereits bis zum 2. Stock fortgeschritten.[467]

Im Frühjahr 1912 präsentiert sich das bezugsfertige Sanatorium folgendermaßen: Es liegt, 1 km vom Stadtkern Rappenaus entfernt, auf einem etwa 3 ha großen Wiesengelände (siehe S. 103, Abb. 66). Die Hauptfront ist nach Süden gewendet. Alle Patientenzimmer sind mit sehr großen Fenstern auf diese Seite gerichtet. Zu Anfang ist die Heilanstalt für maximal 120 Patienten gedacht. Auf der Nordseite liegt in unmittelbarer Nähe ein Wald, der von den Patienten zu Spaziergängen genutzt werden kann. In dem Kellergeschoß befinden sich Wirtschafts- und Maschinenräume (siehe S. 105, Abb. 70), die Werkstatt und das

461 Ar Vulp Kl
462 Ebd.
463 Ar Vulp Kl; Gesellschafterversammlung: Bericht vom 28. 9. 1911
464 Ernst (1859–1937) ist von 1907–28 Direktor des Pathologisch-Anatomischen Instituts der Heidelberger Universität
465 Goldschmidt (1853–1933) ist von 1890–1933 in der Naturwissenschaftlich-Mathematischen Fakultät.
466 Voelcker (1872–1955) ist u. a. von 1910–19 Leiter der Chirurgischen Universitätsklinik in Heidelberg. Von 1919–1937 ist er o. Professor in Halle/S.
467 Ar Vulp Kl: Kopie der Zeitungsausschnitte vom 3. 6. und 19. 10. 1911

Inhalatorium (Abb. 50). Im Erdgeschoß liegen die Verwaltung, das Arztzimmer mit den Geräten zur künstlichen Bestrahlung und eine Männerstation mit mehreren Räumen zu 4–6 Betten. Im 1. Obergeschoß liegt die Privatstation mit Einzel- und Doppelzimmern, zur Nordseite hin gerichtet sind Operations- und Gipsraum. Auf der gleichen Seite sind Badezimmer, Teeküche und Tagesraum untergebracht. Das 2. und 3. Obergeschoß dient der Aufnahme von Frauen und Kindern der III. Klasse. Für die Kinder sind große Säle vorgesehen. Im 3. Stock ist geplant, die Laboratorien unterzubringen. In dem Sanatorium sollen Kliniker, Bakteriologe, Physiologe und Physiker zusammenarbeiten, um neue Erkenntnisse über die Krankheit und ihre Behandlungsweise zu gewinnen.[468] Nach Westen sind an das Gebäude im 1. und 2. Stock Liegehallen und Sonnenterrassen (Abb. 49) angebaut. Darunter finden sich im Erdgeschoß die Räumlichkeiten für die Solbäder und die Höhensonne. Südwestlich vom Sanatorium liegt in unmittelbarer Nähe das Gradierwerk[469]

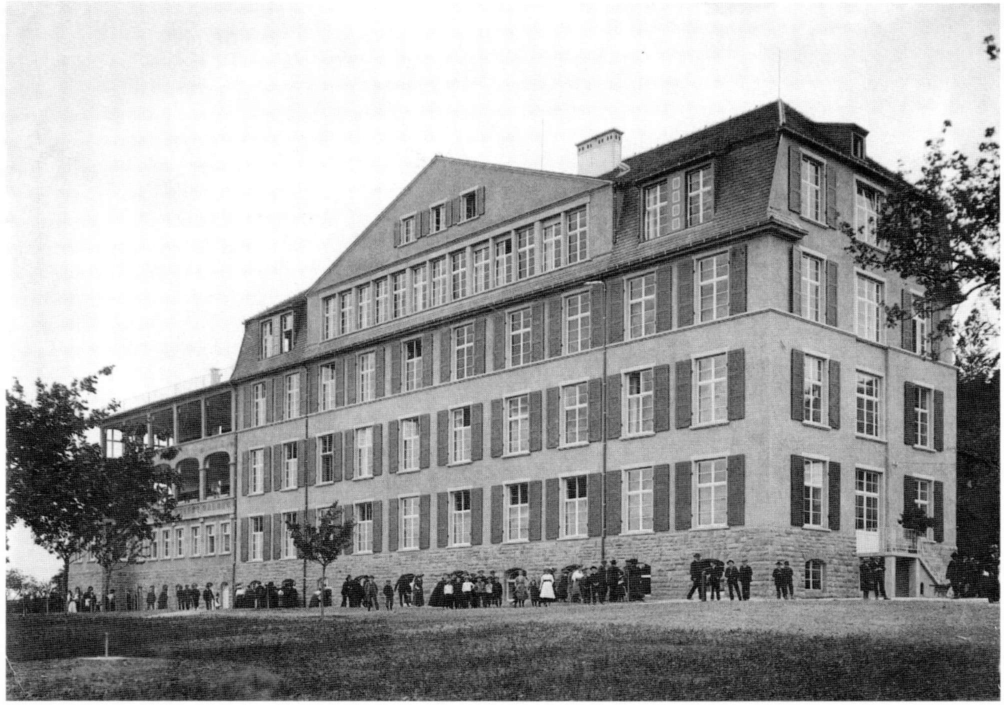

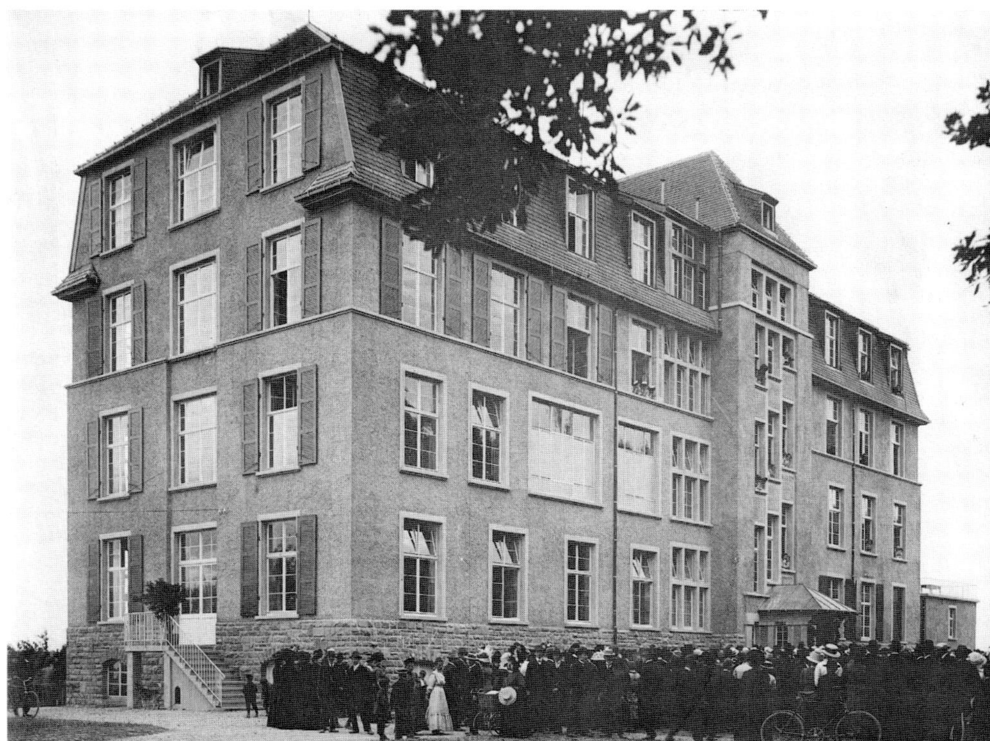

Abb. 51 und 52. Die Ankunft der Gäste am 16. Juni 1912.[470]

468 Vulpius O Deut Med Wo 38: 1337 (1912)
469 Gradierwerk: Ein mit Reisig bedecktes Holzgerüst, über das Sole geschüttet wird. Durch die Verdunstung steigt der Salzgehalt der Sole. [Siehe ›Meyers Großes Taschenlexikon‹ Bd. 8 S. 321, 1983.]
470 Ar Vulp Kl

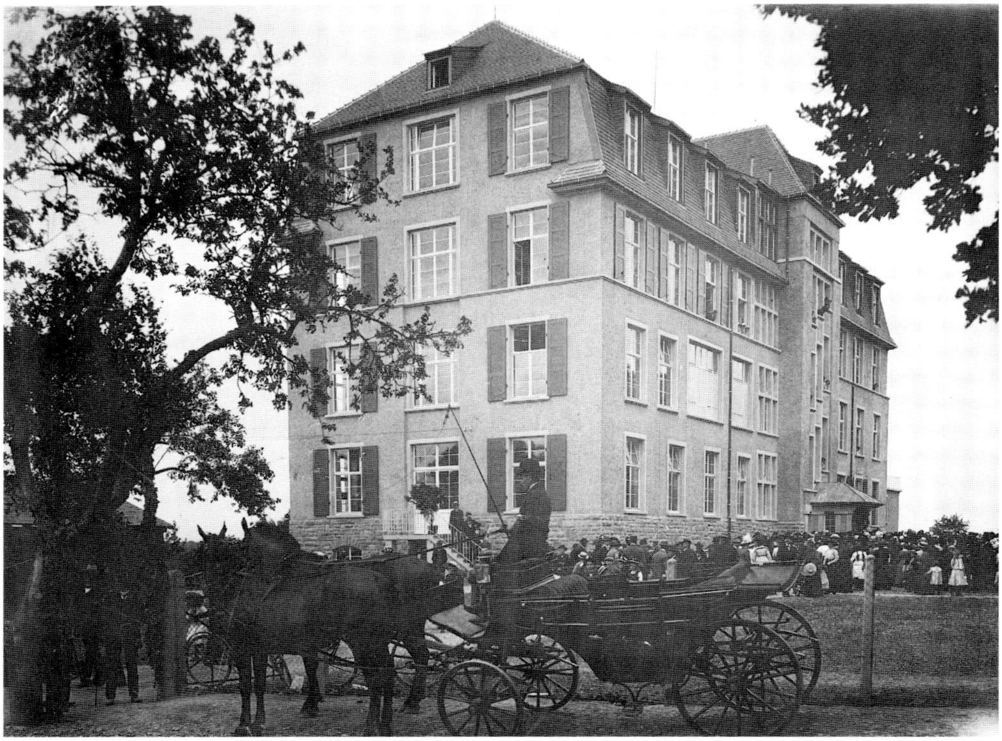

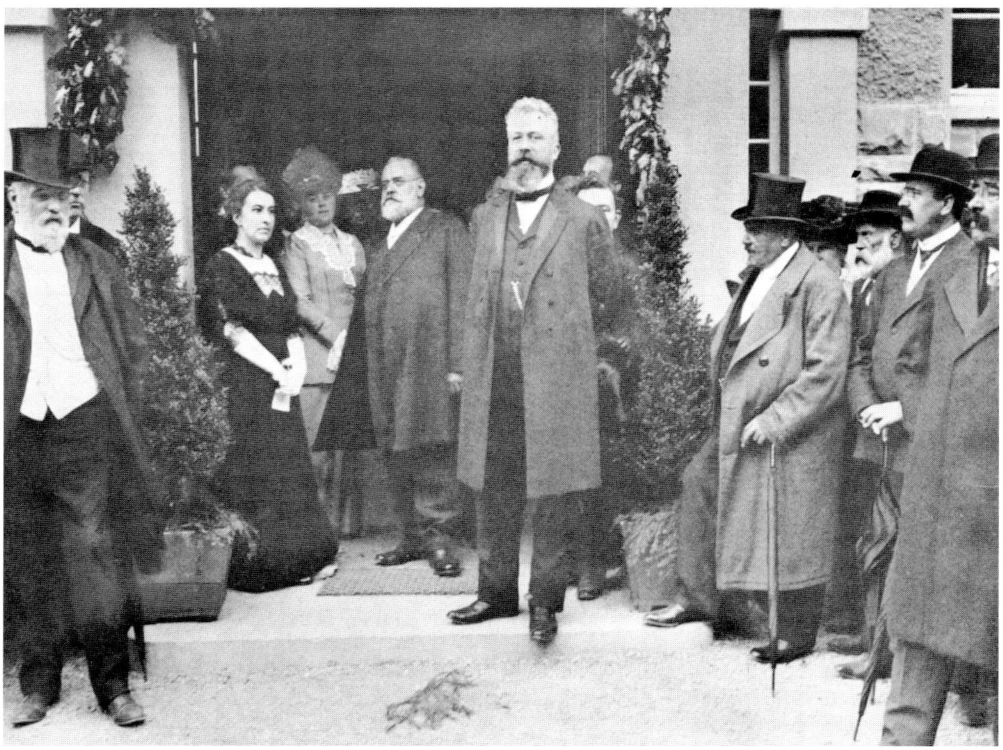

Abb. 53. Ankunft der Gäste und Abb. 54: Vulpius während der Eröffnungsfeier.[471]

(siehe Abb. 47 und 68), das therapeutischen Zwecken dient. Durch die vorherrschende Windrichtung Süd-West werden heilende Ausdünstungen genau auf die Liegeterrassen getragen.[472]

Die Heilanstalt nimmt Patienten I., II. und III. Klasse auf. Etwa zehn Betten sind für Patienten I. Klasse und 15 Betten für Patienten II. Klasse vorgesehen. Als Tagessätze für die verschiedenen Klassen sind folgende Preise angegeben: Kinder zahlen 2,50 Mark, Erwachsene in der III. Klasse 3,00 Mark, in der II. Klasse 6,00 Mark und in der I. Klasse 9,00 Mark. Für die Anfangszeit arbeiten in der Klinik ein Assistenzarzt, eine Oberin, vier Schwestern, ein Wärter, eine Köchin, sechs Mädchen und ein Mechaniker.[473]

471 Ar Vulp Kl
472 HD Zt vom 17. 6. 1912
473 Ar Vulp Kl: Exposé über die Gründung eines Sanatoriums für chir. Tbc, S. 5, 8.

8.2. Das Sanatorium im Wandel der Zeit

Mit Inbetriebnahme des Sanatoriums leitet Vulpius nun drei medizinische Einrichtungen: die Heidelberger Privatklinik, das Krüppelheim und das Sanatorium. Bei Vollbelegung der Häuser trägt Vulpius die Verantwortung für nahezu 400 Patienten.[474] Während des Krieges ist er fast ununterbrochen an der Front. Wie in Heidelberg, so auch in Rappenau, wird Vulpius in dieser Zeit durch seinen Heidelberger Oberarzt Görres vertreten.[475]

8.2.1. Einweihungsfeier

Am 16. Juni 1912 findet die offizielle Einweihung des Sanatoriums im Solbad Rappenau statt, nachdem schon einige Wochen zuvor die ersten Patienten aufgenommen worden sind. Von Heidelberg über Neckargemünd und Sinsheim fährt am frühen Nachmittag ein Sonderzug nach Rappenau. Der Zug transportiert die 300 geladenen Gäste.[476] Am Rappenauer Bahnhof wird die Gesellschaft vom Bürgermeister und den Mitgliedern des Gemeinderats empfangen. Gemeinsam macht man sich auf den zehnminütigen Fußweg zum Sanatorium. Unterwegs schließt sich die einheimische Bevölkerung den Gästen an. Einige der geladenen Personen treffen auch mit der Pferdekutsche ein. Der Festakt wird durch ein Lied des Rappenauer Gesangvereins eröffnet. Vohsen, Vorsitzender des Aufsichtrats des Sanatoriums, hält die Begrüßungsrede. Er dankt allen, die zum Gelingen des Baus beigetragen haben. Nach einem Lied des Schülerchors ergreift Freudenberger, der Bürgermeister von Rappenau, das Wort. Er spricht den verantwortlichen Personen seinen Dank dafür aus, daß Rappenau der Standort des Sanatoriums wurde. Gleichzeitig erkennt er den hohen sozialen Wert der Heilanstalt an. Anschließend bleibt es Vulpius vorbehalten, auf die Gründe der Entstehung, die Perspektiven des Sanatoriums, die Räumlichkeiten mit ihrem Zweck und die Behandlungsweisen einzugehen. Nach diesem offiziellen Teil wird den Gästen und Einwohnern die Möglichkeit gegeben, sich in dem Sanatorium umzusehen. Die Besichtigung wird mit einem kleinen Imbiß abgeschlossen. Die Rückreise nach Heidelberg findet wieder mit dem Sonderzug statt.[477]

8.2.2. Die Zeit bis zum Krieg

Auf einer außerordentlichen Gesellschafterversammlung im Dezember 1911 wird beschlossen, das Sanatorium bis spätestens 1. Juni 1912 zu eröffnen. Drei Monate zuvor sollen an sämtliche Ärzte Badens, Württembergs, Hessens und der Rheinpfalz Broschüren über die Heilanstalt verschickt werden, um über die künftige Arbeit zu informieren.[478] Das Sanatorium nimmt bereits im Mai 1912 den Betrieb auf. Während der Sommermonate wird eine durchschnittliche Belegung mit 80–90 Patienten erreicht. Die Erfolge der kombinierten Behandlung in der Heilanstalt sind äußerst zufriedenstellend und dies, obwohl August und September sehr sonnenarm sind. Gerade in dieser Zeit beweisen die künstliche Höhensonne und die Bestrahlung mit dem elektrischen Bogenlicht ihre Wirkung. Ab 15. Oktober 1912 werden die Preise für Kinder in der III. Klasse um 50 Pfenning auf 2,– Mark gesenkt. Damit sollen mehr Gemeinden, Kassen und Armenräte bewegt werden, Patienten einzuweisen.[479] Bei einer Bettenzahl von 126 werden in den acht Monaten bis Jahresende 274 Patienten behandelt. Bei 12801 Verpflegungstagen ergibt dies eine durchschnittliche Aufenthaltsdauer von 47 Tagen.[480]

In den Jahren 1912 und 1913 erscheinen in der medizinischen Fachliteratur zum Thema chirurgische Tuberkulose und Sanatoriumsbehandlung acht Aufsätze von Vulpius. Im gleichen Zeitraum hält er auf Versammlungen oder Kongressen in Heidelberg,

474 GLA KA 356/ Z. 1969/10 Nr. 805: Brief von Vulpius an das Innenministerium vom 12. 3. 1914
475 Ar Vulp Kl; Gesellschafterversammlung: Bericht vom 11. 1. 1916
476 Ar Vulp Kl: Kopie des Zeitungsartikel vom 17. 6. 1912
477 HD Zt vom 17. 6. 1912
478 Ar Vulp Kl; Gesellschafterversammlung: Protokoll vom 4. 12. 1911
479 GLA Ka 356 Zug: 1976/ 45 Oz 331: Bekanntmachung des ›Sanatorium Solbad Rappenau‹
480 Gb Bad I-Minist 1906–12 1. Bd. S. 512–3, 1914

Berlin und London Vorträge zum entsprechenden Thema.[481] Auf dem Verbandstag der badischen Krankenkassen in Schopfheim ist Vulpius ebenfalls mit einem Referat vertreten. Durch diese Aktivitäten wird das Sanatorium immer bekannter. Bis Ende 1913 wird im März erreicht, es sind durchschnittlich 129 Patienten im Sanatorium aufgenommen.[483] Im Juni 1913 sieht sich Vulpius veranlaßt, an die Kreisverwaltung Heidelberg zu schreiben. Aus Heidelberg werden seiner Ansicht nach zu wenig Patienten in das

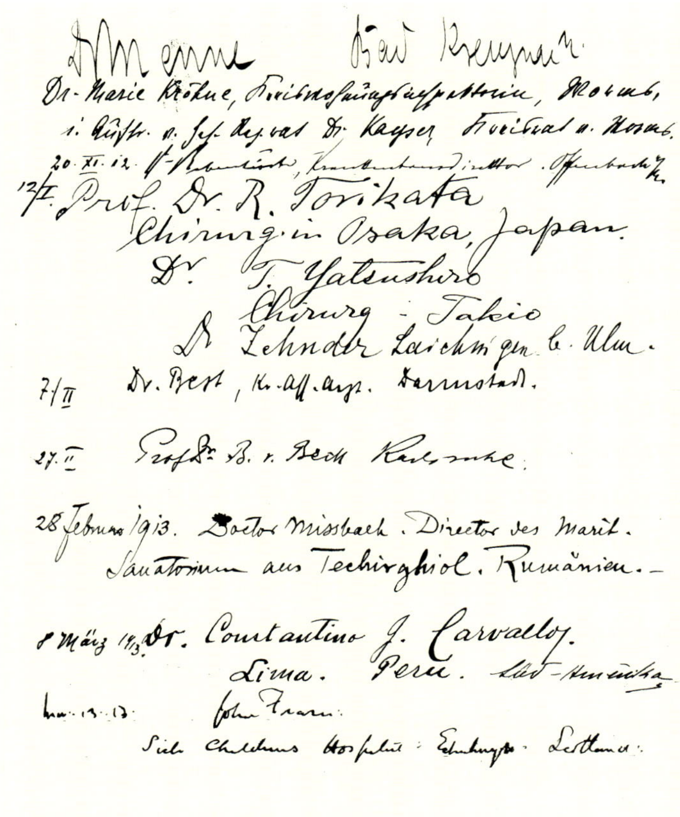
Prof. Dr. R. Torikata
Chirurg in Osaka, Japan.
Dr. T. Yatsushiro
Chirurg - Tokio
Dr Zehnder Laichingen b. Ulm.
28 Februar 1913. Doctor Missbach. Director des Marit. Sanatorium aus Techirghiol. Rumänien.
8 März 1913 Dr. Constantino J. Carvallo.
Lima. Peru.

Abb. 55. *Eine Seite im Gästebuch des Sanatoriums Solbad Rappenau mit Unterschriften von Gästen aus Japan, Peru, Rumänien und Schottland (20. November 1912 – 13. März 1917).*[482]

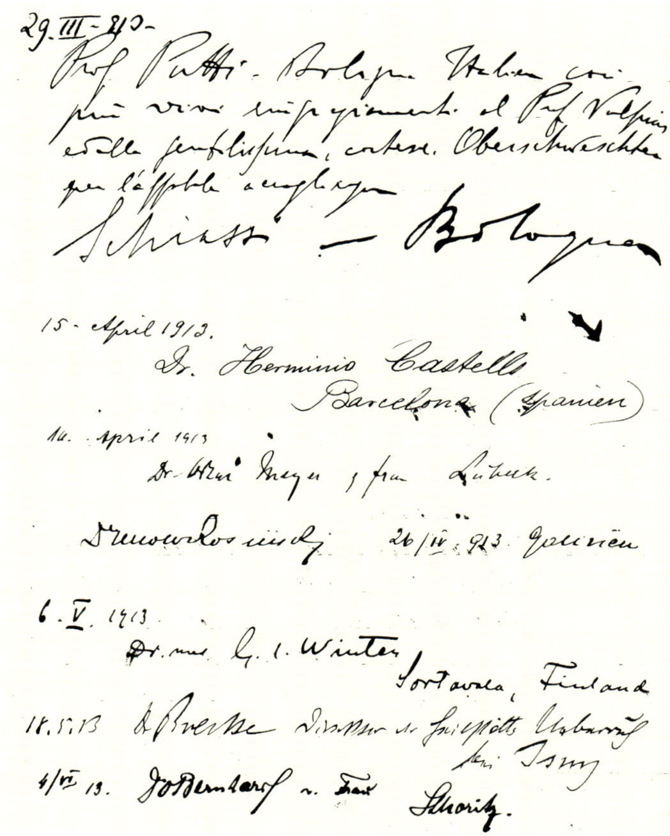
Prof. Putti - Bologna Italien
15. April 1913.
Dr. Herminio Castells
Barcelona (Spanien)
6. V. 1913
Dr. med. G. I. Winter
Sortavala, Finland

Abb. 56. Eine weitere Seite des Gästebuchs mit Unterschriften von Besuchern aus Italien (Professor Putti), Spanien und Finnland (29. März – 4. Juni 1913).[484]

haben ungefähr 100 in- und ausländische Ärzte und andere Interessenten die Heilanstalt besucht (siehe Abb. 55 – 57). Insgesamt steigt 1913 die Belegung gegenüber den ersten acht Monaten des Betriebes im Jahr 1912 deutlich an. Es werden 600 Patienten bei 34 071 Verpflegungstagen aufgenommen. Im Januar beträgt die durchschnittliche Patientenzahl nur 32, dies ist die geringste Belegungszahl. Die Rekordzahl Sanatorium geschickt. Außerdem werden zum Teil Kinder mit chirurgischer Tuberkulose in das Kinder-

481 Siehe Personalbibliographie und Kongreßbesuche von Vulpius S. 182 – 187 und 187 – 190
482 Ar Vulp Kl; Gästebuch
483 Ar Vulp Kl; Gesellschafterversammlung: Jahresbericht des Sanatoriums 1913
484 Ar Vulp Kl; Gästebuch

heim Siloah[485] überwiesen, die dort jedoch nicht die notwendige Therapie erhalten können.[486] Den ganzen Sommer über ist die Heilanstalt nahezu zu 100 % belegt. Die Landesversicherungsanstalt von Elsaß-Lothringen beginnt nun auch, Patienten dem Sanatorium zuzuweisen. Einem getroffenen Abkommen mit der Reichsversicherungsanstalt für Angestellte zufolge können die Patienten dieser Versicherungsanstalt in der II. Klasse aufgenommen werden. Dadurch ist die Privatstation den gesamten Winter über konstant gut belegt. Der tägliche Betrieb führt zu Umstrukturierungen innerhalb des Gebäudes. Dadurch kann die Behandlung der Patienten besser durchgeführt werden. Da erneut das Wetter hinter den Erwartungen zurückbleibt, muß verstärkt die künstliche Bestrahlung, etwa 5 000mal, angewendet werden. Zu diesem Zweck wird ein zweites Belichtungszimmer eingerichtet. Im Laufe des Jahres wird der Turnraum im 4. Stock in ein weiteres Krankenzimmer umgewandelt. Das Krankenhaus verfügt nun über 150 Betten.[488]

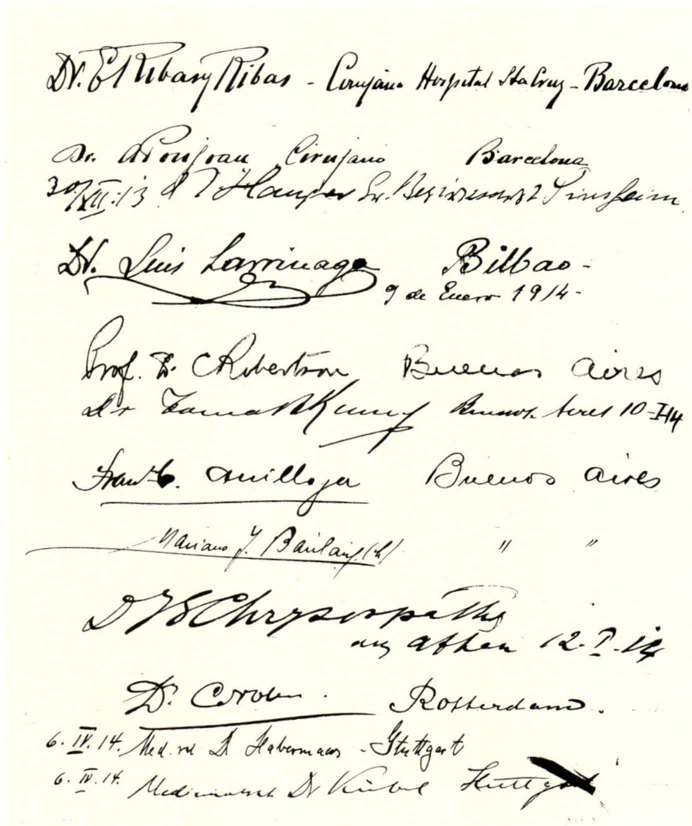

Abb. 57. Eine Seite des Gästebuchs mit Unterschriften von Besuchern aus Holland, Griechenland, Spanien und Argentinien (30. Dezember 1913 bis 6. Juni 1914).[487]

485 Das Kinderheim wurde 1887 vom Frauenverein in Rappenau errichtet, um Kinder mit Skrophulose kurieren zu können. [Siehe Neuwirth G ›Rappenau‹ S. 249, 1978.]

486 GLA KA 356 Zug: 1976/ 45 Oz 331: Brief von Vulpius an Kreisverwaltung HD vom 24. 6. 1913

487 Ar Vulp Kl; Gästebuch

488 Ar Vulp Kl; Gesellschafterversammlung: Jahresbericht des Sanatoriums 1913

Die ständige ärztliche Betreuung in dem Sanatorium wird bis Mitte der zwanziger Jahre durch Karl Münz (geb. 1878), den Hausarzt, gewährleistet. Bereits seit 1905 ist Münz der Gemeindebadearzt des Solbads Rappenau.[489] Vulpius besucht die Heilanstalt ein- bis zweimal wöchentlich, um die Operationen durchzuführen.[490]

Ab 1914 ist der ›Badische Fürsorgeverein für bildungsfähige Krüppel‹ Gesellschafter in der ›Sanatorium Solbad Rappenau GmbH‹.[491] Schon zuvor bestehen enge Beziehungen zwischen der Gesellschaft und dem Krüppelverein. Neben Vulpius sind auch die Gründungsmitglieder Heinrich Fremerey und Victor Goldschmidt Mitglieder im Badischen Krüppelverein. Die Gattin von Goldschmidt und Fremerey selbst sitzen, wie Vulpius, im Vorstand des Krüppelvereins.[492] Durch die geschäftliche Verknüpfung der zwei sozialen Einrichtungen gestaltet sich die Zusammenarbeit leichter. In der Vergangenheit mußte das Krüppelheim in Heidelberg Kinder mit nicht ausgeheilter chirurgischer Tbc abweisen oder umständlich einen Platz in einem Krankenhaus ausfindig machen. Die Aufnahme von Patienten mit eiternden Fisteln ist wegen der Ansteckungsgefahr nicht möglich. Jetzt werden die Kranken in das Sanatorium nach Rappenau geschickt. Nach Ausheilung der Knochen- und Gelenktuberkulose werden sie im Krüppelheim aufgenommen.[493]

Im Rahmen der Krüppelfürsorge steht das Sanatorium kurz vor Kriegsbeginn im Mittelpunkt des Interesses. Zum Abschluß des 3. Krüppelfürsorgekongresses in Heidelberg wird das Sanatorium Solbad Rappenau von den Kongreßbesuchern am 4. Juni 1914 besichtigt.[494]

8.2.3. Das Sanatorium während des Ersten Weltkriegs

Noch vor Beginn des Kriegs werden Vulpius und Samuely, zu diesem Zeitpunkt Aufsichtsratsmitglied, zur Armee einberufen. Anstelle von Vulpius wird das derzeitige Aufsichtsratsmitglied Langbein zum Geschäftsführer des Sanatoriums ernannt. Auf einer außerordentlichen Generalversammlung am 15. August 1914 werden der Bankdirektor Fremerey und Prof. Voelcker neu in den Aufsichtsrat gewählt.[495]

Am 15. September 1914 wird im Sanatorium ein Vereinslazarett eingerichtet, das dem Reservelazarett in Heidelberg untersteht. Vulpius ist der offizielle Leiter. Auf Grund seiner anderweitigen Verpflichtungen ist er wohl nur äußerst selten in Rappenau. Vulpius ist die meiste Zeit an der Front. Zunächst beschränkt sich die Behandlung im Lazarett in Rappenau ganz allgemein auf verwundete und erkrankte Soldaten. Zum Teil werden die Soldaten zu Arbeiten in Rappenau eingesetzt. Im Jahr 1916 werden beispielsweise 13 Soldaten mit Bohr- und Säuberungsarbeiten in der Saline beschäftigt.[496] Mit Beginn des Jahres 1915 werden dem Vereinslazarett vor allem kranke Soldaten mit Knochen-, Gelenk- und Drüsentuberkulose zugewiesen. Während des Krieges entwickeln sich Rappenau und Dürrheim zu den zwei Behandlungszentren der chirurgischen Tuberkulose in ganz Deutschland. Es zeigt sich aber, daß mit der Zeit mehr und mehr Soldaten, die nicht an chirurgischer Tuberkulose erkrankt sind, den beiden Heilstätten zugeführt werden. Aus diesem Grund schreitet Ende 1915 das Sanitätsamt ein. Die zwei Vereinslazarette in Rappenau und Dürrheim werden in Reservelazarette umgewandelt. Ein fachärztlicher Beirat für Chirurgie (der Name ist unbekannt), Spezialist auf dem Gebiet der Knochen- und Gelenktuberkulose, übernimmt die Oberaufsicht der Lazarette. Die Behandlung der chirurgischen Tuberkulose wird vereinheitlicht. Sie ist nun streng konservativ und besteht aus Solbädern, künstlicher Bestrahlung, Röntgentherapie und guter Ernährung.[497] Wie auf Seite 96–101 ›Behandlung der

489 Anonym, Münch Med Wochenschr ›Jubiläumsausgabe 80 Jahre‹ S. 70, 1933

490 GLA KA 356 Z. 1969/10 Nr. 805: Brief von Vulpius vom 27. 7. 1912

491 Ar Vulp Kl; Gesellschafterversammlung: Protokoll vom 31. 3. 1914

492 ›Jb Bad FV 1911‹ S. 14, 27–8, 1911

493 Vulpius O Z Krüp 7: 155 (1914)

494 Biesalski K Z Krüp 7: 105 (1914)

495 Ar Vulp Kl; Gesellschafterversammlung: Mitteilung vom 3. 8. 1914 und Versammlungsprotokoll vom 15. 8. 1914

496 Konnerth M ›Saline‹ S. 223, 1990

497 Wilmanns, ›Lazarette‹ S. 14–16, 1932. In der Monographie von Wilmanns wird geschrieben, daß das Vereinslazarett in

chirurgischen Tuberkulose‹ dargestellt wird, steht dieser Chirurg damit im krassen Gegensatz zu der Behandlungsmethode von Vulpius. Vulpius ist Verfechter einer kombinierten Therapie bestehend aus: Heliotherapie, Solbädern, guter Ernährung und Operation. Er lehnt den Einsatz von Röntgenstrahlen zu therapeutischen Zwecken ab.[498] Hermann Kuß, einer seiner Oberärzte in Rappenau, veröffentlicht 1929 und 1930 je eine Publikation über die Röntgenspätschädigungen. In diesen Referaten wird die Gefahr, die die Röntgenbestrahlung in sich birgt, deutlich dargestellt. Zwei der sechs vorgestellten Fälle erhielten ihre Röntgentherapie in Lazaretten.[499]

Für die Dauer des Ersten Weltkrieges wird das Sanatorium Solbad Rappenau fast ausschließlich als Lazarett betrieben, dies bedeutet, daß die Patienten überwiegend Soldaten sind. Anfangs gestaltet sich der Betrieb des Lazaretts schleppend. Im November 1914 werden durchschnittlich 80 Patienten behandelt, im darauffolgenden Monat sind es immerhin fast 90 Erkrankte. Anfang 1915 wird mit dem Sanitätsamt Karlsruhe vereinbart, bestimmte Krankheitsgrade, die nördlich von Bruchsal auftreten, nur noch nach Rappenau zu überweisen. Durch diese Abmachung wird für die folgenden Kriegsjahre eine annähernde Vollbelegung erreicht.[501] Am 27. Mai 1915 besucht die Großherzogin Hilda mit ihrem Gefolge das Lazarett.[502]

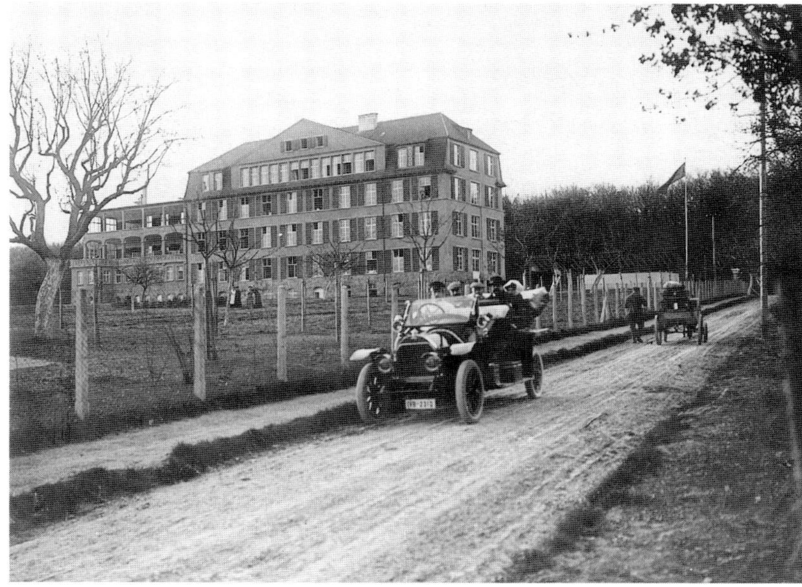

Abb. 58. Die Südost-Seite des Sanatoriums.[500]

Das Sanatorium Solbad Rappenau kann nach dem Krieg zunächst in gewohnter Weise weitergeführt werden. Es erfolgen aber erneut Umstrukturierungen, um den steigenden Zahlen der Tuberkulosefälle gewachsen zu sein.[503]

8.2.4. Die Nachkriegszeit

Die Zeit nach dem Ersten Weltkrieg ist für die Orthopädie durch den Wandel des Patientenklientels gekennzeichnet. Die Kinderorthopädie, die sich meist mit angeborenen Erkrankungen beschäftigt, tritt in den Hintergrund. In den Vordergrund rücken die erworbenen Krankheiten, die Kinder und Erwachsene gleichermaßen betreffen. Hier steht die Knochen- und Gelenktuberkulose mit an der Spitze.[504] In den zwanziger Jahren ist das Sanatorium Solbad Rappenau bereits zu ⅔ mit Erwachsenen belegt.[505] Dieser Zeitraum ist stark durch die 1922 beginnende Inflation geprägt. Die Inflation sorgt für eine ständige Änderung des Gesellschaftskapitals.

[Fortsetzung von Fußnote 497:]
dem Kindersolbad von Rappenau eingerichtet wird. In den zwei uns zur Verfügung stehenden Büchern über Bad Rappenau von Konnerth M und Neuwirth G wird von einem Vereinslazarett in der Vulpius'schen Anstalt geschrieben und ein Lazarett in dem Kindersolbad nicht erwähnt. Zudem werden in dem Kindersolbad immer nur vereinzelt chirurgische Tuberkulosen behandelt. Es ist keine Spezialheilanstalt wie das Sanatorium Solbad Rappenau. In den zwei Freiburger Militärarchiven und dem GLA KA lassen sich keine Akten zu diesem Sachverhalt finden. Auch Wilmanns kann nicht auf Akten zurückgreifen, seine Quellenangaben sind sehr vage. Viele Äußerungen sind mit Vorsicht zu genießen.

498 Vulpius O Med Welt 7: 995–6 (1933)
499 Kuß H Med Welt 3: 1722–4 (1929) und ders. Röntgenpraxis 2: 1133–6 (1930)
500 Ar Vulp Kl
501 Ar Vulp Kl; Gesellschafterversammlung: Mitteilungen vom 30. 4. 1915 und 11. 1. 1916
502 Ar Vulp Kl; Gästebuch der Klinik
503 Ar Vulp Kl; Gesellschafterversammlung: Einladung zu einer Versammlung vom 19. 6. 1920
504 Rütt A ›Orthopädie‹ S. 40, 1993
505 Kuß H Arch Klin Chir 166: 137 (1931)

Am 12. Juni 1920 wird das Stammkapital der Gesellschaft von 155 000 Mark auf 300 000 Mark nahezu verdoppelt. Unter anderem gehören nun auch Dr. Görres und Franz Bingler, der langjährige Orthopädiemechaniker von Vulpius, zu den neu aufgenommenen Gesellschaftern. Mit 30 Stimmen bleibt Vulpius erneut Hauptgesellschafter. Wie bereits bei der Gründung, entspricht ein Stimmenanteil 5 000 Mark. Das Gesellschaftskapital wird erhöht, damit das Sanatorium den kommenden Aufgaben gewachsen ist und auf dem neuesten Stand bleibt. Bisher konnten die Belegzahlen auf einem hohen Niveau gehalten werden. Beispielsweise sendet die Reichsversicherungsanstalt laufend Patienten. Der Verein der Tabakinteressenten kündigt an, in Zukunft ständig 60 Betten für Kinder zu beanspruchen.[506]

Wegen der Inflation muß das Stammkapital der Gesellschaft noch mehrere Male der jeweiligen Situation angepaßt werden. Auf der Generalversammlung vom 5. April 1923 muß das Gesellschaftskapital auf 1 500 000 Mark erhöht werden. Der ›Sanatorium Solbad Rappenau GmbH‹ gehören nun 14 Mitglieder an. Es sind bereits einige Gründungsmitglieder ausgeschieden. Nur ein Jahr später wird im Rahmen der Goldmarkeröffnungsbilanz das Kapital auf 30 000 Goldmark festgesetzt. 100 Goldmark bedeuten nun einen Stimmenanteil. 1927 wird das Stammkapital erneut verändert. Es beträgt nun 120 000 Goldmark.[507] Dies ist die letzte Änderung vor dem 2. Weltkrieg.[508]

Ab 1925 kann sich Vulpius ganz auf die Arbeit im Sanatorium Solbad Rappenau konzentrieren, da er seine Heidelberger Privatklinik an Hugo Görres, seinen langjährigen Mitarbeiter und seine vertrauenswürdige Stütze, abgibt. In dem Sanatorium sind nun etwa 40 Betten für die Behandlung orthopädischer Patienten reserviert.[509] Die alleinige Leitung der Klinik in Heidelberg mag für Görres den Ausschlag geben, im Juli 1925 aus dem Aufsichtsrat der ›Sanatorium Solbad Rappenau GmbH‹ auszuscheiden.[510] In den Jahren 1927/28 wird auf dem Grundstück des Sanatoriums ein Arzthaus erbaut. Auf der Gesellschafterversammlung vom 12. Juni 1928 wird die neue Oberin, Frau Maurer, vorgestellt.[511]

Die Publikation ›Zur Statistik der Spondylitis tuberculosa‹ (1931) von Kuß aus dem Sanatorium gibt Einblick in das Patientengut der Klinik während der zwanziger Jahre. Zwischen 1922 und 1929 werden unter anderem 1 836 Fälle von Knochen- und Gelenktuberkulose in dem Sanatorium Solbad Rappenau behandelt. Darunter tritt die Spondylitis tuberculosa 250mal auf. Die Wirbelsäulentuberkulose macht in diesen acht Jahren 63 % der behandelten Wirbelsäulenerkrankungen aus. Das 3. Lebensjahrzehnt erweist sich in der Rappenauer Statistik als bevorzugtes Erkrankungsalter. Die durchschnittliche Behandlungsdauer der Spondylitis tuberculosa beträgt 5,5 Monate. Die Patienten der Heilanstalt stammen aus allen Teilen Deutschlands und dem Ausland. Aus diesem Grunde kann keine Nachuntersuchung stattfinden, sondern nur eine schriftliche Rundumfrage. Etwa 60 % der Fragebögen werden beantwortet an das Sanatorium zurückgeschickt. Die Auswertung ergibt eine durchschnittliche Krankheitsdauer von 5,3 Jahren, eine Heilungsrate von 59 % und eine Mortalität von 14 % der in dem Sanatorium behandelten Patienten.[512]

8.2.5. Behandlung der chirurgischen Tuberkulose

Bis zur Jahrhundertwende besteht die Therapie der chirurgischen Tuberkulose in der Ausräumung des tuberkulösen Herds. Mit dem Aufkommen der Heliotherapie werden immer mehr konservative Verfahren der Behandlung zugefügt. Auf einmal ist die Behandlung der Knochen- und Gelenktuberkulose eine rein konservative. Langsam aber wenden sich mehr und mehr Ärzte einer Kombination beider Verfahren

506 Ar Vulp Kl; Gesellschafterversammlung: Einladung zu einer Generalversammlung vom 19. 6. 1920 und Protokolle der Generalversammlungen vom 3. 5. 1921 und 5. 4. 1923
507 Ar Vulp Kl: Gesellschafterversammlung: Protokolle der Generalversammlungen vom 3. 5. 1921, 5. 4. 1923, 27. 6. 1924 und 13. 5. 1927
508 Ar Vulp Kl; Festschrift ›75 Jahre Vulpius Klinik‹ S. 48, 1987
509 ›Kranken- und Wohlfahrtsanstalten in Baden 1929‹ S. 96, 1929
510 St Ar HD AA 243/7: Nachricht vom 11. 3. 1925; Ar Vulp Kl; Gesellschafterversammlung: Mitteilung vom 2. 7. 1925
511 Ar Vulp Kl; Gesellschafterversammlung: Protokolle vom 13. 5. 1927 und 12. 6. 1928
512 Kuß H Arch Klin Chir 166: 136 – 8, 149 – 150 (1931)

zu. Sie vereinigen die Vorzüge der konservativen Therapie, wie Gefahrlosigkeit und größere Aussicht auf den Erhalt der Gelenkfunktion, mit den Vorteilen der Operation, wie schnellerer Genesung und geringerer Rezidivgefahr. Neben Girdlestone, Kocher und anderen zählt auch Vulpius zu den Verfechtern dieser kombinierten Therapie.[513]

Der Publikation ›Die Behandlung der Knochen-Gelenk-Tuberkulose‹ von Vulpius im 1. Band der Medizinischen Welt von 1927 kann man die Art und Weise der ausgeübten Behandlung im Sanatorium entnehmen. Allgemeinbehandlung und Operation werden durch spezielle Pharmaka oder besondere Diäten ergänzt. Die Allgemeinbehandlung dient der Steigerung der Abwehrkräfte des Körpers. Sie setzt sich zusammen aus der Ernährung, Hautpflege, Solebädern und Heliotherapie. Der Röntgentherapie steht Vulpius äußerst skeptisch gegenüber. Er mahnt zu dauernder Vorsicht und Sorgfalt bei Anwendung der Röntgenstrahlen. Im Sanatorium werden die Röntgenstrahlen nur zu diagnostischen Zwecken verwendet.[515] Das Essen seiner Patienten ist Vulpius sehr wichtig. Er verlangt einen abwechslungsreichen Speiseplan. Die Nahrung soll fett- und eiweißreich sein, Vitamine sind in dem frischen Gemüse der Sanatoriumsgärtnerei enthalten. Bei Patienten mit eiternden Wunden wird die Kost eher vegetarisch gehalten. Zusätzlich müssen die Patienten viel Flüssigkeit zu sich nehmen. Die Hautpflege erfolgt durch Abwaschungen, Bäder, Massagen und alkoholische Friktionen. Einen wesentlichen Bestandteil der Therapie stellen die Solebäder dar (Abb. 59). Beispielsweise werden 1913 17 500 Solebäder verabreicht.[516] Der Salzgehalt des Bades beträgt bei Kindern 2 % und bei Erwachsenen bis zu 6 %. Die Wassertemperatur mißt etwa 38° C. Die Dauer des Bades wird mit Fortschreiten der Kur von 10 auf 20 min gesteigert. Die Kurdauer beträgt sechs Wochen bei zwei bis drei Bädern wöchentlich. Nach einer kurzen Pause kann die Solebad-

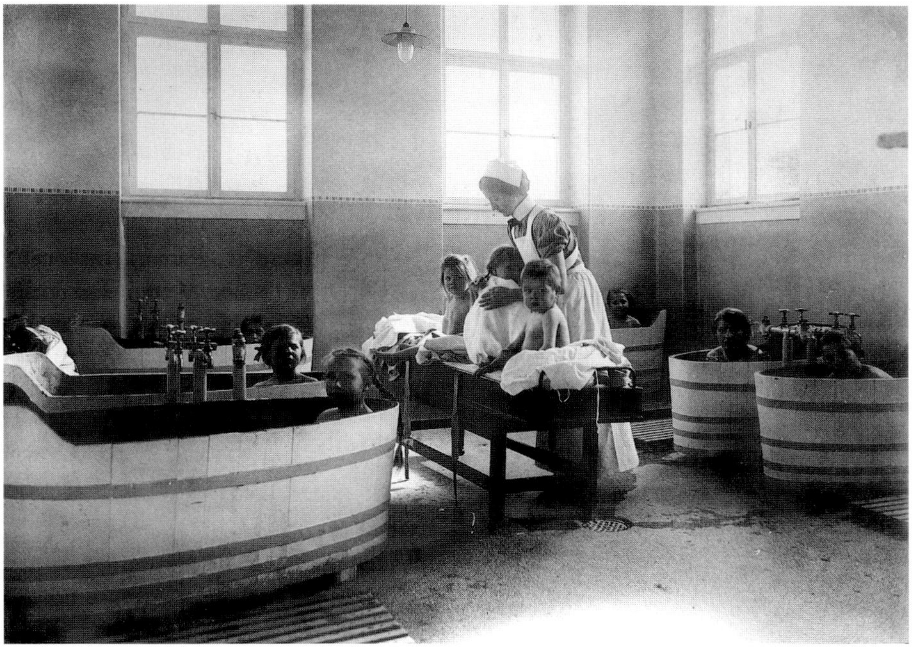

Abb. 59. Kinder im Solebad.[514]

513 Beitz J Zb Ges Tbc Forsch 35: 300 (1931); Vulpius O Med Welt 1: 645–7, 686–9 (1927)
514 Ar Vulp Kl
515 Vulpius O Fortschr Therap 6: 74 (1930); ders. Med Welt 7: 996 (1933)
516 Ar Vulp Kl; Gesellschafterversammlung: Jahresbericht des Sanatoriums 1913

kur wiederholt werden. Die Heliotherapie gab den Ausschlag für die Sanatorienbehandlung der chirurgischen Tuberkulose. Aber wie bei der Solebehandlung, so ist auch der Wirkmechanismus der Sonnenbestrahlung gänzlich unbekannt. Im Sanatorium Solbad

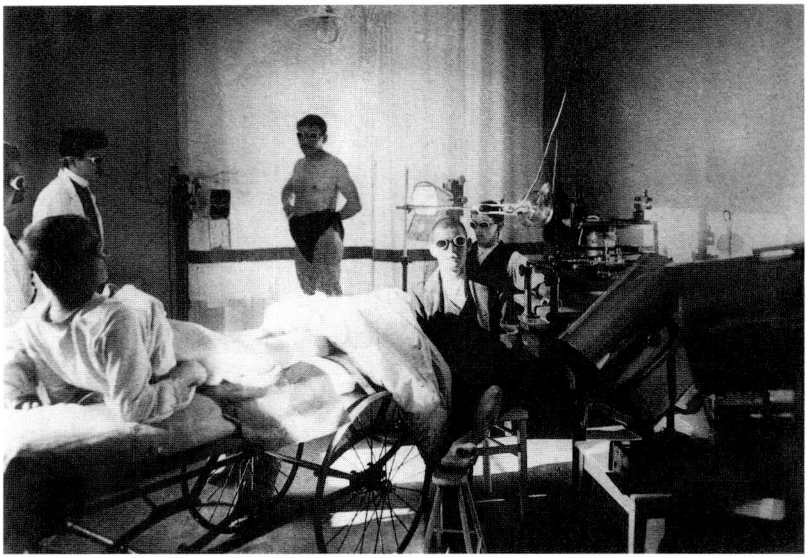

Abb. 60. Patienten bei der Heliotherapie.[517]

Rappenau wird die Behandlung unter der Sonne nach bestimmten Richtlinien durchgeführt. Zuerst muß der Patient vorsichtig an die Sonnenstrahlen gewöhnt werden. Nach einer langsamen Exposition der verschiedenen Körperteile, kann sich der Patient nach etwa zwei Wochen vor- und nachmittags jeweils zwei bis drei Stunden sonnen. Während der gesamten Zeit ist der Kopf vor direkter Sonneneinstrahlung zu schützen. Da in Rappenau die Sonnensituation schlechter als im Hochgebirge ist, muß man auf technische Hilfsmittel zurückgreifen. Für Vulpius hat sich besonders die Solluxlampe bewährt. Diese Lampe entspricht der Quarzlampe mit zusätzlichen Wärmestrahlen. Untersuchungen in dem Sanatorium zeigten, daß die UV-Strahlen bei gleichzeitiger Wärmebehandlung um ein vielfaches wirksamer sind als ohne Wärmeeinwirkung. Als noch effektiver erweist sich die Jupiterlampe, ein offenes Kohlebogenlicht. Sie verursacht aber höhere Kosten als die Solluxlampe.[518]

Heute erscheint uns die Heliotherapie bei chirurgischer Tuberkulose einleuchtend, denn den UV-Strahlen kommt der entscheidende Faktor bei der Vitamin-D-Bildung zu. Das Vitamin D führt zu einer verstärkten Mineralisation des Knochens. Darüber hinaus werden durch die Sonnenbestrahlung Stoffwechselvorgänge im Körper beschleunigt, und die Muskeldurchblutung wird gesteigert. Die Heliotherapie (Abb. 60) kombiniert mit Solebädern und der Inhalation von Soledampf (siehe Abb. 50) entspricht einem Klimawechsel, durch den die Abwehrkräfte des Körpers aktiviert werden. Atmung, Kreislauf und Erythropoese werden angeregt. Auf Stoffwechselprozesse, retikuloendotheliales System und vegetatives Nervensystem wird positiv eingewirkt.[519]

Bei der operativen Therapie der Knochen- und Gelenktuberkulose unterscheidet Vulpius nach dem Alter der Patienten. Bei Kindern und Jugendlichen wendet er große Eingriffe nur bei akuter Lebensgefahr an. Ansonsten versucht er, durch kleinere Eingriffe oder Jodeinspritzungen die Gelenkfunktion zu erhalten. Sobald Vulpius bei einem Erwachsenen auf dem Röntgenbild eine Gelenkdestruktion diagnostiziert, rät er zu einer großen Operation. Der Folgezustand der Operation ist eine Ankylose im operierten Gelenk, aber auch eine bedeutend schnellere Ausheilung der Krankheit, so daß Zeit und Geld gespart werden.[520]

Da die gesamte Zeit über ein Medikament fehlt, das die Tuberkulose heilt oder zum Stillstand bringt, wird der Markt von Heilmitteln nahezu überschwemmt. Vor dem Krieg wendet Vulpius die Präparate Hetol, Tuberkulin, das Friedmannsche Tuberkulosemittel und die v. Lindenschen Kupferpräparate bei seinen Patienten an. Das Hetol zeigt Vulpius keinen Erfolg. Seine Versuche mit den Kupferpräparaten werden durch den Krieg unterbrochen. Das Tuberkulin stellt einen Extrakt mit Stoffwechselprodukten und Proteinen der Mykobakterien dar, das zu therapeutischen und diagnostischen Zwecken verwendet wird.[521] Anfangs wird es von vielen Ärzten unkontrolliert angewendet, so daß Patienten Schaden zugefügt

517 Ar Vulp Kl
518 Vulpius O Med Welt 1: 645–7 (1927)
519 Keßler J ›Tuberkulose‹ S. 32, 1987
520 Vulpius O Med Welt 1: 688 (1927)
521 Pschyrembel W ›Wörterbuch‹ S. 578, 1936

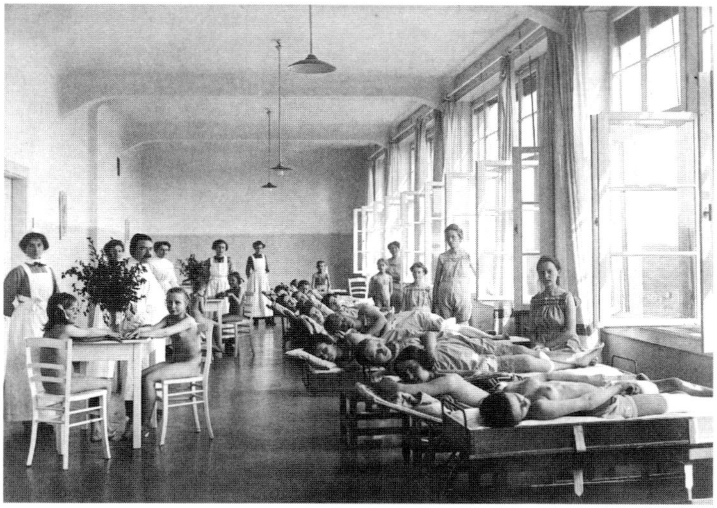

Abb. 61. Luft- und Sonnenbad im Saal.[522]

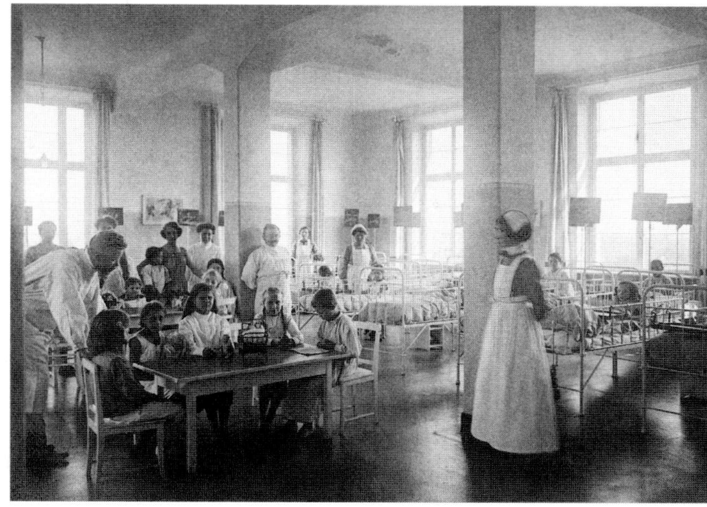

Abb. 62. Vulpius im Kindersaal.[522]

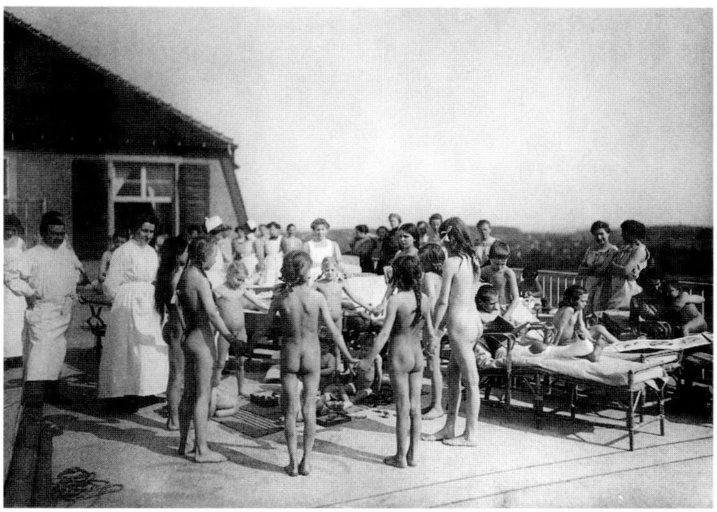

Abb. 63. Luftbad auf dem Dachgarten.[522]

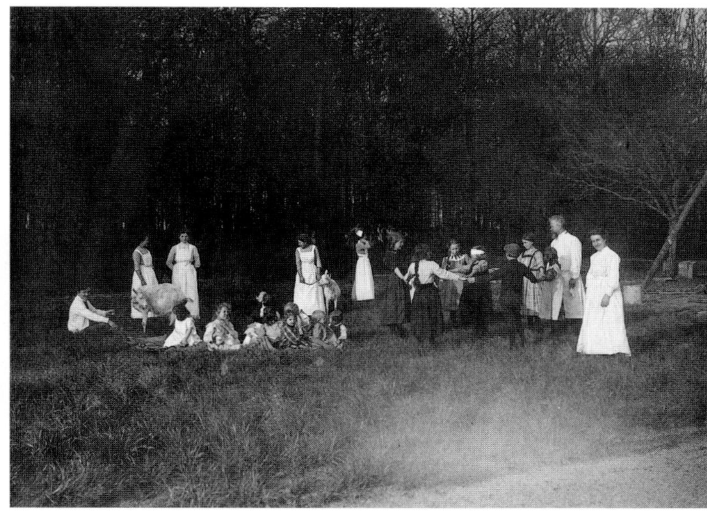

Abb. 64. Spiel im Walde. Vulpius 2. v. r.[522]

wird. Nach dem Krieg werden verschiedene Unterarten des Tuberkulins angewendet.[523] Das Friedmannsche Tuberkulosemittel veranlaßt Vulpius in Zusammenarbeit mit dem Heidelberger Mikrobiologen Carl Laubenheimer (1877–1955) zu eingehenden Untersuchungen. Das Mittel ist ein aus lebenden Schildkröten-Tuberkelbakterien hergestelltes Medikament. Es dient der angeblichen aktiven Immunisierung.[524] Das Friedmannsche Tuberkulosemittel wird am 25. Oktober 1913 in Berlin der Ärzteschaft vorgestellt. Die bisher erzielten therapeutischen Ergebnisse sind überwältigend. Vulpius begibt sich sofort nach Berlin an die Friedmannsche Poliklinik, um sich mit dem Mittel und der Darreichungsform vertraut zu machen. Zurück in Rappenau, wendet er das Medikament sofort an einem Teil seiner Patienten an. Bei einem

522 Ar Vulp Kl
523 Vulpius O Med Klin 15: 257 (1919)
524 Pschyrembel W ›Wörterbuch‹ S. 172, 579, 1936

Großteil der Probanden treten die vorhergesagten fieberhaften Nebenreaktionen auf. Bei zwei Patienten sind sie jedoch so stark, daß ein Patient an den Komplikationen erliegt. Eine der Arzneiampullen wird von Laubenheimer im Hygienischen Institut untersucht. Die Probe weist eine erhebliche bakterielle Verunreinigung auf, obwohl das Verfallsdatum noch nicht erreicht ist. Das Ergebnis dieser Untersuchung ist ausschlaggebend für weitere Nachforschungen. Eine Sendung des Friedmannschen Tuberkulose-Mittels direkt aus der Arzneimittelfirma wird im Februar 1914 sofort von Laubenheimer untersucht. Von den 13 Proben enthalten nur zwei Ampullen die reine Substanz. Alle anderen Ampullen sind mit Bakterien, darunter Staphylococcus aureus, verunreinigt. Das Ergebnis ihrer Untersuchungen veranlaßt Laubenheimer und Vulpius, die übrige Ärzteschaft vor der Anwendung des Mittels zu warnen. Sie veröffentlichen ihre Erkenntnisse in der Deutschen Medizinischen Wochenschrift.[525] Nach dem Ersten Weltkrieg wird das Friedmannsche Tuberkulosemittel erneut eingeführt, und noch 1936 steht im Pschyrembel über dieses Medikament zu lesen: »wahrscheinlich ohne Wirkung«.[526,527]

Sowohl vor als auch nach dem Krieg wendet Vulpius Jod in seinen verschiedenen Darreichungsformen an. In dem Sanatorium erhalten die Patienten jodhaltige Präparate oral, cutan oder intramusculär. Bei der i. m. Gabe ist besonders sorgfältig auf Nebenwirkungen zu achten. Die Jodanwendung gehört neben der Sonnenbestrahlung und der Stauung[528] zu der von Bier inaugurierten Behandlungstrias der chirurgischen Tuberkulose.[529]

Ende der zwanziger Jahre wird verstärkt versucht, bessere Heilungsergebnisse mittels einer veränderten Ernährung zu erhalten. Sehr bekannt wird die Gerson-Sauerbruch-Hermannsdorfer-Diät. Es ist eine kochsalzarme sowie vitamin- und mineralienreiche Kost.[530] Dieser Diät mißt Vulpius keine größere Bedeutung bei, da die Patienten im Sanatorium von Beginn an eine gesunde Ernährung erhalten.[531]

Mit Interesse werden im Sanatorium 1928 die Publikationen des Wiener Arztes Fliegel aufgenommen. Er stellt die Milztherapie vor. Diese Diät beinhaltet den Verzehr von täglich 50 bis 100 g roher Milz. Hermann Kuß (1893 – 1966),[532] Oberarzt des Sanatoriums etwa von 1929 – 1932, führt die Studien über die Effektivität der Milztherapie durch. Er kommt zu dem Ergebnis, daß das Essen von roher Milz keinen spezifischen Einfluß auf die chirurgische Tuberkulose hat, sondern nur die Allgemeinbehandlung unterstützt.[533]

Kuß untersucht auch die Wirkungsweise eines neuen Medikaments, des Thanatophthisin. Die Thanatophthisin-Herstellung ist recht kompliziert und zeitaufwendig. Zunächst wird ein keimfreies Extrakt aus tuberkulösen Rinderorganen gewonnen. Nach einer bestimmten Aufbereitung wird dieses Extrakt Pferden subkutan in steigender Dosierung gespritzt. Sobald die Pferde die Injektionen ganz reaktionslos vertragen, wird aus dem Pferdeblut ein Serum gewonnen, das Thanatophthisin.[534] Den Patienten wird das Serum subkutan in steigender Dosis injiziert. Nach mehrwöchigen Versuchen mit neun Patienten mißt Kuß der Therapie mit Thanatophthisin keine charakteristische Wirkung bei. Er setzt die Wirkung des Medikaments einer allgemeinen Reizkörpertherapie gleich.[535]

Noch 1936 wird die BCG-Schutzimpfung vom Reichsgesundheitsamt als bedenklich abgelehnt, ob-

525 Laubenheimer C, Vulpius O Deut Med Wo 40: 501 – 3 (1914)
526 Pschyrembel W ›Wörterbuch‹ S. 579, 1936
527 Vulpius O Med Klin 15: 257 (1919)
528 Die Stauung beinhaltet eine kontrollierte Behinderung des venösen Abfluß der Extremität mit einem tuberkulösen Prozeß durch eine Gummibinde. Bier wendet bei diesem Verfahren die damalige wissenschaftliche Erkenntnis an, daß Patienten mit einer Linksherzinsuffizienz und einem daraus resultierendem Lungenödem entweder selten an einer Lungentuberkulose erkranken oder bei einem Tuberkulosebefall schneller genesen. [Siehe Buschke, Deut Med Wo 19: 835 (1893).]
529 Vulpius O Med Welt 1: 647 (1927)
530 Pschyrembel W ›Wörterbuch‹ S. 183, 1936
531 Vulpius O Med Welt 1: 645 (1927)
532 1932 ist Kuß kurze Zeit Oberarzt an der neu geschaffenen orthopädischen Universitätsklinik Gießen unter Pitzen. Im Herbst 1932 eröffnet er eine orthopädische Praxis in Darmstadt. Im Juni 1938 wird Kuß zusätzlich noch leitender Arzt des DRK-Alice-Hospitals in Darmstadt. Nach dem Krieg führt er seine Praxis noch 20 Jahre weiter. [Siehe Pitzen P Jb DV Reha Beh 1967/68 S. 415.]
533 Kuß H Med Welt 3: 1334 – 5 (1929); ders. Z Tbc 61: 357 – 9 (1931)
534 Fecht H Z Tbc 54: 385 – 6 (1929)
535 Kuß H Z Tbc 65: 409 – 11 (1932)

wohl sie bereits 1928 von den Völkerbunds-Sachverständigen als entscheidender Fortschritt bezeichnet wird.[536] Heute ist die Schutzimpfung mit ihrer Bedeutung in der Immunprophylaxe anerkannt, obwohl die Angaben über den statistischen Wert stark variieren.[537]

zu einem Jahr zur Therapie der Tuberkulose eingesetzt.[540]

Die langwierige Behandlung zu Beginn des Jahrhunderts führt zu Langeweile bei den an das Sanatorium gebundenen Patienten. Am 15. Oktober 1919 wird der Verein ›Harmonia‹ im Sanatorium Solbad Rappenau von Patienten gegründet. Aufgabe des Vereins ist es, die Freizeit der Patienten abwechslungsreicher zu gestalten. In den kommenden Monaten werden verschiedene Veranstaltungen durchgeführt. Es werden Musik- und Leseabende veranstaltet, Theaterstücke aufgeführt und Besichtigungstouren unternommen. Die letzte Eintragung in das Tagebuch der ›Harmonia‹ erfolgt am 8. Januar 1922. Auf dieser Versammlung ist allerdings nicht von einer Auflösung des Vereins die Rede.[541]

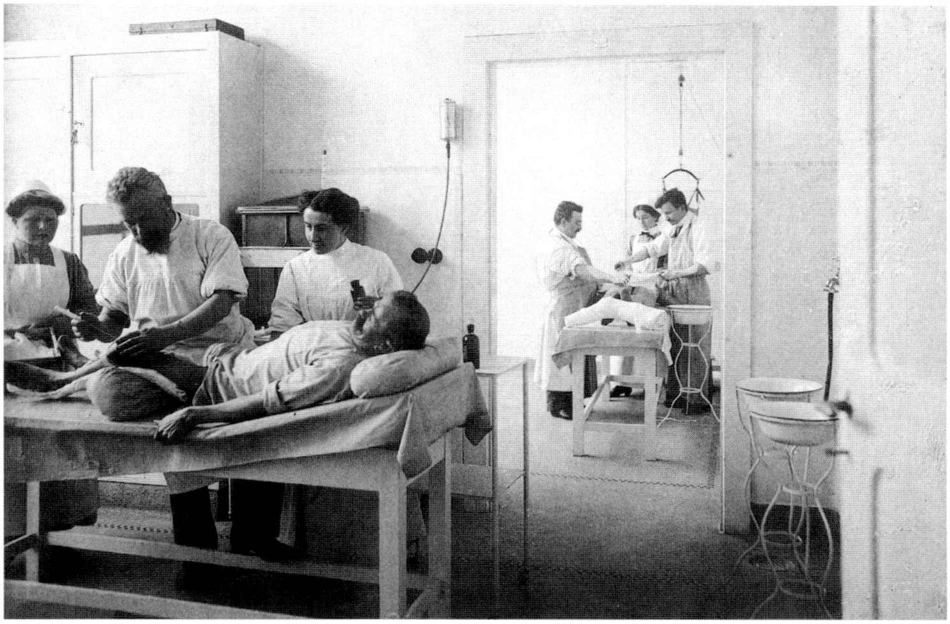

Abb. 65. Blick in den OP mit anschließendem Gipsraum. [538]

Erst mit Einführung der Antibiotika und der Chemotherapeutika gelangt man in den Besitz von Medikamenten, die den Krankheitsverlauf der Tuberkulose stoppen. Mittlerweile wirken Antituberkulotika wie das Isoniazid nicht nur hemmend auf die Erregervermehrung, sondern sie töten das Mykobakterium ab und schädigen zugleich Persister.[539] Heute werden Isoniazid, Rifampicin, Pyrazinamid, Ethambutol und Streptomycin in unterschiedlicher Kombination bis

536 Pschyrembel W ›Wörterbuch‹ S. 579, 1936
537 Gillissen G ›Mycobacteriaceae‹ S. 465, 1988
538 Ar Vulp Kl
539 Persister: Bakterien, die sich in einem Ruhestadium mit verringertem Stoffwechsel befinden und dadurch einer Antibiotikatherapie schlechter zugänglich sind. [Siehe ›Roche Lexikon‹ S. 1335, 1987.]
540 Kaufmann SHE Die gelben Hefte 34: 62 (1994)
541 Ar Vulp Kl; Tagebuch der ›Harmonia‹

8.2.6. Nutzung des Sanatoriums zur Anschlußheilbehandlung

Die Anschlußheilbehandlung (AHB) stellt eine Rehabilitationsmaßnahme dar, die entweder sofort oder spätestens innerhalb von vier Wochen nach einem

Krankenhausaufenthalt an diesen angeschlossen werden muß. Diese Form der Nachbehandlung wird 1969 vom Verband Deutscher Rentenversicherungsträger in das Therapieprogramm beim Herzinfarkt aufgenommen. Das rasche Ansteigen der Herzinfarkthäufigkeit Ende der fünfziger Jahre offenbart die Mängel in der ambulanten Nachbehandlung der Patienten. In den folgenden Jahren setzt sich bei einigen Kurkliniken die Erkenntnis durch, daß die Kurbehandlung nicht erst sechs Monate nach der Krankenhausentlassung durchgeführt werden muß, sondern auch sofort im Anschluß an die stationäre Behandlung stattfinden kann. Diese Rehabilitationsmaßnahme wird dann auf immer mehr Indikationen ausgeweitet. 1987 beinhaltet die Indikationsliste elf Krankheitsgruppen mit etwa 75 Einzeldiagnosen, für die eine AHB in Frage kommt. Unter Punkt vier dieser Indikationsliste werden die degenerativ-rheumatischen Krankheiten und Zustände nach Operationen und Unfallfolgen an den Bewegungsorganen aufgeführt.[542] Für bestimmte Patienten, die heute dieser Gruppe angehören, führt Vulpius bereits im ersten Jahrzehnt des Bestehens des Sanatoriums eine Art AHB durch. Patienten, die zur Behandlung der Spondylitis tuberculosa nach der Albee'schen Operation in der Prof. Dr. Vulpius'schen Orthopädisch-Chirurgischen Klinik in Heidelberg operiert werden, werden zur Nachbehandlung oder auch gleich im Anschluß an die Operation in das Sanatorium nach Rappenau transportiert.[543]

Der Amerikaner Fred Albee (1876 – 1945)[544] veröffentlicht 1911 sein Vorgehen zur operativen Therapie bei Spondylitis tuberculosa. Zu Beginn der Operation entnimmt Albee der Tibia des Patienten einen kräftigen Periostknochenspan. Nachdem er die Dornfortsätze in einem bestimmten Bereich der Wirbelsäule gespalten hat, vernäht er den autologen Span so, daß die kranken Wirbel überbrückt werden. Mit der Knochenspantransplantation wird der Wirbelsäule eine feste und dauerhafte Stütze gegeben. Die Patienten sind innerhalb kürzester Zeit schmerzfrei, und auch die Abszesse und Lähmungserscheinungen bilden sich zurück. Nach einer Liegebehandlung von bis zu zwölf Wochen Dauer sind die Patienten in der Lage aufzustehen. In der Vulpius'schen Klinik in Heidelberg wird diese Operation im September 1913 das erste Mal durchgeführt. Bis 1921 wird die Albeesche Methode an über 100 Patienten angewendet. Die notwendige lange Liegephase im Anschluß an die Operation wird zur Stärkung und Stabilisierung der Patienten mittels konservativer Therapie genutzt. Zu diesem Zweck werden die Patienten nach Möglichkeit in das Sanatorium in Rappenau überwiesen. Dort sind hervorragende Voraussetzungen gegeben, um eine erfolgreiche Nachbehandlung durchzuführen. Die operierten Patienten erhalten gesunde Ernährung, Solebäder und Krankengymnastik. Zusätzlich haben sie die Gelegenheit, Sonnenbäder zu nehmen und zu inhalieren.[545]

Mit dieser Kombination der zwei Heilanstalten zeigt Vulpius seine therapeutische Weitsicht. Vor allem fallen jegliche bürokratische Hürden weg, die sich heute bei der Bewilligung des Antrages und der Bettenfindung ergeben können. Da Vulpius Ärztlicher Leiter der Heidelberger und der Rappenauer Anstalt ist, ist eine genaue Planung möglich, die dem Patienten eine optimale kostengünstige Anschlußheilbehandlung ohne zeitliche Verschleppung gewährleistet.

8.2.7. Das Sanatorium in den dreißiger Jahren

Am 8. Mai 1930 wird ein Schlußstrich unter einen zwei Jahre schwelenden Rechtsstreit zwischen der Gemeinde Rappenau und dem Sanatorium Solbad Rappenau gezogen. Die Verwaltung des Sanatoriums weigert sich ab Ende der zwanziger Jahre standhaft, die neu eingeführte Kurtaxe von den Patienten einzufordern und an die Gemeinde Rappenau abzugeben. Ein Urteil des Badischen Verwaltungsgerichtshofs verpflichtet das Sanatorium zur Einziehung dieser Kurtaxe. Vulpius will für seine Patienten keine Kurtaxe erheben, weil sie meist nicht in der Lage sind, an dem Kurleben teilzunehmen. Die Behandlung erlaubt keine längeren Freizeitaktivitäten außerhalb des Sanatoriums. Der Rappenauer Bürgermeister Hofmann

542 Wannenwetsch E Öff Gesundh-Wes 49: 148 – 50 (1987)
543 Görres H Z Orthop 40: 502 – 3, 507, 512 (1921)
544 Thiele G ›Handlexikon‹ S. 55 Bd. 1, 1980
545 Görres H Z Orthop 40: 502 – 3, 506 – 7, 512 (1921)

und sein Ratsschreiber Arnold treffen sich mit Vulpius und dem Oberarzt Kuß am 8. Mai, um die Handhabung der Kurtaxenzahlung zu besprechen. Die zwei Parteien einigen sich darauf, Kindern die Kurtaxe zu erlassen und von erwachsenen Kassenpatienten 14 Pfg pro Tag zu verlangen. Vulpius trägt die Verantwortung, für die Begleichung der Kurtaxe durch die Privatpatienten zu sorgen. Die Zahlung der Kurtaxe wird rückwirkend auf den 1. April 1930 festgelegt und monatlich vom Sanatorium an die Gemeinde Rappenau überwiesen.[546]

Eine Anfrage der Orthopädischen Universitätsklinik Heidelberg an das Kultusministerium vom April 1935 gibt einen Überblick über die Pflegesätze im Sanatorium Solbad Rappenau. Dittmar, Direktor der Orthopädie in Heidelberg, beklagt sich über ständig zurückgehende Belegzahlen in der Kinderabteilung seiner Klinik. Seiner Ansicht nach ist dies zum Großteil darauf zurückzuführen, daß von den Fürsorgestellen nur noch sehr wenige Patienten eingewiesen werden. Nach Erkundigungen, die er eingeholt hat, werden die Kinder fast ausschließlich in die von Vulpius geleitete Rappenauer Heilanstalt geschickt. Dittmar ist der Meinung, die geringen Belegzahlen auf seiner Kinderstation seien nur eine Folge der niedrigen Pflegesätze in Rappenau. In seinem Brief bittet Dittmar die verantwortlichen Personen im Ministerium, auf die Fürsorgestellen einzuwirken, wieder vermehrt Kinder nach Heidelberg zu überweisen. Gleichzeitig schlägt er vor, in seiner Klinik den Pflegesatz für Fürsorgekinder zu senken oder die Pflegesätze in Heidelberg und Rappenau anzugleichen. Ab 1. Januar 1935 werden folgende Sätze in der Rappenauer Heilanstalt verlangt: Kinder bis 8 Jahre zahlen täglich 3,00 Mark und Kinder bis 16 Jahre zahlen 3,50 Mark. In diesen Sätzen sind sämtliche therapeutischen Maßnahmen wie Solebäder, Strahlentherapie, Zandergymnastik, Massage, Röntgendiagnostik, Medikamente, Operationen und Verbände inbegriffen. Bei Härtefällen scheint man im Sanatorium bereit zu sein, niedrigere Sätze zu verlangen.[547] Die Pflegesätze der Heidelberger Orthopädie und eine Entscheidung von seiten des Kultusministeriums in dieser Sache sind nicht bekannt.

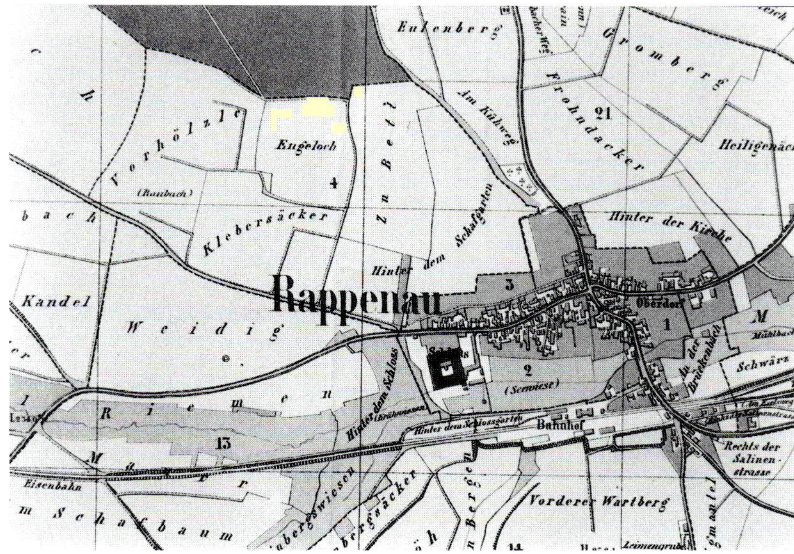

Abb. 66. Übersichtsplan der Gemarkung Rappenau, Klinik nachträglich gelb eingezeichnet (Hof-Steindruckerei H. Straub, 1885).[548]

Mit Hanns Georg Oden bekommt das Sanatorium Solbad Rappenau etwa 1934 einen neuen Hausarzt beziehungsweise Oberarzt. Er ist Facharzt für Chirurgie und Gynäkologie. Einem Prospekt des Sanatoriums aus dieser Zeit kann man entnehmen, daß die Behandlung sich immer weniger auf die chirurgische Tuberkulose beschränkt. Das Sanatorium entwickelt sich zu einer orthopädischen Spezialklinik. Es werden sämtliche Erkrankungen des orthopädischen Formenkreises aufgenommen.[549] Im Sommer 1935 wird ein Assistenzarzt eingestellt. Entsprechend dieser Entwicklung nimmt auch die Tätigkeit im Operationssaal zu. Im OP wird daher eine neue Sterilisatoranlage installiert. Auch in anderen Bereichen werden Neuanschaffungen oder Renovierungsarbeiten getätigt. Beispielsweise wird eine neue Röntgenröhre angeschafft. Nach einer längeren Pause wird das Gradierwerk wieder in Betrieb genommen. Im Sanatorium wird eine Lautsprecheranlage installiert. In Küche,

546 St Ar B Rapp A 478: Protokoll vom 8. 5. 1930
547 GLA KA 235/30856: Brief von Dittmar vom 5. 4. 1935 und drei Mitteilungen über Pflegesätze im ›Sanatorium Solbad Rappenau‹
548 Großherzogl. Salinenamt Rappenau
549 Ar Vulp Kl: Prospekt der Prof. Vulpius'schen Freiluft-Heilstätte im Solbad Rappenau

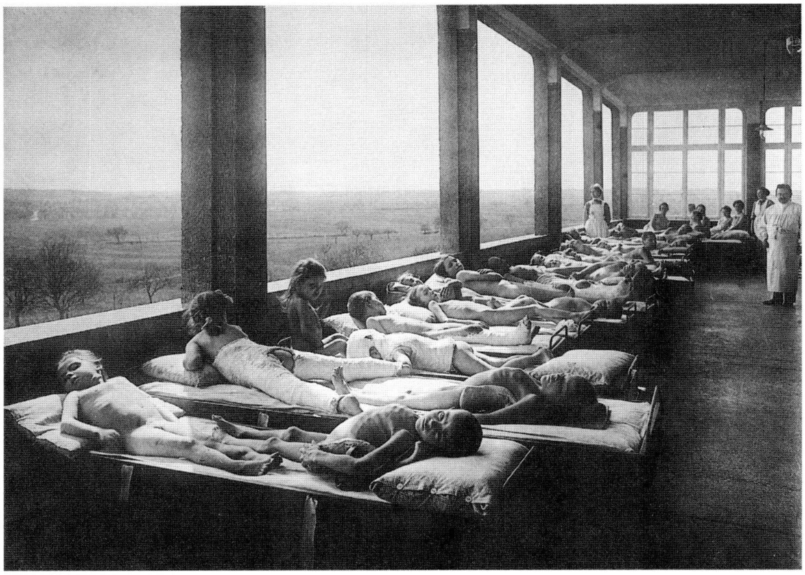

Abb. 67. Kinder beim Luftbaden im 1. Stock.[550]

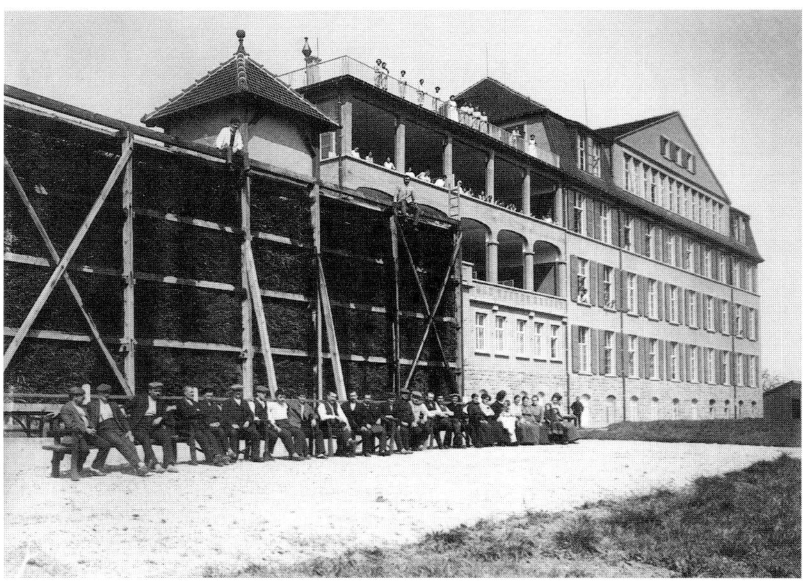

Abb. 68. Patienten vor dem Gradierwerk.[551]

Wäscherei und Gärtnerei werden ebenfalls Modernisierungen durchgeführt. Die in den vorherigen Jahren begonnene Instandsetzung des Hauses wird auch 1935 weiter fortgeführt. In diesem Jahr nimmt auch eine neue Oberschwester ihre Tätigkeit auf. Es ist Frau Commercon, die im OP, auf den Stationen und in der Verwaltung unermüdlich arbeitet.[552]

Mit der Gesellschafterversammlung am 31. März 1936 will Vulpius langsam seinen Arbeitsumfang einschränken. Der mittlerweile 69jährige Mitbegründer des Sanatoriums gibt das Amt des Geschäftsführers an Oden ab. Oden wird für dieses Amt eine Aufwandsentschädigung von 1 000 RM zugesprochen. Vulpius verpflichtet sich, den neuen Geschäftsführer einzuarbeiten. Es spricht für Vulpius, mit dem Rücktritt vom Amt des Geschäftsführers bereit zu sein, Verantwortung abzugeben und den Weg, auch beim eigenen Lebenswerk, für Jüngere freizumachen. Der langsame Rückzug aus dem Arbeitsleben bleibt Vulpius nicht vergönnt. Durch einen Autounfall verliert Vulpius am 28. Juli 1936 sein Leben. Oberschwester Commercon, die Fahrerin des Wagens, erleidet so schwere Verletzungen, daß sie nicht an ihre Arbeitsstelle zurückkehren kann.[553]

Mit Vulpius stirbt der Initiator und Gründer des Sanatoriums Solbad Rappenau. Das Sanatorium macht Rappenau bis weit über die Grenzen Badens bekannt. Es verhilft dem Solebad zum Durchbruch als Kurort.[554] Dies ist nicht weiter erstaunlich, denn zur Zeit der Gründung der Anstalt gehört Vulpius zu den bekanntesten Professoren der Heidelberger Universität. Wie Heidelberg, so profitiert auch Rappenau ab 1912 von den von weit her anreisenden Patienten und Gästen von Oscar Vulpius (siehe S. 91–94).[555]

8.2.8. Die weitere Entwicklung des Sanatoriums

Was kurz vor Oscar Vulpius' Tod begann, ist heute schon lange Realität. Das 1912 gegründete Sanatorium Solbad Rappenau ist eine Klinik für Orthopädie

550 Ar Vulp Kl
551 Ebd.
552 St Ar B Rapp ›Beteiligung‹: Wirtschaftlicher Bericht und Ärztlicher Bericht über das Jahr 1935
553 Ar Vulp Kl; Festschrift ›75 Jahre Vulpius Klinik‹ S. 15, 1987; Ar Vulp Kl; Gesellschafterversammlung: Protokolle vom 31. 3. 1936 und 12. 9. 1936
554 Ar Vulp Kl; Festschrift ›75 Jahre Vulpius Klinik‹ S. 7, 1987
555 HD Zt vom 4. 3. 1914

und orthopädische Chirurgie. Sie trägt den Namen ›Vulpius Klinik GmbH‹.[556]

Nachfolger von Prof. Vulpius als Ärztlicher Leiter der Anstalt wird 1937 Dr. Gerhard Pusch. Auf der Gründungsversammlung der »Vereinigung Südwestdeutscher Orthopäden« am 6. September 1951 in Heidelberg wurde Pusch zum Ersten Vorsitzenden gewählt. Somit fand die erste Jahrestagung der Südwestdeutschen Orthopädenvereinigung unter ihrem ersten Präsidenten Pusch am 24./25. Mai 1952 in Bad Rappenau statt.[557] Die zweite Nachkriegszeit erweist sich als schwieriger als die Zeit nach dem Ersten Weltkrieg. Dennoch bleibt die Klinik als private Einrichtung erhalten. 1952 hat sie 165 Betten, und der Pflegesatz beträgt 8,75 DM. Zu dieser Zeit stellen die an chirurgischer Tuberkulose Erkrankten nur noch die Hälfte aller in dem Krankenhaus behandelten Patienten dar. Pusch erliegt am 4. September 1952 einem Herzinfarkt.

In Dr. Hansjürgen Hoffmann-Kuhnt wird schnell ein Nachfolger gefunden. Mit dem Einsatz der ersten Tuberkulostatika verringert sich die Inzidenz und Prävalenz der Knochen- und Gelenktuberkulose drastisch. Hoffmann-Kuhnt hat die Gelegenheit, die operativen Möglichkeiten der Klinik auszubauen. Nach 20jähriger Tätigkeit verabschiedet sich Hoffmann-Kuhnt 1972 in den Ruhestand.

Am 1. Juli 1972 tritt sein ehemaliger Oberarzt Dr. Kuno Betzel den Posten des Ärztlichen Leiters an. Der 1982 in Betrieb genommene OP-Anbau ermöglicht eine ausgedehnte operative Tätigkeit in der Klinik. Im März 1986 scheidet Betzel aus der aktiven klinischen Arbeit aus. Für etwa ein Jahr übernimmt sein Oberarzt Dr. Jan Papp die kommissarische Leitung der Klinik. Im März 1987 tritt Priv.-Doz. Dr. Arnim Braun den Posten des Ärztlichen Direktors an. In der Klinik mit 135 Betten werden die Patienten nach den modernsten Erkenntnissen der operativen und konservativen Orthopädie behandelt. Braun, wie Vulpius in Heidelberg habilitiert, wird 1988 zum apl. Professor ernannt. In der Klinik sind zwei Oberärzte,

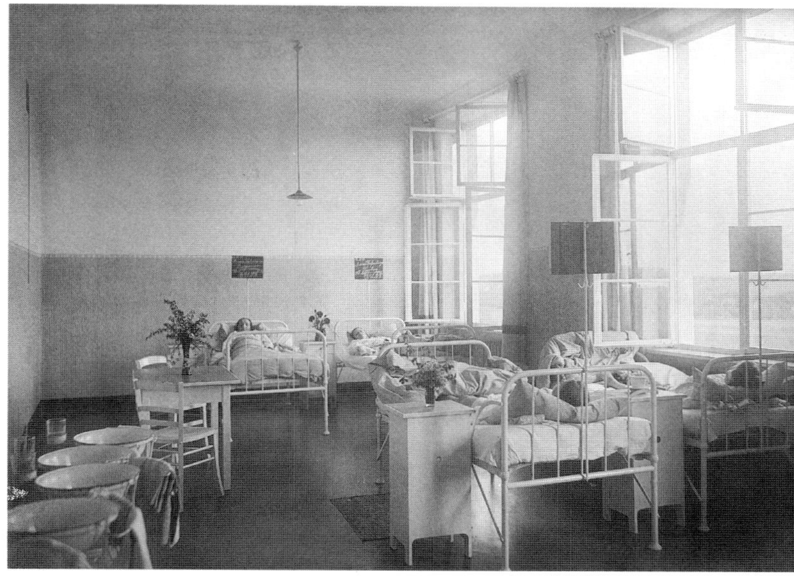

Abb. 69. Zimmer im Frauenstockwerk.[558]

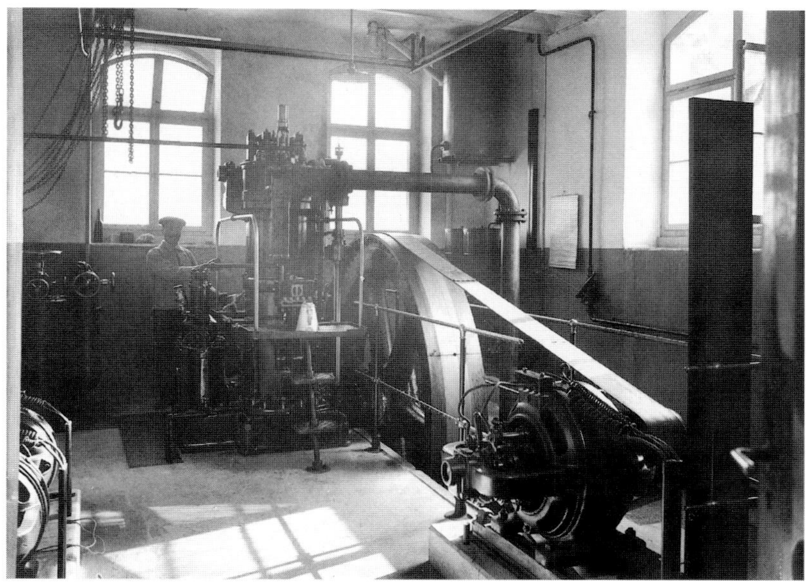

Abb. 70. Der Maschinenraum der Klinik.[559]

556 Neben dem ersten und dem jetzigen Namen trug die Klinik im Laufe der Zeit folgende Namen: Prof. Vulpius'sche Freiluft-Heilstätte im Solebad Rappenau, Vulpius-Freiluft-Heilstätte im Solebad Rappenau, Prof. Vulpius Freiluft-Klinik GmbH und Orthopädische Heilstätte Vulpius Klinik GmbH. [Siehe Ar Vulp Kl; Festschrift ›75 Jahre Vulpius Klinik‹ S. 48, 1987.]

557 Bauer von Au, HG ›40 Jahre Vereinigung Süddeutscher Orthopäden e. V. 1952 – 1992‹, S. 24-7, 1992

558 Ar Vulp Kl

559 Ebd.

sieben orthopädische Assistenzärzte und zwei Anästhesisten tätig.[560]

Eine private Institution wie die Vulpius Klinik kann nur durch das persönliche Engagement einzelner Personen erfolgreich geführt werden. Dies war schon bei der Gründung so und zählt heute, zur Zeit des neuen Gesundheitsstrukturgesetzes, welches die Existenzfähigkeit der Klinik in Frage stellt, um so mehr. Die Klinik kann nicht auf Fremdmittel zurückgreifen. Entsprechend der sozialen Gesinnung ihrer Vorfahren sind noch heute Mitglieder der Gründerfamilien Fremerey, Niederheiser und Vulpius Gesellschafter der ›Vulpius Klinik GmbH‹.[561]

9. Ausgewählte Publikationen

Sucht man in den gängigen medizinischen Nachschlagewerken den Namen Vulpius, so findet man dort die Vulpius-Methode. Sie ist eine bestimmte Art der Sehnenverpflanzung. Oscar Vulpius bevorzugt die Verpflanzung von Sehne auf Sehne. Um die Sehnen sicher miteinander zu verbinden, wird das eine Stumpfende durch einen knopflochförmigen Schnitt der Empfängersehne gezogen und anschließend dort vernäht. Bekannter ist der Name Vulpius aber für eine Operation, die eine schonende Verlängerung der Achillessehne durch das ›Rutschenlassen‹ erreicht.[562]

In diesem Kapitel soll nicht nur auf die Sehnenverpflanzung und die Operation nach Vulpius eingegangen werden, sondern auch auf andere Arbeiten, die wichtig für die Entwicklung der Orthopädie zu Beginn des 20. Jahrhunderts gewesen sind.

Insgesamt erscheinen von Vulpius circa 260 Publikationen, Monographien und Bücher (siehe S. 182–187). Von Anfang an mißt er dem Gedankenaustausch mit dem Ausland eine große Bedeutung bei. Vulpius schreibt nicht nur auf deutsch, sondern seine Artikel erscheinen auch in englischer, französischer, italienischer, spanischer und russischer Sprache. Ob Vulpius tatsächlich Spanisch und Russisch kann, ist nicht bekannt, aber in seiner Schulzeit lernt er die drei anderen Sprachen.[563] Darüber hinaus veranlaßt er seine Assistenten immer wieder, ausländische Werke von Interesse in die deutsche Sprache zu übersetzen.[564]

9.1. Die Sehnenüberpflanzung

Um die Jahrhundertwende hält die Sehnenverpflanzung ihren Einzug in die Orthopädie. Mit der Etablierung der Sehnenverpflanzung als einer speziell orthopädischen Operation schaffen die Orthopäden eine erste Abgrenzung zu den Chirurgen.[565] Vulpius gehört zu den Wegbereitern dieser Methode. Schon 1908 schreibt Gocht:

> *»Gerade die letzteren [Durchschneidungen von Sehnen und Muskeln] spielen in der Orthopädie bzw. in der Krüppelheilkunde eine große Rolle. Vulpius hat mit glücklicher Hand nach einigen Vorgängern die Sehnenoperationen und die Sehnenverpflanzungen im großen Stile bei allen Lähmungszuständen in die orthopädische Therapie eingeführt und samt Lange die Methode in edlem Wettstreit bis ins kleinste ausgebildet.«*[566]

Zu Beginn seiner Tätigkeit auf dem Gebiet der Sehnenoperationen spricht Vulpius immer von Sehnenüberpflanzung und nicht von dem heute gebräuchlichen Ausdruck Sehnenverpflanzung. Scheinbar vermittelt für ihn der Begriff der ›Sehnenüberpflanzung‹ das Prinzip der Operation am besten. Sinn und Zweck der Sehnenverpflanzung ist es, die Sehne eines intakten Muskels ganz oder teilweise zu verlegen, um einen gelähmten Muskel zu ersetzen.

Die Sehnenverpflanzung führt zu einer Stärkung der Orthopädie. Endlich ist eine – wenn auch eingeschränkte – Behandlung der Patienten mit spinaler Kinderlähmung möglich. Allerdings bringt diese

560 Ar Vulp Kl; Festschrift ›75 Jahre Vulpius Klinik‹ S. 16–33, 50, 1987
561 Ebd. S. 45
562 ›Roche-Lexikon‹ S. 1804, 1987
563 GLA KA 456/13395: Fragebogen
564 Calot F ›Die Behandlung der angeborenen Hüftgelenksverrenkung‹, 1906; ders. ›Die Behandlung der tuberkulösen Wirbelsäulenentzündung‹, 1907. Beide Werke übersetzt von Paul Ewald; Andrieu M Zb Chir Mech Orthop 6: 93 (1912) übersetzt von H. Landwehr.
565 Hackenbroch M ›Entwicklungsgeschichte‹ S. 1.40, 1981
566 Gocht H Z Krüp 1: 9 (1908/9)

Operationsart die Orthopädie später in Mißkredit, da einige Ärzte die operativen Verfahren unkritisch und wahllos anwenden.[567]

Erst Mitte der fünfziger Jahre verliert die Sehnenverpflanzung an Relevanz.[568] Nach Einführung der Impfung gegen Poliomyelitis geht das Hauptindikationsgebiet für diesen Eingriff verloren. Bei anderen Lähmungszuständen, wie beispielsweise bei Spastiken oder Spina bifida, hat sich die Operation nicht bewährt. Das Ergebnis ist auf Grund des Lähmungsmusters oft zu schlecht vorhersehbar.[569] Heute wird die Sehnenverpflanzung unter anderem in der extremitätenerhaltenden Tumorchirurgie angewendet.[570]

9.1.1. Historische Entwicklung der Sehnenverpflanzung

Der Österreicher Carl Nicoladoni (1847–1902)[571] ist der Erstbeschreiber der Sehnenverpflanzungen bei Poliomyelitis. 1882 versucht er, einen Hackenfuß mittels Verpflanzung der Mm. peronei auf die Achillessehne zu therapieren. Nach anfänglich gutem Ergebnis tritt später ein Rezidiv des Hackenfußes auf. Nicoladoni beläßt es bei diesem einen Anlauf.[572] Bis 1896 versuchen sich 12 Operateure, zum Teil angeregt durch Nicoladonis Idee, aber auch unabhängig von ihr, an dieser Operationsmethode. In der internationalen Fachliteratur lassen sich 33 Fälle von Sehnenverpflanzungen finden. Die meisten orthopädischen Chirurgen belassen es bei einem Versuch. Der Pole Drobnik läßt sich aber nicht beirren. Er verpflanzt wie Nicoladoni von Sehne auf Sehne; beschreibt jedoch auch als erster die periostale Anheftung der verpflanzten Sehne.[573]

Nach 1896 sind es in Deutschland vor allem Fritz Lange und Oscar Vulpius, die sich eingehend mit der Sehnenverpflanzung beschäftigen und für ihre Verbreitung sorgen.[574] Sie sind es, die um die internationale Anerkennung dieser Methode bemüht sind. Auf dem französischen Chirurgenkongreß im Oktober 1907 stellen Lange und Vulpius ihre Methoden der Sehnenverpflanzung vor und treffen dabei vor allem auf den Widerstand der französischsprachigen Kollegen,[575] die meist die Arthrodese bevorzugen.[576] Die zwei Deutschen sind sich über die Bedeutung der Sehnenverpflanzungen für die Behandlung der spinalen Kinderlähmung einig. Allerdings nehmen sie bei der Durchführung dieser Operation zwei grundsätzlich verschiedene Standpunkte ein. Lange ist Verfechter der periostalen Methode, Vulpius bevorzugt die tendinöse Verpflanzung.[577]

9.1.2. Verschiedene Methoden der Sehnenverpflanzung

Fritz Lange und Oscar Vulpius beginnen etwa gleichzeitig, sich mit den Sehnenverpflanzungen zu beschäftigen. Vulpius veröffentlicht die ersten Ergebnisse seiner Sehnenverpflanzungen 1897, ein Jahr bevor Lange seine Bemühungen publiziert.[578] Beide Orthopäden schlagen einen unterschiedlichen Weg bei der Durchführung der Operation ein. Vulpius näht die gesunde Sehne auf den Rest der gelähmten Sehne (Abb. 71),

567 Hackenbroch M ›Entwicklungsgeschichte‹ S. 1.40, 1981
568 Ebd.
569 LeVay D ›History‹ S. 577, 1990
570 Braun A, Rohe K Langenbecks Arch Chir 364: 318 (1984)
571 Rütt A ›Orthopädie‹ S. 30, 1993
572 Vulpius O Wiener Med Wo 56: 506–7 (1906)
573 Vulpius O Sam Klin Vorträge, N.F. Nr. 197 (Chirurgie Nr. 56) S. 877–8 (1897)
574 LeVay D ›History‹ S. 577, 1990
575 Auch im deutschsprachigen Raum gibt es bekannte Gegner der Sehnenverpflanzung. Lorenz, als pessimistischer Assistent bei Nicoladonis Versuch zugegen, kann die Sehnenverpflanzung nach eigenen Versuchen nicht befürworten. Wie sein Lehrer führt er die ersten seiner Verpflanzungen am Hackenfuß aus. Nach Vulpius stellt gerade der Hackenfuß die Fehlstellung dar, die mit am schwierigsten einer Behandlung mit der Sehnenverpflanzung zugänglich ist. Gleichzeitig wiederholt Lorenz den Fehler Nicoladonis, indem er beide Peronei auf die Achillessehne verpflanzt und damit nicht für ein ausgeglichenes Muskelverhältnis sorgt. Einzig von den Sehnenverpflanzungen am Arm verspricht sich Lorenz gute therapeutische Erfolge. [Siehe Lorenz A Wiener Med Wo 56: 117–27 (1906) und Vulpius O Wiener Med Wo 56: 506–7 (1906); ders. Klin Therap Wo 6: 323 (1899).]
576 LeVay D ›History‹ S. 630, 1990 und Vulpius O Deut Med Wo 34: 142–3 (1908) und Lange F ›Kinderlähmung‹ S. 90, 1930
577 Hackenbroch M ›Entwicklungsgeschichte‹ S. 1.40, 1981
578 Vulpius O ›Sehnenüberpflanzung‹ S. 6–7, 1902 und Lange F ›Kinderlähmung‹ S. 90, 1930

Lange dagegen schaltet die kranke Sehne ganz aus und sucht sich für die gesunde Sehne einen neuen Insertionspunkt am Periost (Abb. 72). Da die Sehne häufig zu kurz ist, muß sie mit einer Seidensehne verlängert werden.[579] Lange entscheidet sich für die periostale Methode, weil ihm die gelähmte Sehne zu unsicher erscheint, eine genügend große Spannung aufrechtzuerhalten, und er in der Wahl des Insertionspunktes der gesunden Sehne nicht festgelegt sein will. Vulpius behält die tendinöse Methode bei, da er nicht unnötiger Weise einen Fremdkörper einbringen will und er der Überzeugung ist, daß eine an das Periost genähte Sehne nicht der physiologischen Insertion einer Sehne entspricht.[580] Die beiden Kontrahenten halten aber nicht starr an ihrer Methode fest, sondern wenden in bestimmten Fällen die jeweils andere Methode an. Lange benützt die tendinöse Methode bei Lähmungen des Gastrocnemius und bei Armlähmungen. Vulpius wählt die periostale Methode[581] bei Überpflanzungen auf die Patella.[582] Beide Autoren verteidigen ihre Methode immer wieder. Vulpius führt Versuche mit gelähmten Muskeln aus, die er kurz zuvor Patienten entnommen hat. Er kann die Skepsis Langes gegenüber den gelähmten Sehnen nicht teilen, die Versuche fallen zu Vulpius' Zufriedenheit aus.[583] Lange ist sich der Problematik der Seidensehnen bewußt. Er arbeitet penibel sichere Sterilisationsverfahren aus und betreibt eine äußerst sorgfältige Nachbehandlung, denn vor allem bei schlanken Patienten besteht die Gefahr, daß die Seidensehne die Haut durchschneidet.[584]

Nach genauen anatomischen Studien über die Beschaffenheit der Sehnen und Sehnenscheiden und einigen Publikationen über ihre Arbeit veröffentlichen Biesalski und Mayer 1916 ihr Buch über ›Die physiologische Sehnenverpflanzung‹.[585] Ihrer Meinung nach hat die Sehnenverpflanzung durch die leidige Diskussion, ob periostal oder tendinös verpflanzt werden soll, einen Stillstand erfahren. Sie wollen die Sehnenverpflanzung in physiologische Bahnen lenken. Sowohl die tendinöse als auch die periostale Methode[586] sollen zu Verwachsungen führen, daher beschreiben Biesalski und Mayer die Methode der Sehnenscheidenauswechslung. Dabei wird die verpflanzte Sehne durch die Sehnenscheide des gelähmten Muskels geführt, anschließend wird sie periostal oder tendinös verpflanzt (Abb. 73).[587] Dieses Verfahren ist recht zeitaufwendig und nur auf Körperregionen mit Sehnenscheiden beschränkt. Zwar schützt die Sehnenscheidenauswechslung weitestgehend vor Verwachsungen der Sehne mit der Umgebung, trotzdem wird sie praktisch nicht oft eingesetzt.[588]

Max Lange, der Neffe von Fritz Lange, schreibt 1951 in seiner Operationslehre:

> *Ein intensiver Meinungsstreit über den Wert oder Unwert der tendinösen oder periostalen Sehnenbefestigung zog sich länger als ein Jahrzehnt hin. Wir wissen heute, daß beide Verfahren ihr Gutes haben und daß beide Verfahren für die volle Ausschöpfung der Möglichkeiten, die die Sehnenverpflanzung gibt, unentbehrlich sind.*[589]

Max Lange führt weiterhin aus, daß letztendlich der Zustand der Sehne für die Wahl der Methode von Bedeutung ist. Er rät, bei Operationen an der unteren Extremität möglichst die periostale Methode anzuwenden und bei Operationen an der oberen Extre-

579 Lange F ›Kinderlähmung‹ S. 92–3, 1930 und Vulpius O ›Sehnenüberpflanzung‹ S. 37–42, 53, 1902
580 Vulpius O ›Sehnenüberpflanzung‹ S. 53–5, 1902 und Lange F ›Kinderlähmung‹ S. 92–3, 1930
581 Wenn Vulpius die periostale Methode anwendet, vermeidet er strikt die Benützung von Seidensehnen. Er operiert dann nach der Methode von Codivilla. [Siehe Vulpius O Deut Med Wo 38: 1681 (1912).]
582 Vulpius O Z Orthop 30: 89 (1912) und Lange F ›Kinderlähmung‹ S. 94, 1930
583 Vulpius O Z Orthop 30: 86–8 (1912)
584 Lange F ›Kinderlähmung‹ S. 97, 1930 und Vulpius O ›Sehnenüberpflanzung‹ S. 63–4, 1902
585 Biesalski K, Mayer L ›Die physiologische Sehnenverpflanzung‹ J. Springer, Berlin, 1916
586 Die Vulpiussche tendinöse Methode beinhaltet eine subfasziale Verpflanzung der Sehne, die Langesche periostale dagegen wird subkutan durchgeführt. [Siehe Biesalski K, Mayer L ›Physiologisch‹ S. III, 1916.]
587 Biesalski K, Mayer L ›Physiologisch‹ S. III, 1916
588 Lange M ›Operationslehre‹ S. 32–3, 1951
589 Ebd. S. 36. Nach Hackenbroch haben sich aber beide Methoden erübrigt, die sicherste Methode soll die transossäre Fixation nach Scherb (Richard Scherb (1880–1955)) von 1924 sein. Weder Fritz Lange in seinem Buch über die Kinderlähmung, noch Max Lange in der Operationslehre gehen auf diese Methode ein. [Siehe Hackenbroch M ›Entwicklungsgeschichte‹ S. 1.45, 1981.]

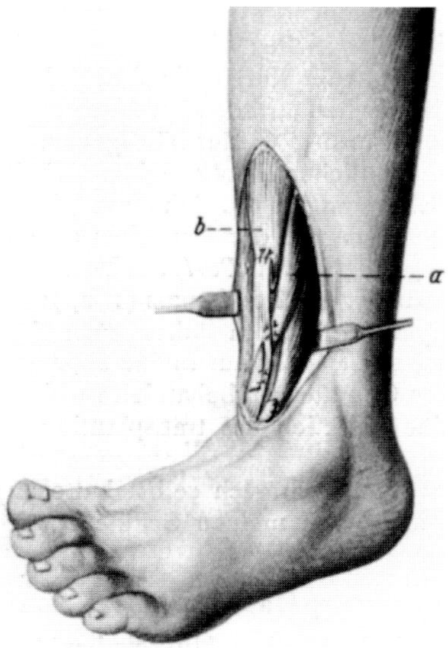

Abb. 71. Tendinöse Methode nach Vulpius.[590] *a: M. extensor hallucis longus, b: M. tibialis anterior.*

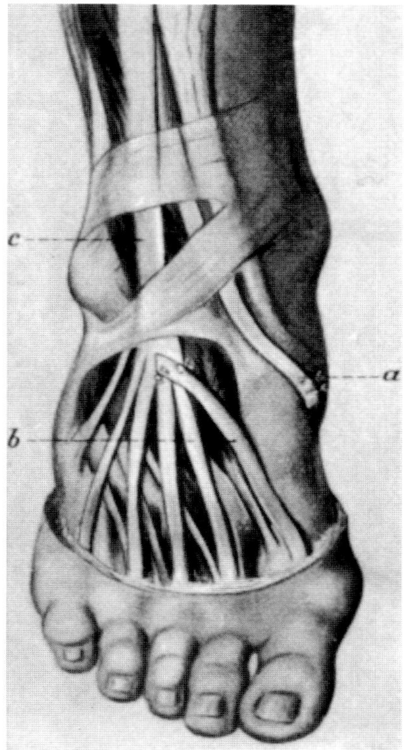

Abb. 72. Periostale Methode nach Lange.[591] *a und b: M. extensor hallucis longus, c: M. extensor digitorum longus.*

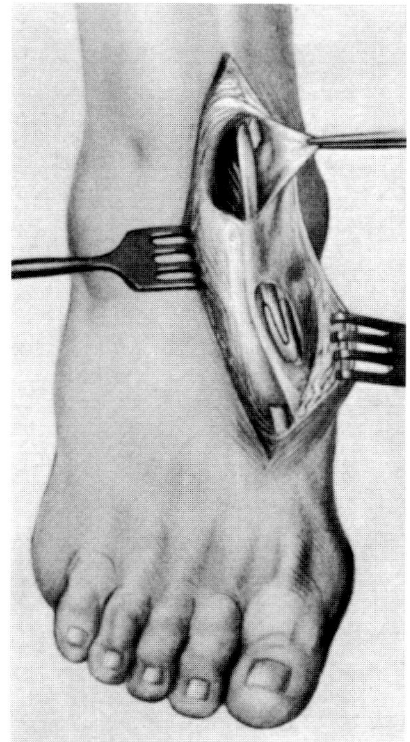

Abb. 73. Sehnenscheidenauswechslung nach Biesalski.[592]

mität die tendinöse Methode zu wählen. Er vertraut aber wie sein Onkel nicht auf die Haltbarkeit der gelähmten Sehne bei poliomyelitischen Zuständen. Allerdings schränkt auch er an seiner Klinik den Gebrauch von Seidensehnen mehr und mehr ein.[593]

Zunächst ist Vulpius der bekannteste Spezialist auf dem Gebiet der Sehnenverpflanzungen. 1902 gibt er sein mehrfach preisgekröntes Werk (siehe S. 135, Abb. 98) ›Die Sehnenüberpflanzung und ihre Verwertung in der Behandlung der Lähmungen‹[594] heraus. In dieser Monographie gibt er im allgemeinen Teil einen Überblick über die Geschichte, die Indikationen, die verschiedenen Techniken und die Resultate der Sehnenüberpflanzung; im speziellen Teil beschreibt er die operative Vorgehensweise bei den diversen Indikationsgebieten.[595] Acht Jahre später erscheint von Vulpius ›Die Behandlung der spinalen Kinderlähmung‹.[596] Dieses Buch ist die erste zusammenfassende Arbeit über die Poliomyelitis seit der Monographie[597] von Jakob Heine (1860), dem Mitbeschreiber der Krankheit.[598] Vulpius geht nicht nur auf den orthopädischen Bereich der spinalen Kinderlähmung ein – nämlich die Versorgung der Folgezustände –, sondern er beschreibt Geschichte, Klinik und Pathologie der Er-

590 Lange F ›Kinderlähmung‹ S. 92, 1930
591 Ebd. S. 93
592 Ebd. S. 94
593 Lange M ›Operationslehre‹ S. 37, 47, 1951
594 Vulpius O ›Die Sehnenüberpflanzung und ihre Verwertung in der Behandlung der Lähmungen‹ Veit & Comp, Leipzig, 1902
595 Ebd. S. IX – X
596 Vulpius O ›Die Behandlung der spinalen Kinderlähmung‹ Thieme, Leipzig, 1910. Drei Jahre später erscheint dieses Werk auf russisch.
597 Heine J ›Spinale Kinderlähmung‹ Stuttgart, 1860: Heine bezeichnet in dem Vorwort dieses Buch als den Nachfolger der 1840 erschienen Monographie ›Beobachtungen über Lähmungszustände der unteren Extremität und deren Behandlung‹.
598 Rütt A ›Orthopädie‹ S. 19, 1993

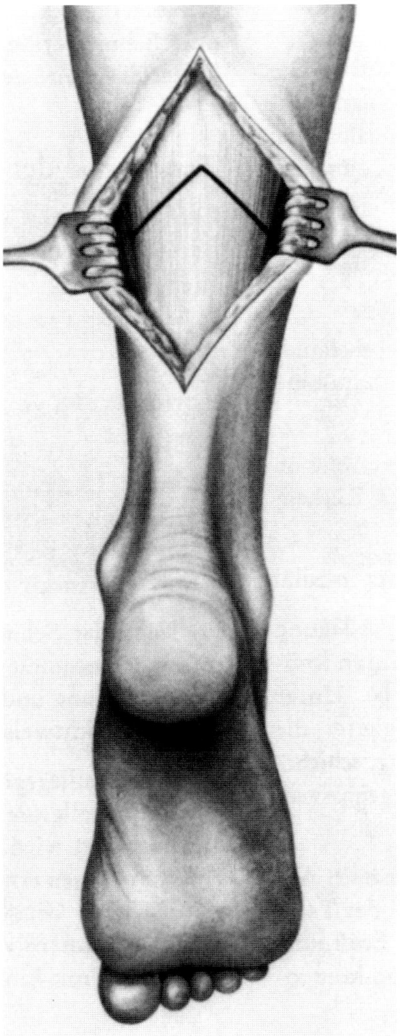

Abb. 74. Schnittführung bei der Vulpius-Operation.

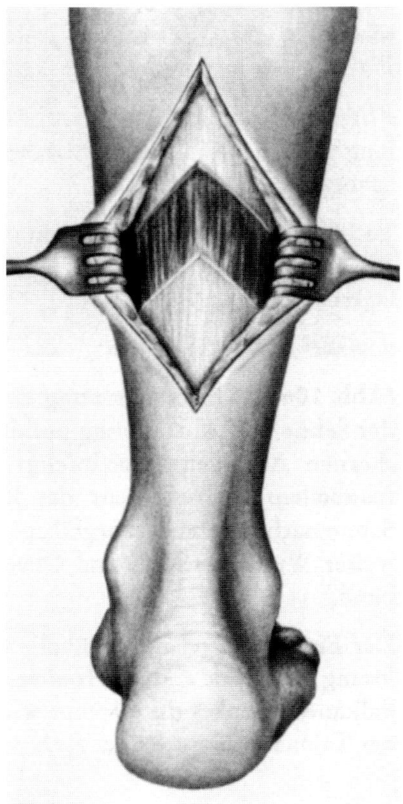

Abb. 75. Zustand nach Redressement.[599]

krankung mit den neuesten Forschungsergebnissen.[600]

In seiner Rezension schreibt Biesalski:

> *»Kaum ein Anderer war so berufen, diese Lücke auszufüllen als gerade Vulpius, der mit unter den ersten steht, die dieses große Gebiet [der Sehnenverpflanzung] der modernen Orthopädie erobert haben.«* [601]

Dieses Buch findet 1930 seinen Nachfolger in ›Die epidemische Kinderlähmung‹ [602] von Fritz Lange. Der Verfasser geht noch genauer als Vulpius auf die nichtorthopädischen Belange der Krankheit ein. Lange beschreibt ausführlich Pathogenese, klinisches Krankheitsbild, Behandlung der Krankheit und Behandlung der Lähmungen.[603]

In ihren Publikationen betonen Fritz Lange und Oscar Vulpius immer wieder die Vorzüge der eigenen Methode. Es kommt zu keiner rechten Verständigung zwischen den beiden Orthopäden. Es bleibt der folgenden Orthopädengeneration vorbehalten, ein einheitliches Konzept bei der Durchführung der Sehnenverpflanzungen auszuarbeiten. Wie bereits in der Einleitung angeführt, erwähnt Lange in seiner Autobiographie ›Ein Leben für die Orthopädie‹ [604] den Gratulationsbrief von Vulpius zum sechzigsten Geburtstag Langes 1926 zweimal. Vulpius soll in diesem Brief unter anderem schreiben, daß er Lange als den Sieger ihrer langjährigen Auseinandersetzung auf dem Gebiet der Sehnenverpflanzungen ansieht.[605] Ob dies so den Tatsachen entspricht, darf angezweifelt werden, denn Vulpius ist auch im gleichen Jahr noch nicht von seiner tendinösen Verpflanzungsmethode abgekommen, wie aus einer Publikation von ihm hervorgeht.[606]

9.2. Die Vulpius-Operation

Bei der Nachuntersuchung von Patienten, deren Sehne durch die einfachste Methode verlängert wurde, nämlich die subkutane Tenotomie, lernt Vulpius die Unzulänglichkeiten der Operation kennen. Zu oft muß er die Atrophie oder gar den Funktionsverlust des tenotomierten Muskels feststellen. Auch andere plastische Methoden der Sehnenverlängerung tragen mehr oder weniger narbige Veränderungen nach sich. Das von Vulpius beschriebene ›Rutschenlassen‹ gewährleistet eine Kontinuität der Muskel-Sehnenein-

599 Rütt A ›Unterschenkel und Fuß‹ S. 121, 1973
600 Biesalski K Z Krüp 3: 139 (1910)
601 Ebd.
602 Lange F ›Die epidemische Kinderlähmung‹ J. F. Lehmanns, München, 1930
603 Ebd. S. IX–X
604 Lange F ›Ein Leben für die Orthopädie‹ F. Enke, Stuttgart, 1959
605 Ebd. S. 75, 152
606 Vulpius O Therap Gegenwrt 67: 417 (1926)

heit. Bereits in der ersten Auflage der ›Orthopädischen Operationslehre‹ beschreibt er diese Methode der Sehnenverlängerung. Doch erst in der Publikation ›Über die Sehnenverlängerung durch das »Rutschenlassen«‹ von 1914 schildert er die noch heute geübte Operationsmethode.[607]

9.2.1. Operationsindikation

Die Operation ist bei einer Vielzahl von Indikationen möglich. Ihren festen Platz hat sie aber nur bei der Therapie des Spitzfußes. Sie wird vor allem für die Behandlung von zerebral-spastischen Lähmungen der unteren Extremität bei Kindern eingesetzt.

Bei der zerebralen Lähmung befinden sich die Beine in einer typischen Stellung: Beugung, Adduktion und Innenrotation im Hüftgelenk, Beugung im Kniegelenk und Spitzfußstellung. Die pathologische Veränderung der Beinstellung ist bedingt durch die Kontraktur der langen dorsalen Oberschenkelmuskulatur und des M. gastrocnemius. Durch die Beseitigung der Kontraktur des Gastrocnemius wird die Spitzfußstellung aufgehoben und die Beugung im Kniegelenk mindestens abgeschwächt. Die Vulpius-Operation ist der geeignete Eingriff bei Kontraktur des M. gastrocnemius, wenn sich der Spitzfuß bei Beugung im Kniegelenk passiv korrigieren läßt.[608]

Die Operation ist vor allem bei solchen Kindern angebracht, die ständig auf den Zehenspitzen laufen müssen und bei denen konservative Maßnahmen, wie Gipsredressement, Krankengymnastik und physikalische Therapie keinen Erfolg bringen.[609]

9.2.2. Operationstechnik

Die Aponeurose des M. gastrocnemius und des M. soleus werden in Form eines umgedrehten V's eingeschnitten. Anschließend wird der Fuß durch Dorsalflexion in die gewünschte Position gebracht. Dadurch trennen sich die eingeschnittenen Enden der Aponeurose, während die darunter liegenden Fasern des M. soleus intakt bleiben. Nach Abschluß der Prozedur sollte der Fuß die Neutralnullstellung einnehmen.[610]

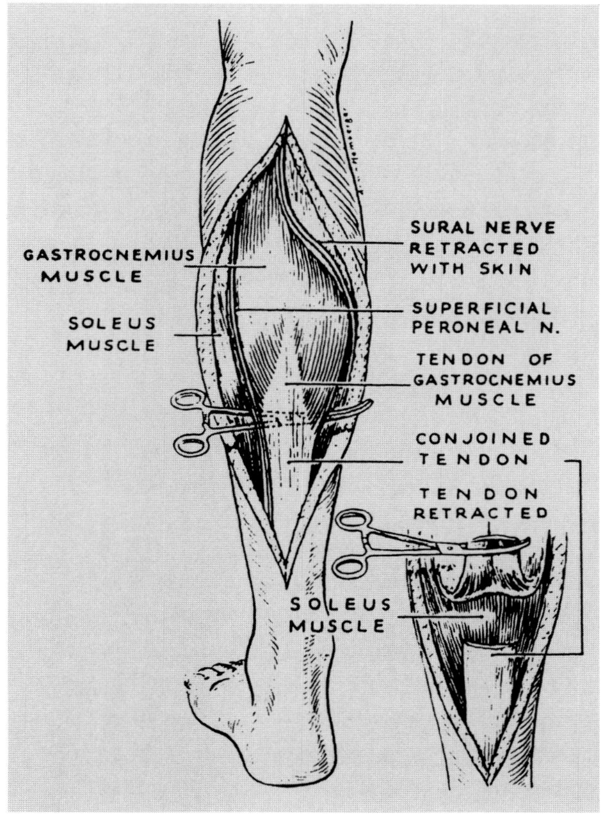

Abb. 76. Die Operation nach Strayer.[611]

9.2.3. Die Verbreitung der Operation

Bei der Durchsicht der Fachliteratur der letzten drei Jahrzehnte wurden Publikationen aus Deutschland, England,[612] Polen, der Schweiz und den USA gefunden, die die Vulpius-Operation besprechen oder mit anderen Operationen vergleichen. Die Autoren zeigen sich mit den Ergebnissen der Operation zufrieden. Vorteile der Operation liegen in der einfachen Durchführung und dem sicheren Prozedere. Dies ist

607 Vulpius O Münch Med Wochenschr 61: 710 (1914)
608 Kowalski J, Jastrzebski J, Kowalski W Beitr Orthop Traumatol 12: 601–2 (1965)
609 Javors JR, Klaaren HE J Ped Orthop 7: 191 (1987)
610 Ebd.; Rütt A ›Unterschenkel und Fuß‹ S. 120, 1973
611 Strayer LM J Bone Joint Surg 32A: 672 (1950)
612 Baumann JU, Koch HG Operat Orthop Traumatol 1: 257 (1989)

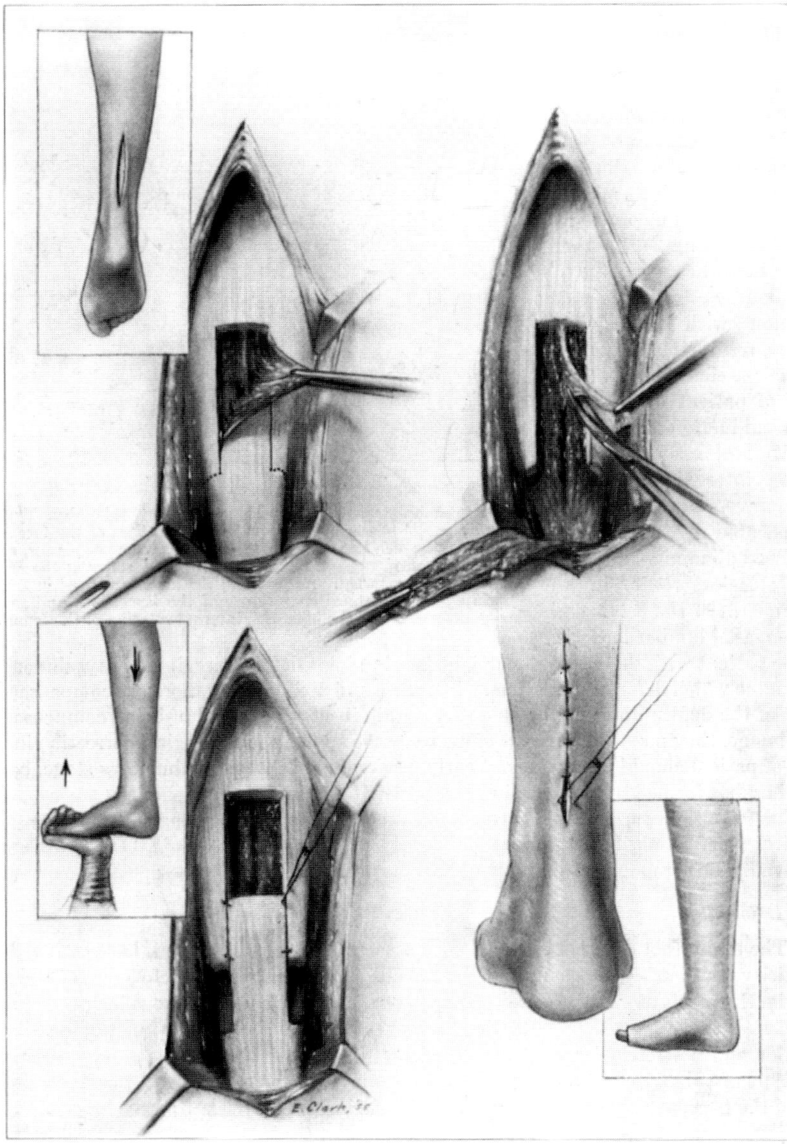

Abb. 77. Die Operation nach Baker.[613]

ein großer Vorteil gegenüber der ventralen aponeurotischen Verlängerung des M. gastrocnemius, die die Gefahr der Verletzung der V. saphena magna oder des N. saphenus durch die Art des Zugangs in sich birgt.[614] Auch läßt sich die gefürchtete Überkorrektur (Spitzfuß in Hackenfuß) bei Eingriffen dieser Art durch die Vulpius-Operation leicht vermeiden. In einem 12-Jahres-Zeitraum (1978–1989) wurden im Stuttgarter Olga-Hospital 427 Operationen nach Vulpius durchgeführt, bei denen eben diese Vorteile geschätzt werden. Ein Nachteil der Vulpius'schen Operation ist, daß nach der Operation eine häßliche Einziehung der Haut zurückbleiben kann.[615]

Auch in den USA erfreut sich die Operation einer gewissen Beliebtheit. Sie wird nach ihrer Originalbeschreibung durchgeführt oder nach einer von zwei Modifikationen. L. M. Strayer (Abb. 76) beschreibt 1950 eine im Prinzip der Vulpius'schen Operation ähnliche Methode. Er durchtrennt die Sehne des M. gastrocnemius kurz oberhalb ihrer Verschmelzung mit der Soleussehne quer. Danach wird der Fuß in die Neutralnullstellung gebracht und der proximale Sehnenanteil des M. gastrocnemius mit dem M. soleus vernäht. L. D. Baker modifiziert 1958 die Vulpius-Operation zu der ›tongue in groove‹-Methode (Griffelschachtel-Technik, siehe Abb. 77).[616]

9.3. Die Arthrodese des Schultergelenks

Wie schon bei der Sehnenüberpflanzung ist Vulpius auch bei der Schulterarthrodese nicht der Erstbeschreiber der neuen Behandlungsmethode. Aber erneut verhilft er einer Operation durch seine wissenschaftlichen Studien zu allgemeiner Akzeptanz. Vulpius beschreibt sehr sorgfältig das Operationsvorgehen bei der Schulterarthrodese und die entscheidenden Punkte, die zu beachten sind. Die Schulterarthrodese ist heute ein selten geübtes Verfahren.

9.3.1. Erstbeschreibung und weitere Entwicklung

Die operative Versteifung eines Gelenkes wird am 10. Juli 1878 das erste Mal von dem Wiener Chirurgen Eduard Albert (1841–1900) durchgeführt. Er ver-

613 Baker LD J Bone Joint Surg 38A: 316 (1956)
614 Sharrard WJW, Bernstein S J Bone Joint Surg 54B: 272 (1972)
615 Javors JR, Klaaren HE J Ped Orthop 7: 191 (1987); Parsch K, Rübesamen G Orthopäde 21: 332–7 (1992); Chapchal G ›Kontrakturen‹ S. 111, 1971
616 Banks HH Foot Ankle 4: 150 (1983)

steift das paralytische Schlotterkniegelenk eines 15jährigen Mädchens. Erst einige Jahre später wird diese operative Versteifung Arthrodese genannt.[617] 1879 versucht sich Albert erneut als erster an der Arthrodese des Schultergelenkes. Er führt die Arthrodesenoperation bei einem vierjährigen Mädchen mit spinaler Lähmung durch.[618]

Nach ihm versuchen sich Wolff (bei zwei Patienten) und Karenski an dieser Operation. Die beiden Operateure sind jedoch nicht von ihren Ergebnissen überzeugt. Andere orthopädische Chirurgen beschäftigen sich ebenfalls mit der neuen Behandlungsidee. Allerdings verwirft Schüssler die Arthrodese und bevorzugt weiterhin seine Bandage. Das Tragen einer solchen Bandage war, neben einer Sehnenverpflanzung des Trapezius oder des Pectoralis auf die gelähmte Schultergürtelmuskulatur, die bisher ausgeübte Behandlung. Beide Methoden erweisen sich jedoch nicht als sehr wirksam.[619] Trotzdem hat die Arthrodese des Schultergelenkes auch ihre Kritiker. Hoffa stellt sogar folgende Behauptung auf:

> *»Die Arthrodese der Schulter bleibe auf alle Fälle nur das Ultimum refugium und könne nur als solches von ihm empfohlen werden. Eine Ankylosis vera könne sie wohl nicht erzeugen.«* [620]

Publikationen von erfolgreich durchgeführten Schulterarthrodesen von Bothezat (1900),[621] Vulpius (1903)[622] und Hevesi (1904)[623] werden nicht beachtet. So hat die Methode zu diesem Zeitpunkt nur wenige Anhänger, unter denen sich A. H. Tubby (1863–1930) befindet.[624] Verständlicherweise kann so keine technische Weiterentwicklung stattfinden.[625]

Hoffas Aussage wird 1907 durch Vulpius widerlegt, der

> *»als erster über eine erfolgreich operierte Serie von 12 Patienten berichten und damit auch für das Schultergelenk die Möglichkeit einer knöchernen Ankylosierung beweisen konnte«.* [626]

Diesen Beweis erbringt Vulpius auf dem sechsten Orthopädenkongreß im Jahre 1907 mit einem Vortrag, der 1908 in der Zeitschrift für Orthopädie veröffentlicht wird. Es handelt sich um ›Die Arthrodese des Schultergelenks‹. In diesem Referat stellt er sein Operationsverfahren vor und berichtet über die Voraussetzungen, Indikationen, Technik und Ergebnisse.[627]

Trotz zahlreicher Modifikationen und neuer Operationstechniken stellt Vulpius' Verfahren nicht nur den Grundtypus dar,[628] sondern beweist auch im Jahre 1960 noch seine Gültig- und Brauchbarkeit.[629] Ebenso spricht Becker 1973 von Vulpius' grundlegender Arbeit, die durch Gocht (1914)[630] und Görres (1922)[631] ergänzt wird.[632] Mit seiner Operationstechnik erkennt Vulpius, daß die Voraussetzung für eine erfolgreiche Versteifung des Schultergelenkes die Adaptation von größtmöglicher Knochenwundfläche ist.[633] Die Arthrodese der Schulter hat gegenüber der Versteifung anderer Gelenke einen großen Vorteil, denn sie gewährt nicht nur Schmerzfreiheit und Stabilisierung, sondern durch die verbleibenden Gelenke im Schultergürtel (Akromioklavikulargelenk, Sternoklavikulargelenk und Thorakoskapulargelenk) wird eine befriedigende Bewegungsmöglichkeit gegeben.[634]

617 Vulpius O ›Kinderlähmung‹ S. 59, 1910
618 Wilhelm A Mo Unfallhlk 63: 177 (1960); Vulpius O ›Kinderlähmung‹ S. 140, 1910
619 Vulpius O Arch Klin Chir 69: 117–8 (1903): Die Bandage soll den abgesunkenen Humeruskopf in der Pfanne halten. Schüssler beschäftigt sich am intensivsten mit dieser Behandlungsmöglichkeit. Allerdings beinhaltet diese stützende Therapie ein lebenslanges Tragen der Bandage.
620 Ebd. S. 120
621 Siehe Toff E Müch Med Wochenschr 48: 313 (1901): Bothezat P ›Die Arthrodese des Scapulo-Humeralgelenkes in der Behandlung der paralytischen Schulterluxation‹ Revista de Chirurgie (Rumänien), September 1900
622 Vulpius O ›Über die Arthrodese des paralytischen Schlottergelenkes der Schulter‹ Arch Klin Chir 69: 116–33 (1903)
623 Die Arbeit von Hevesi konnte nicht gefunden werden.
624 LeVay D ›History‹ S. 149, 1990
625 Vulpius O Arch Klin Chir 69: 118–9 (1903); ders. ›Kinderlähmung‹ S. 141, 1910
626 Wilhelm A Mo Unfallhlk 63: 177 (1960)
627 Vulpius O Z Orthop 19: 130–71 (1908)
628 Friedland M Arch Orthop U-Chir 25: 156 (1927)
629 Wilhelm A Mo Unfallhlk 63: 177 (1960)
630 Gocht H ›Zur Technik der Arthrodesen-Operation am Schulter-, Hüft- und Kniegelenk‹ Beitr Klin Chir 92: 768 (1914)
631 Görres H ›Zur Technik der Schulterarthrodese‹ Arch Orthop U-Chir 21: 187 (1923)
632 Becker W Z Orthop 111: 469 (1973)
633 Wilhelm A Mo Unfallhlk 63: 177 (1960)
634 Becker W Z Orthop 111: 468 (1973)

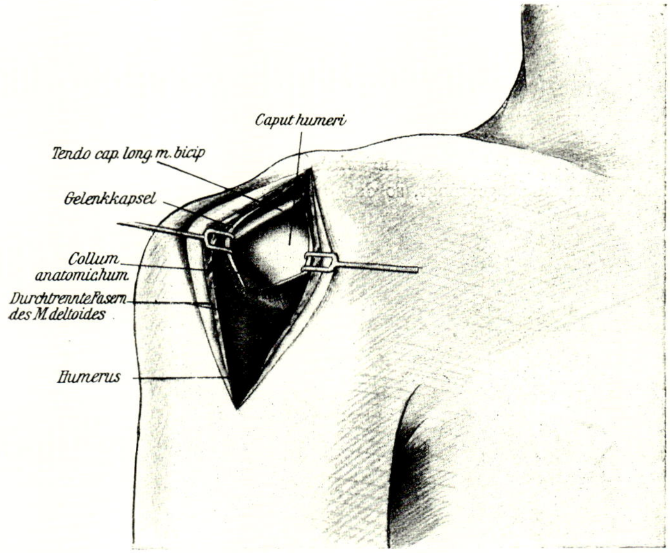

Abb. 78. Eröffnung des Gelenkes.[635]

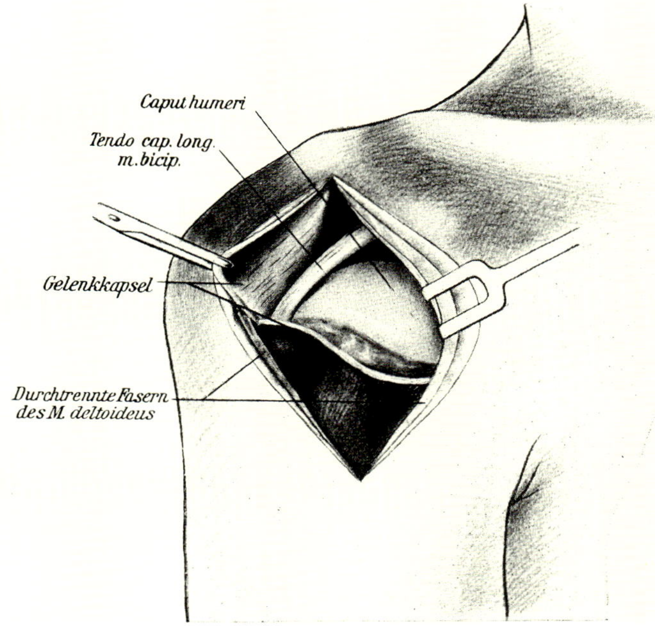

Abb. 79. Ablösung der Gelenkkapsel.[636]

9.3.2. Wandel der Operationsindikation

Nach wie vor gilt die Arthrodese des Schultergelenkes als anerkanntes, wenn auch seltenes Operationsverfahren.[637] Im Laufe der Zeit haben sich aber die Indikationen geändert. Waren es früher Poliomyelitis und Gelenktuberkulose – in Vulpius' Operationsserie befanden sich nur Patienten, bei denen ein Schlottergelenk infolge einer meist schon jahrelang bestehenden Lähmung auf Grund einer Poliomyelitis bestand[638] –, so zählen heute irreparable Axillarisparesen, progredient chronische Polyarthritis, schwere posttraumatische und postinfektiöse Gelenkschäden, irreparable Luxationen, benigne und semimaligne Tumoren und zerstörte Rotatorenmanschetten zu den Hauptindikationen.[639] Nach Jaberg und Jakob ist bei einer zerstörten Rotatorenmanschette, schweren Weichteilschäden des Schultergürtels, Nervenläsionen in Begleitung eines mehrfach geschädigten Humeruskopfes und ausgedehnten Trümmerfrakturen von Humeruskopf und Glenoid die Schulterarthrodese sogar einer Prothese vorzuziehen.[640] Mit der Weiterentwicklung der Schulterendoprothetik wird die Schulterarthrodese immer weniger Indikationen erfahren.

Der Wandel der Operationsindikation von der Lähmungschirurgie hin zu der Behandlung von traumatischen, infektiösen, tumorösen oder chronischen Leiden bringt eine Erhöhung des Durchschnittsalters der Patienten mit sich. Beträgt das Alter der Patienten der Operationsserie von Vulpius 9,5 Jahre, bei einer recht großen Streubreite (2 – 18 Jahre), steigert es sich im Laufe der Zeit auf ein Durchschnittsalter von 40 Jahren.[641] 1992 erscheint aber eine Studie über die Ergebnisse der Schulterarthrodese bei pädiatrischen Patienten. Das Durchschnittsalter der Kinder beträgt hier 11 Jahre. Teilergebnis der Studie ist, daß ein Kind

635 Vulpius O, Stoffel A ›Operationslehre‹ S. 461, 1913
636 Ebd.
637 Holz U He Unfhlk 195: 258 (1988)
638 Vulpius O Z Orthop 19: 136 – 57 (1908)
639 Holz U He Unfhlk 195: 258 (1988); Rybka V, Raunio P, Vinio K J Bone Joint Surg 61B: 155 (1979); Schmit-Neuerburg KP He Unfhlk 170: 111 (1984/85)
640 Jaberg H, Jakob RP Orthopäde 16: 331 – 2 (1987)
641 Vulpius O ›Kinderlähmung‹ S. 143 – 55, 1910; Engelhardt P Orthopäde 8: 218 (1979) und Rybka V, Raunio P, Vinio K J Bone Joint Surg 61B: 155 (1979); Wilhelm A Mo Unfallhlk 63: 180 – 1 (1960)

zum Zeitpunkt der Operation mindestens 10 Jahre alt sein muß, da dann die Gefahr des Wachstumsrückstandes der operierten Extremität geringer ist. Überraschenderweise stellt die Poliomyelitis wieder mehr als die Hälfte der Operationsindikationen. Weitere Indikationen sind Geburtstrauma und andere traumatische Ereignisse. Alles in allem äußern sich die Autoren positiv über die Schulterarthrodese bei Kindern.[642]

9.3.3. Voraussetzungen und Operationsmethode

Als Voraussetzung für die operative Versteifung des Schultergelenkes benennt Vulpius die funktionstüchtige Schultergürtelmuskulatur mit M. trapezius und M. serratus anterior und die Gebrauchsfähigkeit der Hand.[643] Zu diesen zwei Bedingungen wird heute noch als dritte die freie Beweglichkeit der Skapula und der Schlüsselbeingelenke gezählt.[644] Folgendermaßen führt Vulpius die Schulterarthrodesenoperation durch:

Das Gelenk wird durch einen vertikalen, subakromialen Schnitt eröffnet (Abb. 78). Die Gelenkkapsel wird durchtrennt und gelöst (Abb. 79). Nach Luxation des Caput humeri wird dessen Knorpelüberzug mit einem Messer in Scheiben entfernt (Abb. 80). Anschließend wird die Pfanne mit dem scharfen Löffel überall bis zum Labrum glenoidale von Knorpel befreit. Daraufhin werden Akromion und Proc. coracoideus ebenfalls angefrischt. Nach Reposition des Humeruskopfes, wird er mit je einem Silberdraht an Akromion und Proc.coracoideus fixiert (Abb. 81). Zum Abschluß werden Kapsel, Muskelschicht und Haut getrennt vernäht. Zur Ruhigstellung wird die Schulter in einem Gips bei gebeugtem Ellenbogen fixiert.[645]

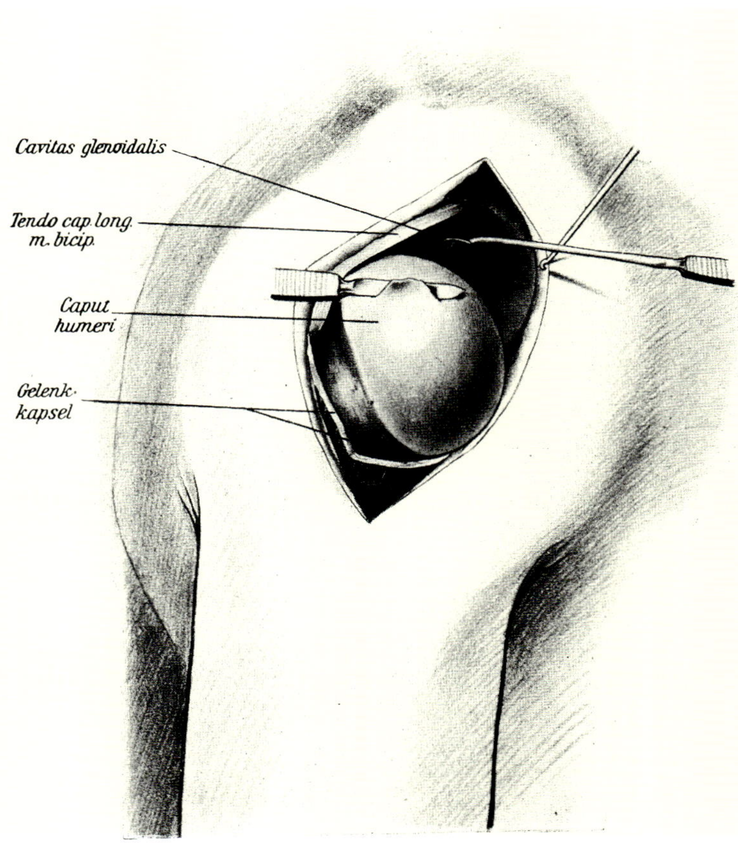

Abb. 80. Entfernung des Knorpelüberzuges.[646]

An dieser Operationstechnik hat sich bisher nicht viel verändert. Allerdings werden aufgrund verbesserter Osteosynthesematerialien neue Methoden entwickelt, um eine möglichst stabile Fixierung der Versteifung zu erreichen. Diese Entwicklung führt von den Drahtschlingen von Vulpius (1907) über Steinmann-Nägel nach Imhäuser (1952). Weiterhin werden die Maatzsche Schraube sowie Federdruck- und Spongiosazugschrauben verwendet. Greifensteiner (1950) und Charnley (1964) wenden die Prinzipien der Druckarthrodese auf das Schultergelenk an.[647] Der Gebrauch eines Fixateur externe stellt eine neue Methode dar, mit der am Modell eine erstaunliche Stabilität erreicht wird.[648]

Heute ist das am meisten verwendete Verfahren die Kompressionsarthrodese nach Müller, Allgöwer und Willeneger, bekannt als AO-Methode. Mit Hilfe von

642 Pruitt DL, Hulsey RE, Fink B, Manske PR J Pediatr Orthop 12: 640–5 (1992)
643 Vulpius O Z Orthop 19: 130–1 (1908)
644 Schmit-Neuerburg KP He Unfhlk 170: 111–2 (1984/85)
645 Vulpius O, Stoffel A ›Operationslehre‹ S. 460–5, 1913
646 Ebd. S. 462
647 Becker W Z Orthop 111: 469 (1973)
648 Schmit-Neuerburg KP He Unfhlk 170: 116 (1984/85)

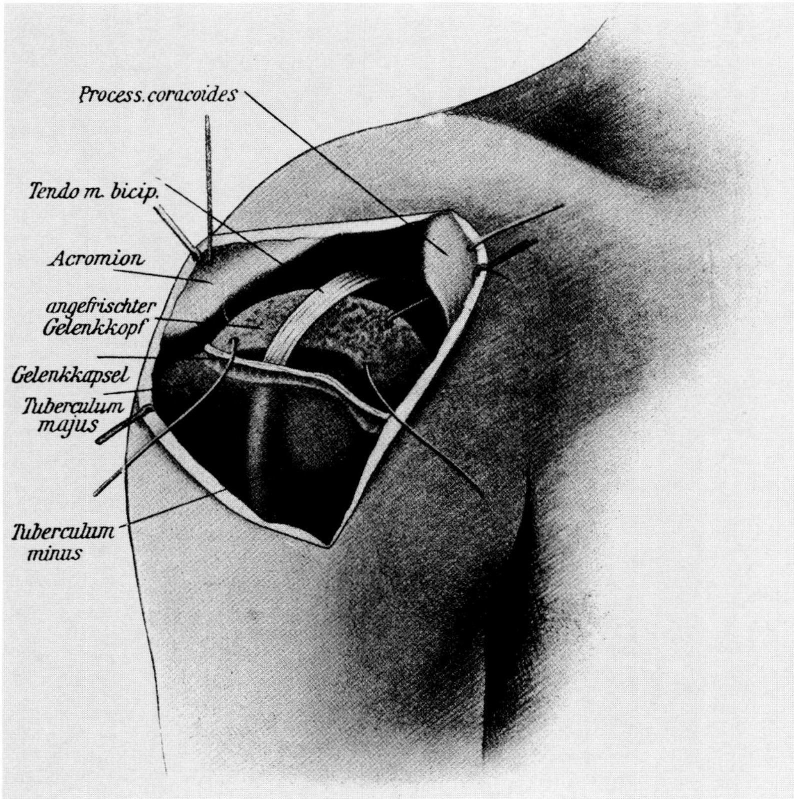

Abb. 81. Lage der Drahtnähte.[649]

dynamischen Kompressionsplatten wird eine Versteifung des Schultergelenkes erreicht.[650] Diese Operation beginnt mit einem Längsschnitt etwas dorsal von der Schulterhöhe. Der Schnitt wird von der Spina scapulae bis zum Deltoideusansatz am Humerus geführt. Die Akromionspitze wird osteotomiert, der M. deltoideus abgelöst, die Kapsel exzidiert und das Gelenk entknorpelt. Auch die Ränder des Glenoids werden entfernt, anschließend werden die Gelenkflächen einander angepaßt. Nachdem der Arm in einer funktionell günstigen Stellung eingestellt ist, wird eine 7–8-Lochplatte von der Crista scapulae über das Akromion bis zum proximalen Humerus zurechtgebogen und mit Corticalis-Schrauben fixiert. Der Winkel zwischen Humerus und lateralem Skapularand sollte 70° betragen. Eine zusätzliche Sicherung ergibt eine gerade dorsale 6-Lochplatte (Abb. 82).[651]

9.3.4. Ergebnisse

Entscheidend für jede Operationstechnik ist das Ergebnis. Vulpius erreicht mit seiner Operationsserie fast 85 % gute funktionelle Ergebnisse. Er verzeichnet zwei Mißerfolge, die auf der noch nicht vollkommen ausgereiften Technik beruhen. Zu den Erfolgen zählt er allerdings auch drei fibröse Ankylosen. Bei diesen fünf Fällen wurde jedoch jeweils nur ein Silberdraht angelegt. Eine Synostose erreicht Vulpius hingegen in allen sechs Fällen, bei denen doppelt genäht wird, und nur einmal beim einfachen Silberdraht. Daher empfiehlt er dringend die Anlegung von zwei Silberdrähten.[652]

Heute, so zeigt die Erfahrung, kann in 70–90 % der Fälle mit befriedigenden bis guten Ergebnissen gerechnet werden.[653] Über die Schulterarthrodese wird von 1974–84 insgesamt 12mal in der Literatur berichtet. Von 252 Schulterarthrodesen werden 90 % durchschnittlich 11 Jahre später nachuntersucht. Von diesen Patienten sind 83 % mit dem Ergebnis ihrer Behandlung voll zufrieden.[654]

9.3.5. Arthrodesenstellung im Schultergelenk – ein Diskussionsthema

Wichtig für ein zufriedenstellendes Ergebnis für den Patienten ist die endgültige Armstellung. Diese stellt ein immer wiederkehrendes Diskussionsthema dar.[655]

> *»The literature will support any position you want to fuse the shoulder in. However, the position you choose should be comfortable for the patient and must not put undue strain on the scapular muscles.«* [656]

649 Vulpius O, Stoffel A ›Operationslehre‹ S. 463, 1913
650 Schmit-Neuerburg KP He Unfhlk 170: 116 (1984/85) und Russe O Unfallheilkunde 81: 299–300 (1978)
651 Müller ME, Allgöwer M, Schneider R, Willeneger H ›AO-Synthese‹ S. 384–5, 1977
652 Vulpius O Z Orthop 19: 158–9 (1908)
653 Jaberg H, Jakob RP Orthopäde 16: 332 (1987)
654 Schmit-Neuerburg KP He Unfhlk 170: 111 (1984/85)
655 Justis JE ›Arthrodesis‹ S. 354, 1992
656 Rockwood CA Int Orthop 15: 403 (1991)

Gebräuchliche Armstellungen der Schultergelenkarthrodese (nach Schmit-Neuerburg [657]).

Autor	*Jahr*	*Abduktion*	*Flexion*	*Rotation*
Becker	(1973)	45°	30°	10° IR
Holz	(1988)	30°–45°	30°	30°–45° IR
Jaberg / Jakob	(1987)	30°	30°	40° IR
Rybka	(1979)	55°	25°	25° IR
Russe ›AO‹	(1978)	50°	25°	10° AR
Schmit-Neuerburg	(1987)	50°	20°	25°–30° IR

Noch heute gibt es also unterschiedliche Auffassungen über die optimale Stellung des Armes im Schultergelenk. Erforderlich ist, daß der Patient Mund, Nase und Gesäß nach erfolgter Operation erreichen sollte.[658] Vulpius empfiehlt, die Schulter in starker Abduktion, Elevation nach vorne und leichter Innenrotation zu versteifen.[659] Spitzy und Horvath (1927) sprechen sich sogar für die Salutierstellung aus. Sie beinhaltet 90° Abduktion, leichte Elevationsstellung und starke Außenrotation.[660] Bei starker Abduktionsstellung besteht jedoch ein kosmetisch unbefriedigendes Ergebnis, da der Arm zu sehr vom Körper absteht, gleichzeitig erhöht sich die Frakturgefahr.[661] Daher liegt die heute gängige Abduktion zwischen 45° und 60°.[662] Bei der Flexion herrscht weitestgehend Übereinstimmung. Sie sollte zwischen 20° und 30° liegen.[663] Bei der Rotation gehen die Meinungen wiederum auseinander. Während die AO-Methode eine Außenrotation (AR) von 10° empfiehlt,[664] befürworten andere eine Innenrotation (IR) von 25° bis 30°,[666] da die Außenrotation beim Mitschwingen des Armes während des Gehens zu einem Abstehen des Armes führt. Außerdem kann die Hosentasche nicht erreicht werden.[667]

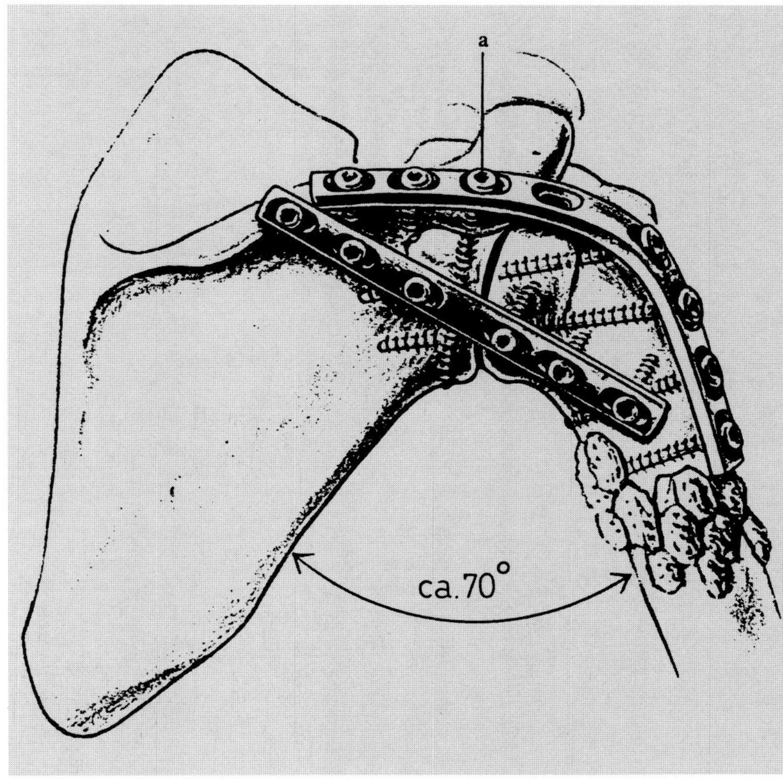

Abb. 82. Kompressionsarthrodese – AO-Methode –.[665]

657 Schmit-Neuerburg KP He Unfhlk 170: 115 (1984/85)
658 Holz U He Unfhlk 195: 260 (1988)
659 Vulpius O Z Orthop 19: 159 (1908); ders. ›Kinderlähmung‹ S. 157–8, 1910
660 Horvath B Z Orthop 48: 358–9 (1927)
661 Becker W Z Orthop 111: 471 (1973)
662 Schmit-Neuerburg KP He Unfhlk 170: 113 (1984/85)
663 Becker W Z Orthop 111: 468 (1973) und Jaberg H, Jakob RP Orthopäde 16: 332 (1987) und Müller ME, Allgöwer M, Schneider R, Willeneger H ›AO-Synthese‹ S. 384–5, 1977 und Schmit-Neuerburg KP He Unfhlk 170: 113–4 (1984/85)
664 Müller ME, Allgöwer M, Schneider R, Willeneger H ›AO-Synthese‹ S. 384–5, 1977 und Russe O Unfallheilkunde 81: 299 (1978)
665 Müller ME, Allgöwer M, Schneider R, Willeneger H ›AO-Synthese‹ S. 385, 1977
666 Schmit-Neuerburg KP He Unfhlk 170: 113–4 (1984/85)
667 Holz U He Unflhlk 195: 260 (1988)

9.3.6. Fazit

Nach wie vor ist die Arthrodese ein anerkanntes Operationsverfahren. 1907 ist Vulpius der erste, der eine

Operationsserie mit entsprechender Technik vorstellt. Auch die heute angewendeten Verfahren beruhen – mit verbesserter Osteosynthese-Technik – auf seiner Methode.

Jedoch haben vor allem die Materialien, die zum Erreichen der Versteifung benötigt werden, einen qualitativen Wandel erfahren. Auch die Indikation zur Schultergelenkarthrodese hat sich von poliomyelitischen Lähmungen und Gelenktuberkulose hin zu traumatischen, rheumatischen, arthrotischen, septischen und onkologischen Ereignissen gewandelt. Die optimale Endstellung des versteiften Armes ist bisher noch nicht gefunden, da jeder Autor und sicherlich auch jeder Patient gewisse Tätigkeiten unterschiedlich stark gewichtet. Mit zunehmender Entwicklung des künstlichen Gelenkersatzes wird die Schulterarthrodese weitgehend von der Endoprothese verdrängt.

9.4. Die ›Orthopädische Operationslehre‹

Vor etwas mehr als 100 Jahren wurde von Albert Hoffa das erste gesamte ›Lehrbuch der orthopädischen Chirurgie‹ (1891) veröffentlicht. Damit war die Basis für die weiterführende Entwicklung des jungen Faches gelegt.[668] Nur 20 Jahre später, nämlich 1911, wird ein weiterer Meilenstein für die Orthopädie gelegt. Es erscheint die erste orthopädische Operationslehre.[669] In seiner Rezension des Werkes schließt Gocht mit den Worten:

> *»Das Buch bedeutet für die Orthopädie etwas Fundamentales, es wird von den jungen und alten Orthopäden mit Genuss und mit Genugtuung studiert werden; das Buch wird der Führer sein durch das große Gebiet der orthopädischen Operationen.«* [670]

9.4.1. Überblick über Entstehung und Entwicklung der Operationslehre

Am 5. Dezember 1910 unterzeichnen Oscar Vulpius und sein damaliger Oberarzt Adolf Stoffel den Verlagsvertrag (Abb. 83) mit dem F. Enke Verlag in Stuttgart. Der Vertrag besagt, daß ein druckfertiges Manuskript der ›Orthopädischen Operationslehre‹ bis Ende 1911 vorliegen muß. Die Auflagenhöhe wird auf 1 500 Exemplare festgelegt. Die beiden Verfasser erhalten 30 Freiexemplare. Ihr Gesamthonorar beträgt 2 900 Mark, zusätzlich beteiligt sich der Verlag noch an den Herstellungskosten für die notwendigen Zeichnungen. Für jede weitere Auflage, die nach Aufforderung durch den Verlag erstellt werden muß, erhalten die Autoren 2 400 Mark.[671] Wie es bei großen wissenschaftlichen Werken noch bis in die sechziger Jahre üblich war, erscheint auch die ›Orthopädische Operationslehre‹ unterteilt.

Im Sommer 1911 wird die erste Hälfte der ›Orthopädischen Operationslehre‹ von Vulpius und Stoffel veröffentlicht.[672] Von den Kritikern wird das Erscheinen des Buches begrüßt, da es längst nötig war, ein zusammenfassendes Buch über die stetig steigende Zahl der Operationen des Faches Orthopädie zu besitzen.[673] Die erste Hälfte enthält die Operationen am Muskelsystem, dargestellt auf 238 Seiten und mit 202 erläuternden Abbildungen. Die abschließende zweite Hälfte erscheint 1913 mit den Teilen Operationen am Nervensystem, am Knochensystem und an den Gelenken. Von da an sind die zwei Teilausgaben in einem Gesamtwerk zu erhalten. In dieser Gesamtausgabe sind die meisten Abbildungen nach anatomischen Präparaten, die von Frau Dr. med. Edda Stoffel gefertigt wurden, gezeichnet. Die Ehefrau Stoffels unterstützt die beiden Verfasser auch bei deren anatomischen Studien.[674]

1920 erscheint die zweite Auflage ebenfalls im F. Enke Verlag. Entsprechend dem enormen Zuwachs an neuen Erkenntnissen und Operationen, teilweise bedingt durch den Ersten Weltkrieg, sind in dem Buch nun 744 Seiten mit 627 Abbildungen

668 Thomann KD Z Orthop 130: 339 (1992)
669 Lange F Münch Med Wochenschr 59: 1234 (1912)
670 Gocht H Zb Chir Mech Orthop 7: 172 (1914)
671 Ar Vulp Kl: Verlagsvertrag für die Operationslehre vom 5. 12. 1910
672 Vulpius O, Stoffel A ›Operationslehre‹ 1913; Lange F Münch Med Wochenschr 59: 1234 (1912)
673 Anonym, Berl Klin Wo 51: 118 (1914)
674 Vulpius O, Stoffel A ›Operationslehre‹ S. V, 1913

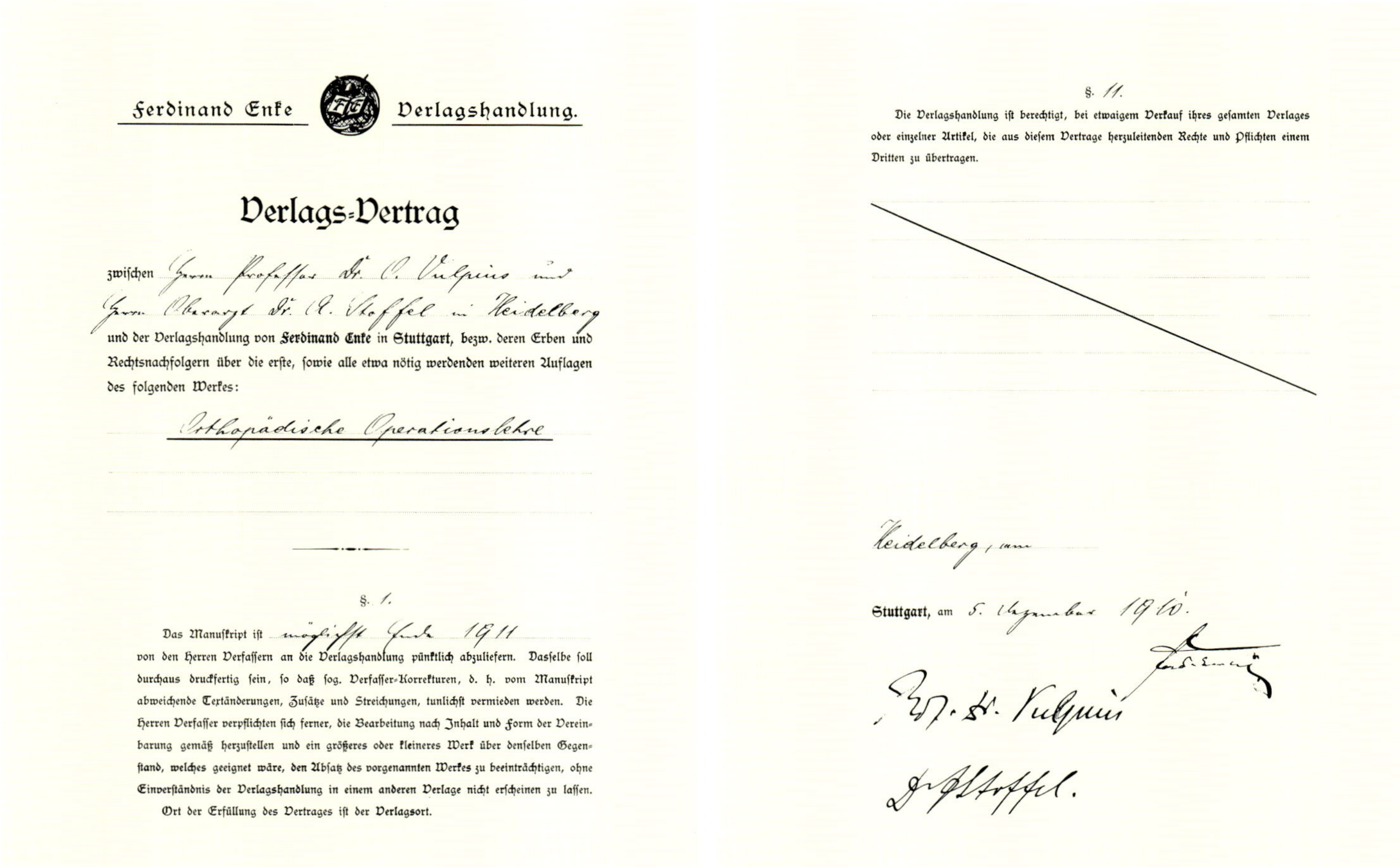

Ferdinand Enke Verlagshandlung.

Verlags-Vertrag

zwischen Herrn Professor Dr. O. Vulpius und Herrn Oberarzt Dr. A. Stoffel in Heidelberg

und der Verlagshandlung von **Ferdinand Enke** in **Stuttgart,** bezw. deren Erben und Rechtsnachfolgern über die erste, sowie alle etwa nötig werdenden weiteren Auflagen des folgenden Werkes:

Orthopädische Operationslehre

§. 1.

Das Manuskript ist möglichst Ende 1911 von den Herren Verfassern an die Verlagshandlung pünktlich abzuliefern. Dasselbe soll durchaus druckfertig sein, so daß sog. Verfasser-Korrekturen, d. h. vom Manuskript abweichende Textänderungen, Zusätze und Streichungen, tunlichst vermieden werden. Die Herren Verfasser verpflichten sich ferner, die Bearbeitung nach Inhalt und Form der Vereinbarung gemäß herzustellen und ein größeres oder kleineres Werk über denselben Gegenstand, welches geeignet wäre, den Absatz des vorgenannten Werkes zu beeinträchtigen, ohne Einverständnis der Verlagshandlung in einem anderen Verlage nicht erscheinen zu lassen.

Ort der Erfüllung des Vertrages ist der Verlagsort.

§. 11.

Die Verlagshandlung ist berechtigt, bei etwaigem Verkauf ihres gesamten Verlages oder einzelner Artikel, die aus diesem Vertrage herzuleitenden Rechte und Pflichten einem Dritten zu übertragen.

Heidelberg, am

Stuttgart, am 5. Dezember 1910.

Dr. O. Vulpius

Dr. A. Stoffel

Abb. 83. Erste und vierte Seite des Verlagsvertrags für die 1. Auflage vom 5. Dezember 1910.[675]

enthalten.[676] »Mit großer Freude wird von vielen Ärzten« das neuerliche Erscheinen des bereits in der ersten Auflage unentbehrlichen Buches begrüßt.[677]

Nur vier Jahre später erscheint die dritte Auflage mit 776 Seiten. Sie legt Zeugnis ab, »von der Arbeit und dem mehr und mehr sich erweiternden Wirkungskreis der orthopädischen Disziplin«.[678] Nach dieser 1924 erschienenen Auflage erlebt die Operationslehre keine Neuauflage mehr. Jedoch dauert es 27 Jahre, bis wieder ein entsprechendes Buch erscheint, und zwar die ›Orthopädisch-Chirurgische Operationslehre‹ von Max Lange 1951 im Bergmann Verlag München.[679]

9.4.2. Zielsetzung der Autoren

Mit der ›Orthopädischen Operationslehre‹ wollen Vulpius und Stoffel keineswegs die Operation in den Mittelpunkt der orthopädischen Behandlung stellen. Vielmehr betonen sie ausdrücklich, »daß mit dem Schneiden meistens die Behandlung nicht zu beginnen hat, und daß sie mit demselben niemals beendigt ist«.[680]

»Wer zum Messer greift, um eine orthopädische Operation auszuführen, der übernimmt damit die moralische Verpflichtung, die Nachbehandlung in exakter

675 Ar Vulp Kl: Verlagsvertrag für die Operationslehre vom 5. 12. 1910
676 Lange F Münch Med Wochenschr 68: 712 (1921)
677 Loeffler, Deut Med Wo 47: 517 (1921)
678 Debrunner H Deut Med Wo 51: 456 (1925)
679 Lange M ›Operationslehre‹ – Deckblatt – 1951
680 Vulpius O, Stoffel A ›Operationslehre‹ S. III, 1913

Weise durchzuführen. Wer dieser Forderung aus Mangel an spezieller Begabung, an Neigung, an Zeit nicht gerecht werden kann, wem die dazu nötigen Einrichtungen fehlen, der lasse korrekterweise die Hand vom Messer.« [681]

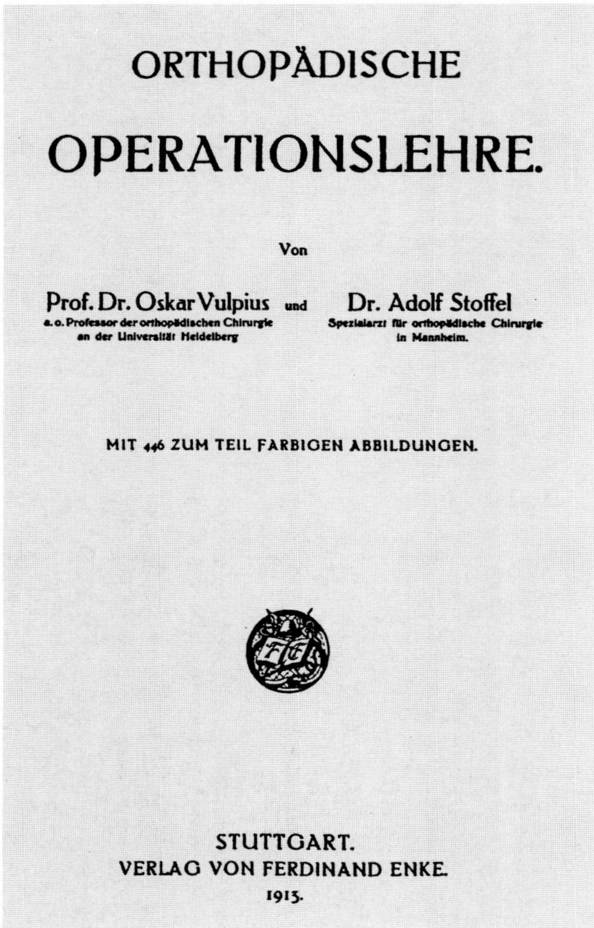
ORTHOPÄDISCHE

OPERATIONSLEHRE.

Von

Prof. Dr. Oskar Vulpius und Dr. Adolf Stoffel
a. o. Professor der orthopädischen Chirurgie an der Universität Heidelberg
Spezialarzt für orthopädische Chirurgie in Mannheim.

MIT 446 ZUM TEIL FARBIGEN ABBILDUNGEN.

STUTTGART.
VERLAG VON FERDINAND ENKE.
1913.

Abb. 84. Titelblatt der 1. Auflage der ›Orthopädischen Operationslehre‹. [682]

Allerdings gehört es ihrer Überzeugung nach zu einem qualifizierten Orthopäden, daß er zumindest die operativen Techniken seines Spezialgebietes beherrscht. Da aber die orthopädische Operationstechnik bisher in den Lehrbüchern vernachlässigt und auch kaum in Spezialarbeiten angeführt wurde, schließen die beiden Autoren mit diesem Buch eine Lücke. Es soll den Ärzten, die nicht in genügendem Maße in der Lage sind, orthopädisch operative Techniken an Spezialkrankenhäusern kennenzulernen, eine Hilfe in Wort und Bild sein. Durch die objektive Gegenüberstellung verschiedener Techniken für die gleiche Operation sollen zudem dem erfahrenen Kollegen ebenfalls neue Kenntnisse vermittelt werden. Nach Langes Überzeugung ist mit diesem Buch auch die Annahme eines amerikanischen Zeitungsschreibers widerlegt, der die deutschen Orthopäden mit einem ›bloodless surgeon‹ gleichsetzt.[683]

Eindringlich weisen Oscar Vulpius und Adolf Stoffel im Vorwort auf die Wichtigkeit genauester anatomischer Kenntnisse hin. Dieses Wissen gibt dem Operateur die Sicherheit für exaktes und schnelles Operieren. Außerdem kann der Arzt Nutzen und Vorteil einer bestimmten Operationstechnik nur bei präziser anatomischer Vorstellung erkennen und verstehen. Aus diesem Grund führen die zwei Verfasser Spezialstudien durch, deren Ergebnisse in viele anatomische Sachverhalte eingegangen sind, die in der Operationslehre beschrieben sind (siehe S. 128 – 133).

9.4.3. Drei Auflagen

Die ›Orthopädische Operationslehre‹ erweist sich schon mit der ersten Auflage »als wirkliches Bedürfnis« und »wertvolles Hilfsmittel nicht nur für den Orthopäden, sondern auch für den praktischen Arzt«.[684, 685]

Hervorzuheben aus den verschiedenen Teilen des Buches sind in der ersten Hälfte das Kapitel über die gründliche Beschreibung und hervorragende Darstellung der Muskel- und Sehnentransplantationen auf drei verschiedene Arten:

1. die periostale Methode nach Lange und nach Codivilla,
2. die Methode von Vulpius (Verpflanzung von Sehne auf Sehne) (vgl. Kap. II/9.1., S. 106 ff.) und

681 Vulpius O, Stoffel A ›Operationslehre‹ S. III – IV, 1913
682 Ebd., Titelblatt
683 Lange F Münch Med Wochenschr 59: 1234 (1912)
684 Joachimsthal G Deut Med Wo 51: 456 (1913)
685 Reiche, Berl Klin Wochenschr 51: 118 (1914)

3. die Sehnenauswechslung nach Biesalski.[686] (Dieses Kapitel wird von Vulpius geschrieben, da es eines seiner Spezialgebiete darstellt.)

Die zweite Hälfte der ›Orthopädischen Operationslehre‹ erscheint verspätet, jedoch sieht Vulpius darin keinen Anlaß zur Beunruhigung, da es an Konkurrenz für das Buch fehlt und auch der Stoff nicht zu veralten droht.[687] Am 3. August 1912 besprechen die zwei Autoren den endgültigen Aufbau der zweiten Hälfte. Sie einigen sich, daß Vulpius die Arthrodesen bearbeitet und Stoffel sich mit dem verbliebenen größeren Teil beschäftigt, der dann von Vulpius nachgelesen wird.[688] Ein Grund der verspäteten Veröffentlichung liegt wohl auch in der Studienreise, die Vulpius Ende September für längere Zeit in die USA nach Portland zu Abbott führt, um dessen Verbandbehandlung der Skoliose zu studieren.[689] Bei ihrem Erscheinen 1913 glänzt die zweite Hälfte durch ihre Orientierung über das junge Gebiet der Operationen am Nervensystem, das vor allem von Stoffel gefördert wird. Seine Untersuchungen über die Anatomie der Nerven werden klar zusammengefaßt.[690] Aus dem letzten Teil, ›Orthopädische Operationen an den Gelenken‹, erweisen sich unter anderem die Ausführungen über die Reposition bei angeborener Hüftluxation und die Technik der Arthrodesen, die von Vulpius wesentlich geprägt wurde, äußerst bemerkenswert.[691]

Mit der gewohnt guten Ausstattung und den hervorragenden Abbildungen erscheint die zweite Auflage zwei Jahre nach Ende des Ersten Weltkrieges. Sie ist vor allem durch die neuen Erkenntnisse

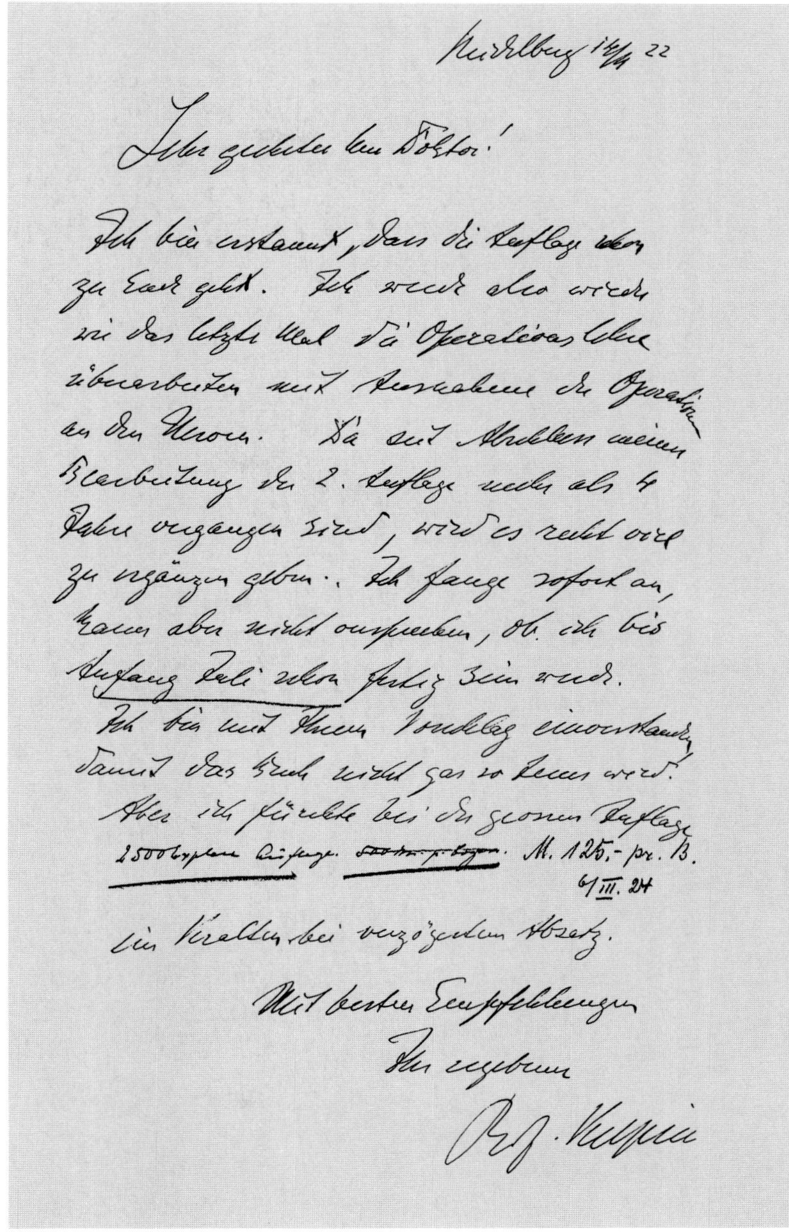
Heidelberg 16/4 22

Sehr geehrter Herr Doktor!

Ich bin erstaunt, dass die Auflage schon zu Ende geht. Ich werde also wieder wie das letzte Mal die Operationslehre überarbeiten mit Ausnahme der Operationen an den Nerven. Da seit Abschluss meiner Bearbeitung der 2. Auflage mehr als 4 Jahre vergangen sind, wird es recht viel zu ergänzen geben. Ich fange sofort an, kann aber nicht versprechen, ob ich bis Anfang Juli schon fertig sein werde.

Ich bin mit Ihrem Vorschlag einverstanden, damit das Buch nicht gar so teuer wird. Aber ich fürchte bei der grossen Auflage

2500 Exemplare Auflage. ~~[illegible]~~ M. 125.- pr. B. 6/III. 24

ein Veralten bei verzögertem Absatz.

Mit besten Empfehlungen
Ihr ergebener
Prof. Vulpius

Abb. 85. Brief an Dr. Stoffel.[692]

auf dem Gebiet der Extremitätenchirurgie geprägt. So wird der Erklärung und Besprechung der operativen Mobilisation der Gelenke und der kinoplastischen (Sauerbruch) und osteoplastischen (Krukenberg, Walcher) Operationen am Amputationsstumpf ein großer Raum zugestanden.[693]

686 Anonym, Berl Klin Wochenschr 49: 402 (1912)
687 Archiv des F. Enke Verlages: Brief von Vulpius an einen Anwalt vom 3. 9. 1912
688 Archiv des F. Enke Verlages: Briefe von Stoffel (3. 8. 1912) und Vulpius (3. 9. 1912) an einen Anwalt
689 Archiv des F. Enke Verlages: Brief von Vulpius an einen Anwalt vom 3. 9. 1912; Vulpius O Deut Med Wo 39: 696 (1913)
690 Joachimsthal G Deut Med Wo 51: 2263 (1913) und Reiche, Berl Klin Wochenschr 51: 118 (1914)
691 Joachimsthal G Deut Med Wo 51: 2263 (1913)
692 Archiv des Enke-Verlages
693 Lange F Münch Med Wochenschr 68: 712 (1921); Loeffler, Deut Med Wo 47: 517 (1921)

Bereits im Frühjahr 1922 wendet sich der F. Enke Verlag erneut an die zwei Autoren wegen der Erstellung einer weiteren Auflage, die dieses Mal 2 500 Exemplare umfassen soll. Zu Vulpius' Erstaunen neigt sich nämlich die zweite Auflage bereits dem Ende zu.[694] Zu dieser dritten Auflage, die 1924 herausgegeben wird, müssen Stoffel und Vulpius die große Anzahl von Neuerscheinungen aus dem orthopädischen Stoffgebiet würdigen und sichten. Beispielsweise wird das Kapitel über Nervenoperationen erneut überarbeitet.[695] Bewußt haben die Verfasser jedoch darauf verzichtet, wie bereits für die 1. Auflage gefordert wurde, auf die Nachbehandlung der orthopädischen Operationen einzugehen. Sie sind der Auffassung, daß dies die Aufgabe eines anderen Buches sei.[696]

Das Werk von Vulpius und Stoffel bleibt im deutschen Sprachraum 40 Jahre lang konkurrenzlos – sicher ein Beweis für seine Qualität. Die 27 Jahre, die zwischen der letzten Auflage und dem Entstehen der neuen Operationslehre von M. Lange 1951 vergehen,[697] mögen unter anderem durch den Zweiten Weltkrieg begründet sein. Doch erweckt es den Eindruck, daß eine ganze Orthopädengeneration mit dem Buch von Vulpius und Stoffel zufrieden war und in ihm immer wieder Rat finden konnte. Somit ist Debrunners Aussage von 1925 bestätigt worden:

> *»Es [die ›Orthopädische Operationslehre‹] nimmt eine besondere und wichtige Stellung ein in der deutschen orthopädischen Literatur, die es so schnell einem anderen Buch nicht abtreten wird. Dazu hat es sich zu gut eingeführt.«* [698]

9.4.4. Bedeutung der ›Orthopädischen Operationslehre‹

Die Bedeutung der Operationslehre von Vulpius und Stoffel für die weitere Entwicklung der Orthopädie in Deutschland ist bisher in der Fachliteratur nicht hinreichend besprochen worden.

Durch die ausführliche Darstellung der unterschiedlichen Operationstechniken bei den verschiedensten Krankheitsbildern, ergänzt durch anschauliche Abbildungen, wird eine weitere Verbreitung der Orthopädie als operatives Fach ermöglicht. So wird das Werk zum Lehrbuch für den orthopädischen Anfänger und ein Nachschlagewerk für den orthopädischen Facharzt.

Mit der Operationslehre sind die Orthopäden nicht mehr auf chirurgische Bücher angewiesen. In dieser Hinsicht betrachtet, erfolgt die Trennung von der Chirurgie um die Jahrhundertwende in drei Schritten im Zehnjahrestakt: Zuerst erscheint 1891 Hoffas ›Lehrbuch der orthopädischen Chirurgie‹, dann folgt 1901 die ›Gründung der Deutschen Gesellschaft für orthopädische Chirurgie‹ und drittens wird 1911 die ›Orthopädische Operationslehre‹ von Vulpius und Stoffel herausgegeben.

Das Bild des Orthopäden in der Öffentlichkeit wird revidiert. Die Behandlung durch den Orthopäden erfolgt konservativ und operativ. Die Zeiten der vorherrschenden Laienbehandlung in der Orthopädie sind endgültig vorüber. Die deutschen Orthopäden wandeln sich vom ›bloodless‹ zum ›bloody surgeon‹.

9.5. ›Zentralblatt für Chirurgische und Mechanische Orthopädie einschliesslich der gesamten Heilgymnastik und Massage‹

Am 12. Dezember 1906 schließen der Berliner Verlag S. Karger und die Orthopäden Albert Hoffa und Oscar Vulpius einen Verlagsvertrag (Abb. 86) über die Herausgabe einer orthopädischen Zeitschrift ab. Sie soll ab Januar 1907 unter dem Titel ›Zentralblatt für Chirurgische und Mechanische Orthopädie einschliesslich der gesamten Heilgymnastik und Massage‹ erscheinen. Vulpius ist der verantwortliche Redakteur. Das Zentralblatt konkurriert nicht mit der ebenfalls von Hoffa mitbegründeten ›Zeitschrift für orthopädische Chirurgie einschliesslich der Heilgymnastik

694 Archiv des F. Enke Verlags: Brief von Stoffel an den F. Enke Verlag vom 3. 5. 1922 und Brief von Vulpius an einen Doktor (Stoffel?) im Frühjahr 1922 und Brief an Vulpius vom 18. 10. 1922.
695 Debrunner H Deut Med Wo 51: 456 (1925)
696 Lange F Münch Med Wochenschr 60: 2353 (1913); Vulpius O, Stoffel A ›Operationslehre‹ S. X, 1924
697 Lange M ›Operationslehre‹ S. IV, 1951
698 Debrunner H Deut Med Wo 51: 456 (1925)

und Massage‹. Vielmehr wird mit dem Zentralblatt eine Lücke geschlossen. Wie bei anderen medizinischen Spezialgebieten schon seit längerem üblich, soll diese neue Zeitschrift den orthopädisch interessierten Ärzten einen umfassenden Überblick über die aktuellen Fachpublikationen Deutschlands und des Auslands bieten. Hauptaufgabe des Blattes ist es, den Leser mit Zusammenfassungen über interessante Artikel auf dem aktuellen Forschungsstand zu halten. Zusätzlich sollen Tagesnachrichten, Personalien, Vereins- und Kongreßberichte und hin und wieder Orginalarbeiten erscheinen. In den meisten Heften werden ein oder auch zwei Originalarbeiten publiziert. Die Referate werden von den Redakteuren, den Mitherausgebern und bestimmten Mitarbeitern erstellt. Zu diesem Zweck abonniert der Verlag die von der Redaktion gewünschten Zeitschriften. An der Herausgabe des 1. Jahrgangs des Zentralblattes sind 26 Orthopäden, darunter 14 aus dem nicht-deutschsprachigen Ausland, beteiligt. Sie alle zählen zu den führenden Orthopäden ihres Landes. Wegen der Entfernung ist die Mitarbeit von Prof. Kondo [699] aus Tokio hervorzuheben. Es ist geplant, das Zentralblatt monatlich im Umfang von etwa 50 Seiten erscheinen zu lassen. Der Jahrgang kostet 15 Mark.[700]

Das ›Zentralblatt für Chirurgische und Mechanische Orthopädie‹ erscheint von 1907 bis 1919 in insgesamt 13 Jahrgängen. Schon den zweiten Jahrgang muß Vulpius in Eigenregie führen, da Hoffa am 31. Dezember 1907 stirbt. Im Laufe der Jahre steigt die Zahl der Mitherausgeber beständig. Erst mit dem Ausbruch des Ersten Weltkriegs sinkt ihre Anzahl, da mehrere Orthopäden aus dem Ausland ihre Mitarbeit einstellen. Der Erste Weltkrieg führt noch zu einer weiteren Veränderung. Vulpius ist 1915 nur durch die Unterstützung seines Oberarztes Görres in der Lage, als Redakteur des Blattes tätig zu sein, da er durch den Krieg zu viele andere Aufgaben erfüllen muß. Deswegen gibt Vulpius mit Beginn des Jahres 1916 die Leitung an den Berliner Orthopäden Wollenberg ab. Bis auf eine Verbesserung des Inhaltsverzeichnisses und eine Gliederung der Referate in die drei Teile:

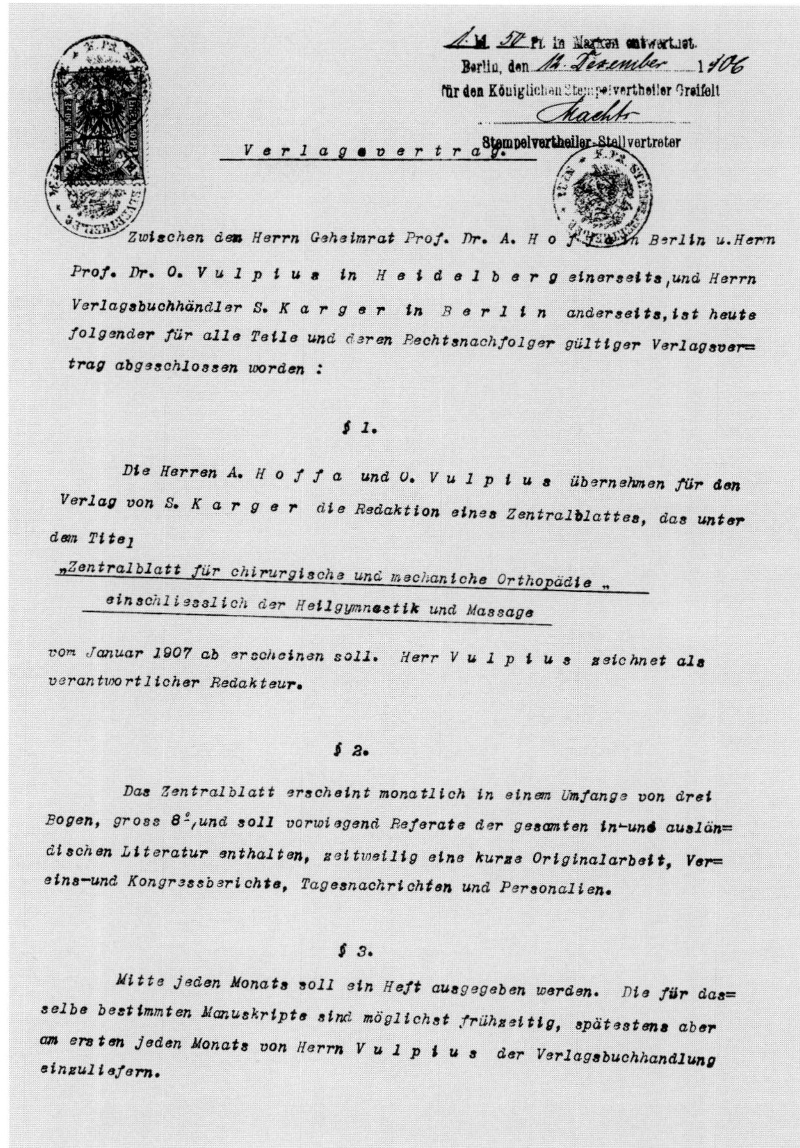

1 M. 50 Pf. in Marken entwertet.
Berlin, den 12. Dezember 1906
für den Königlichen Stempelvertheiler Greifelt
Macht
Stempelvertheiler-Stellvertreter

V e r l a g s v e r t r a g.

Zwischen dem Herrn Geheimrat Prof. Dr. A. H o f[illegible]n Berlin u. Herrn Prof. Dr. O. V u l p i u s in H e i d e l b e r g einerseits, und Herrn Verlagsbuchhändler S. K a r g e r in B e r l i n anderseits, ist heute folgender für alle Teile und deren Rechtsnachfolger gültiger Verlagsvertrag abgeschlossen worden :

§ 1.

Die Herren A. H o f f a und O. V u l p i u s übernehmen für den Verlag von S. K a r g e r die Redaktion eines Zentralblattes, das unter dem Titel

„Zentralblatt für chirurgische und mechaniche Orthopädie „
einschliesslich der Heilgymnastik und Massage

vom Januar 1907 ab erscheinen soll. Herr V u l p i u s zeichnet als verantwortlicher Redakteur.

§ 2.

Das Zentralblatt erscheint monatlich in einem Umfange von drei Bogen, gross 8°, und soll vorwiegend Referate der gesamten in- und ausländischen Literatur enthalten, zeitweilig eine kurze Originalarbeit, Vereins- und Kongressberichte, Tagesnachrichten und Personalien.

§ 3.

Mitte jeden Monats soll ein Heft ausgegeben werden. Die für dasselbe bestimmten Manuskripte sind möglichst frühzeitig, spätestens aber am ersten jeden Monats von Herrn V u l p i u s der Verlagsbuchhandlung einzuliefern.

Abb. 86. Erste Seite des Verlagsvertrages für das Zentralblatt für Chirurgische und Mechanische Orthopädie.[701]

699 Die Beteiligung eines Japaners an einer deutschen Zeitschrift ist aber an sich nicht so erstaunlich, denn bis zum Zweiten Weltkrieg orientiert sich die japanische Orthopädie stark an Deutschland. [Siehe LeVay D ›History‹ S. 473, 1990.]

700 Ar Vulp Kl: Verlagsvertrag für das Zentralblatt; Anonym, Münch Med Wochenschr 54: 199 (1907); Zb Chir Mech Orthop 1: –Titelblatt – (1907)

701 Ar Vulp Kl: Verlagsvertrag für das Zentralblatt vom 12. 12. 1906

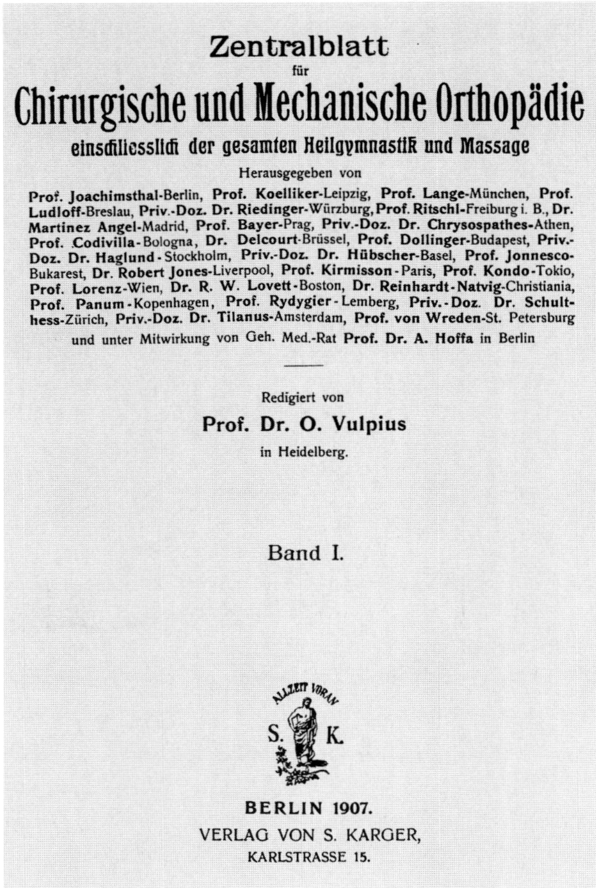

Zentralblatt
für
Chirurgische und Mechanische Orthopädie
einschliesslich der gesamten Heilgymnastik und Massage
Herausgegeben von
Prof. Joachimsthal-Berlin, Prof. Koelliker-Leipzig, Prof. Lange-München, Prof. Ludloff-Breslau, Priv.-Doz. Dr. Riedinger-Würzburg, Prof. Ritschl-Freiburg i. B., Dr. Martinez Angel-Madrid, Prof. Bayer-Prag, Priv.-Doz. Dr. Chrysospathes-Athen, Prof. Codivilla-Bologna, Dr. Delcourt-Brüssel, Prof. Dollinger-Budapest, Priv.-Doz. Dr. Haglund-Stockholm, Priv.-Doz. Dr. Hübscher-Basel, Prof. Jonnesco-Bukarest, Dr. Robert Jones-Liverpool, Prof. Kirmisson-Paris, Prof. Kondo-Tokio, Prof. Lorenz-Wien, Dr. R. W. Lovett-Boston, Dr. Reinhardt-Natvig-Christiania, Prof. Panum-Kopenhagen, Prof. Rydygier-Lemberg, Priv.-Doz. Dr. Schulthess-Zürich, Priv.-Doz. Dr. Tilanus-Amsterdam, Prof. von Wreden-St. Petersburg
und unter Mitwirkung von Geh. Med.-Rat Prof. Dr. A. Hoffa in Berlin
Redigiert von
Prof. Dr. O. Vulpius
in Heidelberg.
Band I.
ALLZEIT VORAN
S. K.
BERLIN 1907.
VERLAG VON S. KARGER,
KARLSTRASSE 15.

Abb. 87. Titelblatt des 1. Jahrgangs des Zentralblatts.

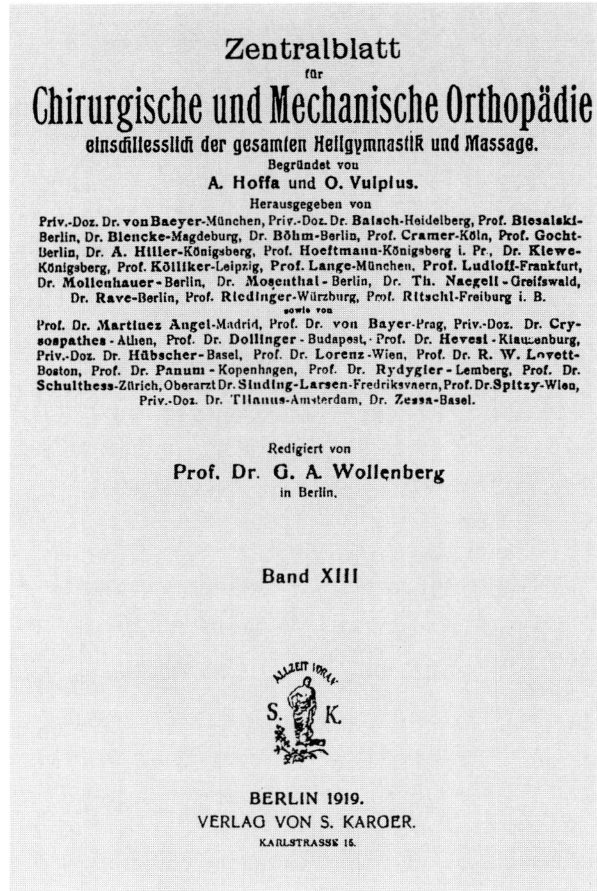

Zentralblatt
für
Chirurgische und Mechanische Orthopädie
einschliesslich der gesamten Heilgymnastik und Massage.
Begründet von
A. Hoffa und O. Vulpius.
Herausgegeben von
Priv.-Doz. Dr. von Baeyer-München, Priv.-Doz. Dr. Balsch-Heidelberg, Prof. Biesalski-Berlin, Dr. Blencke-Magdeburg, Dr. Böhm-Berlin, Prof. Cramer-Köln, Prof. Gocht-Berlin, Dr. A. Hiller-Königsberg, Prof. Hoeftmann-Königsberg i. Pr., Dr. Klewe-Königsberg, Prof. Kölliker-Leipzig, Prof. Lange-München, Prof. Ludloff-Frankfurt, Dr. Mollenhauer-Berlin, Dr. Mosenthal-Berlin, Dr. Th. Naegeli-Greifswald, Dr. Rave-Berlin, Prof. Riedinger-Würzburg, Prof. Ritschl-Freiburg i. B.
sowie von
Prof. Dr. Martinez Angel-Madrid, Prof. Dr. von Bayer-Prag, Priv.-Doz. Dr. Crysospathes-Athen, Prof. Dr. Dollinger-Budapest, Prof. Dr. Hevesi-Klausenburg, Priv.-Doz. Dr. Hübscher-Basel, Prof. Dr. Lorenz-Wien, Prof. Dr. R. W. Lovett-Boston, Prof. Dr. Panum-Kopenhagen, Prof. Dr. Rydygier-Lemberg, Prof. Dr. Schulthess-Zürich, Oberarzt Dr. Studing-Larsen-Fredriksvaern, Prof. Dr. Spitzy-Wien, Priv.-Doz. Dr. Tilanus-Amsterdam, Dr. Zesas-Basel.
Redigiert von
Prof. Dr. G. A. Wollenberg
in Berlin.
Band XIII
ALLZEIT VORAN
S. K.
BERLIN 1919.
VERLAG VON S. KARGER.
KARLSTRASSE 15.

Abb. 88. Titelblatt des 13. Jahrgangs des Zentralblatts.

A. Allgemeine Orthopädie,
B. Spezielle Orthopädie und
C. Grenzgebiete

verändert Wollenberg an Erscheinung und Aufgabe des Zentralblattes nichts.[702]

Aufgrund der Emigration des S. Karger Verlags in die Schweiz befinden sich in dem Verlagsarchiv keinerlei Dokumente mehr über die Entwicklung des Blattes und über die Einstellung des Erscheinens.[703] Nach dem Ersten Weltkrieg haben mehr und mehr Zeitungen und Zeitschriften Probleme, ihr Erscheinen sicherzustellen. Während in der 48. Ausgabe von Sperlings Zeitschriften-Adreßbuch 1914 noch 6 896 Blätter aufgenommen sind, sind es neun Jahre später in der 50. Ausgabe nur noch 4 802 Blätter. Die Nachkriegszeit mit der ständig fallenden deutschen Währung und den steigenden Papierpreisen führt zu drastischen Veränderungen auf dem deutschen Zeitschriften-Markt. Etablierte wissenschaftliche Zeitschriften erscheinen in vermindertem Umfang, sind mit anderen verschmolzen oder müssen ihr Erscheinen komplett einstellen.[704] Vermutlich ist dieser Entwicklung auch das Orthopädische Zentralblatt zum Opfer gefallen, mitverursacht durch das bereits frühere Ausscheiden der beiden Begründer Hoffa und Vulpius.

702 Titelblatt der 1.–12. Aufl. des Zb Chir Mech Orthop von 1907–1918 und Wollenberg A, Vulpius O Zb Chir Mech Orthop 10: 1–3 (1916)
703 Karger T Persönliche Mitteilung des S. Karger Verlags vom 13. 4. 1994
704 Sperlings Zeitschriften-Adreßbuch 50: III und 410 (1923)

9.6. Operative Verfahren von Vulpius – heute noch aktuell?

Die mit Beginn dieses Jahrhunderts entwickelten und später immer mehr verfeinerten und standardisierten Operationsverfahren bilden die Grundlage und Basis der heutigen orthopädischen Chirurgie. Dagegen haben sich durch die Errungenschaften der Medizin und die Änderungen in der Gesellschaft die orthopädischen Krankheitsbilder deutlich geändert. Die folgenden operativen Verfahren liefern Beispiele für die Aktualität der Ideen von Oscar Vulpius.

9.6.1. Der transgluteale Zugang bei Operationen am Hüftgelenk

In der ›Orthopädischen Operationslehre‹ beschreibt Vulpius in dem Kapitel über die Operationen am Hüftgelenk unter anderem die Arthrodese und die Resektion dieses Gelenkes. Beide Operationsverfahren beginnen mit dem Langenbeck'schen Resektionsschnitt.[705] Der Hautschnitt beginnt 5 cm oberhalb des Trochanter major. An der lateralen Oberschenkelseite zieht der Schnitt über den Trochanter major nach distal, bis zu einer Gesamtschnittlänge von etwa 16 cm. Die Faszie und die Glutealmuskulatur werden in Längsrichtung durchtrennt. Bei der Resektion des Hüftgelenkes schont Vulpius den Trochanter major, obwohl dadurch der Zugang zum Gelenk erschwert wird, da er den Trochanter major für die Bildung des neuen Gelenkes nutzt.[706] Bei der Arthrodese nach

705 Langenbeck Methode: Darstellung des Hüftgelenkes entweder durch einen vorderen Längsschnitt oder bei Beugung von 135° durch eine lineare Inzision von der Incisura ischiadica major zum Trochantermassiv. Bernhard von L. (1810–1887). [Siehe Thiele G ›Handlexikon‹ S. 1417 Bd. 2, 1980.]
706 Vulpius O, Stoffel A ›Operationslehre‹ S. 409, 1913
707 Ebd. S. 426
708 Bauer R, Kerschbauer F, Poisel S ›Zugangswege‹ S. 114, 1986

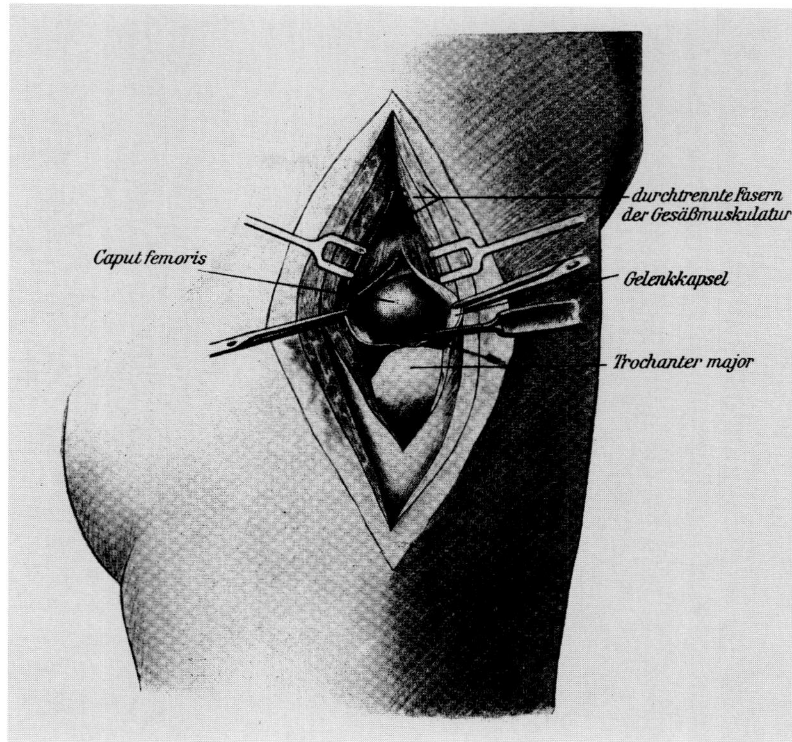

Abb. 89. Der laterale Zugang bei der Arthrodese des Hüftgelenks nach Vulpius.[707]

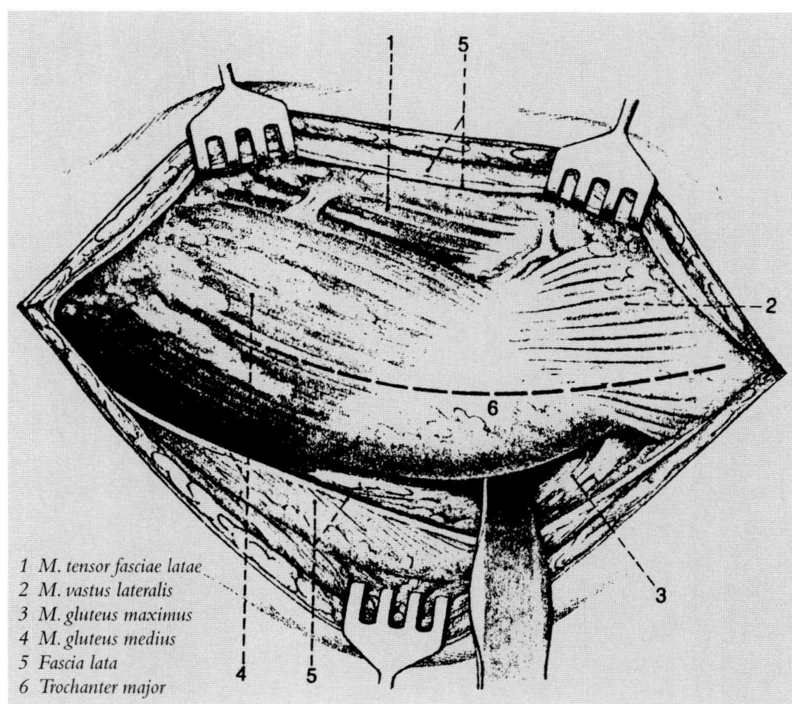

Abb. 90. Der transgluteale Zugang nach Bauer. Inzision des M. glutaeus medius und des M. vastus lateralis an der Grenze zwischen mittlerem und vorderem Muskeldrittel.[708]

Vulpius (siehe Abb. 89) wird der Trochanter major ausgiebig skelettiert, d. h. der Ansatz des M. gluteus medius, bzw. der Ursprung des M. vastus lateralis, werden subperiostal abgehoben. Nach Spaltung der Gelenkskapsel in Längsrichtung kann das Lig. teres durchtrennt und der Femurkopf luxiert werden. Anschließend wird der Knorpelüberzug von Hüftkopf und von Hüftpfanne entfernt. Nachdem der Femurkopf reponiert wurde, wird der Operationssitus schichtweise vernäht. Ohne Wunddrainage wird ein fixierender Verband in geringer Abduktion des Beines angelegt.[709]

Heute gehören Operationen am Hüftgelenk zur Implantation von Hüfttotalendoprothesen (Hüft-TEP) zu den Standardeingriffen der orthopädischen Chirurgie. Die Operation wird meist mit einem lateralen Zugangsweg begonnen, der den Trochanter major schont.[710]

Es gibt mehrere laterale Zugangswege, die sich durch ihre Schnittführung in bezug auf die Glutealmuskulatur unterscheiden.[711] Als Standardeingriff hat sich der anterolaterale Zugang nach Watson-Jones entwickelt. 1984 wird der transgluteale Zugang zur Implantation der Totalendoprothese des Hüftgelenkes von Bauer beschrieben.[712] Beide Zugänge unterscheiden sich in bezug auf das klinische Ergebnis kaum.[713] Nach Bauer zeigt der transgluteale Zugang gegenüber dem Zugang nach Watson-Jones bei der Operationsdurchführung, der Gelenksdarstellung und dem Wundverschluß seine Überlegenheit.[714] Offensichtlich hat der transgluteale Zugang Vorteile bei der Implantation von Gradschaftprothesen. Auch scheint es bei diesem Zugang zu weniger Nachblutungen und dadurch auch zu einer verminderten Hämatombildung zu kommen. Allerdings werden vermehrte periartikuläre Ossifikationen beschrieben.[715]

Der transgluteale Zugang beginnt mit einem geraden Hautschnitt proximal des Trochanter major und zieht von dort nach distal. Die Subkutis und der Tractus iliotibialis werden entsprechend dem Verlauf des Hautschnittes durchtrennt. Anschließend werden dann M. vastus lateralis und M. glutaeus medius in Faserlängsrichtung inzidiert (siehe Abb. 90). Die Periostfaszienplatte, die diese beiden Muskeln gemeinsam am Trochanter major haben, wird vom Trochanter gelöst, so daß die beiden Muskeln nach ventral abgehoben werden können. Nun kann die Hüftgelenkskapsel dargestellt werden. Nach Implantation der Hüft-TEP werden die durchtrennten Muskelfasern der M. vastus lateralis und M. glutaeus medius mit einigen Nähten seitlich aneinander adaptiert. Anschließend wird die Wunde verschlossen.[716]

Dieser transgluteale laterale Zugang wird bereits von Vulpius in der ›Orthopädischen Operationslehre‹ angegeben. Vulpius wendet diesen Zugang an, um entweder eine Resektion oder eine Arthrodese des Hüftgelenkes durchzuführen.[717] Er führt damals, wie auch Gocht und Lorenz, nur eine Anfrischungsarthrodese aus, die nicht immer eine knöcherne Vereinigung garantieren kann.[718]

9.6.2. Die Quadricepssehnenplastik

Die Streckung im Kniegelenk wird durch einen intakten M. quadriceps femoris gewährleistet. Die Quadricepssehnenplastik ermöglicht durch Muskeltransposition der Oberschenkelbeuger auf die Streckseite die Wiederherstellung des verlorengegangenen Kniestreckapparates, z. B. bei der Poliomyelitis. Bei dieser Operationstechnik werden nicht- oder teilgelähmte Muskeln des distalen dorsalen Oberschenkels verlagert, die beim normalen Gehvorgang nicht benötigt werden, da die Beugung im Kniegelenk allein schon durch die Schwerkraft gewährleistet ist.

709 Vulpius O, Stoffel A ›Operationslehre‹ S. 426–9, 1913
710 Die Osteotomie des Trochanter major stellt einen weiteren Zugangsweg zum Hüftgelenk dar. Sie hat zwei Nachteile: Erstens führt sie zu einer vermehrten periartikulären Verknöcherung, deren Entstehung durch das größere Trauma begünstigt wird. Zweitens muß eine Osteosynthese am Trochanter durchgeführt werden. [Siehe Hartwig CH, Sell S, Küsswetter W Z Orthop 127: 301 (1989).]
711 Eyb R Z Orthop 123: 966 (1985)
712 Bauer R, Russe W Z Orthop 122: 48–9 (1984)
713 Eyb R Z Orthop 123: 966 (1985)
714 Bauer R, Russe W Z Orthop 122: 48–9 (1984)
715 Eyb R Z Orthop 123: 966 (1985)
716 Bauer R, Russe W Z Orthop 122: 48–9 (1984)
717 Vulpius O, Stoffel A ›Operationslehre‹ S. 409, 426–7, 1913
718 Lange M ›Operationslehre‹ S. 484, 1951

Vulpius beschreibt in seiner Operationslehre sehr ausführlich ein Verfahren, wie der gelähmte Quadriceps durch Muskeltransposition ersetzt werden kann. Er erläutert kurz die Vorzüge und Nachteile der zur Verfügung stehenden Muskeln. Beispielsweise vermeidet er nach aller Möglichkeit, die Kniestrekkung mit Hilfe des M. tensor fasciae latae wieder zu gewinnen, da dieser Muskel durch seine Morphologie und Verlaufsrichtung einen geringen Wert als Strecker besitzt. Wichtige Voraussetzung bei der Verpflanzung der Muskeln ist ein anschließendes Kräftegleichgewicht an der Patella, damit postoperativ eine mediale oder laterale Luxation der Patella vermieden wird. Als Operationsbeispiel führt Vulpius dann die Verpflanzung von M. biceps femoris, M. sartorius und M. semimembranosus an; unter Zurückbelassen des M. semitendinosus als Beuger.[719]

Die Operation wird mit je einem großen Schnitt auf der ventralen, der medialen (Abb. 92) und der lateralen (Abb. 93) Seite des Oberschenkels begonnen. Nach jedem Schnitt orientiert man sich über den Funktionszustand der darunterliegenden Muskeln. Bei einem zufriedenstellenden Funktionszustand der Mm.sartorius, biceps femoris, semitendinosus und semimembranosus wird nur der Semitendinosus als Beuger zurückbehalten. Es folgt die Darstellung der Insertion der Muskeln der medialen Seite. Der Sartorius und der Semimembranosus werden so nah wie möglich am Knochen abgetrennt und anschließend mobilisiert. Mit dem Biceps auf der lateralen Seite wird entsprechend vorgegangen. Als nächster Schritt werden die Muskeln durch subfasziale Kanäle möglichst auf das Lig. patellae oder die Patella verlagert (Abb. 94 und 95). Nachdem der mediale und der laterale Schnitt provisorisch versorgt sind, werden die Muskeln unter starker Spannung mit dem Lig. patellae bzw. der Patella vernäht (Abb. 96).[720]

Die Abbildungen 92–96 sind der ›Orthopädischen Operationslehre‹ entnommen, um diese Operationstechnik genau darzustellen und einen Eindruck von Vulpius' sorgfältiger Arbeit zu gewinnen.

Das Prinzip des von Vulpius in seiner Operationslehre beschriebenen Verfahrens der Quadrizepssehnenplastik wird auch heute noch im Rahmen der wiederherstellenden Chirurgie angewendet. Nicht nur in der immer geringer werdenden Lähmungs-Chirurgie, sondern nach traumatischen Läsionen und besonders in der Tumor-Chirurgie ist es von Interesse.

Bei einer erforderlich werdenden Resektion des distalen Femur muß häufig unter Wahrung der onkologischen Radikalität der Streckapparat des Kniegelenkes zusätzlich reseziert werden.

Der Knochen- und Gelenkdefekt wird mit einer Tumorspezialendoprothese (siehe Abb. 91) überbrückt. Der fehlende Kniestreckapparat kommt funktionell einer Lähmungssituation der Quadrizepssehne gleich. Eine aktive Stabilisierung des Kniegelenkes ist dennoch möglich, wenn die Mm. biceps femoris und semitendinosus nicht reseziert werden müssen und ihre Ansatzsehnen auf den Rest des Ligamentum patellae verpflanzt würden.[721] Dies entspricht dem Prinzip der Sehnentransposition nach Vulpius.

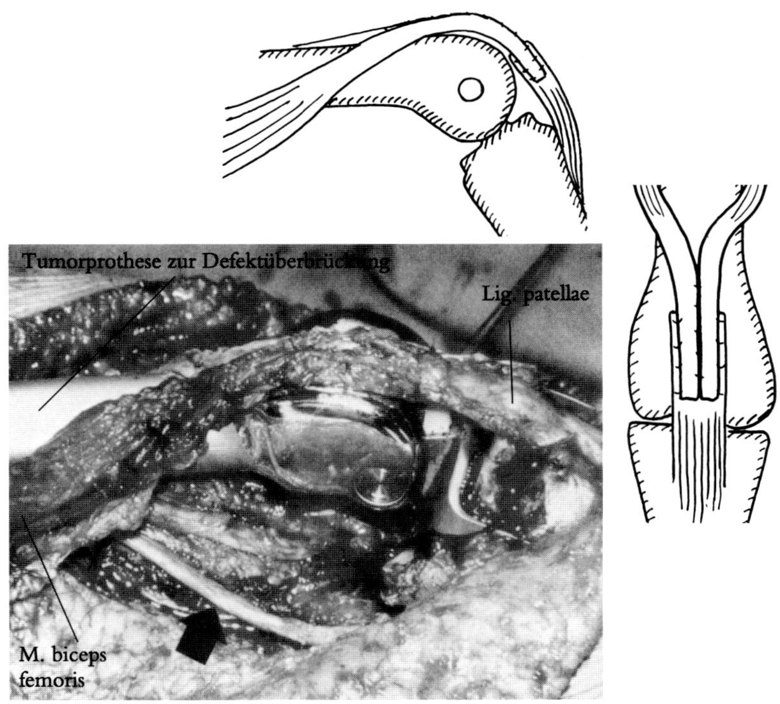

Abb. 91. Quadricepssehnenplastik schematisch von lateral (oben), von ventral (rechts). Intraoperative Ansicht von lateral. Pfeil: N. peronaeus.[722]

719 Vulpius O, Stoffel A ›Operationslehre‹ S. 196–9, 1913
720 Ebd. S. 199–203
721 Braun A, Rohe K Langenbecks Arch Chir 364: 318 (1984)
722 Ebd.: 319

Abb. 92. Seite 198 mit Figur 176. Medialer Schnitt zur Darstellung der Mm. sartorius, gracilis, semimembranosus und semitendinosus.[723]

führen wir die Transplantation aus und strecken wieder so weit, als es das Gefäßnervenbündel erträgt. In einer dritten Sitzung, die etwa nach wiederum 14 Tagen stattfindet, beseitigen wir durch weiteres Redressement oder durch eine suprakondyläre Osteotomie nach Mac Ewen den Rest der Flexionskontraktur.

Wir legen sehr großen Wert darauf, daß die Sehnen der Kraftspender dicht an ihrer Insertion abgetrennt werden; bei der Loslösung des M. biceps

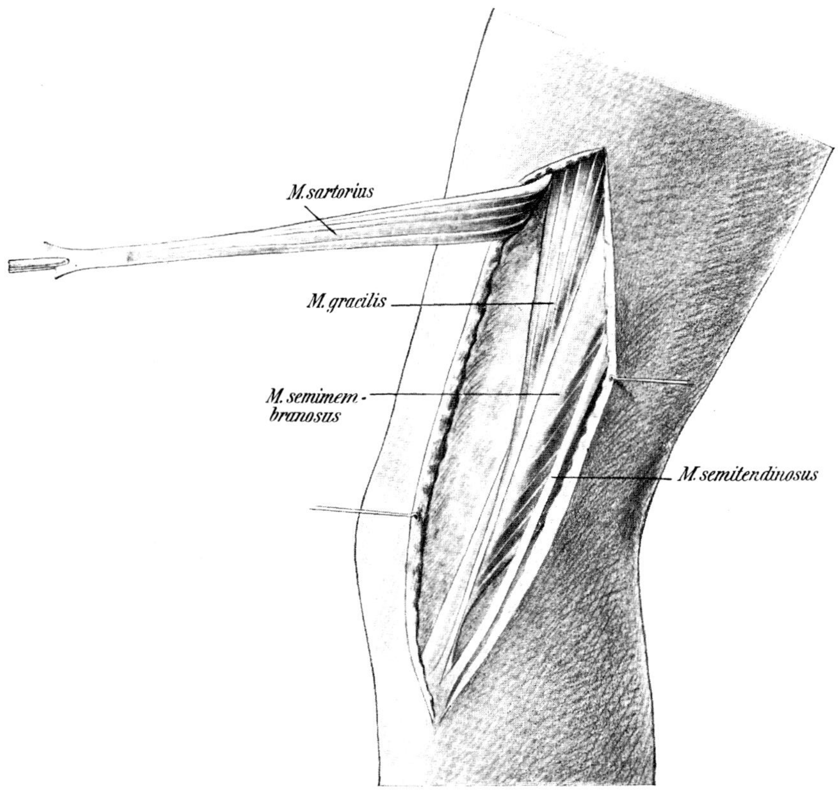

Fig. 176. Zur Überpflanzung des M. sartorius und der medialen Unterschenkelbeuger auf den gelähmten M. quadriceps femoris.
Der M. sartorius ist an seiner Insertion abgetrennt und aus seinem Bette losgelöst. Man sieht den Verlauf und die Insertion der Mm. gracilis, semimembranosus et semitendinosus.

z. B. nehmen wir meist sogar ein Stückchen des Capitulum fibulae mit. Auf diese Weise gewinnt man sehr lange Muskeln und Sehnen, die mindestens bis zur Mitte der Patella, ja teilweise sogar bis auf das Ligamentum patellae proprium hinabgeleitet werden können.

Da wir das kurze, kräftig gebaute Ligamentum patellae proprium immer absolut zugfest fanden, so verzichten wir auf das Befestigen des Kraftspenders an der Tibia, das nur mit Hilfe von Seidensehnen möglich ist.

723 Abb. 92–97: Vulpius O, Stoffel A ›Operationslehre‹ S. 198 - 203, 1913

Abb. 93. Seite 199 mit Figur 177. Lateraler Schnitt zur Darstellung des M. biceps femoris.

Technik der Operation.

Ein 10—20 cm langer Schnitt, der auf dem Ligamentum patellae proprium endigt, legt die unteren Fasern der Mm. rectus, vasti medialis et lateralis, die Patella und das Ligamentum patellae proprium frei und orientiert über das Muskelkolorit. Ein medialer, über dem Verlaufe des M. sartorius bis zur Tibia geführter sehr großer Schnitt (Fig. 176) stellt diesen Muskel dar. Nach der Kniekehle zu finden wir von diesem Schnitt aus die Mm. gracilis,

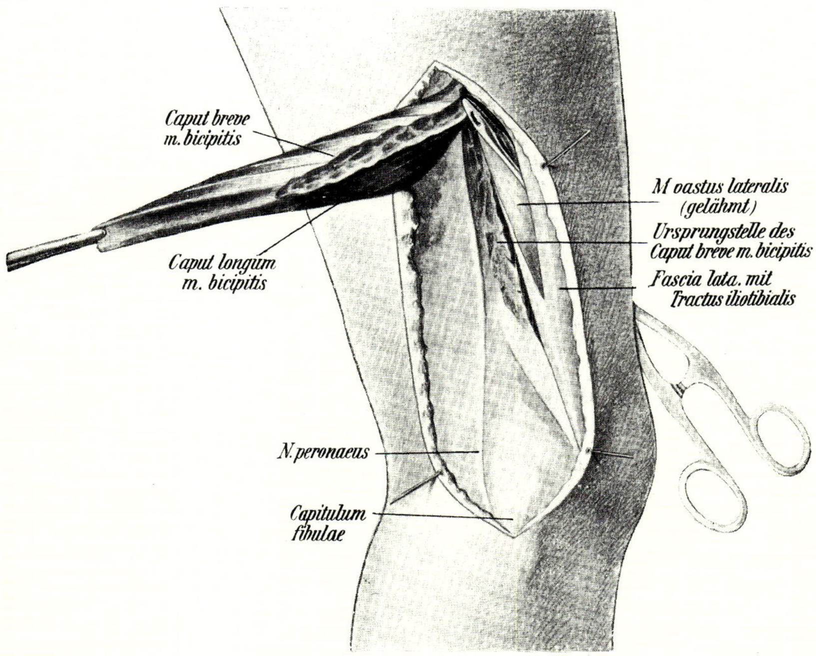

Fig. 177. Zur Transplantation des M. biceps femoris auf den gelähmten M. quadriceps femoris.

Der M. biceps wurde hart am Fibulaköpfchen abgeschnitten und aus seinem Bette ausgelöst. Dabei mußten die Ursprünge des Caput breve teilweise vom Femur losgetrennt werden. Man beachte den Verlauf des N. peronaeus. In der Fascia lata wurde ein Schlitz angelegt, in dem der gelähmte M. vastus lateralis und die von vorn durchgeschobene Kornzange sichtbar sind. Die Zange gibt die Richtung des Tunnels an, durch den dann später der M. biceps verläuft.

semimembranosus et semitendinosus (Fig. 176). Nachdem wir uns über die Beschaffenheit dieser Muskeln orientiert haben, suchen wir auf der Lateralseite durch einen langen Schnitt den M. biceps auf (Fig. 177) und kontrollieren sein Kolorit.

Nun gehen wir an die definitive Aufstellung des Operationsplanes. Zeigten z. B. die Mm. biceps, sartorius, semimembranosus et semitendinosus eine rote bis dunkelrote Muskelfarbe, so entschließen wir uns zu einer Überpflanzung der drei ersteren, während der M. semitendinosus als Beuger zurückbleibt.

Unsere nächste Aufgabe besteht darin, die Insertionen der Kraftspender freizupräparieren. Wir beginnen mit den Muskeln der medialen Seite. Liegt die Insertion klar zutage (Fig. 176), so wird der M. sartorius hart am Knochen abgetrennt und so weit nach oben aus seinem Bette teils stumpf, teils mit der Messerschneide gelöst, daß man ihn in einer schräg nach ab-

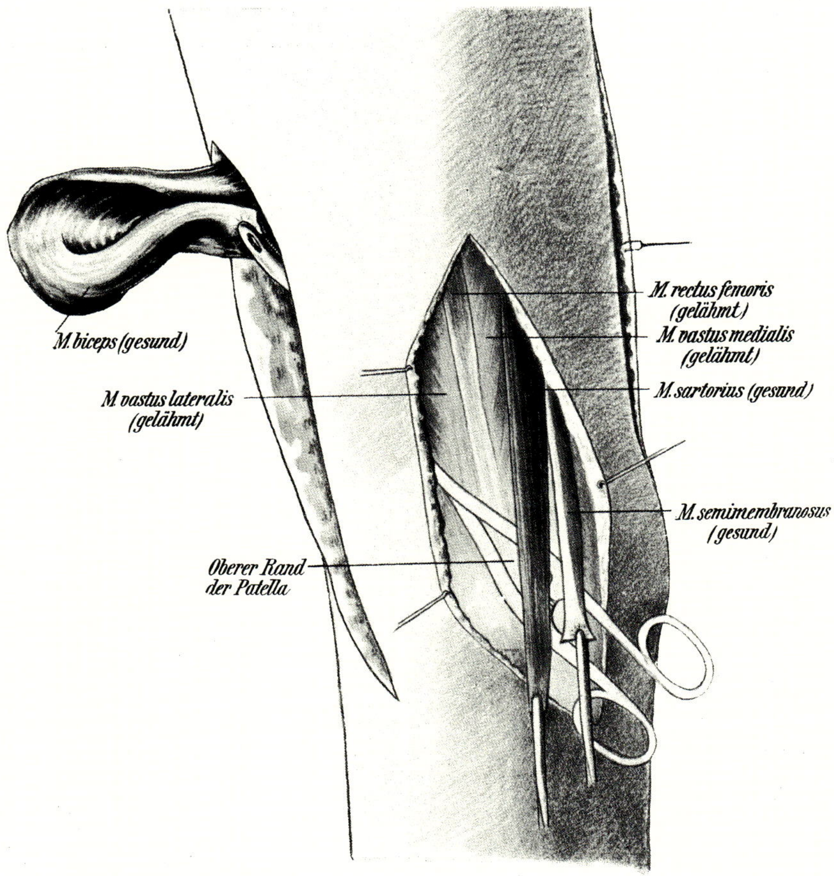

Fig. 178. Zur Transplantation der Mm. biceps femoris, sartorius et semimembranosus auf den gelähmten M. quadriceps femoris.

Der M. biceps wird mit einer subfaszial eingeführten Kornzange gefaßt und nach vorn geführt. Man beachte die Richtung der Zange. Die Mm. sartorius et semimembranosus sind schon nach vorn verlagert.

wärts und vorne führenden Linie, die ungefähr der Zugrichtung der Muskelfasern des M. vastus medialis entspricht, nach der Patella legen kann (Fig. 176). In der gleichen Weise gehen wir bei dem M. semimembranosus vor. Sind beide Muskeln isoliert, dann werden sie an ihre ursprüngliche Stelle zurückgelegt und mit Gaze bedeckt.

Nun kommt der M. biceps an die Reihe, der ebenfalls hart an seiner In-

Abb. 94. Seite 200 mit Figur 178. Verlagerung des M. biceps femoris.

sertion abgetrennt und möglichst hoch nach oben mobilisiert wird (Fig. 177). Dabei kann man eine partielle Loslösung der Ursprünge des Caput breve vom Femur nicht umgehen. Die Loslösung und Mobilisierung des Muskels nimmt man zum größten Teil stumpf vor und vermeidet vor allen Dingen eine Läsion des N. peronaeus, dessen Verlauf aus Fig. 177 u. 179 ersichtlich ist.

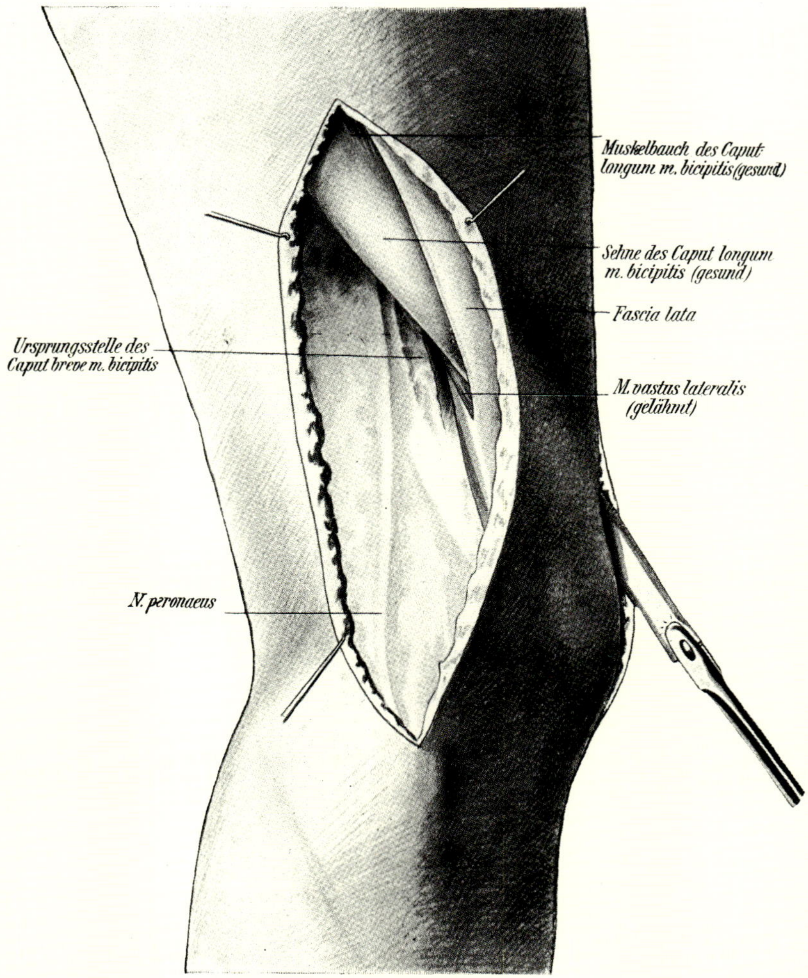

Fig. 179. Zur Transplantation des M. biceps femoris auf den gelähmten M. quadriceps femoris.
Der M. biceps ist durch einen Schlitz in der Fascia lata nach vorn gezogen. Man beachte den sehr schrägen Verlauf des Muskels.

In der nächsten Phase der Operation werden die drei losgetrennten Muskeln nach vorn in die Gegend der Patella verlagert. Wir beginnen mit dem M. biceps femoris. Zu diesem Zwecke gehen wir in der vorderen Wunde mit einer langen Kornzange unter die Fascia lata ein und bohren uns sub-

Abb. 95. Seite 201 mit Figur 179. Verlauf des transponierten M. biceps femoris.

faszial einen Kanal, der schräg nach oben zum proximalen Ende des lateralen Schnittes verläuft (Fig. 177). Ist die Zange bis zur lateralen Wunde vorgedrungen, so wölbt sie die straffe Fascia lata als Kuppe vor. Eine kleine Längsinzision hilft der Zange bei der Perforation der Faszie. In dem Faszienschlitz kommen die Muskelfasern des M. vastus lateralis zum Vorschein (Fig. 177). Nachdem der Kanal durch Öffnen der Zange hinreichend erweitert ist, nimmt das Instrument den M. biceps auf (Fig. 178) und trans-

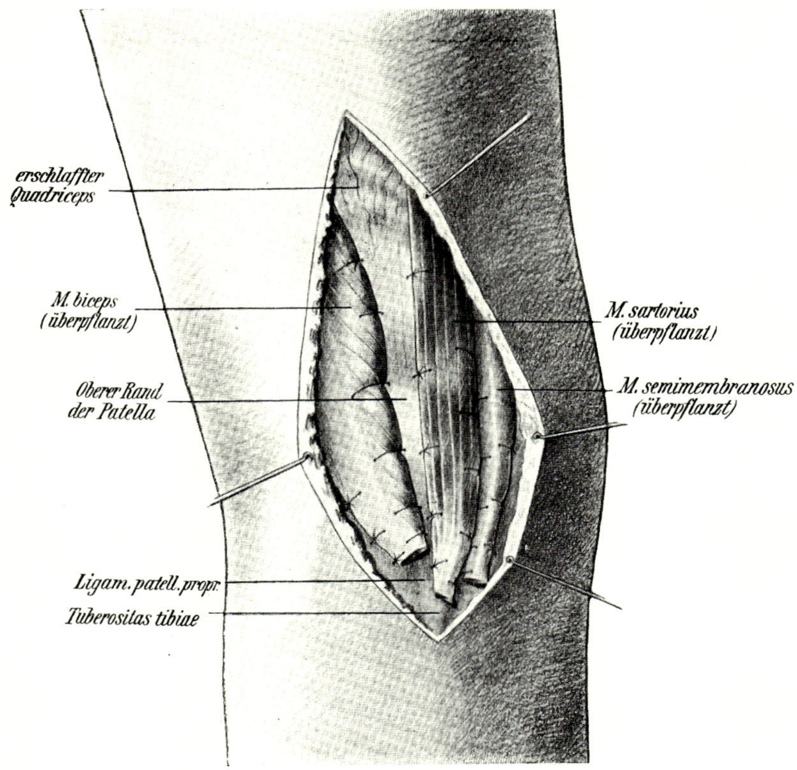

Fig. 180. Zur Transplantation der Mm. sartorius, semimembranosus et biceps femoris auf den gelähmten M. quadriceps femoris.
Transplantation fertiggestellt. Die Mm. biceps femoris, sartorius et semimembranosus sind auf die Endsehne des M. quadriceps, die Patella und das Ligamentum patellae proprium festgenäht. Durch das Höhertreten der Patella ist der M. quadriceps erschlafft.

portiert ihn nach vorn (Fig. 179). Die Verlagerung des M. sartorius und des M. semimembranosus geschieht in analoger Weise auf der medialen Seite (Fig. 178).

Nachdem die laterale und die mediale Wunde durch einige Klammern oder Knopfnähte provisorisch geschlossen sind und eine eventuell bestehende Flexionskontraktur nach Möglichkeit redressiert ist, schreitet man zur Muskel- und Sehnennaht. In unserem Falle reichen die Muskeln bis zum

Abb. 96. Seite 202 mit Figur 180. Abgeschlossene Quadricepssehnenplastik.

unteren Rande der Patella, ja sogar bis zum Ligamentum patellae proprium (Fig. 180). Bei der Vernähung gehen wir von dem Prinzip aus, dem Kraftspender eine sehr starke Spannung zu geben. Wir stechen daher die Nadel an der Endsehne des M. quadriceps, der Patella oder dem Ligamentum patellae proprium möglichst peripher ein und führen sie an den überpflanzten Muskeln möglichst zentral durch. Während der Assistent den gesunden Muskel kräftig distalwärts zieht und die Patella mit einem Haken proximalwärts drängt, wird der Faden geknotet. So rückt die Patella nach proximal, der Kraftspender nach distal, und daraus resultiert eine äußerst starke Spannung des letzteren.

Die Nadeln gehen an der Patella durch den Knorpel durch; an den Muskeln sind mehrere durchschlungene Nähte nötig. Um dem überpflanzten Muskel eine Verlaufsrichtung zu verleihen, die möglichst parallel der seiner neuen Endsehne ist, fixieren wir ihn mit einigen Nähten an der Endsehne und dem Muskelbauch des M. rectus femoris (Fig. 180).

Reichen die Muskeln bei beträchtlicher Flexionskontraktur nicht bis zur Patella, was selten vorkommt, so werden sie oberhalb der Patella mit der Quadricepsendsehne vereinigt. Legt man dabei eine größere Anzahl Nähte (etwa 8—10 für jeden Muskel) und diese tief durch die Endsehne durch, so erreicht man immer eine absolut sichere Fixation des Kraftspenders an der gelähmten Sehne.

Ganz ausnahmsweise sahen wir uns zu einer Verlängerung eines Kraftspenders durch eine künstliche Sehne gezwungen.

Sind die Kraftspender an der Patella in der richtigen Spannung befestigt, so ist die Quadrizepsendsehne oberhalb der Patella erschlafft (Fig. 180) und kann durch eine Raffnaht verkürzt werden.

Der Schluß der Hautwunden beendigt die Operation.

Eine andere Art der Befestigung der gesunden Muskeln an dem Streckapparat ist die, daß dicht oberhalb der Patella in der Quadrizepssehne ein Schlitz angelegt wird, in den die unteren Enden der zu transplantierenden Muskeln einzuschlingen sind.

L a n g e verwendet zur Anheftung seine Seidensehnen. Er durchflicht die Mm. sartorius, gracilis usw. in ihrem unteren Ende (die Ausstrahlung des M. tensor fasciae latae in den M a i s s i a t schen Streifen in der Mitte des Oberschenkels) mit 4—6 starken Seidenfäden, durchschneidet peripher von der durchflochtenen Stelle den Muskel oder die Sehne und führt die losgelösten Muskeln in Kanälen, welche im Unterhautfettgewebe mit einer langen Zange gebohrt sind, zunächst zu einer Stelle, die 5—8 cm oberhalb der Patella in der Mittellinie des Oberschenkels liegt. Von dort ab verläuft der Kanal geradlinig über die Patella hinweg zur Tuberositas tibiae, wo die Seidensehnen am Periost befestigt werden.

Abb. 97. Seite 203. Text zur Fixation der transponierten Sehnen an der Patella und Langes Methode der Defektüberbrückung mit Seidensehnen.

10. Preise, Ehrungen und Mitgliedschaften in wissenschaftlichen Gesellschaften und Reisen

Während seiner ärztlichen Laufbahn gewinnt Vulpius drei Preise, es werden ihm neun Orden verliehen und er ist Mitglied in vier deutschen und sechs ausländischen medizinischen Gesellschaften. Die Mitgliedschaft in den ausländischen Gesellschaften unterstreicht sein internationales Interesse. Es wird erleichtert durch seine Sprachkenntnisse.

10.1. Preise und Ehrungen

Unmittelbar nach Beendigung seines Medizinstudiums erhält Vulpius für seine Arbeit ›Über die Entwicklung und Ausbreitung der Tangentialfasern in der menschlichen Großhirnrinde während verschiedener Altersperioden‹ am 22. November 1890 den Universitätspreis der Ruprecht-Karls-Universität. Im Rahmen dieser Arbeit untersucht er 22 Gehirne von Leichen ab der 32. Fetalwoche bis zum 79. Lebensjahr. Die ausführliche Preisschrift umfaßt 55 Seiten und 29 Tafeln mit Tabellen und Zeichnungen der Gehirnschnitte.[724]

Der Heidelberger Universitätspreis wird erstmals für das Jahr 1808 ausgeschrieben. Der badische Landesfürst stiftet je eine Preismedaille für die vier Fakultäten.[725]

10.1.1. Der Umberto-I-Preis

Am 29. Oktober 1900 werden dem ›Istituto Ortopedico Rizzoli‹ in S. Michele, Bologna, zu Ehren des Königs Umberto I, von der Bezirksverwaltung Bologna 50 000 Lire zur Verfügung gestellt. Mit diesem Geld wird der internationale orthopädische Preis Umberto I eingerichtet. Der Preis wird am 1. Januar 1904 zum ersten Mal ausgeschrieben. Es soll die beste Arbeit der letzten fünf Jahre aus dem Gebiet der Orthopädie prämiert werden. Der Wettbewerb wird am 31. Dezember 1904 geschlossen.[726]

Neben Vulpius mit seinem Buch ›Die Sehnenüberpflanzung und ihre Verwertung in der Behandlung der Lähmungen‹ befinden sich in dem Kandidatenfeld Kapazitäten wie A. H. Tubby (1863 – 1930) und Robert Jones (1857 – 1933)[727] aus England mit ihrem Werk ›Modern Methods in the Surgery of Paralysis‹, Wilhelm Schulthess (1866 – 1952) aus der Schweiz mit ›Beiträge zur Diagnostik, Pathologie und Therapie der Rückgratsverkrümmungen‹ und Fritz Lange aus München mit seiner Veröffentlichung ›Operationen an den Weichteilen‹. Insgesamt gibt es 15 Einsendungen. Die Jury setzt sich unter anderem aus Eduardo Bassini (1844 – 1924) aus Padua, Adolf Lorenz (1854 – 1946) aus Wien und Johann Mikulicz (1850 – 1905) aus Breslau zusammen. Am 2. August 1905 wird Vulpius zum ersten Preisträger des internationalen Umberto-I-Preises bestimmt. Die feierliche Preisverleihung findet am 3. Dezember 1905 im ›Istituto Ortopedico Rizzoli‹ statt.[728] Alessandro Codivilla (1861 – 1912), der Leiter des Istituto Rizzoli, ehrt Vulpius mit folgenden Worten:

> *»Für alle diese, mit der Sicherheit des Wissenschaftlers und dem Glauben des Apostels geleistete Arbeit, muß Vulpius hohe Anerkennung seitens der Orthopädie zugestanden werden.«*[729]

1910 wird der Preis zum zweiten Mal verliehen. Schulthess, der erneut eine Abhandlung über die Rückgratverkrümmungen eingereicht hat, wird der nächste Preisträger. Vulpius sitzt mit Codivilla und dem Pariser Orthopäden Edouard Kirmisson (1848 – 1927) in der Jury.[730] Noch 1929 wird der Umberto-I-Preis ausgeschrieben.[731]

724 GLA KA 235/2623: Curriculum vitae zum Habilitationsgesuch; UA HD: Preisschrift Nr. 98a/b von Vulpius
725 UA HD A 160/139: Preisschrift
726 ›Umberto I‹ – primo concorso – S. 5 – 6, 1906
727 Jones ist der Lehrer von Reginald Watson-Jones (1902 – 1972) [Wolf JH Operat Orthop Traumatol 1: 134 – 5 (1989).]
728 Anonym, ›Umberto I‹ – primo concorso – S. 6 – 8, 1906
729 Casuccio C ›Ansprache‹ S. 9, 1968
730 ›Umberto I‹ – secondo concorso – S. 5 – 6, 1911 [Geburtsdaten: Thiele G ›Handlexikon‹, 1980 und LeVay D ›History‹, 1990.]
731 Turchi U Z Krüp 22: 216 (1929)

10.1.2. Der Stiebel-Preis

Der Stiebel-Preis, benannt nach dem Frankfurter Arzt S. F. Stiebel, wird 1865 von der Dr. Senckenbergischen Stiftung in Frankfurt eingerichtet. Mit diesem Preis soll jeweils die beste Arbeit auf dem Gebiet der Entwicklungsgeschichte der Menschen und Tiere oder der Kinderkrankheiten ausgezeichnet werden. Zwischen 1870 und 1936 wird der Stiebel-Preis an insgesamt 13 Wissenschaftler vergeben. Neben Vulpius, 1907, wird auch Hoffa bereits 1894 mit diesem Preis ausgezeichnet. Die Dr. Senckenbergische Stiftung wird 1763 von dem Frankfurter Arzt Johann Christian Senckenberg (1707 – 1772) gegründet. Senckenberg hat die Absicht, mit dieser Stiftung in Frankfurt einen Ort zu schaffen, an dem man unter optimalen Bedingungen Medizin studieren kann. Nachdem 1914 in Frankfurt die Universität gegründet wird, werden Teile der Stiftung der Medizinischen Fakultät zur Verfügung gestellt.[732]

Am 3. Mai 1907 wird Vulpius von der Administration der Dr. Senckenbergischen Stiftung davon in Kenntnis gesetzt, daß er den Stiebel-Preis erhält. Dieser Preis wird ihm erneut für sein 1902 erschienenes Werk über die Sehnenüberpflanzungen verliehen. Die Preis-Kommission erachtet diese Monographie als die beste Arbeit, die im Zeitraum Mai 1902 bis Mai 1906 auf dem Gebiet der Kinderheilkunde und Entwicklungsgeschichte erschienen ist.[733] Vulpius spendet den erhaltenen Betrag einer Stiftung für die Errichtung des Krüppelheims in Heidelberg.[734]

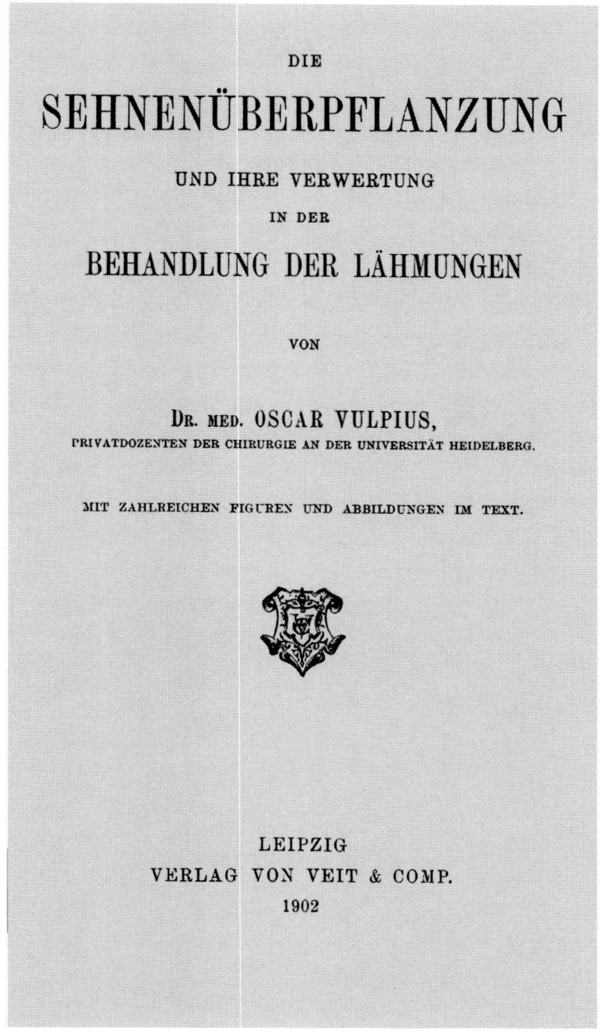
DIE
SEHNENÜBERPFLANZUNG
UND IHRE VERWERTUNG
IN DER
BEHANDLUNG DER LÄHMUNGEN
VON
DR. MED. OSCAR VULPIUS,
PRIVATDOZENTEN DER CHIRURGIE AN DER UNIVERSITÄT HEIDELBERG.
MIT ZAHLREICHEN FIGUREN UND ABBILDUNGEN IM TEXT.
LEIPZIG
VERLAG VON VEIT & COMP.
1902

Abb. 98. Titelblatt des preisgekrönten Buches: ›Die Sehnenüberpflanzung und ihre Verwertung in der Behandlung der Lähmungen‹.

10.1.3. Ehrungen und Auszeichnungen

In der Generalversammlung des ›Badischen Fürsorgevereins für bildungsfähige Krüppel‹ vom 9. September 1910 wird Vulpius zum Ehrenmitglied des Vereins ernannt. Diese Ehrung erfolgt wegen seiner großen Verdienste für die Krüppelfürsorge.[735]

Des weiteren werden Vulpius zahlreiche Orden und Medaillen verliehen. Es folgt eine Auflistung in chronologischer Reihenfolge:[736]

25. April 1902 — Jubiläumsmedaille des fünfzigjährigen Regierungsjubiläums des Badischen Großherzogs

732 Naujoks H ›Stiftung‹ S. 1 – 17, 1988
733 Ar Vulp Kl: Brief der Administration der Stiftung an Vulpius vom 3. 5. 1907
734 Anonym, Zb Chir Mech Orthop 1: 239 (1907)
735 Ar Vulp Kl: Brief des Fürsorgevereins an Vulpius vom 13. 10. 1910
736 Ar Vulp Kl: Mitteilungen der jeweiligen Verleihung

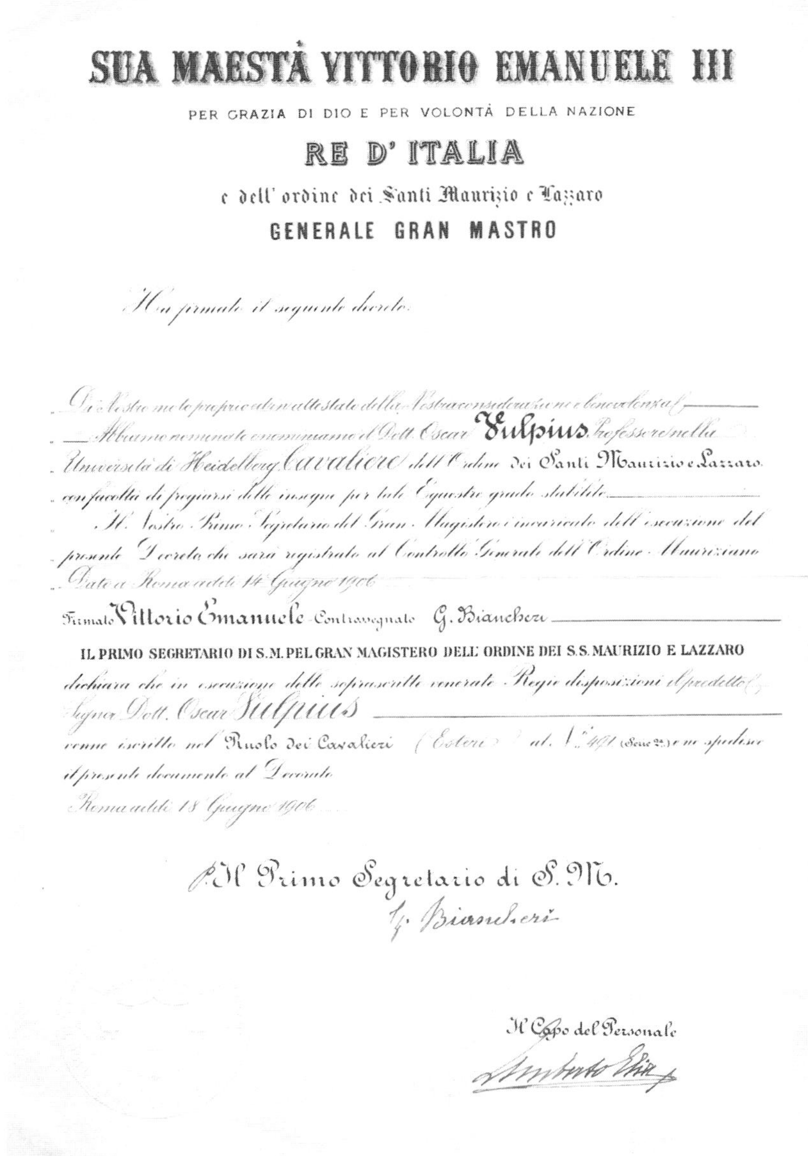

SUA MAESTÀ VITTORIO EMANUELE III

PER GRAZIA DI DIO E PER VOLONTÀ DELLA NAZIONE

RE D' ITALIA

e dell' ordine dei Santi Maurizio e Lazzaro

GENERALE GRAN MASTRO

Ha firmato il seguente decreto:

Di Nostro moto proprio ed in attestato della Nostra considerazione e benevolenza;

Abbiamo nominato e nominiamo il Dott. Oscar Vulpius, professore nella Università di Heidelberg Cavaliere dell'Ordine dei Santi Maurizio e Lazzaro con facoltà di fregiarsi delle insegne per tale Equestre grado stabilite.

Il Nostro Primo Segretario del Gran Magistero è incaricato dell'esecuzione del presente Decreto che sarà registrato al Controllo Generale dell'Ordine Mauriziano.

Dato a Roma addì 14 Giugno 1906

Firmato Vittorio Emanuele Contrassegnato G. Biancheri

IL PRIMO SEGRETARIO DI S.M. PEL GRAN MAGISTERO DELL' ORDINE DEI S.S. MAURIZIO E LAZZARO

dichiara che in esecuzione delle soprascritte venerate Regie disposizioni il predetto Signor Dott. Oscar Vulpius venne iscritto nel Ruolo dei Cavalieri (Esteri) al N.° 491 (Serie 2a) e ne spedisce il presente documento al Decorato.

Roma addì 18 Giugno 1906

P. Il Primo Segretario di S. M.
G. Biancheri

Il Capo del Personale

Abb. 99. Urkunde des St.-Mauritius- und Lazarus-Ordens.[737]

20. März 1906	Ritterkreuz des königlich italienischen St.-Mauritius- und Lazarus-Ordens (Abb. 99)
9. September 1910	Friedrich-Luisen-Medaille (Abb. 100)
10. Juni 1913	Ritterkreuz 1. Klasse des Ordens vom Zähringer Löwen (Abb. 33)
16. Dezember 1914	Mecklenburg-Schwerinsches Militärverdienstkreuz (Abb. 130)
5. Januar 1915	Ritterkreuz 1. Klasse mit Schwertern des Ordens vom Zähringer Löwen
2. Juli 1918	Friedrich-August-Kreuz II. Klasse (Abb. 119)
11. Juli 1918	Friedrich-August-Kreuz I. Klasse
3. November 1918	Ritterkreuz des königlichen Nordsternordens

10.2. Mitgliedschaft in wissenschaftlichen Gesellschaften

Vulpius ist Mitglied in mehreren medizinischen Gesellschaften. Bei vier deutschen Gesellschaften, der ›Deutschen Gesellschaft für orthopädische Chirurgie‹, der ›Deutschen Vereinigung für Krüppelfürsorge‹, des ›Badischen Fürsorgevereins für bildungsfähige Krüppel‹ und der ›Deutschen Gesellschaft für Unfallheilkunde, Versicherungs- und Versorgungsmedizin‹, ist er Gründungsmitglied. Er ist fast ständiger Dauergast bei den Kongressen der Gesellschaften. Meistens ist Vulpius auch durch Referate aktiv am Kongreßablauf beteiligt. Der Vorsitz beim 3. Kongreß der ›Deutschen Vereinigung für Krüppelfürsorge‹ stellt einen der Höhepunkte seiner wissenschaftlichen Laufbahn dar.

10.2.1. Amerikanische Orthopädische Gesellschaft

Die ›American Orthopedic Association‹ ist die erste orthopädische Gesellschaft der Welt. Sie wird 1887 gegründet und hat zu Beginn 35 Mitglieder. Ihr erster Kongreß findet vom 15. – 16. Juni 1887 in New York statt. Zu dieser Zeit wird nur an sechs Universitäten Orthopädie unterrichtet. Mit der Zeit vergrößert sich ihre Zahl aber beständig. In den USA nehmen operative Verfahren von Anfang an einen hohen Stellenwert in der orthopädischen Therapie ein. Als großer

737 Ar Vulp Kl

Vorteil für die amerikanischen Orthopäden erweist sich das Fehlen jeglicher traditioneller Beschränkungen durch andere Fachdisziplinen. Dies hat zur Folge, daß die Amerikaner um die Jahrhundertwende beispielsweise die britischen Kollegen bei weitem hinter sich lassen.[738]

1899 wird Vulpius zum korrespondierenden Mitglied dieser Gesellschaft ernannt (Abb. 101). Nach Florian Beely[739] (1889) und Hoffa (1890) ist Vulpius der dritte Deutsche, dem diese Ehre zuteil wird. Die Amerikanische Orthopädische Gesellschaft publiziert die Vorträge ihrer Kongresse ab 1889 in dem Blatt ›Transactions of the American Orthopedic Association‹. Zwischen dem 1. und 3. Mai 1900 findet der 14. Kongreß in Washington, D.C. statt.[740] Von Vulpius erscheint in dieser Kongreßzeitschrift der Artikel ›The treatment of scoliosis during night repose‹. In dieser Veröffentlichung schildert Vulpius, wie er Ausführungen von Fitz[741] aus dem 11. Jahrgang der gleichen Zeitschrift über den Einfluß des Liegens auf die Wirbelsäule für seine neue Art der Skoliosenbehandlung nutzt. Er hat einen Streckbett-ähnlichen Apparat entwickelt, den der Patient selbst bedienen kann. Die nächtliche Behandlung wird nur unterstützend angewendet, sie verhindert eine Verschlechterung des unter Tag erzielten Behandlungsergebnisses.[742]

10.2.2. Deutsche Gesellschaft für orthopädische Chirurgie

Die deutsche Vereinigung der Orthopäden wird 1901 gegründet. Die Gründung ist eine Reaktion auf die Vernachlässigung orthopädischer Themen auf den Kongressen der ›Deutschen Gesellschaft für Chirurgie‹. Auf den drei Chirurgenkongressen vor Gründung der ›Deutschen Gesellschaft für orthopädische Chirurgie‹ nehmen Vorträge und Diskussionen der Orthopäden einen immer kleiner werdenden Platz ein. Vulpius ist einer der wenigen Orthopäden, der die Möglichkeit hat, auf diesen drei Kongressen, 1898, 1899 und 1900, über seine Forschungen zu berich-

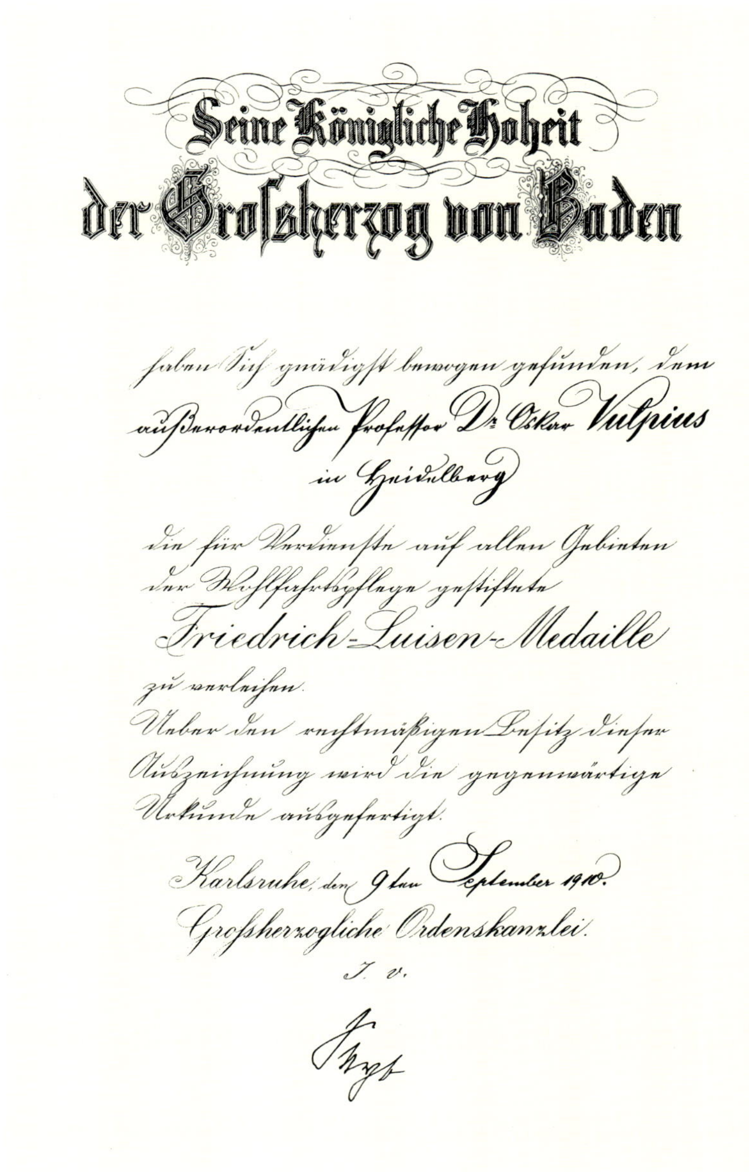
Seine Königliche Hoheit
der Grosßherzog von Baden

haben Sich gnädigst bewogen gefunden, dem
außerordentlichen Professor Dr. Oskar Vulpius
in Heidelberg
die für Verdienste auf allen Gebieten
der Wohlfahrtspflege gestiftete
Friedrich-Luisen-Medaille
zu verleihen.
Ueber den rechtmäßigen Besitz dieser
Auszeichnung wird die gegenwärtige
Urkunde ausgefertigt.

Karlsruhe, den 9ten September 1910.
Großherzogliche Ordenskanzlei.
I. V.

Abb. 100. Urkunde der Friedrich-Luisen-Medaille.[743]

738 LeVay D ›History‹ S. 617, 620, 1990
739 Beely (1846 – 1902) ist einer der Anreger, eine Gesellschaft für Orthopädie in Deutschland zu begründen. 1881 eröffnet er in Berlin seine ›Anstalt für mechanische Chirurgie‹. [Siehe Paul U ›Berliner‹ S. 42, 1985.]
740 Anonym Trans Am Orthop Ass 13: IXX – XX (1900); LeVay D ›History‹ S. 620, 1990 und Paul U ›Berliner ‹ S. 42, 1985
741 Fitz GW ›Bed posture as an etiological factor in spinal curvature‹ Trans Am Orthop Ass 11: 249 – 51 (1898)
742 Vulpius O Trans Am Orthop Ass 13: 140 – 4 (1900)
743 Ar Vulp Kl

ten.[744] Vor allem Alfred Schanz (1868–1931) ist über das Desinteresse der allgemein-chirurgischen Kollegen enttäuscht. Er drängt auf die Gründung einer eigenständigen orthopädischen Gesellschaft. Allerdings findet er nicht in Hoffa den erhofften Mitstreiter,

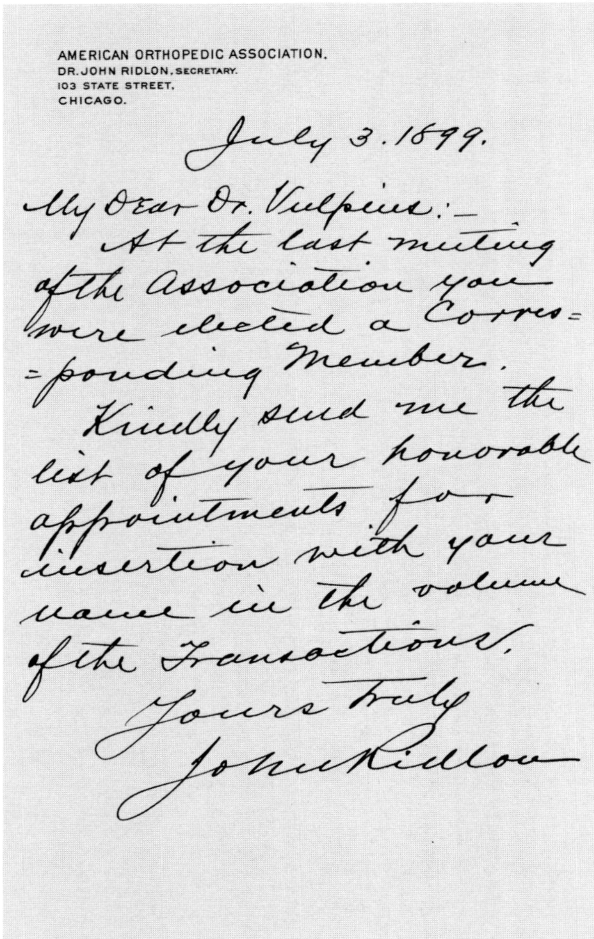
AMERICAN ORTHOPEDIC ASSOCIATION.
DR. JOHN RIDLON, SECRETARY.
103 STATE STREET,
CHICAGO.

July 3. 1899.

My Dear Dr. Vulpius:–
At the last meeting of the Association you were elected a Corresponding Member.
Kindly send me the list of your honorable appointments for insertion with your name in the volume of the Transactions.
Yours truly
John Ridlon

Abb. 101. Mitteilung der Ernennung zum korrespondierenden Mitglied der ›American Orthopedic Association‹.[745]

sondern in Heinrich Hoeftmann (1851–1917). Hoeftmann bereitet die Konstituierung der Gesellschaft vor, nachdem ihm Schanz durch 20 Briefe von bekannten Orthopäden das allgemeine Interesse dokumentiert hat. Die Gründung erfolgt am 23. September 1901 im Rahmen der 73. Naturforscher- und Ärzte-Versammlung in Hamburg, nachdem dort viele bedeutende Orthopäden wie Hoffa, Lorenz, Vulpius[746] und Lange Vorträge gehalten haben. Die Vereinigung wird ›Deutsche Gesellschaft für orthopädische Chirurgie‹ bezeichnet, um die weitere Verbindung zur Chirurgie aufrechtzuerhalten. Der erste Kongreß findet am 1. April 1902 in Berlin einen Tag vor dem Chirurgenkongreß statt.[747]

Der Zeitpunkt der Konstituierung erscheint manchen anerkannten Orthopäden zu früh. Stellvertretend sei Theodor Koelliker (1852–1937) genannt. Er wird erst im zweiten Jahr des Bestehens der Gesellschaft Mitglied, weil ihm die Abspaltung von der Chirurgie zu früh geschieht. Gleich zu Anfang wird auch nach standespolitischem Denken gehandelt. Um den Unmut der Chirurgen möglichst gering zu halten, werden zwei bedeutende Chirurgen und Gegner der Gründung, nämlich v. Bergmann und König, zu den ersten Ehrenmitgliedern der Gesellschaft ernannt. Wie sinnvoll die Abspaltung von der Chirurgie ist, läßt sich allein an Hand der Mitgliedszahlen ablesen. Zu Beginn des ersten Kongresses hat die Gesellschaft 71 Mitglieder. Am Ende des Kongresses sind es schon 102. Im Jahr 1904 hat die deutsche Gesellschaft mit über 200 Mitgliedern mehr als dreimal so viele Mitglieder wie die ›American Orthopedic Association‹. 1913 erfolgt die erste Umbenennung in ›Deutsche Orthopädische Gesellschaft‹ (›DOG‹) und 1967 die zweite in ›Deutsche Gesellschaft für Orthopädie und Traumatologie‹. Ab 1918 ist die ›Zeitschrift für Orthopädie‹, an deren Herausgabe Vulpius lange Jahre beteiligt ist, offizielles Organ der Gesellschaft.[748]

Vulpius ist ein Gründungsmitglied der ›Deutschen Gesellschaft für orthopädische Chirurgie‹ und gehört

744 1898: ›Zur Technik des Redressements und des Verbandes an der gibbösen Wirbelsäule‹ ›Über die Behandlung von Lähmungen mit Sehnenüberpflanzungen‹
1899: ›Weitere Erfahrungen über die Sehnenüberpflanzungen bei Lähmungen und Krampfzuständen‹
1900: ›Über den Wert des orthopädischen Stützkorsetts‹ [Siehe Münch Med Wochenschr 45: 546, 576 (1898), 46: 545 (1899) und 47: 707 (1900).]
745 Ar Vulp Kl
746 ›Zur Behandlung der Kontrakturen und Ankylosen des Kniegelenkes‹ [Münch Med Wochenschr 48: 1955 (1901).]
747 Bade P ›DOG‹ S. 1–26, 1939
748 Ebd. S. 30, 38–9, 51; Cotta H, Rompe G ›80 Jahre‹ S. 3–6, 9, 1981; - Deckblätter - der Z Orthop von 1896–1936

ihr bis zu seinem Tode an. Er ist bei nahezu jedem Kongreß anwesend und beteiligt sich auch regelmäßig mit Vorträgen. Er nimmt nie eine verantwortliche oder tragende Rolle bei der Orthopädischen Gesellschaft ein bis auf eine kurze Episode nach dem Ersten Weltkrieg, wo er neben Biesalski, Blencke, Drehmann, Hohmann, Schanz und Wollenberg im Ausschuß der ›DOG‹ sitzt.[749, 750] Die ausbleibende Wahl zum Vorsitzenden der Gesellschaft ist wahrscheinlich auf die Ereignisse der Jahre 1905/06 zurückzuführen (siehe S. 41 ff.).

10.2.3. Deutsche Vereinigung für Krüppelfürsorge

Nachdem 1909 die erste Krüppelzählung Deutschlands endgültig ausgewertet ist, wird es offiziell, daß die bestehende Anzahl an Krüppelheimen nicht ausreicht. Daher soll eine Vereinigung gegründet werden, die allen offensteht, die in der Krüppelfürsorge tätig sein wollen und die deren Bemühungen koordiniert. Im kleinen Kreise berät man sich über die Gründung einer solchen Vereinigung. Am 5. April 1909 tritt man erstmals an die Öffentlichkeit. Ein vorbereitendes Komitee verschickt Einladungen zur konstituierenden Versammlung für die Gründung der ›Deutschen Vereinigung für Krüppelfürsorge‹ (Abb. 102). Diese Versammlung findet am 14. April 1909 im großen Saal des preußischen Kultusministeriums in Berlin statt. Schon sehr früh zeigte die Preußische Medizinalverwaltung Interesse an der Krüppelfürsorge und schickt daher auch den Ministerialdirektor Förster als ihren Vertreter zu dieser Versammlung. Insgesamt erscheinen 90 Personen. 87 weitere Personen erklären schriftlich ihre Zustimmung zu der Neugründung. Die Versammlung wird durch Geheimrat Dietrich eröffnet. Er erläutert kurz Sinn und Zweck der Zusammenkunft und bietet einen historischen Rückblick über die Entwicklung der Krüppelfürsorge. Anschließend wird die Konstituierung der Vereinigung vollzogen. Biesalski hält den einzigen Vortrag der Sitzung. Thema seines Referats

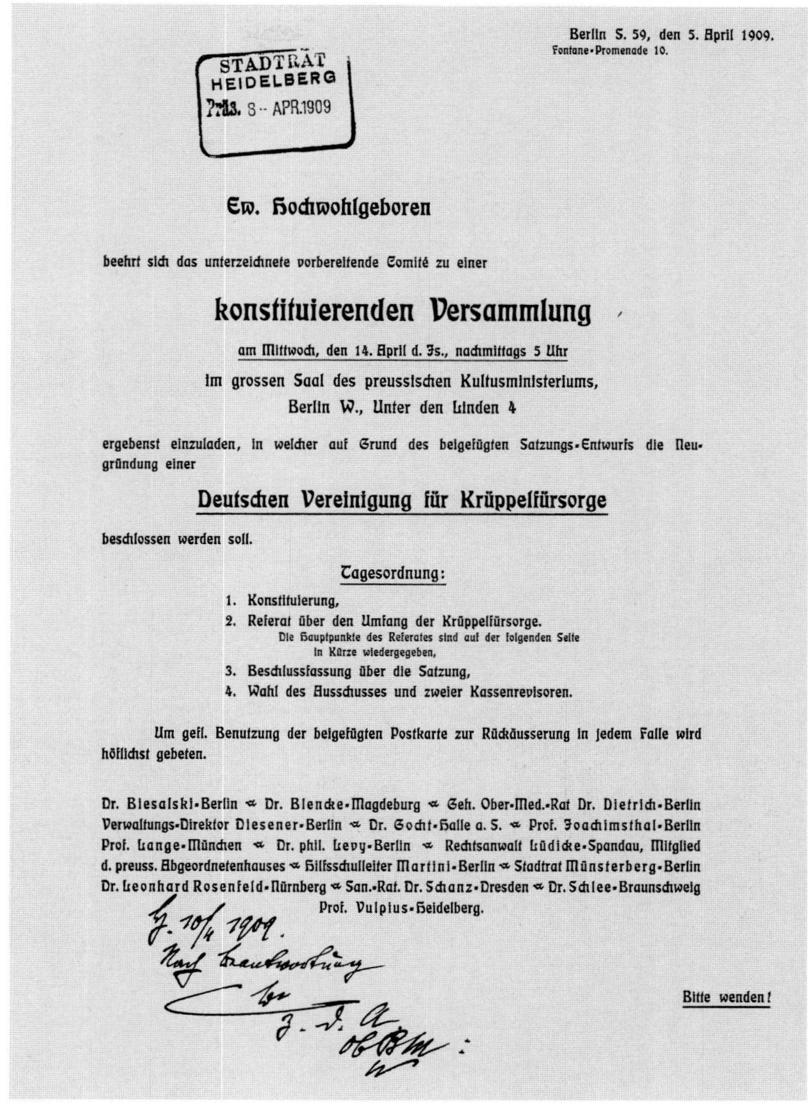

Berlin S. 59, den 5. April 1909.
Fontane-Promenade 10.

STADTRAT HEIDELBERG
Präs. 8 - APR.1909

Ew. Hochwohlgeboren

beehrt sich das unterzeichnete vorbereitende Comité zu einer

konstituierenden Versammlung

am Mittwoch, den 14. April d. Js., nachmittags 5 Uhr
im grossen Saal des preussischen Kultusministeriums,
Berlin W., Unter den Linden 4

ergebenst einzuladen, in welcher auf Grund des beigefügten Satzungs-Entwurfs die Neugründung einer

Deutschen Vereinigung für Krüppelfürsorge

beschlossen werden soll.

Tagesordnung:

1. Konstituierung,
2. Referat über den Umfang der Krüppelfürsorge.
   Die Hauptpunkte des Referates sind auf der folgenden Seite in Kürze wiedergegeben,
3. Beschlussfassung über die Satzung,
4. Wahl des Ausschusses und zweier Kassenrevisoren.

Um gefl. Benutzung der beigefügten Postkarte zur Rückäusserung in jedem Falle wird höflichst gebeten.

Dr. Biesalski-Berlin – Dr. Blencke-Magdeburg – Geh. Ober-Med.-Rat Dr. Dietrich-Berlin Verwaltungs-Direktor Diesener-Berlin – Dr. Gocht-Halle a. S. – Prof. Joachimsthal-Berlin Prof. Lange-München – Dr. phil. Levy-Berlin – Rechtsanwalt Lüdicke-Spandau, Mitglied d. preuss. Abgeordnetenhauses – Hilfsschulleiter Martini-Berlin – Stadtrat Münsterberg-Berlin Dr. Leonhard Rosenfeld-Nürnberg – San.-Rat. Dr. Schanz-Dresden – Dr. Schlee-Braunschweig
Prof. Vulpius-Heidelberg.

Bitte wenden!

Abb. 102. Einladung zur konstituierenden Versammlung ›Deutsche Vereinigung für Krüppelfürsorge‹ am 5. April 1909.[751]

ist ›Über den Umfang der Krüppelfürsorge‹. Nach diesen wissenschaftlichen Ausführungen wird der Satzungsentwurf angenommen und ein Ausschuß von 48 Personen gewählt, der den Vorstand wählen soll. Erster Vorsitzender der neuen Vereinigung wird Dietrich, Biesalski wird zum Schriftführer ernannt.[752]

749 Anonym, Z Orthop 39: 3 (1920); Ar Vulp Kl: Brief von Biesalski an Vulpius vom 30. 9. 1918
750 Bade P ›DOG‹ S. 321, 1939
751 St Ar HD AA 175/2a: Einladung des Organisationskomitees vom 5. 4. 1909
752 Ebd.; Biesalski K, Dietrich, Z Krüp 2: 1–2, 5–9, 25 (1909)

Vulpius bekleidet nie einen führenden Posten in der Vereinigung. Er ist aber von Beginn an in ihr aktiv tätig. Er sitzt im Organisationskomitee, wird am 14. April 1909 in den Ausschuß gewählt und ist langjähriges Mitglied im geschäftsführenden Vorstand. Gleichzeitig ist Vulpius Mitherausgeber der ›Zeitschrift für Krüppelfürsorge‹, dem Organ der deutschen Vereinigung für Krüppelfürsorge. Wie bereits geschildert, leitet er mit Becker 1914 den 3. Krüppelfürsorgekongreß in Heidelberg.[753]

Nach der ersten Namensänderung 1957 in ›Deutsche Vereinigung zur Förderung der Körperbehindertenfürsorge‹ heißt die Vereinigung heute ›Deutsche Vereinigung für die Rehabilitation Behinderter‹.[754]

10.2.4. Deutsche Gesellschaft für Unfallheilkunde, Versicherungs- und Versorgungsmedizin

Vor dem Ersten Weltkrieg finden drei internationale Unfallkongresse statt. Der erste Kongreß wird 1905 in Lüttich unter Mitbegründung des Seniors der Schweizer Unfallärzte Dr. Konstantin Kaufmann (1853 – 1933) aus Zürich abgehalten. Dieser ersten Tagung folgen im vierjährigen Rhythmus Kongresse in Rom und Düsseldorf. Durch den Krieg wird die Kontinuität unterbrochen. Im August 1921 soll endlich der 4. internationale Unfallkongreß stattfinden. Zürich ist als Austragungsort vorgesehen, und vor allem Kaufmann befaßt sich mit der Organisation. Der Kongreß findet jedoch nicht statt. Die Ärzte der französischen Schweiz fordern einen Kongreß ohne deutsche Beteiligung. Anscheinend wollen sich die Organisatoren nicht darauf einlassen, und alle weiteren Aktivitäten werden eingestellt. Die Enttäuschung über das Verhalten der Kollegen aus der französischen Schweiz ist in Deutschland recht groß. Es wird aber auch bemerkt, daß für viele deutsche Ärzte der Kongreßbesuch finanziell nicht machbar gewesen wäre. Nach wie vor besteht aber das Bedürfnis, sich über die vielen neuen Erkenntnisse und Erfahrungen auf dem Gebiet der Unfallheilkunde auszutauschen und gemeinsam Richtlinien für die Behandlung und Beurteilung der Unfallverletzungen zu erarbeiten. Darüber hinaus offenbaren die Versicherungsgesetze einige Schwächen, die abgestellt werden müssen. Deshalb erscheint in der Februarausgabe der ›Monatsschrift für Unfallheilkunde und Versicherungsmedizin‹ von 1922 der Aufruf, eine deutsche Gesellschaft für Unfallheilkunde zu gründen. Dieser Aufruf wird aber erst veröffentlicht, nachdem ein ähnliches persönliches Schreiben – an alle traumatologisch interessierten Personen – auf positive Resonanz gestoßen war. Einzig der Name der neuen Gesellschaft ist umstritten. Diese Unstimmigkeiten stehen jedoch der 1. Jahresversammlung der ›Deutschen Gesellschaft für Unfallheilkunde, Versicherungs- und Versorgungsmedizin‹ am 23. September 1922 in Leipzig nicht im Wege. Vulpius gehört zu den 96 Gründungsmitgliedern. Er nimmt aber an der ersten Tagung in Leipzig nicht teil. Der Verband der deutschen Berufsgenossenschaften fungiert als außerordentliches Mitglied und hat einen Vertreter, der die Interessen der Berufsgenossenschaften in der Gesellschaft vertritt. 1958 erfolgt die Umbenennung der Vereinigung in ›Deutsche Gesellschaft für Unfallheilkunde, Versicherungs-, Versorgungs- und Verkehrsmedizin‹. Im Jahr 1975 erfolgt eine weitere Umbenennung in ›Gesellschaft für Unfallheilkunde‹.[755] Ab 1991 heißt die Gesellschaft nun ›Deutsche Gesellschaft für Unfallchirurgie‹.[756]

Die Absage eines internationalen Kongresses ist ausschlaggebend für die Gründung der ›Deutschen Gesellschaft für Unfallheilkunde, Versicherungs- und Versorgungsmedizin‹. Erst 1925 findet der 4. Internationale Kongreß unter Einbeziehung der Berufskrankheiten in Amsterdam vom 7. bis zum 9. September statt. Noch vor der offiziellen Eröffnung tagt das permanente Komitee. Dieses Komitee ist eine Vereinigung von Teilnehmern, die sich auf den ersten Kongressen gefunden hat. Insgesamt 18 Länder stellen Abgeordnete. Vulpius ist einer von sechs deutschen

753 Z Krüp – Titelblatt der Jahrgänge 1908/09 – 1936; Anonym, Z Krüp 7: 67 (1914); Biesalski K Z Krüp 7: 104 (1914)

754 Lindemann K ›Körperbehindertenfürsorge‹ S. 56, 1960; Jochheim KA Rehabilitation 29: 25 (1990)

755 Kühne W Mo Unfallhlk 29: 25 – 8, 242 – 5 (1922); Probst J ›Unfallheilkunde‹ S. 23, 32, 39 (1986); Maurer G Mo Unfallhlk 75: 433 – 9 (1972) und Vulpius O Deut Med Wo 51: 1709 (1925)

756 Probst J DGU-Mitteilungen und Nachrichten 24/1991, S. 2

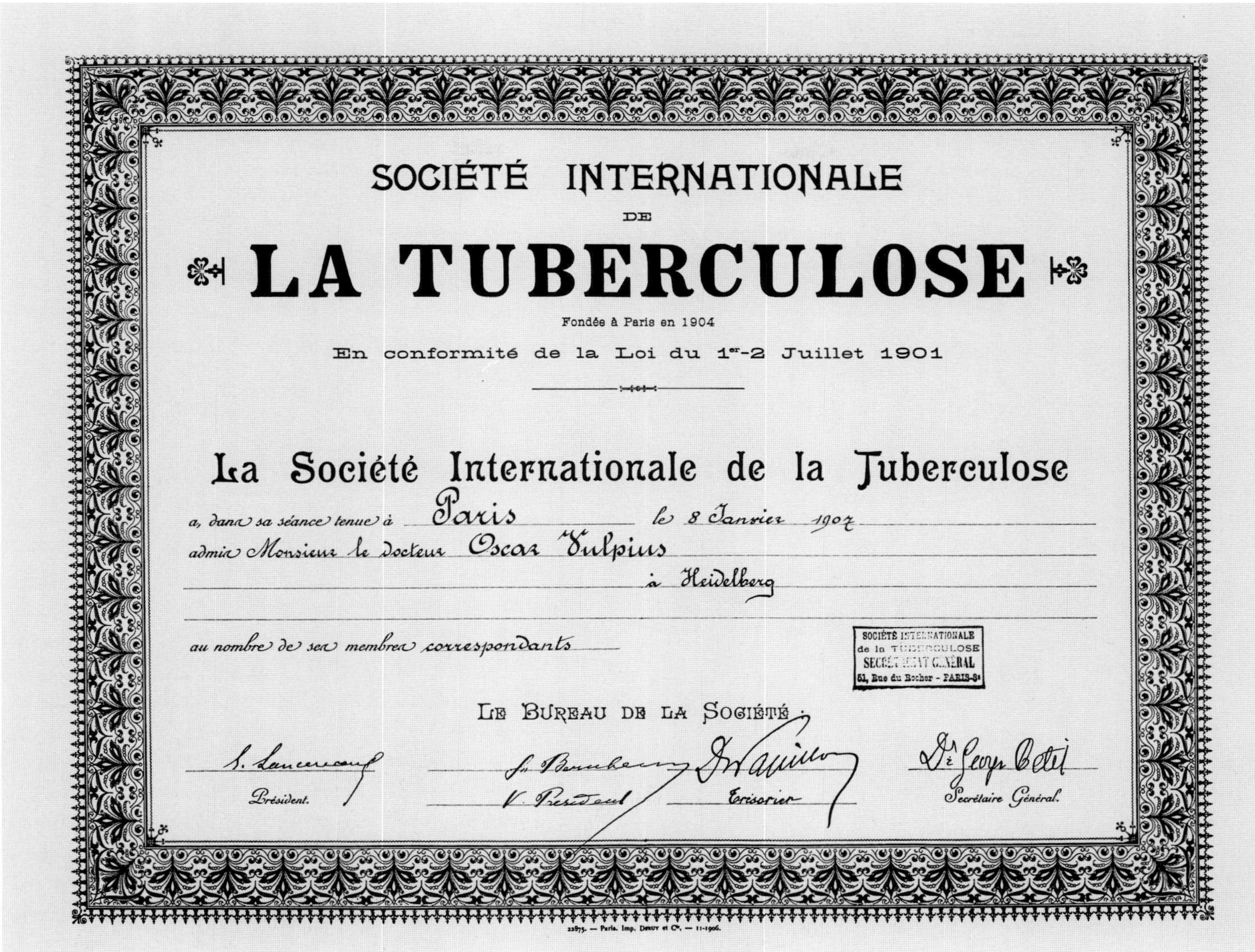

SOCIÉTÉ INTERNATIONALE
DE
LA TUBERCULOSE
Fondée à Paris en 1904
En conformité de la Loi du 1er-2 Juillet 1901

La Société Internationale de la Tuberculose
a, dans sa séance tenue à Paris le 8 Janvier 1907
admis Monsieur le Docteur Oscar Vulpius
à Heidelberg
au nombre de ses membres correspondants

SOCIÉTÉ INTERNATIONALE
de la TUBERCULOSE
SECRÉTARIAT GÉNÉRAL
51, Rue du Rocher - PARIS-8e

LE BUREAU DE LA SOCIÉTÉ :

Président. V. Président Trésorier Dr Georges Petit Secrétaire Général.

22875. — Paris. Imp. Dervy et Cie. — 11-1906.

Abb. 103. Ernennung zum korrespondierenden Mitglied der ›Société Internationale de la Tuberculose‹.[757]

Mitgliedern des Komitees. Die Aufgabe des Komitees ist neben organisatorischer Arbeit die Bestimmung des nächsten Kongreßortes.[758]

Wie bereits auf Seite 53 geschildert, sitzt Vulpius im erweiterten Vorstand des 1926 gebildeten ›Reichsverbandes der bei den Berufsgenossenschaften tätigen Ärzte‹. Die Mitgliedschaft in dem Verband beinhaltet die automatische Mitgliedschaft in der deutschen Gesellschaft für Unfallheilkunde. Auch fungiert für beide Vereinigungen die ›Monatsschrift für Unfallheilkunde‹ als Organ.[759]

10.2.5. Korrespondierende Mitgliedschaft in weiteren medizinischen Gesellschaften

Vulpius ist neben der ›American Orthopedic Association‹ in fünf weiteren ausländischen bzw. internationalen Gesellschaften korrespondierendes Mitglied.

757 Ar Vulp Kl
758 Vulpius O Deut Med Wo 51: 1709 (1925)
759 Anonym, Mo Unfallhlk 33: 122, 287–8 (1926)

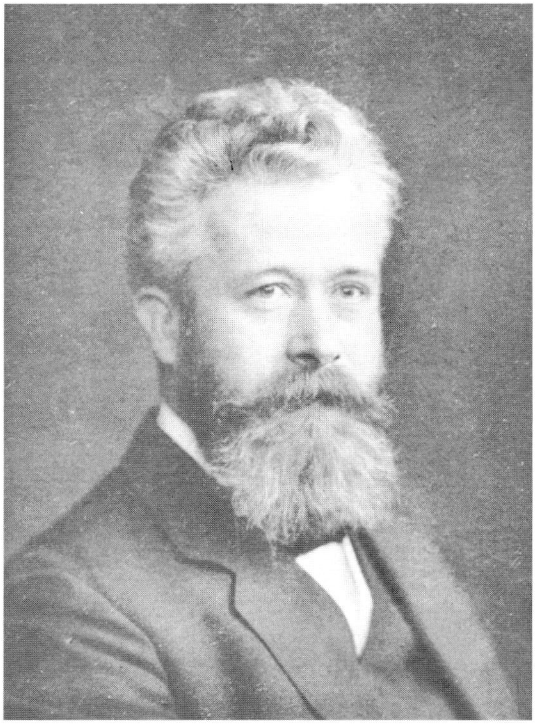

Abb. 104. Oscar Vulpius. [760]

1907 wird Vulpius zum korrespondierenden Mitglied der ›Société Internationale de la Tuberculose‹ [761] (siehe Abb. 103) in Paris ernannt. Zwei Jahre später erfolgt die Ernennung zum korrespondierenden Mitglied des ›Budapester königlichen Ärztevereins‹, der ältesten Ärztevereinigung Ungarns. Vulpius Tätigkeit auf dem 16. internationalen medizinischen Kongreß 1909 in Pest bestätigt diese Auszeichnung. [762] 1911 ernennt ihn die ›Brasilianische Gesellschaft für Chirurgie und Medizin‹ zum korrespondierenden Mitglied. [763] Drei Jahre später wird Vulpius diese Ehre in zwei weiteren Gesellschaften zuteil. Zuerst in der ›Internationalen Vereinigung gegen die Tuberkulose‹ mit Sitz in Berlin [764] und dann in der ›Königlichen Akademie der Medizin und Chirurgie Barcelona‹. [765]

10.2.6. S.I.C.O.

Nach einer Anlaufzeit von 13 Jahren wird am 10. Oktober 1929 die ›Société Internationale de Chirurgie Orthopédique‹ (S.I.C.O.) gegründet. Treibende Kräfte dieser Gründung sind der Amerikaner Fred Albee (1876–1945) und der Italiener Vittorio Putti (1880–1940). Bereits 1913 wird der erste Gründungsversuch einer weltweiten Orthopädenvereinigung gestartet. Initiator ist Robert W. Lovett (1859–1924) aus den USA. In der offiziellen Geschichte der S.I.C.O.T. (Société Internationale de Chirurgie Orthopédique et de Traumatologie) wird ein Brief erwähnt, den Lovett am 25. November 1913 an Putti und Hans Spitzy (1872–1956) geschrieben hat. Es wird gemutmaßt, daß bereits zuvor Gedanken über diese Idee ausgetauscht wurden:

> *»The oldest of the letters of the packet is dated November 25th, 1913, . . . The contents indicate that either some exchange of correspondence or a meeting of the three colleagues had already preceded the letter.«* [766]

Der erste Anstoß, eine internationale Orthopädenvereinigung zu begründen, wird von Lovett auf dem 17. Internationalen Medizinischen Kongreß unternommen, der vom 7.–12. August 1913 in London stattfindet. Die Gründung einer solchen Gesellschaft wird auf Antrag von Lovett von der Sektion für Orthopädie beschlossen. Zunächst soll ein Organisationskomitee gebildet werden. Diesen Auftrag sollen der Engländer Robert Jones (1857–1933) und je ein Vertreter der teilnehmenden Nationen, für Deutschland ist es Vulpius, erfüllen. Es bleibt im dunkeln, ob der Brief Lovetts vom 25. November 1913 wirklich nur an Spitzy und Putti gerichtet ist. Jedenfalls äußert Lovett in diesem Brief schon recht genaue Vorstellungen über den Rahmen der Vereinigung. Scheinbar ist Spitzy für Verhandlungen über diese internationale Vereinigung von der ›Deutschen Orthopädischen Ge-

760 Putti V ›Vulpius‹ S. 1, 1936
761 Ar Vulp Kl: Mitteilung der Vereinigung an Vulpius vom 12. 1. 1907
762 Ar Vulp Kl: Brief des Ärztevereins an Vulpius vom 14. 12. 1909
763 Ar Vulp Kl: Mitteilung der Vereinigung an Vulpius vom 18. 4. 1911
764 HNN vom 17. 1. 1914
765 Ar Vulp Kl: Mitteilung der Vereinigung an Vulpius vom 16. 6. 1914
766 Casuccio C in Vander Elst E ›SICOT‹ S. 4, 1978

sellschaft‹ bevollmächtigt. Durch den Ersten Weltkrieg können die Pläne nicht verwirklicht werden. 1923 finden wieder erste Gespräche statt, diesmal zwischen Lovett, Putti und Jones. Dieser Gedankenaustausch findet durch den Tod Lovetts sein abruptes Ende. Erst sechs Jahre später kommt diese Idee ihrer Verwirklichung ein gutes Stück näher. Putti spricht Albee auf einem Treffen der amerikanischen und englischen Orthopäden 1929 in London diesbezüglich an. Der Amerikaner ist sofort begeistert. Nach kurzer Organisation wird der 10. Oktober 1929 in Paris zum Gründungstag der Vereinigung bestimmt. Trotz Widerstrebens der Engländer wird an diesem Tag von 21 Orthopäden die S.I.C.O. begründet. Der erste Kongreß findet ein Jahr später unter dem Vorsitz von Jones in der gleichen Stadt statt. Den Zusatz ›et de Traumatologie‹ erhält die Organisation auf dem dritten Kongreß 1936 in Italien.[767]

10.3. Reisen

Oscar Vulpius ist ständiger Teilnehmer an nationalen und internationalen Kongressen. Der Besuch dieser Kongresse beinhaltet häufig eine weite Anreise. Dieser Umstand scheint für Vulpius neben dem wissenschaftlichen Interesse einen weiteren Anreiz darzustellen, sich an den verschiedensten Kongressen zu beteiligen.

Seine Reisefreudigkeit wird kurz nach Abschluß seines Studiums erstmals erkennbar. Vulpius begibt sich im Winter 1891/92 auf eine Studienreise durch Österreich und Deutschland.[768] In den folgenden Jahren an der Chirurgischen Universitätsklinik Heidelberg, als chirurgischer und orthopädischer Assistent, begibt er sich nur zu Vereinssitzungen in Heidelberg. Nach Gründung der Orthopädischen Poli- und Privatklinik bringen ihn die Kongreßbesuche in Städte außerhalb Badens. Mit der Jahrhundertwende beginnen die Reisen ins Ausland. Bis auf die Jahre 1902, 1910 und 1914 besucht er bis zum Ausbruch des Ersten Weltkrieges jährlich mindestens eine europäische Metropole. Der erste Besuch auf einem internationalen medizinischen Kongreß führt Vulpius im August 1900 nach Paris. An diesen internationalen medizinischen Kongressen,[769] die üblicherweise im dreijährigen Rhythmus stattfinden, ist er ständiger Teilnehmer.[770] Im September 1901 begibt sich Vulpius auf eine Studienreise durch Norddeutschland, Dänemark und Bayern. Er besucht die bestehenden Krüppelheime, um die Grundvoraussetzungen, die künftige Krüppelheime zu erfüllen haben, zu ermitteln (siehe S. 66).[771]

Üblicherweise finden zu der damaligen Zeit die Reisen per Eisenbahn statt. Sie sind gekennzeichnet durch mehrtägige Strapazen und das Überqueren zahlreicher Grenzen mit den dazugehörigen Zollkontrollen. Eine Ausnahme bildet da 1906 die Reise zum 13. Internationalen Medizinischen Kongreß nach Lissabon. Verantwortliche Personen der deutschen Ärzteschaft beschließen, offensichtlich noch unter dem Eindruck der unangenehmen Bahnfahrt nach Madrid 1903, für die Kongreßteilnehmer eine Sonderschiffahrt nach Lissabon zu organisieren. Dadurch ist den Ärzten auch eine Unterkunft während des Kongresses sicher. In den Heften 21–23 des 53. Jahrgangs der Münchener Medizinischen Wochenschrift schildert Vulpius sehr anschaulich den Reiseverlauf und Kongreßbesuch der deutschen Teilnehmer. Die Reise beginnt am 7. April 1906 in Hamburg mit dem Dampfer ›Oceana‹. Sie führt über Madeira, Teneriffa, Tanger und Gibraltar nach Lissabon. Am 12. April wird Madeira erreicht. Neben Stadt und Umgebung werden an diesem und am folgenden Tag das neugegründete Sanatorium von Madeira und das Krankenhaus der Stadt Funchal besichtigt. Vulpius rühmt das herrliche Klima und die staubfreie Luft. Er vermutet, daß Madeira sich in ein Paradies für Lungenkranke entwickeln wird. Am 14. April geht die ›Oceana‹ vor Teneriffa vor Anker. Die Ärzteschaft wird von der Kurhausbetriebsgesellschaft auf Teneriffa in das Humboldt-Haus eingeladen. Vulpius nächtigt in diesem

767 Casuccio C in Vander Elst E ›SICOT‹ S. 3–7, 23, 35, 1978; LeVay D ›History‹ S. 475–6, 1990: Diesem Buch sind auch die Geburtsdaten entnommen; Anonym, Münch Med Wochenschr 60: 1974 (1913)

768 GLA KA 235/26223: Curriculum vitae zur Habilitation

769 1903 in Madrid, 1906 in Lissabon, 1909 in Pest und 1913 in London.

770 Siehe S. 187–190

771 Vulpius O ›Krüppelheim‹ S. 11–26, 1902

Haus, um sich in Ruhe über den bestehenden und den geplanten Kur- und Sanatorienbetrieb zu informieren. Am folgenden Abend nimmt das Schiff die Fahrt Richtung Marokko auf. Die Hafenstadt Tanger wird am 17. April, Gibraltar am folgenden Tag besichtigt. An diesem 18. April nimmt die ›Oceana‹ Kurs auf Lissabon. Das Leben an Bord verändert sich schlagartig. Die Geselligkeit wird durch den Ernst der Kongreßvorbereitungen verdrängt. Am Morgen des 19. April, dem ersten Kongreßtag, wird die portugiesische Hauptstadt erreicht. Die acht Kongreßtage sind gefüllt mit wissenschaftlicher Fortbildung, Besichtigungen und gesellschaftlichen Ereignissen. Die gesamte Reisegesellschaft verlebt angenehme und interessante Tage in Lissabon. Der Abend des 26. April ist der Abreisezeitpunkt. Am 30. April wird Hamburg erreicht, und eine äußerst abwechslungsreiche dreiwöchige Reise findet ihr Ende.[772]

Eine vergleichbar weite Reise führt Vulpius im Herbst 1912 in die USA. Er besucht den Orthopäden Abbott in Portland im Bundesstaat Maine. Abbott hat eine neue Art der Skoliosenbehandlung entwickelt, für die ein besonderer Behandlungstisch benötigt wird. Vulpius begibt sich nach Amerika, um die neue Behandlungstechnik aus erster Hand zu erlernen (siehe S. 49).[773]

Seine Reisen führen Vulpius immer wieder nach Italien und dort insbesondere zu dem ›Istituto Ortopedico Rizzoli‹ in Bologna.[774] Diese orthopädische Anstalt ist um die Jahrhundertwende die größte ihrer Art in Europa. Mit ihrem Leiter, Alessandro Codivilla (1861–1912), verbindet Vulpius eine kollegiale Freundschaft. Vittorio Putti, Nachfolger Codivillas in Bologna und Mitbegründer der ›S.I.C.O.‹ (siehe S. 142), ist einer der vielen ausländischen Gäste im Sanatorium Solbad Rappenau (siehe S. 92, Abb. 56). Es ist anzunehmen, daß sich Putti über den Betrieb und Aufbau einer Heilanstalt für Knochen- und Gelenktuberkulose informieren will. Am ›Istituto Ortopedico Rizzoli‹ soll, als Ehrendenkmal für Codivilla, ein Gebäude für die Therapie der tuberkulösen Knochen- und Gelenkleiden, errichtet werden.[775] Bereits von 1905 bis 1907 begibt sich Putti nach Deutschland, um bei den bekanntesten Orthopäden zu hospitieren. Unter anderem ist er zu Gast bei Vulpius in Heidelberg.[776]

Der Erste Weltkrieg beendet die jährlich stattfindenden Kongreßbesuche von Vulpius im Ausland. Nach Kriegsende ist er nur noch in der Schweiz, in Holland und Ungarn auf Kongressen als aktiver Teilnehmer zu finden.[777]

11. Ideen von damals – heute aufgegriffen

Neben der bereits dargestellten Bedeutung von Oscar Vulpius, die er durch seine klinische und wissenschaftliche Arbeit erlangt hat, erweisen sich die Auslegung seiner orthopädischen Tätigkeit und die Ideen in der Organisation seiner Kliniken heute noch als aktuell.

11.1. Oscar Vulpius als Unfallchirurg und als Orthopäde

Die zum 1. Juli 1896 eröffnete Orthopädisch-Chirurgische Poli- und Privatklinik in Heidelberg hat eine Unfallabteilung. Vulpius selbst bezeichnet diese Einrichtung als ›Rekonvalescentenhaus für Unfallverletzte‹. Die Unfallverletzten werden von Berufsgenossenschaften, Kassen sowie öffentlichen und privaten Versicherungen eingewiesen.[778] Damit gehört die Klinik von Vulpius zu den ersten Unfallanstalten in Deutschland überhaupt.

Nachdem die gesetzliche Unfallversicherung 1884 gegründet wird und die ersten Berufsgenossenschaften 1885 ihre Tätigkeit aufnehmen, entsteht 1890 in Bochum das ›Bergmannsheil‹ als erstes berufsgenossenschaftliches Krankenhaus. Dem ›Bergmannsheil‹ folgt 1891 das berufsgenossenschaftliche Rekonvaleszentenhaus in Straßburg. Drei Jahre später wird in

772 Vulpius O Münch Med Wochenschr 53: 1022–3, 1068–9, 1118–21 (1906)
773 Vulpius O Deut Med Wo 39: 695–6 (1913)
774 Siehe S. 187–190
775 Vulpius O Zb Chir Mech Orthop 6: 133–5 (1912); LeVay D ›History‹ S. 288–9, 1990 und Ar Vulp Kl: Gästebuch
776 Casuccio C ›Ansprache‹ S. 8, 1968
777 Siehe S. 187–190
778 Vulpius O ›Praxis‹, Titelblatt –, 1898

Halle eine Unfallklinik eingerichtet.[779] Zu diesem Zeitpunkt erhält Vulpius die berufsgenossenschaftliche Zulassung für die Orthopädische Ambulanz an der Chirurgischen Universitätsklinik Heidelberg. Wie bereits erwähnt, eröffnet Vulpius 1896 im Rahmen seiner Orthopädisch-Chirurgischen Heilanstalt ein Rekonvaleszentenhaus. Er hat ambulante und stationäre Unfallverletzte zu versorgen, außerdem erfüllt er die gutachterlichen Tätigkeiten eines Unfallarztes. Bei Patienten mit Frakturen wendet Vulpius unter anderem operative Verfahren an. Von Anfang an beschäftigt sich Vulpius also mit den klassischen orthopädischen und mit den traumatischen Krankheitsbildern.[780]

Während seiner Rede ›In welchen Heilanstalten wird die Behandlung von Unfallverletzten am zweckmäßigsten durchgeführt?‹ auf dem 2. Internationalen Medizinischen Unfallkongreß greift Vulpius einen Gedanken von Lorenz auf, der behauptet, daß Orthopädie und die Chirurgie des Bewegungsapparat über kurz oder lang zusammenfallen werden.[781] Vulpius ergänzt und erläutert diese Stellungnahme. Er hält einen Orthopäden, der zusätzlich ein ausgebildeter Chirurg ist, voll befähigt, ein Unfallarzt zu sein, da viele der Verletzungen auf die Weichteile und den Bewegungsapparat beschränkt sind. Für anderweitige Verletzungen, deren Behandlung er während seiner Ausbildung nicht erlernt hat, muß der Unfallarzt Spezialisten hinzuziehen wie beispielsweise Neurologen oder Otologen.[782] Diese Erläuterungen decken sich in etwa mit den Erwartungen, die heute an einen Unfallchirurgen gestellt werden. Die Unfallchirurgie wird mittlerweile als Spezialdisziplin definiert, die nicht durch bestimmte Körperregionen, sondern durch die traumatische Ätiologie charakterisiert ist. Sie stellt die Chirurgie der Verletzungen dar. Von einem Unfallchirurgen wird erwartet, 95 % der anfallenden Verletzungen selbst behandeln zu können, wie zum Beispiel auch Thoraxstichverletzungen oder epidurale Hämatome. Für die restlichen 5 % muß er, wie von Vulpius gefordert, einen Spezialisten des jeweiligen Fachgebietes hinzuziehen.[783] In diesem Sinne erweist sich Vulpius selbst als Unfallchirurg: Während des Krieges behandelt er Bauch- und Brustverletzungen, und er führt Trepanationen durch.[784]

Die orthopädische Behandlung beinhaltet konservative und operative therapeutische Maßnahmen. Der konservativen Therapie sollte der Vorrang eingeräumt werden, solange nicht eine Indikation zur sofortigen Operation vorliegt. Es liegt die Vermutung nahe, daß Vulpius jederzeit die Operation bevorzugt, da er mit seinem Schüler Stoffel die ›Orthopädische Operationslehre‹ verfaßt. Doch, wie bereits in Kapitel II/9.4. geschildert, mahnt Vulpius zur sorgfältigen Abschätzung der Operationsindikation.[785] Wie wichtig Vulpius die konservativen Maßnahmen sind, wird in seiner Vorlesungstätigkeit deutlich. Neben der Vorlesung ›Orthopädische Chirurgie‹ hält er auch immer Kurse in Massage oder Mechanotherapie ab (siehe S. 32, Abb. 13).[786] Bereits in der Publikation ›Kritischer Überblick über Umfang, Bedeutung und Leistungen der modernen Orthopädie‹ von 1899 schreibt Vulpius:

> *»Da also jedes Verfahren [der modernen Orthopädie] seine Vorzüge hat, liegt es auf der Hand, dass das Beste nur durch eine geschickte Combination derselben zu leisten ist, dass in Operationszimmer, Turnsaal und Werkstätte in räumlicher wie geistiger Vereinigung gearbeitet werden muß.«* [787]

In seinem Spezialgebiet, der Therapie der spinalen Kinderlähmung, läßt sich die von Vulpius propagierte Kombination der verschiedenen therapeutischen Mittel in der Orthopädie besonders gut nachvollziehen.

Bereits im akuten fieberhaften Stadium beginnt Vulpius mit der Therapie. Um die Patienten aber nicht übermäßig zu belasten, beläßt er es bei zweckmäßiger Lagerung, dem Tragen von Nachtschienen und passiven Bewegungsübungen. Diese Maßnahmen

779 Probst J ›Unfallheilkunde‹ S. 18, 1986; Seidler F ›Heilverfahren‹ S. 58 (1986)
780 Vulpius O Z Orthop 4:32 (1896); ders. ›Praxis‹ – Deckblatt –, 8, 57 – 60, 1898
781 Siehe Kap. II/5.4.2., warum diese Entwicklung in Deutschland nicht eintritt.
782 Vulpius O Deut Med Wo 35: 1651 (1909)
783 Schmit-Neuerburg KP DGU-Mitteilungen und Nachrichten 21/1990 S. 13
784 Ar Vulp Kl: Kriegstagebücher
785 Vulpius O, Stoffel A ›Operationslehre‹ S. III, 1913
786 UA HD: Vorlesungsverzeichnis der Uni HD vom SS 1894 – WS 1927/28; UA HD Q 1364 (Quästurakte Vulpius); Ar Vulp Kl: Inskriptionslisten.
787 Vulpius O Wien Klin Rndsch 13: 557 (1899)

werden zur Schonung der gelähmten Muskulatur und zur Vermeidung von Kontrakturen durchgeführt. Nach Abklingen des akuten Schubes werden Massage, Elektro- und Hydrotherapie und Krankengymnastik eingesetzt, um den physiologischen Reparationsprozeß der gelähmten Muskulatur zu fördern. Zusätzlich werden orthopädische Apparate verschrieben, um den Patienten das Gehen zu erleichtern. Erst wenn es nach Ablauf eines Jahres absehbar ist, daß ein Muskel gelähmt bleibt, beginnt Vulpius mit der operativen Therapie. Dabei wendet er je nach Bedarf die Sehnenverpflanzung, die Arthrodese oder beide Verfahren zusammen an. Der postoperativen Nachbehandlung kommt eine große Bedeutung für den Behandlungserfolg zu.[788]

An diesem Behandlungsschema orthopädischer Krankheiten hat sich bis heute nichts geändert. Die konservative Behandlung wird erst nach dem Auftreten therapieresistenter Beschwerden zugunsten einer Operation unterbrochen. Heute kommt den degenerativen Wirbelsäulenerkrankungen und Bandscheibenschäden eine ähnliche Bedeutung zu wie damals der Poliomyelitis. Die Therapieschemata beider Erkrankungen sind gut miteinander vergleichbar. Beispielsweise ist die Stufenbettlagerung im akuten Stadium eines lumbalen Bandscheibenvorfalles ausschlaggebend für die Heilung. Ergänzt wird diese Lagerung durch Medikamente wie Analgetika, Antiphlogistika und Myotonolytika und durch lokale Kälte- oder Wärmeapplikation. Im chronischen Stadium werden Krankengymnastik, Massage, Hydro- und Elektrotherapie und Stützmieder verschrieben. Erst bei therapieresistenten chronischen Beschwerden oder Notfällen ist die operative Therapie indiziert. Wie bei fast allen orthopädischen Krankheiten kann auch hier das Operationsergebnis nur so gut sein wie die anschließende Nachbehandlung.[789]

Vulpius und seine Orthopädengeneration sind die ersten Orthopäden, die bewußt und konsequent die konservative Therapie mit Operationen zum Wohle des Patienten kombinieren. Diese Kombination zeichnet noch heute die Orthopädie aus.

11.2. Oscar Vulpius als Klinikbetreiber

Das Sanatorium Solbad Rappenau hat von Beginn an (Gesellschaftsvertrag vom 25. September 1911) die Rechtsform einer GmbH. Dieser Tatsache kommt in den Zeiten des Gesundheits-Strukturgesetzes eine besondere Bedeutung zu.

In den letzten Jahren haben und in naher Zukunft werden immer mehr Krankenhäuser grundlegende Änderungen in ihrer Struktur vornehmen müssen. Neben der Reform der Krankenhausbedarfsplanung und der Einführung neuer Entgeltformen kommt der Loslösung von der dualistischen Krankenhausfinanzierung ein wichtiger Aspekt zu. Es gibt mehrere Möglichkeiten, die daraus resultierende monistische Finanzierung zu realisieren. Eine Alternative stellt die Führung des Krankenhauses als Wirtschaftsunternehmen dar. Dies bedeutet, daß die Finanzierung eigenverantwortlich übernommen werden muß. Diese Entwicklung führt zu einem Wettbewerb zwischen den einzelnen Krankenhäusern. Kein Haus kann sich mehr auf den bisher geltenden Bestandsschutz verlassen. Daher muß die zukünftige Rechtsform sorgfältig gewählt werden. Eine Möglichkeit, die von vielen Kliniken gewählt wird, stellt die GmbH dar.[790] Bei der Wahl dieser Rechtsform versprechen sich die Kliniken folgende Vorteile: Schnellere Reaktionsfähigkeit auf gesetzliche Änderungen, Verringerung der Einflußnahme durch die Kommunalpolitik und Schaffung einer Corporate Identity der Mitarbeiter.[791]

Vulpius beschließt bereits 1912, das Sanatorium Solbad Rappenau als GmbH zu führen, weil ansonsten keine andere Möglichkeit besteht, ein solches Projekt zu finanzieren. Dies tut seiner weitsichtigen Idee allerdings keinen Abbruch. Heute müssen Krankenhäuser die öffentliche Trägerschaft aufgeben, da ansonsten die Schließung des Hauses droht. Mit der Umwandlung in eine GmbH kann ein Krankenhaus nach dem zu erwartenden Verlust in den ersten Jahren innerhalb kürzester Zeit Gewinne verzeichnen.[792]

788 Vulpius O ›25 Jahre‹ S. 52–61, 1920
789 Niethard FU, Pfeil J ›Orthopädie‹ S. 232–6, 1992
790 Meyer D Gesundh Wes 55: 661–3 (1993)
791 Axtner W (1994) Persönliche Mitteilung
792 Rüsken S (1994) Persönliche Mitteilung

Die Fortschrittlichkeit seines Gedankens, ein Krankenhaus in der Rechtsform einer GmbH zu schaffen, wird durch die Tatsache bewiesen, daß die Rappenauer Klinik noch heute in der gleichen Rechtsform geführt wird. Darüber hinaus lassen sich heute mehr und mehr Krankenhäuser als GmbH in das Handelsregister eintragen.

Vulpius geht es nicht nur um eine gesunde Wirtschaftlichkeit des Sanatoriums, sondern er will vor allem seinen Patienten eine moderne Medizin bieten. Daher nutzt er die sich ihm bietenden Möglichkeiten der anfangs drei und später zwei verschiedenen Anstalten,[793] für die er zwischen 1912 und 1925 als Ärztlicher Leiter verantwortlich ist, geschickt aus. Zum einen bietet er seinen Patienten eine Art Anschlußheilbehandlung (siehe S. 101 f.), zum anderen kann man die Heidelberger Klinik als Akutkrankenhaus betrachten und das Rappenauer Sanatorium als Rehabilitationsklinik. Mitte der zwanziger Jahre überläßt Vulpius seinem langjährigen Oberarzt Görres die Privatklinik in Heidelberg. Zukunftsorientiert kombiniert Vulpius das Rappenauer Sanatorium als Krankenhaus der Erstversorgung mit den Möglichkeiten einer besseren und modernen Rehabilitation.[794]

793 Prof. Dr. Vulpius'sche Privatklinik (1906–1925), Krüppelheim (1909–1919) und Sanatorium Solbad Rappenau (1912–1936)
794 Ar Vulp Kl: Prospekt der Prof. Vulpius'schen Freiluft-Heilstätte
795 Ar Vulp Kl
796 ›Kranken- und Wohlfahrtsanstalten in Baden 1929‹ S. 96, 1929

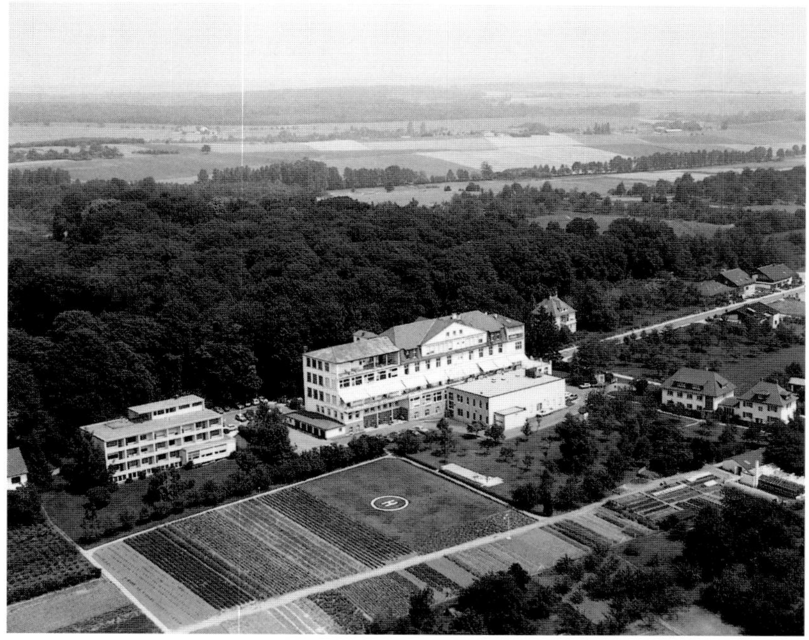

Abb. 105. Die Vulpius Klinik im Sommer 1984.[795]

Dies erklärt auch die Maßnahme, warum Vulpius in dem Sanatorium 40 Betten für die Behandlung orthopädischer Patienten reserviert.[796] Er will sich nicht nur auf die Behandlung der Knochen- und Gelenktuberkulose konzentrieren, sondern sich das gesamte orthopädische und traumatologische Spektrum erhalten. Seine Publikationen Ende der zwanziger Jahre beschäftigen sich gleichermaßen mit der Unfallheilkunde, hier im speziellen mit der Versicherungsmedizin, und der chirurgischen Tuberkulose.

III | Auszüge aus den Kriegstagebüchern

von Maria Braun-Seyfried und Axel Vulpius

Eine der wichtigsten und prägendsten Lebensphasen waren für Oscar Vulpius die Kriegsjahre. Es sei hier nur an die eingangs zitierte testamentarische Verfügung erinnert, wonach er in seinem »Waffenrock« beigesetzt werden wollte, der ihm »das liebste Kleid« gewesen sei. Die Soforthilfe für Tausende von Menschen, der Einsatz fürs Vaterland und die Bewährung in der Gefahr waren wohl die Gründe für sein hohes Engagement, das heißt für seine Freiwilligen-Meldung im Alter von 47 Jahren und für seine immer wieder erneut gestellten Anträge, an Brennpunkten der Verwundetenfürsorge eingesetzt zu werden. Vermutlich beabsichtigte Oscar Vulpius, mit seinen fast täglich vorgenommenen, trotz starker Belastung teilweise sehr ausführlichen Aufzeichnungen die ihm nahestehenden Menschen an seinen persönlichen Erlebnissen in diesen Ausnahmesituationen teilhaben zu lassen. Zusätzlich zu dem regen Briefwechsel mit seiner Frau wollte er auch die vielen Einzelheiten des Erlebten für Familie und Freunde festhalten.

In seinen Kriegstagebüchern legte Oscar Vulpius das Schwergewicht nicht immer auf die medizinische Tätigkeit, wie überhaupt in der Familie die beruflichen Dinge nicht zum täglichen Gespräch gehörten. Dennoch enthält die Darstellung viele Kurzbeschreibungen der Kriegsverletzungen und einige wenige Angaben über die ärztlichen Maßnahmen, dies vor allem aus dem letzten Kriegsjahr. Den größten Teil machen Beschreibungen der Lebensumstände, des Umgangs mit Kollegen, Vorgesetzten und Mitarbeitern, der Kontakte mit Franzosen und der organisatorischen Vorgänge aus.

Es kann nicht Aufgabe dieses Buches sein, die sich über Hunderte von Seiten erstreckenden Aufzeichnungen vollständig oder auch nur in längeren zusammenhängenden Texten wiederzugeben; dazu enthält die Darstellung neben eindrucksvollen Begebenheiten zu viel Nebensächliches und Alltägliches. Vielmehr wird versucht, mittels typischer Auszüge ein Porträt des über mehrere Jahre hinweg an der Front tätigen Arztes, seine Einschätzung und seine Beschreibung der medizinischen Versorgung der Verwundeten und seine Eindrücke von dem grausamen Kriegsgeschehen zusammenzustellen. Dabei können, weil es sich um über 80 Jahre alte, zum Teil mit Bleistift verfaßte Schriftstücke handelt, Übertragungsfehler und andere Ungenauigkeiten, auch bei den Ortsangaben, nicht ausgeschlossen werden; der Kenner der Ereignisse des Ersten Weltkriegs möge dies nachsehen.

Diese Darstellung hätte sich nicht verwirklichen lassen ohne die monatelange Kleinarbeit der Entzifferung einer oft nur sehr schwer lesbaren Handschrift durch die Mitautorin dieses Kapitels. Der Wahrnehmung dieser mühevollen Aufgabe verdanken die Leser wie auch die Nachkommen von Oscar Vulpius die Kenntnis dieser Augenzeugenberichte über eine der bedrückendsten Abschnitte unserer Geschichte.

Die Kriegseinsätze des Oberstabsarztes Oscar Vulpius sind auf Seite 82 zusammengestellt. Die folgenden Tagebuchauszüge beziehen sich auf Kriegseinsätze im Elsaß und in Nordfrankreich (1914), in Rußland (1915), in Nordfrankreich und Flandern (1917), in Rußland (Ende 1917) und wiederum in Nordfrankreich (1918).

1. Einsatz im Elsaß vom 1. August bis 21. September 1914

In Erwartung des französischen Angriffs auf Elsaß-Lothringen wurden die 6. und 7. Armee zwischen Metz und der Schweizer Grenze Richtung Westen in Marsch gesetzt, sie schlugen die französischen Kräfte über die Reichsgrenze zurück. Die 28. Reserve-Division der 7. Armee, der Oscar Vulpius als Chefarzt einer Reserve-Sanitätskompanie angehörte, folgte der Front und zog von Emmendingen über Marckolsheim am Rhein, Schlettstadt und Mutzig nach Schirmeck, Senones und Raon l'Etape, schwenkte später nach Norden in Richtung Saarburg.

4. August 1914

Im Abteil General M., wieder eingetreten und beglückt, da er eine Brigade bekam. An allen Stationen Begeisterung, auch im Zug. Reservisten machten uns Platz, dafür holt General M. einem Mann die Koffer vom Gepäcknetz herunter. Nach 2½ Stunden in Karlsruhe. Endlich, nach manchen Sorgen und Versorgen und Rennen und Rüsten naht der Abschied, der meine Lieben tapfer findet. Roland[1] begleitet mich auf den Bahnsteig, trotz Verbotes, er trägt die Sanitätstasche. Der Zug wird bewirtet von Helferinnen, Frl. W. W. etc.

5. August 1914

In Geschäftsstube löst sich meine Spannung in Glücksgefühl: Chefarzt der Res. San. Komp. 14. Armeecorps. Hurra!!!

6. August 1914

6.15 Uhr in Kaserne, Arzttasche der Assistenzärzte revidiert. Dann Instruktion für dieselben. Nachmittags Sanitätswagen mit Oberapotheker D., der jetzt Lederfabrikant in Lahr ist, revidiert. Wir finden noch mancherlei Ausrüstungsgegenstände.

Dann Instruktionsfortsetzung über Hauptverbandsplatz bis gegen 7 Uhr. Eben an der Haustüre angekommen, da taucht Roland auf, der in Durlach abgewiesen.

1 Oscar Vulpius' älterer Sohn

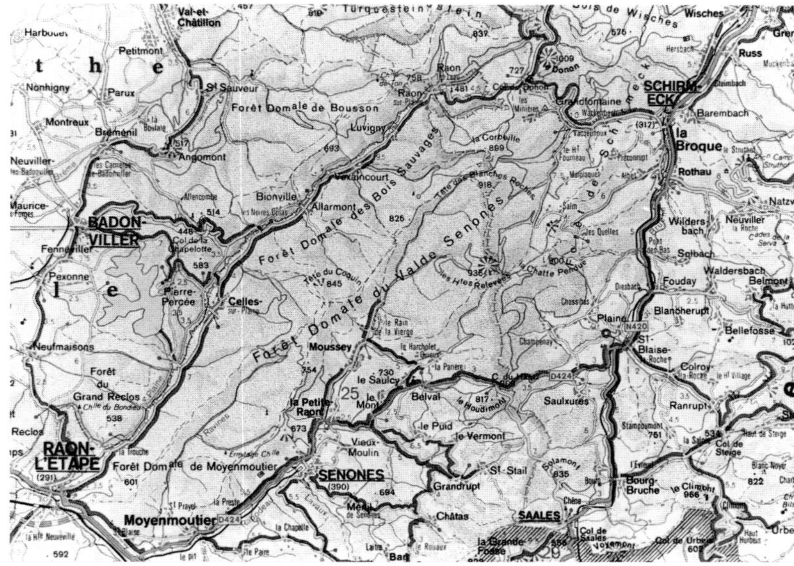

Abb. 106. Einsatz im Elsaß.

Also rasch gegessen in Kaserne, wo Kompanieschreiber sagt, daß noch Platz sei, und zwar für San. Unteroffizier als mein Adjutant. Freude natürlich groß.

7. August 1914

Von 5 bis 6 Uhr abends . . . hielt ich Hauptinstruktion vor der ganzen Kompanie in der Turnhalle, zeigte den Leuten mit kurzen Strichen die ganze Verwundetenfürsorge.

10. August 1914

Um 10 Uhr Abritt mit Roland nach Marckolsheim, heiß, aber interessant über den reißenden Rhein auf Schiffsbrücke. Jenseits in Ufernähe gewaltiger Verhau, Gräben, Geschützstellungen angelegt, Rollen von Stacheldraht usw.

12. August 1914

Ziemlich viel ärztlich zu tun, weil viel zurücktransportierte Kranke nach Sasbach gewiesen sind. Ein Mann der Feldartillerie 29 Hufschlag im Leib, wir schwanken wegen Laparatomie, unterließen aber den Eingriff, weil Puls besser wurde. Besprechung mit den Herren über Wundbehandlung im »Löwengarten«.

15. August 1914

½ 3 Uhr Befehlsempfang. 3 Uhr erste Kanonenschüsse, 6 Uhr auf, starke Kanonade. 7 Uhr auf Platz hinaus. Gaul hat Huf verloren. Herrliches Wetter. 9.15 Uhr nordwärts in endlosen Kolonnen, vor Rappoldsweiler Rast. 3 Flaschen alten Weines, Kommißbrot mit Schinken, dann aus Feldküche. Wundervolle Blicke weiterhin nach Hoch Königsburg. In St. Pilt begeisterte Aufnahme, alles mögliche wird angeboten.

17. August 1914

Heute großer ärztlicher Betrieb, über 60 Kranke wurden untersucht und nach Straßburg auf Wagen (bis Erstein) gebracht. Von da mit Bahn. Einer unserer 8 Krankenwagen hilft dabei mit. Generaloberarzt K. kommt, ist sehr befriedigt über unsere Einrichtung.

19. August 1914

11 ½ Uhr Befehl in Lützelhausen, Hauptverbandplatz einrichten. Es geschieht im Haus der katholischen Schwestern, wo schon einige Verwundete vom Oberarzt versorgt lagen. Vorher schon vor Lützelhausen wird ein Leutnant über die Wiesen auf mich zugeführt, der erste Verwundete, Leutnant K. aus Konstanz, Einschuß neben der Carotis, Geschoß sitzt neben der Wirbelsäule. Im Schulhaus rasch alles gerichtet, und bald begannen die Transporte. Die Eindrücke dieses Tages einfach fürchterlich. So viel zerschossene und zersplitterte Knochen und zerrissene Weichteile kann die erregteste Phantasie ja nicht ausmachen. In wilder Eile ein Jammerbild nach dem andern, zunächst nur Deutsche, später auch Franzosen. Der allererste Fall allerdings ein Franzose mit Hüftschuß, Beckenzertrümmerung, Blutungen und Knochensplittern. Hauptmann R. – Freiburg mit zertrümmertem Tibiakopf, ein Major Sch. aus Villingen mit Schulterschuß, ich extrahiere die Kugel unter der Rückenhaut. Auf einmal erscheint Leutnant P. mit scheußlichem Brustschuß durch Schrapnell rechts, ganz anämisch, entsetzlich. Er ist moribund und starb am nächsten Morgen, ich war aufs tiefste erschüttert.

Einschuß und Ausschuß nur selten kleiner Schlitz, meist scheußliche Wundhöhlen. Es kommt durch Dum-Dum-Geschosse, welche gefunden sind, scheußlich!!!. Eine Vorderarmamputation, ein Harnröhrenschnitt sind die einzigen Operationen. Meist nur Ausräumen von Knochensplittern.

15 Stunden Dienst, zuletzt geht's kaum mehr. Die Ärzte streiken zum Teil.

Um 1 Uhr nachts noch Kleinigkeit gegessen, dann weiter bis zum letzten Verband dageblieben. Im elenden Quartier mit Roland ins Bett gesunken, wie ein Klotz geschlafen bis ½ 8 Uhr, geweckt, Generaloberarzt sei in der Kirche, wolle mich sprechen. Als ich hinkam, war W. da, sehr unzufrieden mit seiner Arbeit, da er stets zu spät komme.

Plötzlich . . . laut Befehl des Div.-Stabes vorrücken. In Wisch erreicht uns Divisionsbefehl. Im Forsthaus Kleinwisch und auf Höhe 583 fünf Verwundete zu holen. Rasch abgebogen, an feuernden Haubitzen vorbei, die heulende Geschosse den ganzen Tag auf den Donon[2] senden.

21. August 1914

Auch auf Matratzen und auf Stroh schlafen wir, bis etwa 3 Uhr, da erster Transport kommt, meist leichtere Fälle, aber viele. Großer Betrieb, alle möglichen Befehle kommen. Erst hatte ich ½ Feldlazarett 57 geholt von Urmatt. Morgens den Rest, da viele Verwundete da sein sollen. Den Tag über geht es weiter und weiter, mit der Zeit immer schwerere Verletzungen.

Nach Tisch 1 Stündchen geschlafen auf des Oberstabsarztes Bett. Dann wieder Großbetrieb, im ganzen 250 Fälle heute. 11 Uhr Schluß, aber die Wagen sind wieder fort und kommen in vier Stunden vom Donon zurück.

Es kam aber gleich anders, es meldeten sich neue Transporte Schwerverletzter, wir mußten wieder anfangen zu arbeiten bis 3 Uhr. Auch dann wurden wir nur fertig durch Überweisung Verletzter an das Feldlazarett, dem sein Protest nichts half.

Schwer ins Bett gesunken, aber bei bestem Empfinden, ganz stolz, so ziemlich der Ausdauerndste zu sein. Denn Sch. z. B. schlief immer ein.

22. August 1914

Um 12 Uhr Abmarsch nach Schirmeck, Grandfontaine, Dononberg.

2 Berg westlich von Schirmeck

Und nun noch einiges Chirurgische, das wie ein wüster Traum vorbeisauste in erschütterndem Umfang. Einige Schüsse zeigen minimale Ein- und Ausschüsse, die meisten scheußliche Ausschüsse durch die verbotenen Dum-Dum-Geschosse mit stumpfer Spitze, teils durch sog. Querschläger. Granatsplitterschüsse gab es dieses Mal kaum, Bajonettverletzungen habe ich wenig gesehen. Ein Deutscher, durch deutsches Bajonett verwundet, starb bei uns, der andere von französischem Stich vom Rücken durch die Brust nach vorn heraus machte kaum Symptome. An Schädel wüste Prolapse, einige Rillenschüsse, meist Splitterung. Einer erblindet durch Customus(?)-Verletzung.

Viele Unterkieferbrüche, Halsschüsse, oft ohne Gefäßverletzung trotz langem Schußkanal, die anderen sind eben draußen verblutet. Sehr viele Brustschüsse.

Armschüsse, oft mit vier Wunden (bei gebeugtem Ellenbogen). Einige Finger amputiert. Radialislähmung öfters. Viele Zertrümmerungen am Humeruskopf und Oberarm. Gesäß- u. Hüftschüsse führen öfters in Bauchhöhle. Femur oft gebrochen, auch bei kleinem Schußkanal. Fersenschüsse wiederholt mit krümeliger Zersplitterung des Fersenbeines. Scheußlich ein Blasenschuß. Asepsis natürlich mangelhaft, operativ wenig.

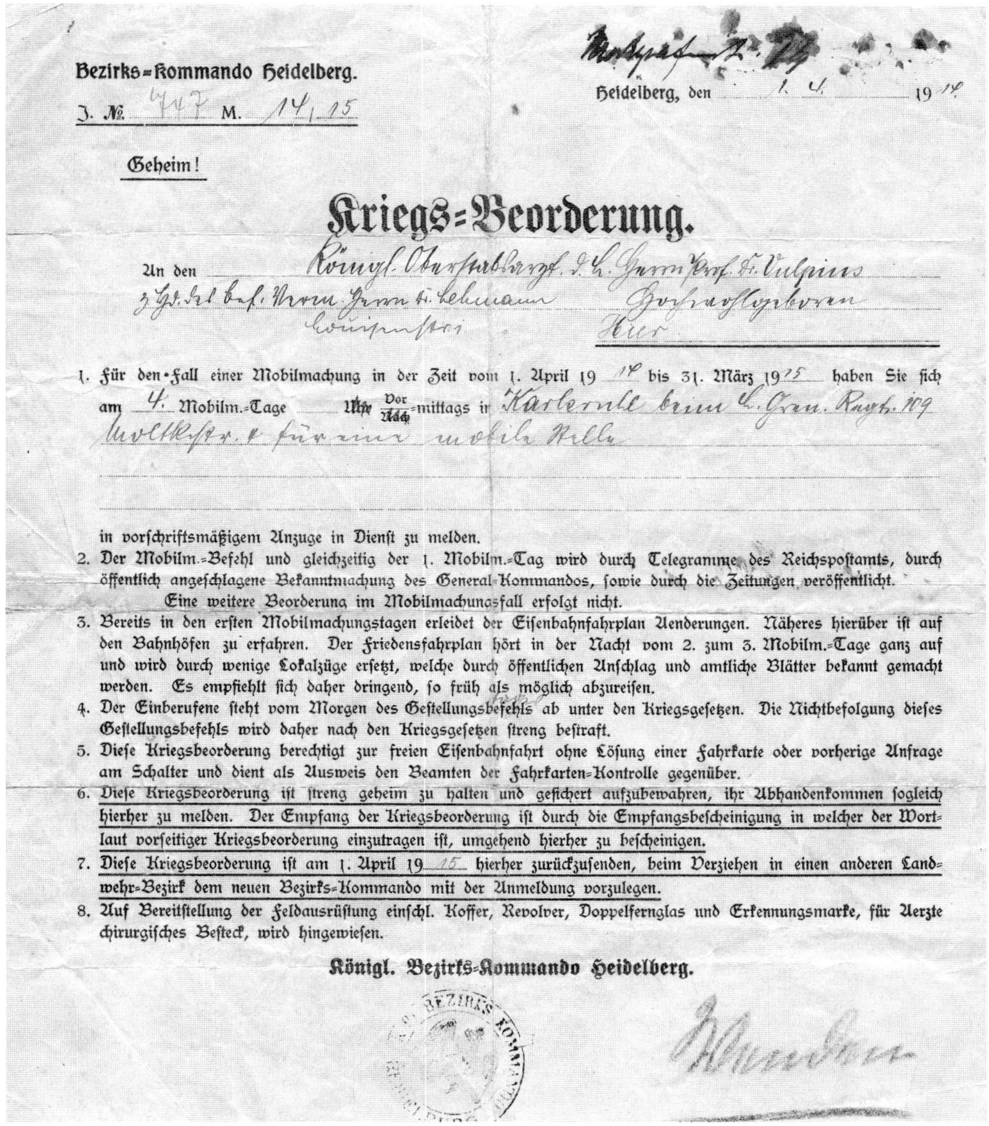

Bezirks-Kommando Heidelberg.

J. № 747 M. 14/15

Heidelberg, den 1. 4. 1914

Geheim!

Kriegs-Beorderung.

An den Königl. Oberstabsarzt d. L. Herrn Prof. Dr. Vulpius
Hochwohlgeboren
Hier

1. Für den Fall einer Mobilmachung in der Zeit vom 1. April 1914 bis 31. März 1915 haben Sie sich am 4. Mobilm.-Tage Vor-/Nach-mittags in Karlsruhe beim L. Gren. Regt. 109 Moltkestr. für eine mobile Stelle in vorschriftsmäßigem Anzuge in Dienst zu melden.
2. Der Mobilm.-Befehl und gleichzeitig der 1. Mobilm.-Tag wird durch Telegramme des Reichspostamts, durch öffentlich angeschlagene Bekanntmachung des General-Kommandos, sowie durch die Zeitungen veröffentlicht.
   Eine weitere Beorderung im Mobilmachungsfall erfolgt nicht.
3. Bereits in den ersten Mobilmachungstagen erleidet der Eisenbahnfahrplan Aenderungen. Näheres hierüber ist auf den Bahnhöfen zu erfahren. Der Friedensfahrplan hört in der Nacht vom 2. zum 3. Mobilm.-Tage ganz auf und wird durch wenige Lokalzüge ersetzt, welche durch öffentlichen Anschlag und amtliche Blätter bekannt gemacht werden. Es empfiehlt sich daher dringend, so früh als möglich abzureisen.
4. Der Einberufene steht vom Morgen des Gestellungsbefehls ab unter den Kriegsgesetzen. Die Nichtbefolgung dieses Gestellungsbefehls wird daher nach den Kriegsgesetzen streng bestraft.
5. Diese Kriegsbeorderung berechtigt zur freien Eisenbahnfahrt ohne Lösung einer Fahrkarte oder vorherige Anfrage am Schalter und dient als Ausweis den Beamten der Fahrkarten-Kontrolle gegenüber.
6. Diese Kriegsbeorderung ist streng geheim zu halten und gesichert aufzubewahren, ihr Abhandenkommen sogleich hierher zu melden. Der Empfang der Kriegsbeorderung ist durch die Empfangsbescheinigung in welcher der Wortlaut vorseitiger Kriegsbeorderung einzutragen ist, umgehend hierher zu bescheinigen.
7. Diese Kriegsbeorderung ist am 1. April 1915 hierher zurückzusenden, beim Verziehen in einen anderen Landwehr-Bezirk dem neuen Bezirks-Kommando mit der Anmeldung vorzulegen.
8. Auf Bereitstellung der Feldausrüstung einschl. Koffer, Revolver, Doppelfernglas und Erkennungsmarke, für Aerzte chirurgisches Besteck, wird hingewiesen.

Königl. Bezirks-Kommando Heidelberg.

Abb. 107. Kriegsbeorderung vom 1. April 1914.[3]

Hauptmann W. bekam gestern von mir den einzigsten Gipsverband und versprach, Euch zu berichten, wie es uns geht, nämlich ausgezeichnet. Die Tagebuchblätter riskiere ich heute einmal. Soeben kamen der Corpsarzt H. und W., mich besuchen und hören. H. sehr zufrieden mit unserer Tätigkeit. Stimmung durchweg gut. 12 Uhr abgerückt gegen Donon. Gleich vor Wisch Schuß vor uns aus dem Wald, Infanterist verwundet. Hinter Schirmeck in engem Waldtal aufwärts, Franzosen liegen auf Wiesenhängen, ein Deutscher mit Pferd tot, überall Verhaue. Droben auf Plattform toll durchpflügt von unseren Haubitzen. Forsthaus grausig geplündert.

Großes Nachtlagerleben, wir schlafen nach kümmerlicher Nahrung 2 Stunden. 1 Uhr heraus, Stabsarzt kam mit Schulterschuß.

3 Ar Vulp Kl

23. August 1914

Abmarsch im tiefen Dunkel, unbemerkt über Grenze. Zwei Dörfer brennen. Beim ersten derselben Halt. Ich lege mich zum Schlafen in Bagage-Wagen.

Also jetzt Krieg in Frankreich. Aber an den Folgen ist die Tatsache gleich zu spüren, daß wir in Feindesland. Das Plündern artet sehr aus.

Endlich kam der Auftrag, hier die Verwundeten zu übernehmen. Zwei französische Ärzte waren dabeigeblieben, nette Kerle, einer »gerichtliche Medizin« Paris. Es liegen im Hotel de la Gare 50 Verletzte. Wir können sie zunächst nicht versorgen, weil die Fahrstraße im Ort verstopft ist. Ich quartiere unsere Herren beim Pfarrer ein, ein netter Mann. Die Truppen haben bös gehaust, es ging zum General – mit Erfolg.

24. August 1914

(In Celles) mutig hinein in die Villa mit Park. Symmetrischer Spitzturm, prächtig eingerichtet. Der Herr Quartier, Fabrikant, ist wenig erbaut, fügt sich aber, Madame, eine aristokratische Erscheinung, seine Cousine, ist empört, zumal ich beim Déjeuner störe, es ist fein gedeckt. Ich verlange energisch sofortige Räumung, man fügt sich, bittet, im Büro speisen zu dürfen. Nun beginnt ein unglaubliches Ausräumen und Verwüsten, schöne Möbel aufgetürmt, in den Garten geschleppt, etc. Als ich den Eßtisch zusammenklappen lasse, fragt das Zimmermädchen, für wieviel Personen der lange Tisch verkleinert werden soll. Alle sind bestürzt. Neuer Wintergarten wird herrlicher Op.-Raum. Elektrisches Licht in Gang gebracht. Dazwischen in Küche rasch gegessen. Bald beginnt das Zuströmen. Viel schwere Verletzungen, drei Rückenmarkschüsse, Harnröhrenverletzungen, Netzvorfälle, Kopfschüsse.

25. August 1914

Anblick der Villa und des Parks grausig, in letzterem wird beerdigt. Merkwürdiger Kontrast, der wundervolle Park im Glanz der Morgensonne, die auf soviel Elend und Verderben scheint. Leider nie Zeit, so zu erzählen, daß Ihr eine gute Vorstellung gewinnt, daß Ihr unsere Tätigkeit und unsere Empfindungen kennt. Was letzteres betrifft, so wird man hart, wenn der gleiche Jammer sich tausendfach einem zeigt. Man freut sich der Leichtverletzten, weil sie bald wieder kämpfen können, freut sich über die Tapferkeit unserer Verwundeten.

27. August 1914

In Leitre fangen wir Hühner, um endlich was zu essen. Im Lausebett 4 Stunden geschlafen, in dunkler Nacht Abmarsch nach La Chapelle.

29. August 1914

Während des Tages, (ich schreibe dies auf dem Rükken einer Kuh) sitzen wir herum, vertilgen eine Riesenkorrespondenz von zu Hause, erzählen uns bei Regiment 99 von der Lage, plötzlich schlagen Granaten ca. 30 m vor und hinter uns ein. Der ganze Ort kommt in Bewegung, alles geht in Deckung, wir bleiben ruhig, hinter zerschossener Hausmauer sitzend. Nur der Rittmeister bekommt Ängste und eilt zur Kompanie. Bald darauf kommt Befehl, Hauptverbandsplatz in Etival einzurichten. Wir bestimmen als Arbeitsplatz ein Café, in welchem die Offiziere des Generalstabes sitzen. Sie sind ums Handumdrehen verjagt, die Kirchenbänke der alten Kirche nebenan mit wundervollem Renaissance-Turm, der auch einige Schüsse sitzen hat, werden herausgehauen, der Pfarrer muß Kerzen herbeischaffen. Unter einer Treppe, wo alles zersplittert durch einige Granaten am Abend vorher, richten wir für uns Nachtquartier.

Bald beginnt die übliche Arbeit, aber der Zufluß Verwundeter stockt, weil draußen alles unter Artilleriefeuer in der Nacht. Mitternacht kommt württembergisches Feldlazarett, übernimmt unseren Verbandsplatz, wir schlafen auf Heu.

30. August 1914

Dann geht's an die Arbeit im Schulhaus Etival-Vivier, ein Vorort, wo wir 70 Verwundete verarzten. Hier finde ich auch Hauptmann B., Heidelberg, mit leichtem Lungenschuß. Er ist ganz vergnügt. Wenn alles gut weitergeht, dann braucht man seiner Frau gar nichts zu sagen, fürs erste, er hat weder Beschwerden noch Erscheinungen. Ich fühle mich etwas müde bei der Hitze und lege mich aufs Heu im Hausgang.

Ein französischer Bauer kommt vorbei und spricht mich sehr nett an, wo ich her sei mit meinem guten Französisch, ob ich Kinder habe usw. Es tut ihm so leid, daß ich müde sei, er kniete zu mir, mir die Hand zu drücken.

Schleunigst zu Bett in einem reizenden Schlößchen, das ich mittags erkundet und dank Pioniere habe bewohnbar machen lassen. Es hatten einige Granaten – Franzosen und deutsche – da gehaust, Verwüstung. Welcher Jammer um all die Kunstwerke, die da herausfahren, einiges rettet man aus dem Schutthaufen. In meinem Zimmer ein Himmelbett, daneben Roland, zwei Notbetten beherbergen N. und S.

31. August 1914

Mittags kochten meine sechs Pioniere Sagosuppe, zwei Pakete auf Trümmerhaufen gefunden. Ein Stück hartes Kuhfleisch, Kraut, Sellerie und gelbe Rüben durcheinander, ein unheimliches Potpourri und Kartoffeln.

Gerade stiegen wir ins Bett, als Meldungen vom Rittmeister und dann er selber ankam. Dorf sofort zu räumen, weil morgen im Artilleriefeuer. Nun ging ein tolles Hasten, die paar hundert Verwundeten rückwärts nach Mopes-Martin zu schaffen ins Spital. Dies lag auf Hügel, halsbrecherisches Reiten und Transportieren und überfüllt. Rest durch zwei Transporte weiter zurück nach Senones gebracht.

Gestern in Kirche ein katholischer Divisionspfarrer und Capuziner. Bei jedem Versorgten machen sie ein Kreuz auf das Wandtäfelchen in der Rubrik: Stark wirkende Arzneimittel.

3. September 1914

(Nachmittags) kommt Befehl, daß ½ Kompanie nach Etival. Unterwegs heißt es, daß der Ort wieder beschossen wird. Ich reite mit Leutnant D. vor. Es waren wohl drei Schrapnells gefallen, aber zur Zeit alles ruhig. Kirchturm weiter geschädigt. In Kirche ist schon eine Kompanie des 15. Corps an der Arbeit, sie hat keinen Chirurgen. Ich richte im Nachbarhaus kümmerlich ein, Dr. Sch. schafft da, während ich in Kirche helfe. Tolle Verletzungen, eine Reihe von Amputationen, zuletzt ein Oberarm bei fast völliger Dunkelheit, zuletzt eine Kerze. Abends rückt ganze Kompanie ein, wieder im früheren Café, zwei Tische aufgebaut, bis 1 Uhr geschafft.

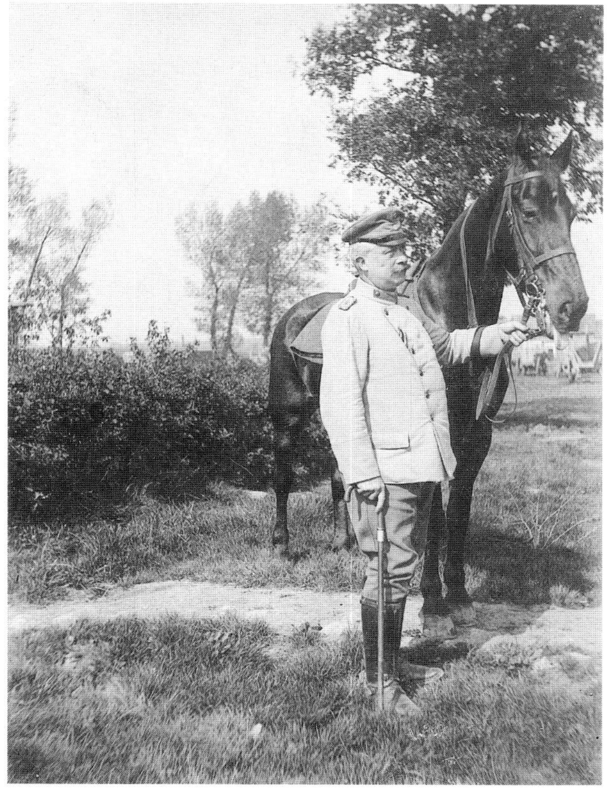

Abb. 108. Oscar Vulpius mit ›Grethe‹.[4]

4. September 1914

Daß meine Kompanie am 2. 9. durch Divisionsbefehl besonders gelobt wurde, sagte ich vielleicht noch nicht wegen schnellen Abtransportes von Kirche Etival nach M. Montier in der Nacht. Als wir in letzterer Mondnacht heimgingen, Kanonendonner und ganz tolles Gewehrfeuer. Um 6 Uhr morgens beginnen unsere Haubitzen wieder zu pfeifen, dann ging's wieder ans Operieren, äußerst viele Amputationen, die bei leerem Magen besonders unerfreulich sind.

Eine Lilie im Wintergarten mit zwei handgroßen Blüten schneide ich zum Tischschmuck, die Zwiebel nehme ich mit.

4 Ar Vulp Kl

Das Operieren dauert den ganzen Nachmittag fort, sehr viele Amputationen. Von 8 bis 9 Uhr Pause, während derselben Abendessen im Schlößchen.

5. September 1914

Wir arbeiten durch bis zum Morgen um 5 Uhr, dann ins Schlößchen, wo ich General-Oberarzt in seinem Schlafzimmer ablöse. Viel Ruhe war nicht wegen Befehlsempfang etc.

9 Uhr Beginn mit Operieren wieder bis gegen 2 Uhr. Gestern Abend u. a. Major G. mit Oberschenkelschuß.

9. September 1914

Nachmittags wieder geschlafen, bis mich wieder um 4 Uhr des Pater Victorinus Stimme weckte. Er hat sich wieder 2 Tage und Nächte in Schützengräben und Granatfeuer herumgetrieben. Wir forderten ihn auf, auch bei uns zu predigen. Um 5 Uhr trat die Kompanie im Wiesengrund an, der Pater stand hinter einem Zelttuch und sprach über die Samariter-Dienste und über »unsere Arbeit für Deutschlands Zukunft«. Dann wurde gesungen: »Großer Gott wir loben Dich«. Dann sprach ich ein paar Worte und ließ singen »Es braust ein Ruf wie Donnerhall«. Zum Schluß trug unser Gesangverein noch ein Lied vor, es war ein stimmungsvoller Gottesdienst mit Kanonendonner.

13. September 1914

Dann Kriegslazarett besucht, wie übel sieht es da aus. Die vielen Eiterungen, gelbe Gesichter. Eine Münchner Med. Wochenschrift von 8 bis 9 Uhr gelesen, den Herren einen Artikel von Graser-Erlangen vorgelesen über Wundbehandlung im Krieg. Welche Arbeit am grünen Tisch! Der Herr sollte mal unsere Arbeit machen müssen, er würde anders urteilen.

21. September 1914

Um 10 Uhr letzter Marsch bis zur Bahnstation T., wo wir verladen wurden auf den neuen Kriegsschauplatz.

2. Einsatz in Nordfrankreich vom 25. September bis 9. November 1914

Nachdem die deutsche Armee bei ihrem Vormarsch über Belgien große Erfolge erzielt hatte, setzten die Franzosen unter General Joffre zum Gegenangriff zwischen Verdun und Paris an. In der sog. Marneschlacht im September 1914 erkämpften sich die deutschen Truppen zwar Erfolge, zogen sich aber anschließend, um nicht an der Westflanke umfaßt zu werden, hinter die Aisne zurück und wiesen dort ab Mitte September alle Angriff ab. Oscar Vulpius wurde mit seiner Sanitätskompanie im Raum St. Quentin eingesetzt. Anfang November erkrankte er und nahm daraufhin Heimaturlaub, besuchte seine Kompanie allerdings nochmals über Weihnachten und zu Ostern 1915.

24. September 1914

Nun hat es sich entschieden. Wir fahren über Charleroi nach Mons, von da nach St. Quentin, anscheinend um unserem Flügel zu Hilfe zu kommen. Viele Züge mit Verwundeten, Deutschen, Franzosen, Engländern. Ein Zug enthält 250 Engländer, den Rest des Regimentes York.

Ein Stündchen fuhr ich mit Roland auf der Bouillon-Kanone im warmen Sonnenschein durch die prächtige Landschaft. Morgen wird's wohl weniger friedlich aussehen.

25. September 1914

Unsere Bahnfahrtmitglieder waren nach 73 Stunden froh, andere Bewegung zu spüren. Mein neuer Gaul allerdings furchtbar unruhig. Wir marschierten unter herrlichem Sternenhimmel und Mondsichel, kamen mit unseren Geiseln gegen 10 Uhr nach Villers-Guislain in übler Dunkelheit an.

26. September 1914

Nach Frühstück Bad in Blechwanne, famos; kaum angezogen, kommt Befehl zum Abrücken. Nicht übel geschimpft, alles eingepackt.

27. September 1914

Halb drei Uhr weckt mich Befehlsempfänger, es soll heute eine Schlacht bei B. geben, wo drei bis vier Divisionen stehen. Halb fünf Uhr heraus, von Waschen natürlich keine Spur. Ich fahre im Wagen mit O.-Apotheker im Landauer, lassen Dr. D. reiten.

Es kommt gegen Abend Meldung, ein Quartier in G. zu suchen, ist südlich von B. Gleich darauf Auto von Etappe mit San.-Material. Ich steige mit O.-Apotheker ein und sause die 6–7 km. Ort fast leer, ich greife mit Revolver den Vertreter des Maire[5] wegen Quartier für die Kompanie in dem armen Nest, das große Stallungen, aber wenig Wohnraum hat. Da kommt ein Ulan-Offizier mit Patrouille und französischem Helm, er hat einen Offizier und sieben Mann dicht vor dem Ort abgeschossen, die gerade einreiten wollten. Und gleich darauf kommt Offizier mit Patrouille . . . und sagt, daß französische Kavallerie und Infantrie nahe seien, wir müßten schleunigst mit ihnen zurück, was auch geschah. Bald kam deutsche Infanterie – mit unserer Kompanie, dann ging's doch ins Dorf mit vielen Truppen.

28. September 1914

Bei Dunkelheit kommt Befehl, in C. (Schloß Albert) Hauptverbandsplatz einzurichten. Ich fahre im Personenwagen dahin, am Horizont brennen viele Dörfer und Höfe. C. sieht einfach toll aus. Beim Schloß brennt die ganze Straße. Der Park magisch beleuchtet, alles wimmelt von Menschen, Fuhrparks und Truppen. Im schönen, aber toll zugerichteten Schloß ca. 100 Verletzte. Wir richten ein, und bald geht's an stramme Arbeit bis 5 Uhr morgens. In der Nacht wegen Müdigkeit und Günthers[6] Geburtstag . . . 1 Fl. Sekt getrunken, ½6 Uhr geht es schon wieder los, die Kanonade dauert die ganze Nacht. Von ½ 8 geht's wieder ans Operieren während des ganzen Tages. Die erste Stunde hatte ich auf Stroh zugebracht. Gegen 7 Uhr früh kam Generaloberarzt, ist stets sehr freundlich und berät mit mir.

5 Bürgermeister
6 Oscar Vulpius' jüngerer Sohn

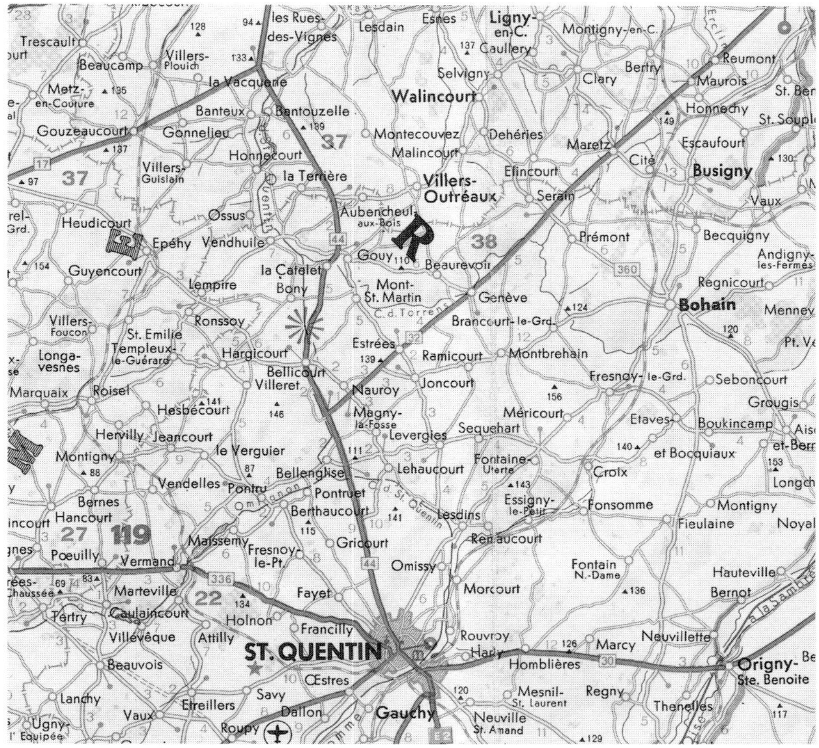

Abb. 109. Einsatz in Nordfrankreich.

Den ganzen Tag fürchterliches Artilleriefeuer, Fußartillerie und Feldartillerie bauen sich um unser Schloß im Garten auf, so daß unser Haus dauernd klirrt. Man hat aber gute Nerven, lacht beim Krepieren der Granaten im Garten, und beim Schießen operiert man ruhig weiter.

Heute viele Operationen, besonders Amputationen wegen Artillerieverletzungen. Die Gewehrschüsse sind harmlos.

7. Oktober 1914

Abends 10 Uhr soll Überfall in Richtung Arras gemacht werden, wir sollen bis F. vorrücken und erst erkunden, ob größere Verluste entstehen . . . Etwa Mitternacht ging ich mit Roland in Richtung F. Man hörte sehr weit entfernt undeutliches Schreien und Trompeten. In der herrlichen Mondnacht stiegen in zum Teil dichten Wald hinauf zum Hof F., einzelne verirrte Kugeln hörte man pfeifen und starkes Gewehrfeuer rechts im Wald. Vor dem Hof eine frierende Feldwache, einer klagte über argen Rheumatismus, ich gab ihm Aspirin. Im Hof ein Posten, der sofort sagte: »Guten Abend, Herr Professor.« Ein Heidelberger Arbeiter.

14. Oktober 1914

Prof. W. besucht, er haust beim Pfarrer in gräßlicher Bude ... ½ 11 Uhr zu Bett, weiß nicht, was treiben. Er haust mit Corpsarzt, Corpshygieniker, Corpsapotheker. Sie stehen nicht (gut) mit dem Stab. Er kann und will so wenig publizieren wie ich, denn es könnte nur Kritik sein ... die ist zur Zeit unerwünscht.

8. November 1914

Ich beschließe, mich krank zu melden ... abends hält L. Abschiedsrede. Es ist mir sonderbar zu Mute.

9. November 1914

In Cambrai angehängt an Verwundeten-Güterzug aus C. bei Lille ... 9.30 Uhr heimwärts, welche Gefühle beim Absenden des Telegrammes!

3. Heimataufenthalt von November 1914 bis Juli 1915

11. November 1914

Auf Bezirkskommando gemeldet, meinen Vater besucht, der sehr elend. Erst nach 2 Tagen konnte ich meine Kur beginnen mit Bettruhe und heißen Bettflaschen, nebst Aspirin. 10 Tage lag ich mit einer mir selber unglaublichen Geduld, hatte viel Besuch, sogar Czerny.[7] Als keine Besserung kam, sprang ich eines Morgens aus dem Bett und eilte in die Medizinische Poliklinik zur Wasserbehandlung, die langsam Erfolg hatte. Im Bett schon hatte mich Wilmanns besucht, entwickelte seine Pläne orthopädischer Nachbehandlung, die er als Stabsarzt im Bekleidungsamt ersonnen. Ich äußerte Bedenken hinsichtlich der Bereitwilligkeit der Chirurgen, wollte aber mittun, falls ich als garnisonsdienstfähig erklärt würde, ohne meine Frontstellung zu verlieren. Inzwischen war auch Biesalski[8] hier gewesen, hatte Wandervortrag über Kriegskrüppelfürsorge gehalten, der sich zum Teil mit Wilmanns Plänen deckte. Ich war einmal beim Sanitätsamt ... in Karlsruhe, um zu beraten, hatte Indikationsstellung für Orthopädie mit Behandlung zu geben, Kostenvoranschlag für orthopädische Institute im Land zu machen, schlug Orthopäden Lehmann[9] vor, meinen früheren Oberarzt. Es kamen Stoffel[10] hinzu und auch Rauenbusch,[11] der sich aus Spanien meldete.

Langsam reifte der Plan der Orthopädischen Fachlazarette, mit deren Einrichtung ich betraut wurde. Zu dem Zweck war ich zweimal in Berlin, um mit dem Medizinischen Warenhaus Verträge abzuschließen, Überlieferung der Apparate für Konstanz, Freiburg, Karlsruhe. Ferner ging ich nach Sodenthal bei Aschaffenburg, der alten, vergessenen Anstalt Hoffas, um dort eine Reihe von Apparaten zu kaufen, wobei Herr Bingler[12] mich begleitete. Die 20 000 M, welche mir zur Verfügung gestellt wurden, brauchte ich nicht einmal ganz. In Heidelberg wurden mir als Orthopädische Lazarette Harmonie, Prinz Max, Krüppelheim und meine Klinik unterstellt ... Es kam erst Dr. Lehmann, dann Rauenbusch ... In mein Zanderinstitut kamen Soldaten anderer Lazarette ambulant, was eine besondere Organisation erforderte.

Dazu kam die Einarmigen-Schule im Lazarett unter Herrn v. Künßberg,[13] einem Freund von Wilmanns, mit dem nicht leicht auszukommen war.

Endlich hatte ich für Rappenau zu sorgen, das ich auf 150 Betten erweiterte. Auch im Arbeitsausschuß der Kriegsinvalidenfürsorge hatte ich viele Sitzungen mitzumachen; um diese Bestrebung populär zu machen, sollte ich Wandervorträge mit Lichtbildern machen und tat dies in Heidelberg und dreimal in

7 Vincenz Czerny von 1877 bis 1906 Ordinarius für Chirurgie in Heidelberg. Chirurgischer Lehrer von Oscar Vulpius. (Siehe S. 30 f.)
8 Vergl. S. 62 ff.
9 Oberarzt 1914 Prof. Dr. Vulpius'sche Klinik Heidelberg. (Siehe S. 201 – 203.)
10 Siehe S. 200 – 202 und S. 118 ff.
11 Oberarzt 1908 der Prof. Dr. Vulpius'sche Klinik Heidelberg. (Siehe S. 201 ff.)
12 Langjähriger technischer Leiter in Oscar Vulpius' Klinikwerkstätte. Vergl. Vulpius O ›25 Jahre‹ S. 22, 1920
13 Leiter der Einarmigen-Schule. (Siehe S. 80.)

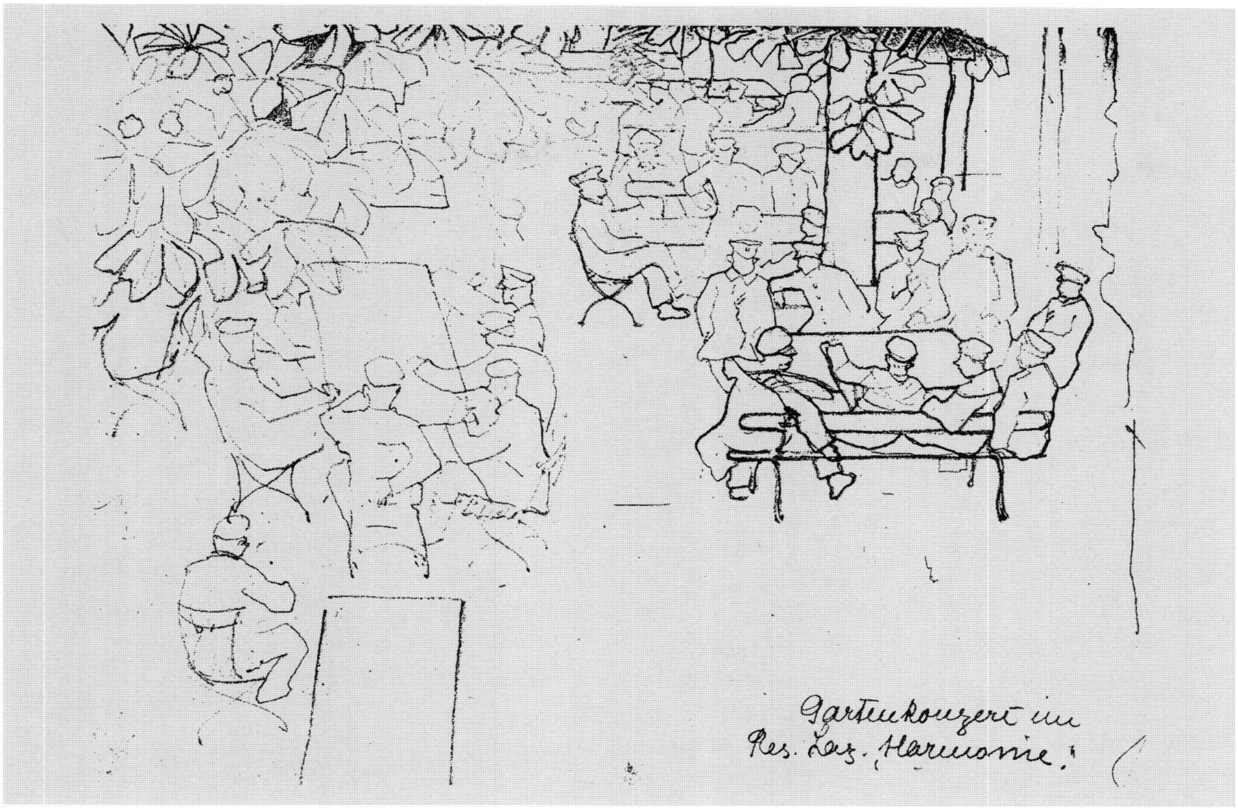

Abb. 110. Anna Löffler-Winkler: Gartenkonzert im Reservelazarett Harmonie in Heidelberg.[14]

Karlsruhe, darunter zweimal am Tag, mittags für Militär und Prinz Max; abends für Publikum, Großherzog und beide Großherzoginnen. Ferner sprach ich in Offenburg, Lahr, Konstanz, Donaueschingen. Großherzogin Luise empfing ich einmal im Krüppelheim, einmal in Einarmigen-Schule, einmal war sie in meiner Klinik, aber erst als ich wieder im Feld war. In Berlin war ich noch einmal zum Kongreß für Behindertenfürsorge. Als beratender Orthopäde hatte ich Wertheim bis Offenburg zu bereisen, eine zeitraubende, nicht immer angenehme Aufgabe. Einmal machte ich die Sache mit der Reservelazarett-Kommission im Auto während 3 Tagen bis nach Wertheim, in Eberbach beginnend. Herr Dr. Görres[15] versorgte meine Klinik mustergültig, ich konnte ihm wenig helfen.

Reise nach Wien in Spitzys Invalidenkrankenhaus. Alles in allem eine bewegte, arbeitsreiche Zeit von Januar bis Ende Juli, wo mich der telegraphische Befehl nach Osten auf einer Autofahrt mit dem Lazarettkommando im Odenwald erreichte. Jeden Freitag wurde sog. Prothesentag in meiner Klinik abgehalten mit Ernst, Schmidt und Bingler, einige Bandagisten lieferten. Schöne Unterbrechung bildeten zwei Fahrten zur Sanitätskompanie, an Weihnachten und Ostern . . . Als wissenschaftliches Ergebnis meiner Arbeit schrieb ich im Juli eine größere Arbeit über »Kriegsorthopädie«,[16] in Deutsche Medizinische Wochenschrift, und war trotz mancher Erfolge froh, als

14 Löffler-Winkler A ›Skizzenbuch‹
15 Längjähriger Oberarzt und späterer Leiter der Prof. Dr. Vulpius'schen Klinik Heidelberg. (Siehe S. 200–203.)
16 Vulpius O ›Kriegsorthopädisches‹ Deut Med Wo 1915

der Abschluß der Heimarbeit und des Heimatverdrusses gekommen war.

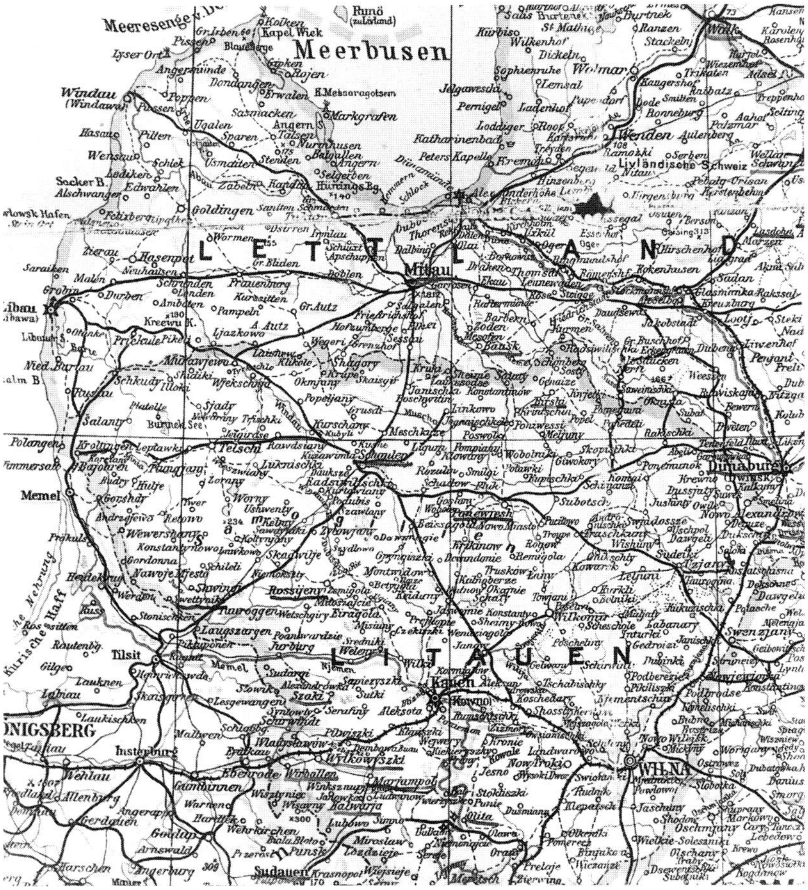

Abb. 111. Einsatz in Litauen.

4. Einsatz in Litauen vom Juli 1915 bis Mai 1916

Während Anfang 1915 die Front nicht weit östlich von der Grenze Ostpreußens verlief, gelang es deutschen und österreichischen Truppen im Frühjahr und Sommer, die russischen Truppen bis zur Linie Dünaburg – Tarnopol zurückzudrängen. Dabei wurden in Litauen die Städte Kowno und Wilna erobert. Oscar Vulpius wurde als Beratender Chirurg in Kowno eingesetzt.

19. September 1915

Sitze gemütlich an meinem Toiletten-Schreibtisch, nachher will ich wieder im Lazarett »Platenschule« helfen. Um 6 Uhr soll dort ein Künstlerkonzert von den Verwundeten veranstaltet werden. Ich fühle mich sehr wohl dabei, daß ich keine Station habe und nach freiem Ermessen arbeiten kann, wann und wo ich gerade will. In der »Platenschule« war nur kleiner ärztlicher Betrieb, es fehlt an Verbandsmitteln trotz der riesigen Vorräte, welche die Russen hinterließen. Überhaupt vor dem Militärsanitätswesen der Russen alle Achtung, sie haben vieles besser als wir.

Eine nahe Anhöhe erstiegen. Oben öffnet sich ein wundervoller Rundblick. Zu Füßen in großen Bogen die Memel, mit vielen Sandbänken und in spitzem Winkel einmündend in die Wilja, sie schlängelt sich von Osten heran zwischen waldigen Hügeln . . . Im Winkel zwischen beiden Flüssen liegt Kowno mit herrlichem Dom und allerlei Türmen und Bauten, Alleen und Plätzen.

20. September 1915

Um 8 Uhr operierte ich eine Schwester, meißelte die Stirnhöhle auf.

Dann half ich bei B. auf seiner Station bis Mittag, so gut es geht, wenn das ganze Instrumentarium nur aus zwei Scheren und zwei Pinzetten besteht. Zwischendurch wurde ich auf eine andere Station . . . zu einer Operation gerufen.

21. September 1915

In Lazarett »Mädchenschule« . . . hier arbeitet ein Doktor K., ziemlich hochmütig als Assistent von Lexer vorgestellt. Fand bei Visite einen Fall, der trepaniert werden müßte. Er drückte sich vor der Operation! Bat mich, dieselbe zu machen, darin habe ich Übung, war in wenigen Minuten fertig. Erfolg erstaunlich! War Schädelbruch durch nahe platzende Granate.

22. September 1915

Ins »Kino-Lazarett«, doch unmöglich, dort chirurgisch zu arbeiten, da nur 2 Pinzetten, 1 Messer,

1 Schere, kein Verbandszeug. Jüdisches Krankenhaus, dort arztet ein Assistent von His, Berlin, also Internist, keine Ahnung von Wundversorgung. Ich arbeitete bis zum Essen das Dringlichste auf.

23. September 1915

In »Mädchenschule«, meinen Operierten geht es gut, der Chirurg K. sieht mich aber offenbar nicht gerne als Berater; ging dann ins Russenlazarett, lagen 1 200 Mann, jetzt noch 800, meist auf Strohsäcken oder in Kellerräumen, zwei bzw. fünf Ärzte, Russen und Deutsche, die mich zum Teil kennen, russische Wärter und Schwestern . . . Entsetzliches Jammerbild, obwohl die schwersten Fälle schon verstorben sind.

24. September 1915

Spreche beim Armeearzt Sch. wegen meiner Zukunft vor. Bin lieber an der Front als in der Etappe. Er riet zur Bewerbung eines Beratenden; dann bei scheußlicher Gasphlegmone geholfen.

26. September 1915

Ab 9 Uhr in »Mädchenschule« operiert, erst Laminektomie, dann ein Aneurysma, wobei ich neue Methode versuchte, die von mir ausgedacht, um Brand zu verhüten. Verfaßte meine Eingabe wegen Versetzung zur Front als beratender Chirurg.

29. September 1915

Hastiges Frühstück, um 8 Uhr ging die Arbeit los. Meine Gefäßnaht in »Mädchenschule« verbunden, geht gut. Bein bleibt scheinbar am Leben. Dann in »Platenschule«, dem Lausenest, operiert, jeder hat dort Läuse, auch Ärzte und Schwestern. Ich habe bei mir keine gefunden. Gegen Mittag erstmals ins Kriegslazarett gerufen, auch da operiert.

2. Oktober 1915

Wieder gesund, gottlob arbeitsfähig mit Beschränkung, Knie noch wackelig vom Hungern . . . Abends wieder frisch, hielt freudig begrüßte Rede, um die mittags behauptete Anwesenheit Hindenburgs richtigzustellen und unter Hinzufügung einiger Feldzugspläne, beim Armeeoberkommando erfahren. Besonders eine Ansprechung auf die tolle Verlausung wurde mit Hallo-Rufen aufgenommen.

3. Oktober 1915

Wieder voll im Lazarett gearbeitet, gibt viel nachzuholen, zuletzt Primanerleutnant mit riesigen Jauchemengen in der Brusthöhle operiert, hoffentlich hält sein Herz durch! Kowno wird für uns Ärzte an Bedeutung verlieren, im September rund 30 000 Patienten durch die Kownoer Lazarette gegangen, jetzt nur noch ca. 6 500 Deutsche, tausend Russen da. Primanerleutnant nach dem Abendessen besucht, geht besser.

4. Oktober 1915

8 Uhr an die Arbeit, 9 Uhr zum Bahnhof, wo ein junger Arzt mit Appendicitisverdacht liegt. Bild am Bahnhof fabelhaft, gerade 2 000 Patienten angekommen, die man in die Lazarette bringt.

Dort große Entlausung, dann zur »Reichsbank«, eifrig gegipst, da Kollege erkrankt, soll von jungem Kollegen (Ohrenarzt) vertreten werden, der von Chirurgie keine Ahnung hat. Großer Arztmangel überall, wie muß es erst in Rußland um die Verwundetenversorgung stehen! Nach Tisch ins Offizierslazarett, alle Offiziere besucht, viel zu tun, nichts eingerichtet. Zum Verzweifeln beinahe! Arzt dort ist Spezialist für Kinderpsychologie und Sprachstörungen! Dazu sehr erregt! Ich erledige Dringliches, u. a. Bankdirektor aus Schwerin, befreundet mit Leonensern, war selig über die gemeinsamen Beziehungen, fabelhaft standhaft. Zitierte Busch vor und nach der Narkose, hoffentlich kommt er durch, mit seinen schweren Armschüssen; ein Schrapnell fand ich noch.

5. Oktober 1915

Dann »Mädchengymnasium«, wo bei Kollegen Blinddarmoperation nötig, ich assistiere. Heillos schwere Sache, dauerte 2 Stunden, verlief lehrreich für mich. Nach Tisch wieder in gleiches Lazarett, Oberschenkel-Aneurysma zu operieren. Auch große Schwierigkeiten, versuchte ein Stück Vene einzunähen – Dauer

3 ½ Stunden – hielt ich nur teilweise aus, da im Offizierslazarett erwartet. Dort operiert und gegipst mit großer Freude, da Hilfe dringend nötig – abends die müden Glieder in unserer »guten Stube« in den Schaukelstuhl gelegt.

7. Oktober 1915

8 Uhr zur Handelsschule, wohin ich zwei Offiziere zur Operation habe bringen lassen, beide mit dem gefürchteten Aneurysma. Erst kam Unterbindung der Carotis, bei Herrn S., einem Kunstmaler aus Kehl ... war rührend dankbar, als ich ihm nachher sagen konnte, es sei zunächst alles gut. Ein Bild will er mir malen. Bei dem anderen Gefäßnaht an der Oberschenkelschlagader. Ein merkwürdiges Gefühl, wenn man vor den Augen von zwei Fachchirurgen als »Beratender« mit Ruhe und Sicherheit Operationen machen muß, die man noch nie ausgeführt hat. Dann im Offizierslazarett operiert bei H. Nach kurzer Mittagsrast ... in die »Platenschule« zu mehreren Operationen und zum Abendbesuch in Offizierslazarett und »Handelsschule«. Meinen zwei Offizieren geht es gottlob gut.

20. Oktober 1915

Diesmal kam's anders! In der Nacht vom 7. zum 8. Schüttelfrost, morgens zerschlagen, Glieder- und Kopfschmerz. Temperatur steigt auf 38,4 °. Am rechten Zeigefinger kleine Hautabschürfung. Am nächsten Tag gesteigerte Allgemeinerscheinungen, in der Nacht zum Sonntag entdeckte ich Cervicaldrüsen, Schwellung des Pectoralis, später der Achselhöhle, unaufhörliche Delirien Tag und Nacht. Ich erinnere mich nur nebelhaft an diese Tage. Prof. H. war da. Prof. G., Dr. K., Dr. J., zwei Schwestern zur Pflege, ferner ein Sanitäter, ein junger stud. med., dann ein älterer Mann. Mit der Entfieberung natürlich ein elender Allgemeinzustand, schlechter Appetit.

Nach 8 Tagen etwa machte ich Urlaubsgesuch, heute bewilligt, vier Wochen. Besorgt war man aufs äußerste um mich, das tat gut. Vom Offizierslazarett schickte R. einen Blumenstrauß.

21. Oktober 1915

An die Bahn, wo sich Kerle um mein Gepäck prügeln. Großer Betrieb, weil vorher Hindenburg kam. Ich sofort zum Stationsvorsteher, der gegen meine Fahrt im Hindenburg-Leerzug nichts einzuwenden hatte ... Die Nacht ging leidlich herum, der Arm mußte immer wieder anders gelegt und gestützt werden. Nach Eydtkuhnen auf Güterbahnhof geschoben, wir liegen zwischen zwei Güterzügen, ich immer zu Bett. Ernährung sehr mangelhaft. Wir holen meine Suppenwürfel heraus, es gibt Eier und Kartoffeln.

24. Oktober 1915

9 Uhr Ankunft, Besuche in Klinik und bei den Eltern, dann zu Tisch hinausgefahren. Es folgten zwei Wochen mit wechselnden Temperaturen und Schmerzen ohne Besserung. Endlich verlange ich Operation, werde in Rot-Kreuz-Wagen in Klinik gefahren. G. M. aus Mannheim diagnostiziert sofort den Abszeß, gleich ins Op.-Zimmer gefahren und in Äthernarkose incidiert nach Völker. Beim Erwachen soll ich auf die Russen geschimpft haben. Mitte Dezember war die Wundhöhle zu, wir gingen nach Königsfeld zur Erholung.

Februar 1916

Ich hatte mich vor Neujahr schon zum 8. 1. wieder ins Feld gemeldet, es gibt Verzögerung ... Am 2. 2. kommt Telegramm vom Gr. Hauptquartier, daß eine Stelle für beratenden Chirurgen frei sei, ob ich andere Wünsche habe. Ich ließ telegraphieren, »jede Stelle an jeder Front recht, wo reichlich chirurgische Arbeit«.

25. Februar 1916

(L. J. – Ostfront) Früh 10° Kälte. ½ 9 Uhr Rö.-Zimmer, primitiver Gymnastikraum eingerichtet – half bei B. bei einer Trepanation – langweilige Visite.

26. Februar 1916

Heute früh 8 Uhr schon Blinddarm assistiert, dann ... geholfen, vor Tisch noch Spaziergang ... Nach Tisch im Auto mit M. nach Wilna, bummelten durch die Straßen der Stadt der vielen Kirchen und schlechten Gerüche, beides wichtige Charakteristika. Kanalisation gibt es nicht, es läuft auf der Straße, was nicht ausgepumpt wird ... in das Lazarett für Leichtkranke mit 5 – 800 Russen, befinden sich in einem Priesterseminar, von uns gut hergerichtet, großer Speisesaal und andere Räume sogar mit Malereien versehen, das Innere der Kirche sieht würdig aus, ist unangetastet, dient aber als Kleidermagazin.

27. Februar 1916

Von Roland habe ich . . . nichts gehört. Große erfolgreiche Schlacht tobt. Daß ich dort nicht helfen kann, betrübt mich natürlich. Ich hoffe, ich komme doch noch nach dem Westen. Es geht mir ja gesundheitlich hier sehr gut, ich bin sehr gut aufgehoben, aber meine Tätigkeit ist doch äußerst beschränkt, und für längere Zeit halte ich es hier nicht aus.

Heute früh habe ich zwei komplizierte Operationen bei B. gemacht, hoffentlich geht's ohne Eiterung ab. Auch einen Fleckfieberkranken habe ich heute erstmals gesehen, vereinzelt kommen solche Fälle immer wieder vor, aber von einer Epidemie ist gar keine Rede. Auch Typhus gibt's vereinzelt, Cholera so gut wie nie, auch Ruhr kaum.

Eine kleine Aufregung gab es gestern Abend: Ein Geisteskranker wurde abtransportiert, er verschaffte sich im Krankenhaus ein Messer, mit dem er sich den Hals aufschnitt.

Auch ein 22jähriger Krankenträger, ein stud. med., hat sich kürzlich im Lazarett erschossen wegen unerwiderter Liebe zu einer Krankenschwester. Es gibt also auch hier Romane.

Zu Hause traf ich die Laborantinnen und ließ mir einen Vortrag über ihre Arbeitsmethoden halten. Die neuen Fortschritte der bakteriologischen Diagnostik sind mir ja nur dem Namen nach bekannt geworden, nun habe ich doch einen Einblick bekommen.

28. Februar 1916

Ein Stündchen polnischen Unterricht im Röntgenzimmer bei einer russischen Schwester aus Kiew, die auch sehr gut Deutsch und Französisch spricht. Ihr Vater fiel im Russisch-Japanischen Krieg, den verwundeten Bruder wollte sie in Wilna besuchen, fand ihn schon tot und konnte nicht mehr fort von Wilna. Sie arbeitete erst bei einer Sanitätskompanie, dann bei einem Feldlazarett in Wilna, jetzt bei uns. Sehr viel werde ich wohl kaum lernen, weil zu schwer.

17 Ar Vulp Kl

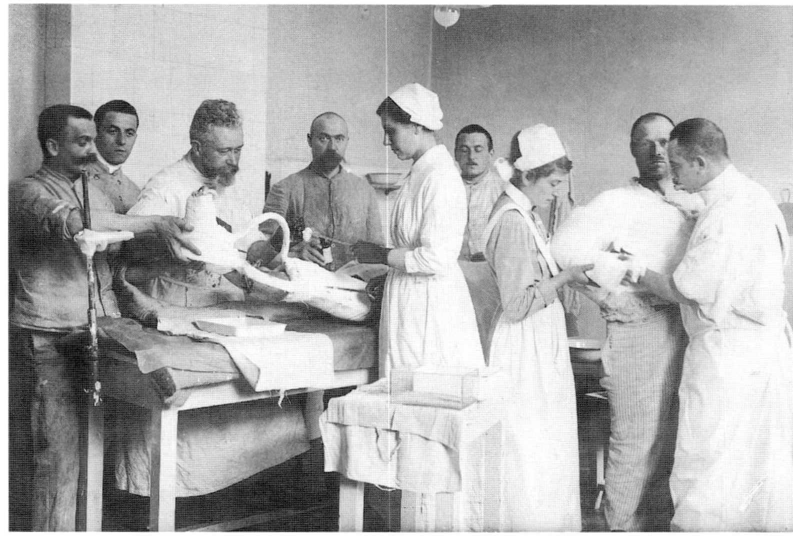

Abb. 112. Im Feldlazarett in Wilna, 1916.[17]

29. Februar 1916

Ich werde mich in 8 – 14 Tagen wegzumelden versuchen, wenn die Verhältnisse die gleichen bleiben. Und sie bleiben wohl so.

5. Einsatz in Nordfrankreich und Flandern vom 13. Januar bis 13. November 1917

Im Frühjahr und Sommer 1917 scheiterten mehrere französische und englische Angriffe in Nordfrankreich und Flandern. In der 2. Jahreshälfte führten die Engländer in Flandern erneut eine starke Offensive gegen die deutschen Linien, u. a. unter Einsatz von Giftgas, konnten jedoch keine größeren Geländegewinne erzielen, auch nicht durch die »Tankschlacht« bei Cambrai (20. bis 29. November). Oscar Vulpius war im Anschluß an seinen Einsatz an der Ostfront in den Jahren 1916 und 1917 verschiedenen Armeecorps, z. T. wiederum als Chefarzt, später als »beratender Chirurg« zugeteilt. Von Januar bis November 1917 in Nordfrankreich, westlich der Linie Cambrai – Bouchain, und in West-Flandern an der Linie Cortrijk – Brügge, und zwar je nach Bedarf und entsprechend seinen Wünschen nach effektivem Einsatz in mehreren Feld- und Kriegslazaretten.

14. Juni 1917

Der Tag stand im Zeichen des Gases, in der Frühe schossen die Engländer stark mit Gasminen. Eine fiel z. B. auf die 2. Stufe eines gefüllten Unterstandes. Ein Teil der Leute drängte sich durch die Phosgenschwaden nach außen in den Graben, um dort zusammenzubrechen, etwa 20 waren gleich tot oder starben schnell unter Erbrechen, Durchfällen, Erstickung. Einer erstickte noch hier bei uns. Etwa 20 leichtere Fälle kamen im Laufe des Tages, wir sind ja das Gaslazarett. Da wird aus den Sauerstoffbomben geatmet, die meisten fühlen dadurch Erleichterung, aber dauernd helfen kann das nicht, wenn die Bronchialschleimhaut zu stark angegriffen ist. Ein scheußliches Kampfmittel. Chirurgisch kam nur ein einziger Fall, dem durch eine unbekannte Explosion während des Fahrens auf einer Förderbahn alle Finger der linken Hand abgerissen wurden.

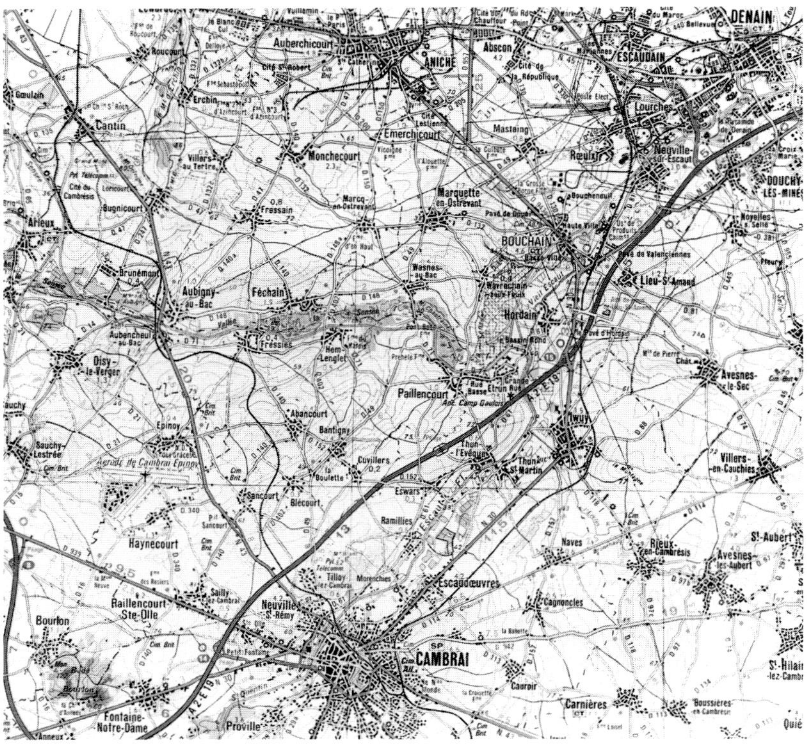

Abb. 113. Einsatz in Nordfrankreich und Flandern.

15. Juni 1917

Vier Uhr früh Wecken ... zu einem Frontausflug im Auto. Ich hatte mich gestern ... schon darauf vorbereitet durch Rasieren des Backenbartes wegen Gasmaske. 5 Uhr Abfahrt in den herrlichen, dunstigen Morgen hinein, an Seen vorbei bis zum Ortsausgang von Cagnicourt. Hier liegt, in die Böschung eingegraben, eine vorgeschobene Verbandstelle, die wir unter anderem inspizieren wollten. Da aber von 5 bis 8 Uhr morgens die Engländer Feuerpause machen, wollten wir zunächst die Morgenstunde benutzen, um zwei Truppenverbandplätze zu besuchen. Aber das ging nicht, die Granaten flutschten, rauschten, rumpelten über uns weg und krepierten mehr oder weniger nah. Wir drückten uns also in den Unterstand, d. h. unter das Vordach, wo bequeme Stühle an einem blumengeschmückten Kaffeetisch standen, und wenn es gar zu nahe heranbrauste, in die sog. splittersichere gute Stube, die 3 m künstliche Decke über sich hat, Balken, Beton, Steine. Gleich kamen auch noch feindliche Flieger; die neben uns stehenden Flak-Geschütze ließen ihre Schrapnells hinaufsurren mit hellem Klingen. Nach einigem Warten wurde es stille. Aha, hieß es, jetzt frühstücken sie drüben »ham and eggs«, also Gasmaske umgehängt und losmarschiert. Vorbei am Friedhof der hier am Verbandsplatz Gestorbenen ..., hinein in das bereits ziemlich phantastisch zerschossene Dorf. Als wir nahe dem Westausgang angelangt waren, begannen die verd. Engländer wieder mit der Schießerei, und als die Granaten nicht nur über uns weg reisten, sondern einzeln gerade auf den Westeingang gesetzt mit höllischem Krachen krepierten, Fuhrwerke im Galopp vorbeirasten, beschlossen auch wir ohne lange Verhandlung den Rückzug.

Wir besichtigten nun den eigentlichen Unterstand, zu dem etwa 50 Stufen ziemlich steil hinabführen, in 9–10 m Tiefe hausen in engen, verschalten und balkengeschützten Bauten und Gängen Arzt und Sanitätsmannschaften, sie haben nur Kerzenlicht, Taschenlampen, zur Zeit nicht einmal Acetylen.[18] Das ist schon ein schweres Dasein.

18 Brennbares Gas, verwendet als Inhalationsnarkotikum

Zunächst führte ein leidlicher Feldweg von Cagnicourt westwärts, vorbei an eingegrabenen Batterien mit alten Mörsern, 21 cm, die schon 1870 auf Paris geschossen haben sollen, vorbei an Unterständen. Die Granattrichter nehmen hier zu, und als wir uns »Wotan«-Stellungen näherten, nahm die Landschaft immer mehr Mondcharakter an, Loch an Loch, manchmal zwei bis drei ineinander übergehend, Drahtverhaue im wüsten Knäuel, alle möglichen Eisen-, Holz-, Wagenreste, Kabel, Blindgänger usw.

Der Weg wurde zum Fußpfad, der sich zwischen Trichtern durchwindet, unglaubliches Bild. Nach ½ Stunden am Ortsausgang Hendecourt angelangt, wo im Hohlweg ein Truppensanitätsunterstand und viele andere Unterstände von Sanitätstruppen. Auch hier drunten das gleiche Bild, kleiner Raum als Verbandsraum eingerichtet, hier läßt sich nicht ernstlich operieren bei dem armseligen Kerzenlicht. Der Hohlweg selber auch reich an Trichtern, ebenso das ganze Gelände ringsum. Das Dorf selber den ganzen Tag unter Feuer, es sieht toll aus.

Zu Hause gab's Arbeit, waren frische Verwundete, z. B. einer, dem der Fuß zerrissen war. Sein Sprungbein war beim Stiefelausziehen im Stiefel liegengeblieben, ein anderer mit zerrissener Hand, einer mit schwerem Kopfschuß.

18. Juni 1917

Plötzlich kamen Zugänge, Wagen auf Wagen, obwohl der Corpsarzt ausdrücklich Bouchain für Chirurgie gesperrt hat. Man hört, ein Glück, daß ich gerade da war. Und lauter schwere Fälle, Bauch- und Brustschüsse, Gasphlegmonen, Knochenzertrümmerungen, viele Unglückliche, die schon am 15. 6. verwundet wurden. Es wurden zwar jede Nacht viele zurückgetragen, aber die Träger reichten für alle nicht aus. Ein Gelähmter, dem den ganzen Tag die Blase nicht entleert wurde. Es ist zum Heulen!

19. Juni 1917

8 Uhr im Lazarett. Unseren schweren Fällen von gestern geht's durchweg gut, zu meiner großen Freude. Hoffentlich sehe ich sie alle wieder, wenn ich Samstag zurückkomme.

21. Juni 1917

Nach Riencourt und Umgebung haben die Engländer wieder viel Gas geschossen, mit Phosgen geworfen. Ein Atemzug läßt die Leute schon umfallen. Nach Tisch gebe ich B., der sich mit C. fürs Examen vorbereitet, die erste Orthopädiestunde.

23. Juni 1917

In Bouchain wartete man schon auf mich . . . Von den schlimmen Fällen vom letzten Mal sind zwei gestorben, der eine mit Rückenmarkslähmung, der andere mit Halsschuß (Speiseröhre), die anderen kommen anscheinend alle mit dem Leben davon. Einem mußte allerdings ein Oberschenkel amputiert werden (Schußbruch) wegen schwerer Blutung. Der Junge lacht mit dem ganzen Gesicht, weil er mit dem Bein auch seine Schmerzen losgeworden ist. Bei einem anderen mußte ich heute früh die Schulter resezieren, bei einem zweiten das Sprunggelenk wegen Vereiterung.

Heute z. B. kamen wieder gegen 100 Gaskranke. In Regimentsbreite hat der Engländer Gasminen heute früh 4 Uhr abgeschossen, die Minenwerfer werden durch elektrische Leitungen alle gleichzeitig abgefeuert, die Minen fallen dicht am Graben nieder, zerbrechen ohne starke Explosion, die Gaswolke kommt überraschend schnell.

Auf dem Heimweg sprach ich noch mit einem rastenden Zivilarbeitertrupp. Einer fiel mir durch seine Manieren und Kleidung auf, ein Student, der vor dem Krieg in Holland studierte. Jetzt muß er wie die niederen Tagelöhner Straßen bauen, seinen Sack schleppen, es ist schon furchtbar. Vorhin noch bei den armen Gaskranken, einer erstickte wieder. So ist's alle Tage.

25. Juni 1917

Nachmittags kamen 8 Gaskranke, diesmal aber nicht Phosgen, sondern Kohlenoxyd. Die Leute waren im Unterstand, um sich vor dem Feuer zu retten, das auf ihren Geschützen lag. Zwei Volltreffer verschütteten beide Ausgänge. Zwei Stunden lang wurde gegraben von innen und außen, zwei Retter, die dann eindrangen, bekamen selber Ohnmacht von Kohlenoxyd, das von den Granaten hinuntergedrungen war. Die Vergiftung ist gottlob durchweg nur leicht.

26. Juni 1917

Nach der Visite trieben wir zusammen Anatomie. Nach Tisch allgemeines »Schimmelreiten«. 4 bis 6 Uhr Vortrag von Stabsarzt Sch. über Lungentuberkulose, er ist Leiter einer Staatl. Anstalt unweit Schöneberg ... Für morgen habe ich Vortrag übernommen, so hat man einige geistige Anregung in der stillen Zeit. Heute kam nur ein Brustschuß, den wir zunähten, es geht ihm heute abend recht gut.

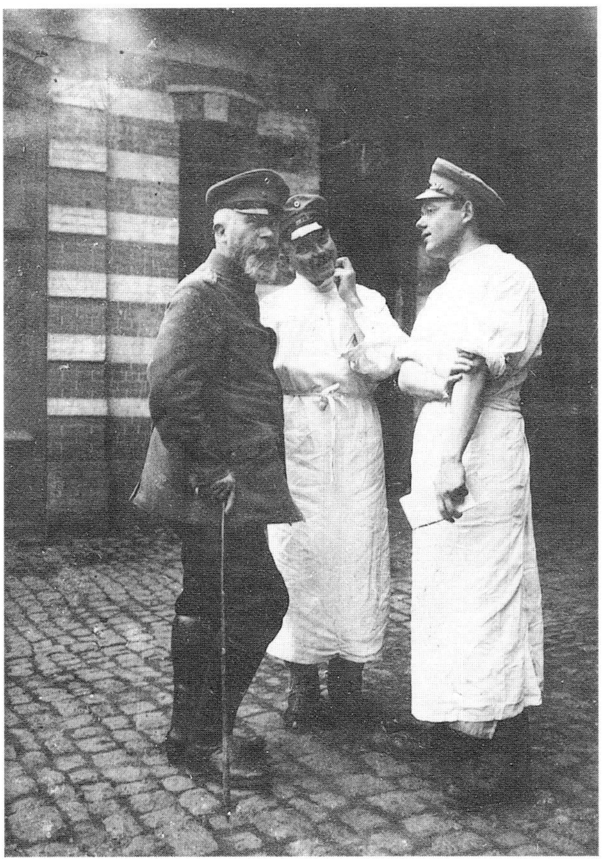

Abb. 114. Im Juni 1917 in einem Feldlazarett.[19]

27. Juni 1917

Ich fuhr vor zur Sanitätskompanie, um wegen der Anwendung des Gasbrandserums zu verhandeln. In der Nähe schoß gerade der »Lange Max«, der gelbe Rauch verrät seine Stellung. Und während wir uns besprechen, kommen schon einige Antwortgrüße von den Engländern herüber.

Von 5 bis 7 Uhr fand Prüfung der Sanitätsschüler vom Divisionsarzt praktisch und theoretisch im Garten statt. Die Leute erweisen sich als gut beschlagen und durchaus nicht verzagt. Die Württemberger sind wirklich besondere Menschen.

28. Juni 1917

Vor dem Abendessen kam der Divisionsarzt der Nachbardivision mit einem Hauptmann vom Divisionsstab, der eine Geschwulst an der Wange hat. Ich wollte ihn morgen operieren, aber siehe da, der Chefarzt protestierte, sein Lazarett dürfe keine sog. »Friedensoperationen« machen. Große Aufregung seinerseits, sichtliche Verstimmung des Divisionsarztes. Ich telefonierte in aller Ruhe den Corpsarzt an, der die Sache genehmigte. Ob aber der Herr daraufhin kommen wird? So geht's beim Militär zu.

29. Juni 1917

Heute früh kam der Divisionsarzt-Adjutant doch, ich habe ihn operiert. Dann Visite und Lektüre sowie schriftstellerische Betätigung, die anläßlich des zur Zeit herrschenden Frontfriedens wohl erlaubt ist.

Eben bringt die kleine Camilla noch Kirschen aus ihrem nachbarlichen Garten, und der Großvater, Schreinermeister, ist auch gekommen, mich zu begrüßen. Das sind so nette Leute, daß man nicht begreifen kann, daß es Feinde sein sollen. Wie hat er sich bedankt für seine Zigarre!

Eben las ich die traurige Nachricht, daß der junge Flieger A., Sieger in 30 Luftkämpfen, gefallen ist. Er war es, der mich im Mai zu dem verwundeten Richthofen brachte, ein flottes junges Bürschchen.

1. Juli 1917

Es kam der Adjutant des Divisionsarztes, Dr. B. Er ist mehr Psychologe und Physiker als Arzt, ein feiner Kopf, Sohn eines Arztes in Rüdesheim. Er erläuterte uns seinen Apparat zur Aufnahme drahtloser Telegramme, las uns gleich den gestrigen Eiffelturmbericht vor. Den Apparat hat er sich im Schützengraben

19 Ar Vulp Kl

selbst gebaut, aus lauter Behelfsmaterial, die Spulen selber gewickelt mit Telefondraht, fast unglaublich, daß aus den Materialien, z. B. Staniolpapier von Schokoladetafeln, ein solcher Zauberapparat herzustellen ist.

2. Juli 1917

Bei der Rückkehr fand ich Dr. B. auf einer hohen Tanne, er spannte . . . seine Antenne aus. ½ 12 Uhr hörte er schon die Zeit am Eiffelturm geben, um 5 Uhr sah ich zu, wie er den französischen Tagesbericht niederschrieb.

5. Juli 1917

Heute früh nach der Visite kam ein Zugang, Granatschuß im Kniegelenk, der Unterschenkel halb abgestorben. Der Mann ausgeblutet, also Amputation! Im Präparat zeigte sich, daß der scharfe Splitter die Schlagader in der Kniekehle zerrissen hatte.

Später wurde eifrig Anatomie studiert in dem schönen Atlas Spalteholz, den Roland nun nicht mehr braucht, während er mir recht wertvoll ist. Was und wie uns der alte Gegenbauer[20] . . . einst gelehrt hat, ist doch gewaltig überholt. Man wird eben rückständig!

6. Juli 1917

Heute früh auf dem kleinen Markt, kaufte für mich Rettiche, für meine Quartierleute in B. Salat und gelbe Rüben. Dann mit dem Auto nach Bouchain, im Lazarett zur kurzen Visite. Von den schweren Fällen, von denen ich mir eine Darminfektion geholt hatte, sind nun doch mindestens zwei gestorben.

7. Juli 1917

Nach dem Abendessen habe ich noch operiert. Der arme Kerl, dem wir neulich den Kehlkopf genäht und eine Tracheotomie gemacht haben, bekam ein wachsendes Aneurysma am Oberschenkel. Ich versuchte es durch Kompression zu heilen – vergebens.

K. hatte mir den Fall überlassen, so habe ich ihn auch operiert, obwohl er schon fast pulslos war, ihm die Art. iliaca ext. unterbunden. Es ist sicher vergebens, die Sache war schon verjaucht. Also ein übler Abschied von der Kriegschirurgie. [Anschließend Urlaub.]

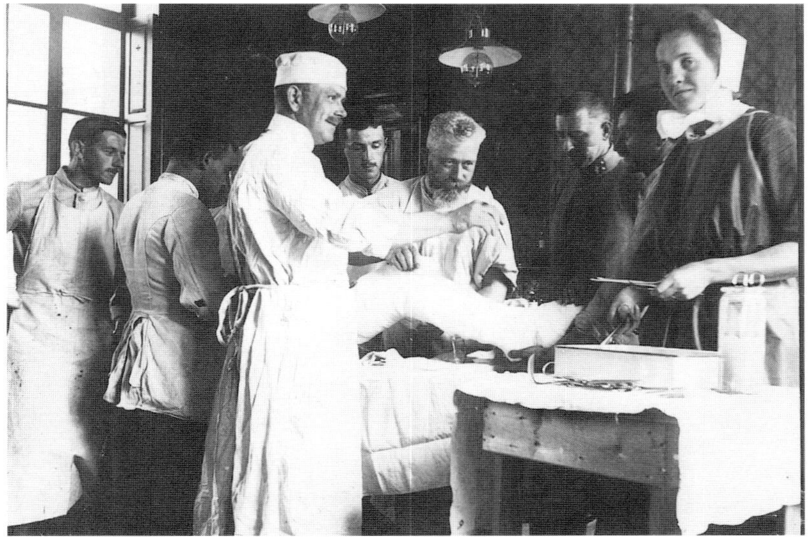

Abb. 115. Im Feldlazarett, 1917.[21]

26. Juli 1917

Von gestern habe ich nichts weiter zu berichten. Das schwüle Wetter, das veränderte Klima, machten mich müde, ich trieb Spanisch und Französisch, schrieb und referierte und schlief. Gegen Abend einsamer Spaziergang gegen Epinoy auf die Höhe, wo einst Flak stand, jetzt verfallende Hütten uns noch erinnern. Blumenduft in der Luft, auf dem Kalkboden wächst eine besondere Flora und eine üppige. Ganze Felder von Disteln, und auf ihnen wirklich Tausende von Kohlweislingen, ein tolles Gegaukel auf den roten Blumen.

29. Juli 1917

Gestern vormittag fahre ich zum Corpsarzt, um mit ihm zu beraten. Wir kamen überein, daß ich nach B. zurückkehre und dort in dem Lazarett weiterarbeite, so gut es geht, aber mich nicht zu einem Kriegslazarett oder dergleichen abmelde, weil dadurch das Generalkommando verschnupft werden könnte. Das ist zwar schwer zu begreifen, daß einem das Drängen zu mehr Arbeit übelgenommen werden könnte, aber es ist wohl so. Ich muß mich zunächst dareinschicken.

20 Anatom in Heidelberg von 1873 bis 1901
21 Ar Vulp Kl

31. Juli 1917

Heute nach dem Frühstück ins Lazarett, wo große Ruhe herrscht, ein paar alte Fälle sind da, die ich noch operiert habe. Darunter zwei Hüftresektionen, die ausheilen und von denen ich sicher behaupten kann, daß ich sie dem Leben erhalten habe, weil ihr Zustand, ihre Verletzung verkannt war. Ach was will das heißen: Zwei Menschenleben! Und Krüppel bleiben sie doch, freilich arbeitsfähige und gehfähige und vielleicht doch wertvoll für ihre Familie. Wer weiß!

Dann stiller Spaziergang an den grünen Resten von Festungswällen und Bastionen hin, umgeben von träumenden Gräben und Teichen, grau von Algen und blühenden Wasserrosen. Man wünscht sich immer wieder Farbe, Pinsel und Talent statt des fotographischen Apparates. Dann längs des Kanals, dem schnurgeraden bis zur Schleuse, wo gerade ein großer Kahn durchgeschafft wurde, auf 2½ m Niveaudifferenz. Wunderbar, das französische Kanalsystem. Daß es von Napoleon gebaut wurde, war dem alten Schleusenwärter unbekannt, aber stolz ist er, daß man von hier bis Paris über St. Quentin nach Arras und Donai und Dünkirchen und Antwerpen fahren kann. Einem kleinen Fischer sah ich ein Weilchen zu, er fing sehr geschickt mit Brotköder kleine Fischchen, um mit diesen dann wieder Hechte zu kriegen für Mutter und Schwester. 13 Jahre alt, schon 3 Jahre keinen Unterricht mehr, und ob er überhaupt die Schulbank wiedersieht? Schiffbauer will er nach dem Krieg werden. Nach Tisch fragte man mich, wie mir der Sauerbraten mit Makkaroni geschmeckt habe, ich konnte ihn nur loben, es war Pferdefleisch!

2. August 1917

Wieder begleitete ich im Wagen den Corpsveterinär, diesmal nach Denain im Kohlenrevier durch große schmutzige Arbeiterdörfer. Der Besuch galt einem großen Pferdelazarett für räudekranke Gäule. Diese äußerst ansteckende Krankheit ist wie die menschliche Krätze durch Berührung mit Kranken, Stallwand, Streu etc. übertragbar, durch eine Milbe verursacht. Die Tiere leiden unter unerträglichem Juckreiz, scheuern sich die ganze Haut wund, magern ab bis zur tödlichen Entkräftung. Die bei uns unbekannte Krankheit ist aus Rußland eingeschleppt, macht ungeheuren Schaden. Der Corpsveterinärarzt hat in eingepinseltem Rohöl ein anscheinend sehr gutes Heilmittel gefunden. Vierhundert Pferde werden zur Zeit behandelt.

1. Oktober 1917

Heute gab's nun viel zu regieren, den ganzen Tag, das Bauen nähert sich dem Ende, der Dampfkessel für das Lausoleum wird heute geholt, die Dynamomaschine, der eine Brunnen ist fertig gebohrt, bald wird meine Aufgabe gelöst sein. Die Stadt muß schwer zahlen, sie muß eine Anleihe machen. Manche unserer Einrichtungen wird sie ja dauernd benutzen können, vieles aber auch ist für sie wertlos.

Gegen Abend kamen 40 Verwundete, eine Rekordzahl, so daß wir morgen Arbeit haben. Für morgen ist ein Transport von 50 schwer Seuchenkranken angemeldet, für sie muß durch Verlegen etc. eine besondere Station geschaffen werden.

3. Oktober 1917

Vor dem Abendessen beschloß ich schnell, eine Hindenburgfeier zu veranstalten. Es klappte sehr nett. In der geräumigen Kantine wurde ein Bild des Geburtstagskindes aufgestellt auf fahnengeschmückter Säule, zwei Kerzen davor zwischen Tannenzweigen. Ärzte und alles männliche und weibliche Personal waren eingeladen. Klavier und zwei Geigen spielten sehr nett, der Chefarzt hielt eine improvisierte Festrede.

5. Oktober 1917

Heute vormittag wieder das übliche Regime. Ich ließ mir u. a. den Städtischen Ingenieur kommen, der die Lichtleitung im Schloß zu legen hat und damit bummelt. Ich sagte ihm meine Meinung, mein Französisch kommt der Sache zustatten. Die armen Menschen im Lazarett sitzen einfach im Dunkeln. Nun hat die Stadt heute 10 Petroleumlampen stellen müssen, was die überhaupt alles tun, nur fürs Lazarett . . . Die ganzen Lazarettbauten muß sie ja beschaffen, Pumpen, Lokomobile, Wasser-, Gasleitungen, eine ganze Dampfwäscherei usw. ohne Ende!

Einer von uns Ärzten mußte heute nachmittag nach Ath fahren zu einer Kommissionssitzung, die über das Programm des dreijährigen Stiftungsfestes des Knielazaretts 23 zu beraten hat. Das ist ungeheuer wichtig, ob wir überfüllt sind und abkömmlich, ist belanglos. Ist es nicht empörend! Wer, wie mehrere der Herren, nun jahrelang in dieser Anschauung leben muß, ist zu bedauern.

6. Oktober 1917

Daß die Heimfahrt sich schwierig gestalten mußte, wußte ich im voraus, aber ich vertraute auf mein Glück, und richtig. Bald fuhr ein Güterzug bis Ath, der mich im Packwagen mitnahm. In Ath erfuhr ich, daß bald ein Truppentransportzug einlaufe . . ., mit sächsischer Artillerie . . . Ich bat den Zugführer, den Bahnhof Edingen langsam zu durchfahren und sprang dort heraus. Die Fahrt war ganz lustig, die Sachsen waren gar nicht kriegsmüde, freuten sich, endlich mal nach 3 Jahren von der Westfront wegzukommen.

8. Oktober 1917

Heute morgen habe ich wieder ein paar chirurgische Fälle angesehen und Rat gegeben, Zugänge kommen kaum, das Haus ist voll. So spielte ich auch während des Vormittages den Verwaltungschef, der stets vielerlei zu erledigen und zu übernehmen hat, Großes und Kleines.

9. Oktober 1917

Gerne bleibe ich nicht mehr hier, es ist chirurgisch wirklich gar nichts zu tun. Das Einrichten und Bauen ist sehr bald beendet, und zu regelmäßigem Verwaltungsdienst bin ich als Chirurg zu gut. So oft ich das ferne tolle Schießen höre, das gestern hier sogar die Scheiben zitternd machte, werde ich zappelig.

11. Oktober 1917

Unsere Dampfwäscherei ist jetzt in Betrieb, sie arbeitet tadellos. Die nächste Arbeit ist die Herrichtung des großen Theatersaales als Seuchenreservesaal, zugleich, d. h. in erster Linie, als Kino. Einen Kinobesitzer haben wir als Patienten, er soll zu Hause seinen Apparat holen. Nun muß für elektrische Lichtzuleitung gesorgt werden, ich fahre dann heute abend noch nach Brüssel.

13. Oktober 1917

Ehe ich ins Lazarett ging, kam der Musikus von Heidelberg zurück mit den leeren Kisten etc. und seinem merkwürdigen Musikinstrument, einer vervollkommneten Ziehharmonika, die wie ein Harmonium klingt, über 5 Oktaven verfügt. Er spielt mit Geigen und Kontragitarre zusammen in Berliner Bars, besonders der »Fledermaus«, wo er in der Nacht oft hundert bis zweihundert Mark verdient hat. Er spielte uns das Vorspiel von Tristan und einige lustige Sachen vor, er wird für Hauskapelle und Theater im Lazarett eine wichtige Kraft.

18. Oktober 1917

Der ganze Vormittag gestern galt dem Rundgang durch die Lazarette mit dem Nachfolger. Dabei kam mir erst recht zum Bewußtsein, wie groß die Anlage ist, wie vielerlei zu bedenken, beschließen und auszuführen war und wie nett es geworden ist. Sehr viel bleibt nicht zu tun übrig. Es zu vollenden, hätte mir Freude gemacht, ich habe mich nicht leichten Herzens getrennt. Ich wäre aber auch ohne mein Zutun geholt worden, ja der Antrag lief schon, wie ich jetzt erfuhr.

19. Oktober 1917

Der Corpsarzt . . . eröffnete mir, daß ich am besten nach Lichtervelde gehe, wo drei Lazarette eingerichtet sind . . . Ich erklärte mich einverstanden, habe ja gar kein Verlangen, im Casinokreis zu leben, aus ideellen und materiellen Gründen. Der Corpsarzt nervös, der Corpshygieniker S. boshaft, der O.-Kriegsgerichtsrat geistig harmlos, nur für die Freuden dieser Welt interessiert, die übrigen passiv und stumpfsinnig, das ist kein Genuß.

21. Oktober 1917

Doch ist's mir lieber, hier nur Gelegenheitsarbeiter zu sein, man erlebt wenigstens den Krieg. Nun freue ich mich aufs Abendessen wegen der glänzenden Unterhaltung. Der Pfarrer M. ist ein selten viel wissender und dabei überaus bescheidener, aber doch mitteilsamer Mann, ein wahrer Philosoph mit eigenen Kenntnissen und eigenen Ideen. Schon 12 Jahre lebt und studiert er im Orient, ist viele Jahre nur gereist, war z. B. als Frau verkleidet in Mekka . . . 17 Sprachen hat er gelernt, von der Keilschrift an. Soeben erscheint ein Buch von ihm: Er hat in der Wüste Judäa 50 Basiliken entdeckt und genau untersucht.

22. Oktober 1917

Welche Verwahrlosung in dem Ort, der nur noch Bereitschaftsquartiere enthält: Türen und Fenster fehlen, alles verdreckt, ein tolles Wirrwar, Grausen grinst aus jedem Haus, eines und das andere ist schon unter Granaten zusammengebrochen. Ein Vorort – Hooglede – ist womöglich noch schlimmer. Hier machte ich Halt mit meiner Sanitätskompanie, ließ den Chirurgen rufen, es war Dr. F. aus Frankfurt, bei den Eltern waren wir einmal Gast anläßlich eines Vortrages. Der Junge war mal 1 Semester Leonenser, jetzt junger Assistent bei Rahn. Ein Dutzend nicht Transportfähige lagen in einem Saal, in Operations- und Wartezimmer ein paar Sterbende und Tote mit Zertrümmerungen der Extremitäten. Dann weiter feindwärts zur vordersten Sanitätskompanie durch schlammige Straßen. Viele bespannte Protzen standen da an den Hohlweg gedrückt. Pferde, Wagen und Menschen voll Dreck. Blicke trotziger Gesichter unter dem Stahlhelm. Ein Pferd hatte einen frischen Gesäßschuß, ein totes wurde vorbeigefahren, die steifen Beine in die Luft strekkend. In einem kleinen Bauernhof lag die Sanitätskompanie, ein paar Zelte dienen den Verwundeten als Unterkunft, sie liegen auf Holzwolle, nur die schwersten in kümmerlichem Holzgestell auf Strohsack. Als wir eben über den Hof gingen, kam eine Granate direkt hinter die Scheune, die Ohren schmerzten, die zweite pfiff über uns hinweg. Alles sprang in Dekkung, man bot mir im Casino Kaffee an; als aber neue Einschläge kamen, drückten wir uns in einem niederen Keller alle zusammen. Ich voll Sorge um die Pferde draußen, die alleine standen. Der Kutscher hatte sich natürlich auch verdrückt. Ein Ausbläser fauchte in der Nähe in die Wiese, zum Glück kamen alle Schüsse zu kurz oder zu weit.

Auf dem Heimweg kaufte ich mir eine Mundharmonika(!), um die Stimmung gelegentlich verbessern zu können.

23. Oktober 1917

Ich ins Lazarett, bei K. half ich dann etwas mit und nachher in unserem Lazarett vor und nach Tisch, wo ein Dutzend Schottländer zu verarzten waren. Zwei hatten genau den gleichen Schuß zum linken Ohr hinein, zum linken Auge hinaus, beide Augen mußte ich herausnehmen.

24. Oktober 1917

Heute vormittag habe ich im Hause Visite gemacht und im Op.-Zimmer mitgeholfen. Der Betrieb im Haus ist außerordentlich, täglich kommen Hunderte und gehen ebenso viele weg, teils zur Truppe geeilt, teils mit Leichtkranken-Zug nach Gent, teils mit Lazarettzug in die Heimat. Da gibt's viel Arbeit, und ich kann mir aussuchen, ob und wann ich helfe. Auf den Gängen schlafen die Menschen in zwei Reihen übereinander und ohne Heizung, ebenso in der kalten Kirche. Und wie gerne möchte man ihnen Liebes tun nach dem Ungeheuerlichen, was sie durchgemacht haben und erneut durchmachen müssen in den Tagen oder Wochen. Unvergeßliche Schreckensbilder, die schmutzbedeckten zerfetzten Leiber.

25. Oktober 1917

Um 10 Uhr lag ich in dem sehr guten,. breiten, warmen Bett und schlief trotz des rasenden Trommelfeuers schleunigst ein. Um 2 Uhr wachte ich auf, wohl durch das Höllenspektakel draußen. Das Haus wakkelte mehr, als daß es zitterte, die Fenster drohten mit Zerspringen, ein Orkan schien gegen sie zu brausen, und Flieger waren auch unterwegs und ließen »Eier« fallen. Zum Teil so nahe am Städtchen, daß man ihr Fauchen vor dem Fallen, vor der Explosion hörte.

28. Oktober 1917

Gestern nachmittag arbeiteten wir – Stabsarzt K. in einem Op.-Zimmer, ich mit Oberarzt St. im anderen – an den hundert Flüchtlingen aus dem bombardierten Feldlazarett. Um 1 Uhr kam ich müde nach Hause, Möglichkeit zum Lesen und Schreiben ist nicht, da das Gas kaum brennt. Zudem kamen bei dem schönen Mondschein bereits die Flieger.

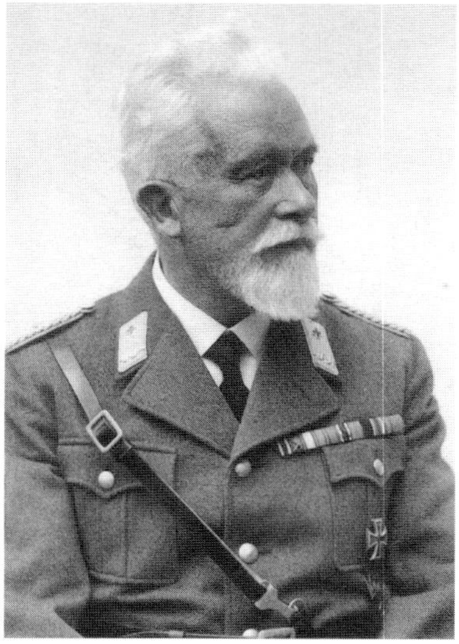

Abb. 116. Nach Erhalt des EK I.[22]

31. Oktober 1917

Um 7 Uhr wachte ich gestern auf und hatte gleich etwas zu lernen! Bisher hatte ich doch noch nicht gewußt, was Trommelfeuer ist. Von 7 bis 9 Uhr hatte ich Gelegenheit, es zu erfahren. Ein wahnsinniges Dröhnen, Brüllen, Stampfen, Beben, als ob ununterbrochen Reihen von Lastautos vorbeibrausen. Den ganzen Tag herrschte dann »normales Trommeln«. Trotzdem heute so gut wie keine Zugänge! Und dabei sollen wir jetzt vorderstes Lazarett sein. Das verstehe ein anderer. Ich traf dort zufällig beim Kriegsrichter den Chefarzt der Sanitätskompanie, die ich neulich bei Hooglede besucht habe, als sie erstmals beschossen wurde. Kaum war ich dort weg, als neue Granaten kamen, gleich die erste genau auf die Stelle, wo mein Wagen gestanden hatte. Die Pferde wären erledigt gewesen. Sie verloren einen Toten und vier Verwundete . . . Da hatte ich also Dusel, ohne den man den Krieg nicht heil aushält.

9. November 1917

Heute vormittag half ich im Lazarett 200 mit, konnte mancherlei Technisches zeigen. Es ist immer wieder das gleiche, Bauchchirurgie und dergleichen steht im Vordergrund, Extremitäten werden vernachlässigt.

22 Ar Vulp Kl

15. November 1917

Gestern vertrat ich den Chirurgen R. im Feldlazarett 200 und mußte mich überzeugen, wie vernachlässigt die Extremitätenfälle waren. Einiges habe ich operativ und durch Verbände gutzumachen versucht. Nachmittags las ich »Stine« von Fontane.

Heute nachmittag kam nun die Überraschung. Der Corpsarzt telefonierte mich an: Versetzt zur Armeeabteilung D., beratender Chirurg, 20. Armeecorps im Osten.

16. November 1917

Heute früh im Dogcart durch die Nebellandschaft Flanderns nach Zwevezele, Verabschiedung von B., dann zum Corpsarzt, der mir erneut gratulierte. Auf Erbsen wolle er rückwärts gehen, wenn er mitdürfe. 12 Uhr solle ich zum Generalsstabschef und zur Excellenz gehen. Letztere kam schon hinter mir drein am Schlößchen, ich meldete mich an, worauf er im Hause verschwand, er müsse etwas holen. Das Etwas war das EK I, das er mir mit Worten des Dankes überreichte. Dann zum Major H. zur Abmeldung und nochmals zum Corpsarzt, um mich zu bedanken. Er hat in aller Eile die Sache noch ermöglicht.

6. Einsatz an der Ostfront ab 14. November 1917

An der deutsch-österreichischen Ostfront waren die Kämpfe seit 1916 infolge der russischen Revolution zunächst abgeflaut, entbrannten aber Mitte 1917 erneut. Die russischen Truppen wurden jedoch insbesondere in Galizien wieder zurückgeworfen; am 3. September 1917 wurde Riga eingenommen. Die nachfolgenden Waffenstillstandsverhandlungen führten erst März 1918 zu einem Friedensvertrag. Ab 14. November 1917 wurde Oscar Vulpius der im nördlichen Teil der Front, etwa an der Ostgrenze der heutigen Länder Litauen und Lettland, operierenden Armeegruppe D zugewiesen, und zwar als beratender Chirurg beim 53. Armeecorps in den Orten Uzjany (Utena), Nowo Serjenzany und Nowo Alexandrowsk am heutigen Dreiländereck Lettland – Litauen – Weißrußland, südlich von Dünaburg (Daugavpils).

25. November 1917

Gegen 6 Uhr kamen wir bei strömendem Regen nach Wilna ... Quartier wurde mir im Palasthotel angewiesen – welch stolzer Name – ... Ich zog meinen Schlafsack der durchlöcherten Bettwäsche vor, meine Gummiwaschschüssel dem bräunlich geränderten Porzellangefäß. Zimmermädchen, 16jähriges Kind, seit 3 Jahren im Haus, angeblich Waise. Wieviel Elend – Kinderelend gibt's hier! An der Bahn drängen sich schon Dutzende 8-10jährige Knaben um mein Gepäck. Ein kleiner Kerl trug's mir und erbat als Belohnung nicht Geld, sondern Brot.

½ 1 Uhr Abfahrt nach Nowo Serjenzany. Was man von der Front hört? Zumeist Waffenstillstand. Besuche zwischen den Gräben, Zeitungsaustausch etc. Ganze Regimenter schließen Frieden, dank Unterhändlern, schießen nicht mehr, aber die höheren Offiziere halten sich zurück, so daß man nicht trauen kann. Gegen 3 Uhr erreichten wir unser Tagesziel.

26. November 1917

Ich sitze in einem der kleinen eintönigen Holzhäuser, welche einzeln stehen, in langen Reihen die paar Straßen, fast von der Breite der Berliner »Linden«, umsäumen und das Städtchen Nowo Serjenzany darstellend, viertausend Russen, Litauer, Polen und Juden beherbergen. Meine Hütte ist Offiziersquartier, ich bin drinnen heute der einzige Gast mit R. und einem Elsässer Feldgrauen, der des Hauses Wächter ist. Behaglich warm ist's in meiner sauberen Stube, ein mächtiger, mit Lehm verputzter gemauerter Ofen frißt Holz, an dem ja kein Mangel ist. Den kleinen rohen Holztisch habe ich nahe zum Ofen gerückt unter die elektrische Lampe, es ist zwar erst ½ 5, aber schon fast eine Stunde Nacht. Die Sonne geht um 3 Uhr schon unter.

27. November 1917

9 Uhr ging die Bimmelbahn, die 3½ Stunden bis Uzjany brauchte. Durch typische russische Landschaft, endlose Ödstrecken ging die Fahrt, Kiefernwälder, Heide, Sumpf mit Birken, Seen, dazwischen flache, weitgedehnte Hügel, äußerst selten eine menschliche Behausung primitivster Art. Kaum je eine Andeutung von Dorf, trostlos und doch fruchtbares Land, das 1917 schon den doppelten Ertrag von 1916 ergab und bei guter Entwässerung und Bestellung Glänzendes verspricht. Freilich auch Straßen und Bahnen müssen erst noch gebaut werden. Zukunftsland. Endlich erschien der Bahnhof Uzjany mit großen Holzlagern ...

Fuhren also in die Stadt, d. h. in die paar Reihen von Hütten, die sich durch das hügelige Gelände hinzogen. Gerade als wir ein Holzhaus gefunden hatten mit der Anschrift »Armeearzt-Geschäftszimmer«, wurde ich von einem Herrn mit Namen gerufen. Es war der derzeitige Adjutant ..., ein Oberarzt B., mit dem ich in Johannisburg zusammen gewesen war. Er brachte mich nun gleich ins Bild. Ich bin der Nachfolger von R.

Als Quartier gab mir B. freundlichst sein eigenes Zimmer ... Da ist's äußerst behaglich, Blockhaus. Fast nur solche gibt es hier, zum Teil aus unbehauenen Stämmen, sogar gefügt, die Fugen mit Lehm verschmiert. Ja sogar die kleinen, nicht zum Öffnen eingerichteten Fenster werden ringsum mit Lehm beschmiert, damit der Schneesturm nicht eindringt. Mein Haus ist nobler aus eckigen Balken gebaut, natürlich auch mit Holzdach ... Der riesige Lehmofen wärmt herrlich, trotz des tobenden Schneesturmes. Bald nach Tisch besuchte ich ein Judenhaus gegenüber, das mir der Bursche von B. zeigte, und kaufte ein ... Wie es in der Judenhütte aussah, das ist unbeschreiblich. Im dunklen Vorraum ein Haufen Schweinedung, über den hinweg kommt man in die einzige Stube, in der außer den Menschen auch die Hühner hausen. Daneben der Vorratsraum, in dem aber auch ein Kind in der Wiege liegt. Der Schmutz, das Durcheinander unglaublich. In der schwarzen Holzwand hängen neben tausenderlei Dingen etwa 30 Mützen, der Jude ist auch Sattler und Mützenmacher.

28. November 1917

Vormittags kam der Kommandant des Hauptquartiers zu mir, er hatte mich gestern schon angegangen wegen schwerer Gesichtsneuralgie, die trotz Kuren furchtbar quälte. Nun quälte er mich, ihn zu operieren, und zwar gleich. Gegen Mittag habe ich ihn im Kriegslazarett vorgenommen und unter Lokalanästhesie den Stirnnerv aus der Augenhöhle herausgerissen – unter uns gesagt, zum ersten Mal im Leben. Es gelang schmerzlos, sofort war der Schmerz verschwunden. Heute Abend ließ er mich im Wagen holen, ganz selig liegt er im Bett ohne Beschwerden. Hoffentlich hält es an.

Nach Tisch sprach Oberst v. K. mit mir in liebenswürdigster Laune, alles würde nach meinem Wunsch geschehen. Ich solle aber hier im Quartier bleiben, von hier aus im Auto 1-2 Tage die Front abfahren, was mir ja zustehe. Da nichts zu tun sei, empfahl er mir 4 – 6 Wochen Urlaub.

29. November 1917

Von der Front werden jetzt täglich die Gewehrschüsse zahlenmäßig gemeldet, die Artillerie schießt gar nicht mehr. An den meisten Stellen kann man außerhalb der Schützengräben gehen. Auch der Gesundheitszustand ist blendend, seit Monaten kein Exitusfall mehr. ½3 Uhr war es schon so dunkel, daß man Licht brennen mußte. Nur 7-8 Stunden genießt man das Tageslicht, falls man zeitig aufsteht. Heute ist hier Markttag in unserer Kreishauptstadt, der einzigen größeren Siedlung in gewaltigem Umkreis. Diese paar Reihen elender zerfallener Blockhütten nebst ½ Dutzend Steinhäuschen eine Stadt! Von 100 einsamen Höfen kommen die Bauern in ihren schmutzigen roten Pelzmänteln auf niederen kleinen Karrenwagen mit dem typischen hochgeschwungenen Joch, unter dem das armselige Panjepferdchen läuft, und kaufen und verhandeln.

30. November 1917

Bei Tisch fragte Exzellenz, ob ich auf der Heimreise einkehren, seine Frau besuchen und nach Patienten sehen wolle, da sie im Amtsgebäude des Generals ein Vereinslazarett führt. Das war mir ein Signal, die Heimfahrt zu beschleunigen.

7. Dezember 1917

Punkt sieben Uhr saßen wir zwei Reisegefährten in Pelzmänteln, Kopfschützern etc. warm eingepackt im offenen Auto, und los ging's im scharfen Frost des grauen Morgens. Fast schnurgerade führt die Landstraße über 50 km ostwärts nach Nowo Alexandrowsk. Eine fürchterliche Einöde, kaum ein bestelltes Feld, alles grau-grüne Wiese, dazu trübe Färbung, im Kontrast mit Schneeflächen noch auffälliger ... Kaum einem Dutzend Leuten begegnen wir auf der langen Fahrt, und auch diese meist Feldgraue, kaum einem oder dem anderen Panjewagen. Das Volk hält jetzt Winterschlaf. Zwei Dörfer bekamen wir zu Gesicht, d. h. 12 – 20 niedrige Blockhütten mit graugrünem Moosdach, in unregelmäßiger Reihe sich an den Westhang einer Geländewelle anschmiegend, das Dach fast auf die Erde reichend, aus einiger Entfernung kaum erkennbar als menschliche Wohnstätte.

Dann ging's noch einmal 6 – 8 km weiter nach Nowo Alexandrowsk, auf das von weitem ein malerischer Blick über vielbuchtigen See sich eröffnete. Dort war ein Feldlazarett unser erstes Ziel, wo auch der Divisionsarzt uns erwartete. Es war nicht allzuviel chirurgisch hier los. Die Waffenruhe herrschte ja de facto schon. Zu Raten gab es indes schon mancherlei, man merkte, daß ein erfahrener Chirurg in der entlegenen Siedlung lange fehlte. Unangebrachtes Operieren, z. B. eine Neurolyse, mußte ich tadeln, diese ist hier ohne die Möglichkeit einer Nachbehandlung sinnlos. Dann im Auto weiter nach Steinensee, einem Feldlazarett in der Öde. Nun konnte ich etwas operieren und vielleicht ein Leben retten, da die Herren den Eiterherd nicht entdeckt hatten. Im Verband traf ich auf viele lebende Wanzen, arme Menschen, die so abgeschnitten von der besten Hilfe liegen und leiden müssen!

Als wir nach 5 Uhr aufbrachen, schneite es heftig, fing aber auch an zu tauen. Das wurde unser Verhängnis. Oft brach das Auto ein, und zuletzt blieb es rettungslos stecken. Wir versuchten vergebens zu schieben, gaben es auf, als wir bis zu den Knien im Schlamm steckten. Zum Glück war es nicht weit zum Ziel des Tages, wir gingen zu Fuß zu dem einsam gelegenen Feldlazarett.

Mein Begleiter O. war erstaunt, wieviel es doch überall zu »Raten« gab. Er hatte sich scheint's den beratenden Chirurgen noch »unnötiger« vorgestellt, als er in Wirklichkeit ist.

2. Dezember 1917

6.30 Uhr aus dem Schlafsack. Nach kräftigem Frühstück werden wir auf einem kleinen Wagen mit zwei kräftigen Pferden (gottlob!) verladen, und nun ging's mühsam auf dem tief verschneiten Weg zur etwa 2 km entfernten Kleinbahn. Trotz meines Drängens war man etwas spät dran, und von weitem schon sah man den Zug rangieren. Seine Abfahrt ohne uns hätte uns einige Tage gekostet. Nun ging also eine Höllenfahrt querfeldein los, die Pferde galoppierten, der Dreck spritzte. Wir mußten uns krampfhaft festhalten, da das Gefährt bald rechts, bald links einsank. Aber wir kamen noch zurecht. Der Zug bestand aus einer Reihe offener Miniaturgüterwagen. Man mußte die Fahrt stehend absolvieren, bekam Eisbeine, obwohl man sich Stroh als Unterlage zusammenscharrte. Die Strecke führte durch Wälder und mehrere Hügel in Schlängelungen, bis endlich die Station E. erreicht war. Von hier aus eine halbe Stunde auf den Schienen bis zur Station Jelowka an der Hauptbahnstrecke laufen, zum Glück hatte ich wenig Gepäck. Dort gab's wohl Zeitungen, aber nichts zu essen. Nicht besser ging es auf der Weiterfahrt über Panewiesh nach Radsiwiltschki, wo wir mühsam ein Butterbrot erbettelten ... Nach 9 Uhr über gesprengte Dünabrücke in langsamer Fahrt nach Riga.

3. Dezember 1917

Als ich mich ½7 Uhr zum baltischen Abendessen aufmachte, stieß ich auf eine Menschenansammlung vor der Feldbuchhandlung. Nach einigem Harren wurde ein Telegramm ausgehängt, von einem Offizier verlesen, worauf das atemlose Schweigen einem Hurra wich. Beginn der Waffenstillstandsverhandlungen.

4. Dezember 1917

Nach kurzem Schlaf um 5 Uhr aufgestanden, 6 Uhr abgefahren ...

Über Mitau-Schaulen ging's Ostpreußen zu ... Abends ½10 Uhr im Schlafwagen nach Hause zu zwei Monate langem Urlaub.

7. Einsatz in Nordfrankreich ab 5. Mai 1918

Im Frühling und Sommer 1918 versuchte die Deutsche Heeresleitung, durch mehrere Offensiven die Front der Gegner im Westen zu durchbrechen, was aber nur teilweise gelang. Nach mehreren Offensiven, insbesondere im mittleren Frontabschnitt und u.a. wiederum mit massivem Tankeinsatz, konnten Engländer und Franzosen die deutschen Truppen wieder zurückdrängen. Oscar Vulpius war im Sommer 1918 erneut als »beratender Chirurg« im Raum Lille eingesetzt, betreute mehrere Kriegslazarette in Roubaix und Tourcoing und setzte die Einrichtung eines »Frakturenlazaretts« durch.

17. Mai 1918

11 Uhr Abfahrt nach Lille, nach einem Frühschoppen, der sehr nötig war bei der Hitze. Ohne diese Flüssigkeitszufuhr hätte ich in dem furchtbar dumpfen Wagen wohl schlappgemacht ... In Tournai gab's wenigstens 1 Glas Wasser ... Stabsarzt N. wußte, daß ich zum Kriegslazarett 64 nach Tourcoing gehen soll.

9 Uhr an die Arbeit. Die Abteilung hat etwa 10 Lazarette mit 9000 bis 10000 Betten, ich soll voraussichtlich für alle der chirurgische Berater sein, hier sowohl wie in dem nahen Roubaix. Es muß bis vor 1 Woche hier toll zugegangen sein, fast keine Ärzte, kein einziger Fachchirurg, jetzt sind einige Gynäkologen und ein blutjunger Assistent von Angerer – München da, der vor dem Krieg gerade angefangen hatte, Chirurg zu werden.

Jetzt ist das meiste abtransportiert, augenblicklich herrscht Stille. Nun kommt der Chirurg. Der alte Fehler der Organisation! Also heute Morgen ins Lazarett »Kunstschule«, zwei große Ateliers sind Operationssäle, noch hängen einige Reliefs des Alexanderzuges und dergleichen an den Wänden. Ich machte gleich eine Hüft- u. eine Schulterresektion, alte verkannte Fälle, in desolatem Zustand, hoffentlich kommen sie nun durch. Dann habe ich zwei Leben gerettet, aber es gibt auch zwei Krüppel mehr im Land!

Ein heißer Nachmittag, traurige Arbeit. Knieresektion, der wohl bald die Amputation folgen wird. Bei einem Gemeinen, sonst Direktor einer Feuerversicherungsgesellschaft, eine Sprunggelenksresektion, eine Schulterresektion, eine Oberschenkelamputation bei einem Mannheimer, wegen scheußlichen Gasbrandes, er wird morgen kaum noch leben, jammerte wegen Frau und Kindern. Zu viel Elend! In Tourcoing waren die Flieger heute wieder, trafen zwei Wagen vom

Hofzug des Königs von Bayern und einen Lazarettzug, in welchem drei Stabsärzte zu Tode kamen. Hier an der Front ist's ruhig, man hört keinen Schuß.

18. Mai 1918

9 Uhr an die Arbeit, die Schweiß kostet bei den herrschenden Sommertemperaturen. Der Morgen verflog in der »Kunstschule« nur zu schnell. Entdeckte Leutnant M . . . mit schwerer Verletzung beider Füße und septischem Zustand, habe ihn operiert.

20. Mai 1918 (Pfingstmontag)

In das Lazarett »Casino«, wo neben Deutschen Franzosen, Engländer und Portugiesen liegen. Hier sieht man noch Reste des gräßlichen Betriebes während der Offensive. Der ärztliche Betrieb war mehr als mangelhaft, die paar Ärzte . . . standen einer Sintflut Schwerverwundeter hilflos gegenüber. Was da elend umgekommen ist, kann einen heulen machen. In der Tat soll es unter den Schwestern Weinkrämpfe gegeben haben angesichts des ungeheuren unstillbaren Elends und traurigen Sterbens. Die Hölle! Ich fand hier einen seit Wochen unerkannt gebliebenen Oberarmbruch, Oberschenkelbrüche in grotesker Stellung gelagert und verheilt. Von da ins Bürgerspital, wo ich zwei Kniegelenke resezierte. Einen Oberschenkel amputierte, nämlich bei dem Feuerversicherungsdirektor, den wir vor 3 Tagen resezierten. Der tüchtige Chirurg einer Sanitätskompanie, der hierher seit meiner Ankunft abkommandiert war, muß übermorgen schon wieder fort. Was dann? Chirurgen gibt's ja anscheinend keine, d. h. sie sitzen an falscher Stelle irgendwo bei der Truppe oder sonstwo unverwertet.

Nach Tisch mußte ich in der »Kunstschule« zwei Oberschenkel amputieren. Einen Offiziersaspiranten mit rasend schnell verlaufendem Gasbrand, er war schon pulslos und blau, nach ½ Stunde tot. Der andere hatte ein scheußlichst zertrümmertes Kniegelenk. Dann einem Leutnant Rippe resezieren wegen eines Brustschusses. Er war auch schon halb tot, scheint sich zu erholen. Draußen wartete schon der Spezialwagen, um mich zum Lazarett Heilstätte vor der Stadt zu bringen, ein großes Krankenhaus, modern gebaut für Rekonvaleszenten in der Stadt . . . Hierher müßte das Frakturenlazarett, nicht nach Roubaix. Ich werde mit dem eigensinnigen und eitlen Direktor deswegen morgen eine äußerst energische Zwiesprache halten und im Ablehnungsfall zum Armeearzt gehen.

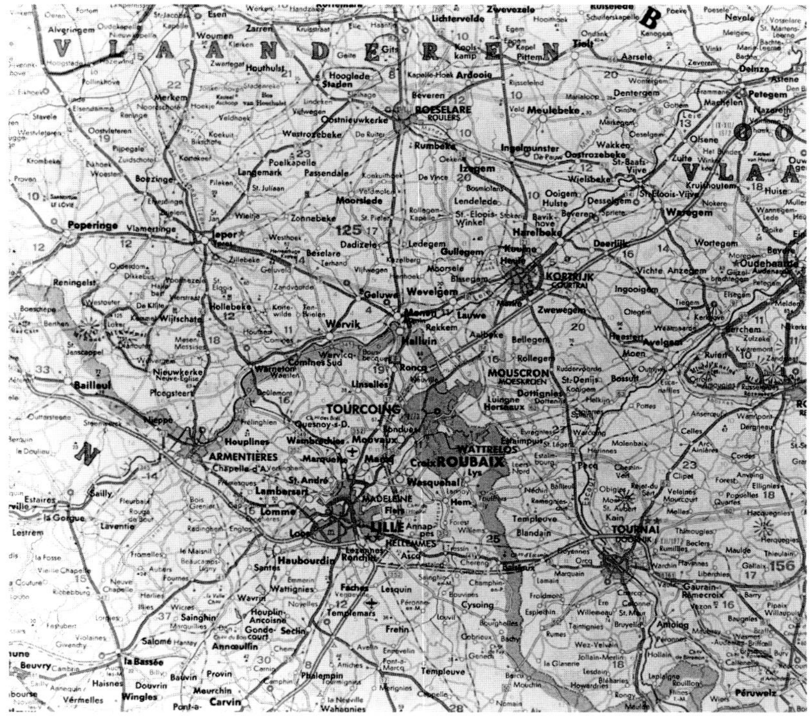

Abb. 117. Zweiter Einsatz in Nordfrankreich.

21. Mai 1918

Vormittags operierte ich in »Kunstschule« und Bürgerspital, um 1 Uhr besuchte ich den Direktor wegen des Frakturenlazaretts, ich mußte deutlich werden, um meine Stellung zu wahren, schließlich einigten wir uns friedlich.

Nebenan ein Offizierscasino mit Garten, da geht's heute lustiger zu. Ein Gartenfest mit Damen, richtiger Etappenbetrieb. Eben geht das Tanzen los, an der Front trommelt es dazu. Soll man es den jungen Leuten verübeln, wenn sie das Leben noch eine kurze Zeit genießen, bald ist's ja doch wohl vorbei.

22. Mai 1918

Ins Lazarett »Färberei« gefahren, in Wahrheit früher eine große Trikotweberei. Die Maschinensäle größtenteils geräumt, viele Maschinen harren, in Kisten verpackt, des Abtransports. Auch Menschenabtransport fand gerade statt, für einen Lazarettzug. Hier können bis zu 1 200 chirurgische Fälle gelagert werden, aber die Versorgung! Viel zu wenig Hilfskräfte aller Art schon bei jetzigem Kleinbetrieb. Wie soll es werden, wenn Tausende kommen! Müde kam ich nach Hause bei der erschlaffenden Hitze, ruhte und präparierte ein wenig meinen Freitagsvortrag.

4 Uhr begann die Arbeit im Bürgerspital. Der junge Assistent . . . Dr. L. ist sehr eifrig und tüchtig, aber ohne Kriegserfahrung und in Extremitätenchirurgie schwach. Drei Oberschenkel habe ich amputiert wegen veralteter Knievereiterung, zwei Knie- und ein Hüftgelenk reseziert. Dann sah ich noch auf der oberen Station nach: Der Feuerversicherungsdirekor mit Amputation stirbt wohl bald, er hat eine Metastase am Auge mit Seherblindung. Soviel Elend immer mit anzusehen, kaum zu ertragen!

23. Mai 1918

8 Uhr begann die Arbeit im Lazarett »Casino«, wo wir eine Reihe von Patienten auf die Braun'sche Schiene[23] lagerten, sie fühlten sich gleich viel wohler. Ein paar krumm geheilte Engländerbeine habe ich gebrochen, um die deutsche Chirurgie nicht zu blamieren. Es erfolgte die übliche grausige blutige Arbeit im Bürgerspital. Vor- und nachmittags Amputationen, Hüftresektionen, lauter verzweifelte Fälle. Dann steckte ich den Kampf mit dem Tod auf, fuhr ins Lazarett Heilstätte, wo sie meine Extensionseinrichtung herstellen und ausprobieren. Bald wird das Modell gebrauchsfertig sein und im Großen hergestellt werden.

25. Mai 1918

Gestern kam ich nicht zum Schreiben, weil nicht zum Sitzen. Der Morgen verlief mit der üblichen Arbeit in den beiden Lazaretten. Nachmittags aseptische Operationen im Bürgerspital, Laminektomie wegen totaler Lähmung nach Wirbelbruch. Der Mann war von einem Heuwagen an die Wand gequetscht worden. Prof. F. assistierte, die Sache verlief gut, wie es weitergeht? Nachher mußte ich einem Hauptmann den Oberschenkel amputieren wegen Knieverletzung mit dem üblichen Verlauf. Erst harmloser Granatsteckschuß, nach 8 Tagen Vereiterung, dann Drainage ohne Erfolg, zu spät Resektion ohne Erfolg. Jetzt Amputation vielleicht auch zu spät. Ein Dutzend Oberschenkel habe ich mindestens schon amputiert, entsetzlich! Meinen Feuerversicherungsdirektor sah ich dann auf dem Sektionstisch, er hat den gleichen Weg durchlaufen wie der Hauptmann, wurde septisch sogar mit Metastasen im Auge. Ich ließ mir dabei eine Sehnen- bzw. Muskelüberpflanzung für spinale Kinderlähmung vormachen, die neue Bauchmuskelverwendung bei Hüftlähmung. Die Braun'sche Schiene legte ich bei einem unglücklichen Leutnant mit Oberschenkelschußbruch an, wie herrlich ist da doch die Lagerung, welche Wohltat für die armen Menschen. Nun dränge ich täglich auf beschleunigte Beschaffung.

8½ Uhr stieg mein einstündiger Vortrag über »Orthopädie im Krieg«, es scheint, daß es Eindruck gemacht hat. 10 Uhr ging's in die »Kunstschule«, wo ein Transport Schwerverwundeter eingetroffen war, alle Opfer des Kemmelberges, der schon Zehntausende gekostet hat. Wie muß es dort aussehen! Das Gelände soll bedeckt sein mit französischen Leichen, in einem einzigen verschütteten Unterstand waren 800 erstickte Franzosen! Einer erzählte mir, ein Mann aus Zweibrücken, ihn habe es schwer getroffen. Seit 1914 habe er mit seinem Zwillingsbruder bei ein- und demselben Maschinengewehr gestanden, heute habe die gleiche Granate, die ihn verwundete, den Bruder ihm zerrissen. Die blutige Arbeit danach bis 2 Uhr.

Heute erst 8 Uhr auf, dann zum Leutnant, dem es leidlich geht; erledigte einige Konsultationen und fuhr dann mit R. als Schienenträger nach Roubaix in mein Frakturenlazarett, das jetzt anfängt, belegt zu werden . . . Den ganzen Nachmittag ließ ich Schienen auf Vorrat bauen und brauchte gegen Abend gleich eine derselben für einen Oberarzt, der mit dem Pferd gestürzt war und mit kompliziertem Ellenbogenbruch ankam. Die Herren staunten, wie er in meiner Schiene den Arm schmerzlos schwingen konnte.

23 Braun'sche Schiene – Lagerungsgestell für die untere Extremität, bevorzugt als Streckverbandsschiene zur konservativen Behandlung von Unter- und Oberschenkelfrakturen

26. Mai 1918

8 Uhr begann das Operieren in der Station »Casino« des Bürgerspitales. Ellbogenresektion usw. Dorthin gehe ich am liebsten. Stabsarzt B. dort ist zwar Gynäkologe, aber jetzt ein selten eifriger und verständnisvoller Kriegschirurg. Dann zum sterbenden Hauptmann C. mit Sepsis nach Oberschenkelamputation. Er war drei Jahre Regimentsführer, kam dann zum Stab der Division. Der neue General schickte ihn wieder zur Front, um seinen eigenen Schwiegersohn an die Stelle zu bringen, und gleich hat's ihn . . . ! Nachher in »Kunstschule« operiert bis Mittag.

29. Mai 1918

Der letzte Patient war ein Bayer mit Handverletzung. Aus dem Ätherrausch erwachte er mit furchtbarem Gebrüll, wollte durchaus den Kemmelberg stürmen, 6 Mann konnten ihn kaum bändigen. Heute früh 8 Uhr nach Tourcoing, wo in »Kunstschule« Arbeit für mich aufgespart war, etwa 6 Kniegelenke mit Steckschüssen, frisch eingeliefert. Ich öffne solche jetzt, suche die Splitter zu entfernen, nähe wieder und spritze Karbolwasser ein. Habe mehrere gute Erfolge nacheinander. Bis 2 Uhr wurde operiert, dann im Casino gegessen und gleich wieder weiter . . . nochmals in der »Kunstschule«, auch Leutnant M. verbunden, dessen Mutter zu Besuch gekommen ist. Dann ins Bürgerspital. Dort ist gerade eine Epidemie von schrecklichem Gasbrand ausgebrochen, u. a. sind zwei Amputierte ihm erlegen.

Heute fand ich einen Leutnant mit harmlosem Steckschuß am Oberarm, der Arm total brandig, Brust und Hals vom Gas aufgetrieben, wie ich es kaum je gesehen. Amputation nicht mehr möglich. Der Patient begriff nicht, warum wir nicht operierten. Schreckliche Situation für den Arzt. Morgen lebt er sicher nicht mehr. Einen großen Teil der Schuld trägt der Chirurg, der Assistent A., der trotz allem . . . Wunden immer wieder näht, er kann sich nicht entschließen, heimat-chirurgische Regeln über Bord zu werfen. Derart waren wohl 1870 die sog. Hospitalbrandepidemien in Lazaretten. Gegen Abend nach Roubaix gefahren, wo Zugänge lagen, die zu versorgen waren. Auch unser Oberschenkelbruch wurde endgültig versorgt mit Doppelextension an Ober- und Unterschenkel. Schon habe ich Unstimmigkeiten zwischen Chefarzt, Oberarzt und Schwestern konstatiert, warum wenden sich immer alle an mich um Hilfe!

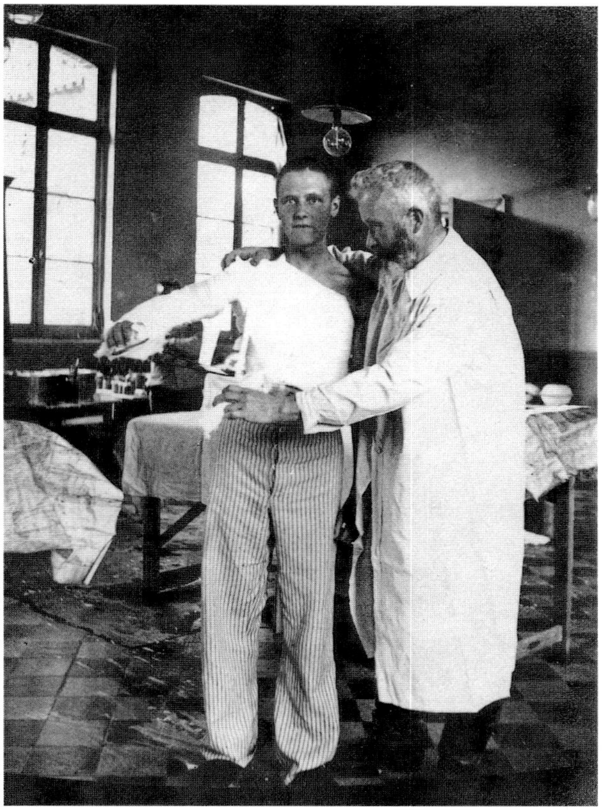

Abb. 118. Armschiene. Datiert August 1918.[24]

30. Mai 1918

Habe ausnahmsweise schlecht geschlafen, mein neues Lazarett für Frakturen beschäftigt mich sehr, da die Organisation des Abtransportes nicht klappen will, und mit dem Direktor ist so schwer zu verhandeln. Heute in der Morgenfrühe habe ich ihm nochmals ausführlich geschrieben, das wird ihn ärgern. Ist mir sehr gleichgültig. Von 8 Uhr an haben wir operiert und verbunden. Die Einrichtung der Extensionsverbände macht noch Schwierigkeiten, wird aber mit der Zeit schon werden. Daß Tausende aus Unkenntnis

24 Ar Vulp Kl

mangelhaft behandelt werden, ist ein aufregendes Gefühl, Du wirst es mir nachempfinden.

Ich werde mich bemühen, wenigstens für Kriegslazarette das Nötigste zu veranlassen. Später ging ich in das wunderschöne Lazarett »Bruderschaft« vor der Stadt, herrlich frei gelegen wie die »Heilstätte«. Hier wie dort wären die Frakturen viel besser untergebracht, aber der Direktor will nicht. Nur seine Ansichten und Entschlüsse sind wichtig.

Nach 3 Uhr begann die Arbeit wieder, es kamen Ober- und Unterschenkelbrüche. Einer sogar doppelseitig. Wie wohl fühlte er sich dann in der richtigen Lagerung.

Eben erhalte ich Telegramm, ich soll am 12. 6. in Darmstadt als Sachverständiger erscheinen, was Blöderes gibt's wohl kaum, als einen Chirurgen heimzurufen, wo es hier täglich losgehen kann.

1. Juni 1918

Gestern morgen gab's Arbeit im Lazarett mit ca. 20 Zugängen, darunter Frakturen. Wir haben nun schon ein halbes Dutzend Oberschenkel in Extension nebeneinander, sieht nett aus. Auch meine neue Armschiene macht sich tadellos. Ich bin darüber sehr glücklich. Vor Tisch fuhr ich noch nach Tourcoing, half bei einigen Verbänden, die Herren erwarten mich immer mit Vergnügen.

Nach Tisch mußte im eigenen Lazarett geschafft werden. Dann mußte ich zur Besprechung in die »Heilstätte« fahren, damit die Extensionsvorrichtungen endlich vollkommen durchdacht und konstruiert werden. Fast unglaublich, daß dies erst nach 4 Jahren Krieg erfolgt. Schuld daran ist die fehlende Organisation, längst hätten Frakturenlazarette geschaffen werden müssen. Dann wieder in die »Kunstschule«, wo M. neu gelagert wurde, diesmal auf Braun'scher Schiene.

Ich habe ein Kniegelenk reseziert, um zu überzeugen, daß die Reh'sche Klammer richtig angelegt war. Alle Operationen und Eingriffe muß ich zunächst selber machen, da beide Herren vollkommene Anfänger sind. Gestern abend starb übrigens ganz rapide ein Engländer im »Casino« mit Oberschenkelschußbruch. Es war nur ein Drainrohr eingeführt worden, viele Wochen nach der Verwundung, es war der Zugverband geändert worden, um die Bruchenden besser zu stellen. Am nächsten Tag schon Wundstarrkrampf, in wenigen Stunden tot. Nun haben wir schon fast 100 Patienten im Lazarett, es fehlt dabei noch an Pflegepersonal, Trägern, Geräten.

2. Juni 1918

Mit dem Traum eines ruhigen Sonntags war es Essig! In der Nacht über 20 Zugänge. Der Vormittag verging im Flug mit allerhand Operationen. Einem Gasbrand mußte der Unterschenkel amputiert werden, ein anderer Wadendurchschuß machte uns aus gleicher Ursache schwere Sorge. In solchem Betrieb Frakturenbehandlungen zu organisieren, ist wirklich ein Kunststück. Ich will mit dem Armeearzt reden, ob ich nicht Wandel schaffen kann, sonst wird's nichts werden. Dazu der unfähige Chefarzt, der alle vor den Kopf stößt mit seiner Heftigkeit, das Personal mißmutig macht und in seiner Nervosität nichts fertigbringt. Eine Not ist der Mangel an Verbandstoffen, da gibt es dünne Papierbinden und dicke, die wie Sackleinwand ausschauen. Ebenso sind die Dreieckstücher, auch die Handtücher sind Papier. Die meisten Verwundeten kommen mit Verbänden aus Gardinentüll, von dem offenbar viel erbeutet wurde irgendwo, er ist in Streifen geschnitten, sieht komisch aus. Vielfach kommen die Fälle vom Hauptverbandsplatz, aber nur provisorisch versorgt. Es gibt also sehr viel blutige Arbeit. Auffallend viele Verletzungen durch Fliegerbomben. Heute z. B. ein Kapellmeister vom Regimentsstab, der gerade zwei ältere Musiker vorführte behufs Verleihung des EK I. Beide wurden von der Bombe erschlagen, er selber schwer verwundet. In anderen Fällen tötete und verwundete eine einzige Bombe 20–30 Leute. Nach Tisch streikte ich im Lazarett, setzte mich an den Schreibtisch, um Korrektur für meine Operationslehre zu erledigen.

3. Juni 1918

Herrn M. habe ich nochmals operiert, ich denke, er ist jetzt über dem Graben.

4. Juni 1918

Vor Tisch fuhr ich noch nach Lille, zum Obergeneralarzt R., um mich vorzustellen und wegen des Frakturenlazaretts zu verhandeln. Er war sehr freundlich, telefonierte sofort an Krankentransportabteilung, daß zu mir einzuweisen sei. Hoffentlich hilft's. Er sagte sich zum Besuch an für den Nachmittag. 2 Uhr kam ich nach Hause, und meine Nachricht brachte Leben ins Haus. Wir richteten die Frakturenstation fein her, zum Nutzen der Sache, im übrigen zwecklos. Denn gegen Abend sagte er telefonisch wieder ab. Dafür hatte ich mit Herrn F. eine Auseinandersetzung am Telefon, er will uns einen Teil der mühsam errungenen Lagerungsschienen wieder abnehmen auf Wunsch des Etappenarztes. So gibt's immer wieder verdrießliche Hemmungen.

6. Juni 1918

Heute morgen ein halbes Dutzend Frakturen, jeder Fall stellt neue technische Aufgaben, der große Saal sieht interessant aus. Das fand auch der Etappendelegierte G., der heute mit dem K. L. D. zu Besuch kam.

22. Juni 1918

Abends Vortrag von einem Bier-Schüler über rhythmische Stauung, er berichtet Günstiges bei Gelenkverletzungen und Gasphlegmonen. Als ich dann die Erfahrungen K.'s vortrug – ich hatte seine Zahlen zufällig zur Hand –, gab er zu, für Gelenke glaube er selber nicht mehr daran!

Die Verwundetenzahl seit 21. März, Beginn der Offensive, soll 250 000 betragen. Heute früh Visite auf S.'s Station. Die Frakturensäle nehmen sich großartig aus, und die Erfolge sind subjektiv wie objektiv ausgezeichnet ... Nach gründlichem Nachmittagsschlaf fuhr ich ins Lazarett »Bruderschaft«, um dort die Zanderapparate zu besichtigen, welche zu uns überführt werden sollen. Heute abend will ich noch einige improvisierte Apparate aufzeichnen. Nächste Woche muß das Turnen beginnen.

Das Wetter zu kalt und stürmisch. So verbrachte ich den Rest des Sonntags mit Lesen, Schreiben, Korrekturlesen. Montag vormittag konnte ich wieder für mich arbeiten, nachmittags fuhr ich zur »Heilstätte«, um Schienen, Galgen etc. für unsere Frakturen zu bestellen. Dort bettelte ich auch um Salat für unser dreiköpfiges Casino, mit Erfolg! ... Gegen Abend besuchte mich ein Leutnant B., Jagdflieger, dem ich als Vizefeldwebel in Wilna einen Granatsplitter aus dem Oberschenkel entfernt hatte. Er hat vier Flugzeuge schon abgeschossen.

26. Juni 1918

Später kam Prof. Z., um die Frakturen zu sehen. Wir werden wohl manchen Besuch bekommen, und das Frakturenlazarett wird bekannt sein.

28. Juni 1918

Beschloß ... den lang geplanten Ausflug ins frühere Kampfgelände ...

Bald nahm uns ein Lastauto eine Strecke weit mit. Links die Nachtigallhöhe, Le Rossignol, dahinter liegt der Kemmel, über dem fortwährend Einschläge qualmten. Etwas Brennendes sahen wir langsam heruntersinken, wohl ein Fesselballon. Rings herum Schießen versteckter Batterien, Sausen in der Luft. Das Gelände unbeschreiblich trostlos, ein unendliches Trichterfeld wie erstarrtes Meer oder von Riesenpflug umgeackert, Andeutungen von alten Stellungen durch Verbindung mehrerer Trichter. Vereinzelt Gräber von 1914 und neuesten Datums, manchmal auch sog. Friedhöfe der Engländer, d. h. Anhäufung zerfallener Kreuze, die Engländer haben sich für ihre Toten nicht interessiert. Alle Bäume tot, der Boden bedeckt mit hohem Unkraut und, leuchtend in Rot und Weiß, Mohn und Kamille, eine traurige, anklagende Landschaft. Nun am Rand des Ploegsteert-Waldes hin, der auch größtenteils abgestorben ist. Im Gebüsch die Hütten der Waldlager, aus zusammengerafftem Material kümmerlich errichtet, meist die Dächer aus englischem Wellblech. Auch in alten Zementblöcken, den Überresten englischer Beobachtungsposten, hausen Mensch und Tiere, die armen Zigeuner fühlen sich darin besonders glücklich, weil sie bombensicher schlafen können. Die Flieger sind eine große Plage Tag und Nacht. Letztere erhellen sie durch Leuchtkugeln und Fallschirme, die das Gelände taghell erscheinen lassen. Wo zwei Menschen auf der Straße zu sehen sind, bekommen sie Maschinengewehrfeuer aus der Luft.

Auch tagsüber fortwährend Luftkämpfe, hier gerade heute früh drei englische, ein deutsches Flugzeug abgeschossen, ein Beobachter sprang brennend ab, furchtbarer Gedanke, im Fliegen zumeist jetzt 5 000–6 000 m hoch. Auf freiem Feld am Waldrand traf ich eine Sanitätskompanie, ließ mir von einem Oberarzt die Zelte, Baracken und im Wald die Wohnhütten zeigen ... Kurz vor Warneton eine riesige Zuckerfabrik mitten im unbeschreiblichen Trichtergelände. Nichts übrig als ein ungeheurer Berg von durcheinander-geschleuderten Kesseln, Röhren, Eisendächern usw., Feldbahngleise in abenteuerlichen Verbiegungen. Alles besät mit Granaten allen Kalibers. Ein tolles Chaos. Und nun kam die Stadt Warneton an der Lys. Pompeji ist demgegenüber wohlerhalten, meist nur Steinhaufen, niedere Mauerreste als Grundrißzeichnung. Unkraut wuchert darüber und verwischt vollends die Stätte des Grauens. Hoch am Ufer Rest einer gewaltigen Kirche, nur eine Längswand steht noch mit hohen gotischen Fenstern. Angelehnt an sie wieder eine Sanitätskompanie in Zelten.

29. Juni 1918

Je größer die Zahl der Frakturen wird, desto mehr können die Schwestern die Arbeit des Verbindens übernehmen, sie tun es mit großer Freude. Die Patienten fühlen sich auf den Arm- und Beinschienen sehr wohl, der Verbandwechsel ist einfach, macht kaum Schmerzen. Fast alle sind fieberfrei geworden, erholen sich, es ist eine Freude.

1. Juli 1918

In der freien Zeit arbeite ich an meinem Vortrag, den ich vielleicht veröffentliche, namentlich meiner neuen Schiene wegen.

Bei dem herrlichen Wetter ein kleiner Ausflug angezeigt. Wir fuhren, H. und ich, mit der Tram nach dem Vorort Molsaux, wo ein Fabrikant ein reizendes Schloß in riesigem, hügeligem Park hat. Ein Genuß, dort zu bummeln und die schönen Naturbilder in sich aufzunehmen. Auf dem Rückweg besuchten wir ein zweites üppiges Besitztum, ein Palais in indischem Stil mit riesiger Glaskuppel, Dachpromenade usw. Im Innern unglaubliche und verrückte Üppigkeit, lauter orientalische Prunksäle, maurisch, türkisch, indisch, japanisch. An Säulen, Kaminen, Leuchten war sehr viel Kupfer und Bronze, das wurde alles weggeholt, die Sache sieht also leicht »angeplündert« aus. Der Besitzer fabriziert die »Savon du Congo«, hat außer nach Paris keine Reise gemacht; wie er auf die deplazierte Idee dieses Märchenschlosses kam, weiß man nicht.

4. Juli 1918

Heute nachmittag mal wieder zwei Knieresektionen. Im übrigen wurde der Vortrag vorbereitet, ich habe die ganzen Fragen so übersichtlich zusammengestellt, daß ich Lust zur Veröffentlichung habe ... Heute nachmittag erschienen zwei Feldgraue im Haus, um alles Metall zu holen, Beleuchtungskörper, Kaminverkleidungen, ja selbst die kunstvollen Beschläge und feinen Messingleisten-Einlagen, Verzierungen aus den Louis-Seize-Möbeln. Zwei herrlich große Kristallkamin-Vasen mußten auch dran glauben, weil sie Metallfüße und -ränder haben. Das Glas wird einfach zerschlagen. Die Möbel werden natürlich auch ruiniert. »For mir sind das keene Kunstgegenstände«, meinte gar einer.

6. Juli 1918

Abends kamen gegen 40 Herren, leider kein Armeearzt. Die Demonstrationen haben sehr interessiert, was bei der Eigenart des Lazarettes selbstverständlich ist ... Dann machte ich mich an die Arbeit, um meinen Vortrag niederzuschreiben, zur Veröffentlichung, und um ein Begleitschreiben zu meinen neuen Schienen zu machen, die erst der Feldsanitätschef einreichen will ... Die Abendpost brachte mir das Oldenburger Friedrich-August-Kreuz. (Siehe Abb. 119.)

7. Juli 1918

Auch heute meist geschrieben, die Eingabe an Feldsanitätschef ist fertig, die Publikation an die Münchner Medizinische Wochenschrift schon im Briefkasten.

9. Juli 1918

Den ganzen Tag geschrieben, zum Abendessen war die Frakturen-Arbeit glücklich fertig. Herr H. hat schöne Zeichnungen dazu gemacht, nun kann's ans Büchlein »25 Jahre orthopädische Praxis« gehen, unwiderruflich das letzte.

10. Juli 1918

Zwei große Brücken-Gipsverbände.[25]

11. Juli 1918

Den Nachmittag verwendete ich zum Schreiben, beendete den Allgemeinen Teil meiner neuen Schrift, nun sollen 9 Einzelkapitel folgen, hoffentlich rasch nacheinander.

Ich bekam Besuch vom Rabbiner der 6. Armee, der mir den Dank seines Vaters überbrachte, den ich kurz vor dem Krieg an Knochentuberkulose behandelte, er ist geheilt. Der Sohn war damals in der Klinik ohnmächtig geworden. Er sagte, die damaligen Erlebnisse veranlassen ihn, nun besonders eifrig in den 84 Lazaretten der 6. Armee Besuche zu machen, Trost zu spenden.

27. Juli 1918

Gestern nach dem Abendessen waren wir noch im Casino Tourcoing zu einem Vortrag des Münchner Frauenarztes Dr. M. über Beziehungen zwischen Darm- und Genitalerkrankungen, der Deutsche bleibt auch im Krieg Gelehrter! Heute wieder den ganzen Tag Korrektur und Schriftstellerei.

29. Juli 1918

Heute morgen war sogar stramm zu arbeiten, ein Dutzend Zugänge, einige Sorgenfälle, darunter eine schwierige Unterbindung am Oberschenkel, hoffentlich bleibt das Bein erhalten, der Bruder hat schon ein Bein verloren.

30. Juli 1918

Im Gelände große Spektakel-Felddienstübung. Bald kamen Opfer derselben ins Lazarett. Eine falsch eingestellte Gewehrgranate war vorzeitig explodiert, einem Mann den Hinterkopf abgerissen, gleich tot, fünf schwer verwundet. Opfer hinter der Front! Traurig.

Im Lazarett ein trostloser Anblick, die früheren Ärzte sind fort, Nachfolger ohne Verständnis, die ganze Sache verlottert. Ein neuer Beweis, daß ein Speziallazarett für Frakturen und Gelenke nötig ist . . . Ich habe das gestern in einer Eingabe an den Armeearzt betont. Einem Mann habe ich das Hüftgelenk reseziert, war bisher verkannt worden, wie so oft. Wahrscheinlich ist's zu spät!

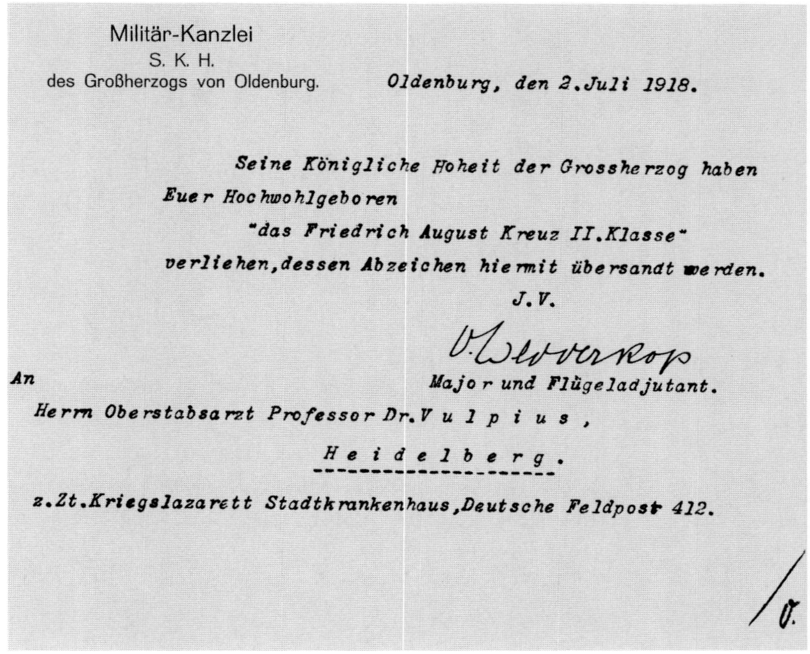

Militär-Kanzlei
S. K. H.
des Großherzogs von Oldenburg.

Oldenburg, den 2. Juli 1918.

Seine Königliche Hoheit der Grossherzog haben Euer Hochwohlgeboren "das Friedrich August Kreuz II. Klasse" verliehen, dessen Abzeichen hiermit übersandt werden.

J. V.

Major und Flügeladjutant.

An
Herrn Oberstabsarzt Professor Dr. V u l p i u s ,
H e i d e l b e r g .
z. Zt. Kriegslazarett Stadtkrankenhaus, Deutsche Feldpost 412.

Abb. 119. Nachricht von der Verleihung des Friedrich-August-Kreuzes.[26]

11. August 1918

Nachmittags bei dem schönen Sonnenschein mit Oberschwester S. und fünf Schwestern ausgerückt. Ein Stück mit der Lille-Tram gefahren, dann durch die Felder ziemlich planlos marschiert . . . Bald kamen wir an einen herrlichen Park, diesmal nicht vorbei, sondern froh hinein mit meiner Schar. Gleich sahen wir mehrere Herren mit Damen unter einem schattigen Baum aufspringen, die Damen flüchteten, die Herren kamen auf uns zu. Also Vorstellung, Entschuldigung und freundlichste Aufnahme: Es war der Besitzer M. de C., einer der reichsten Fabrikanten von Roubaix, sein Schwager und ein alter Arzt von R., Dr. B., der vor 10 Jahren in Heidelberg mit französischer Studienreise war. Er ließ mich gar nicht mehr los. Gleich kamen auch die Damen herbei, und nun

25 Mit Schienen überbrückter, unterbrochener Gipsverband, der ausgedehnte Wunden freiläßt
26 Ar Vulp Kl

wanderten wir zusammen durch den Park mit Teich, in welchem einige Jungens schwammen.

Herr de C. hatte 14 Kinder, von denen mehr als die Hälfte in Frankreich dienen. Auf den Rasen vor dem großen pompösen Landhaus setzte neulich das im Nachbargelände übende Militär ein Dutzend scharfer Granaten. Schließlich wurden wir eingeladen wiederzukommen, der Arzt war wirklich so liebenswürdig und herzlich, als sei kein Krieg. 7 Uhr wieder zu Hause mit den dankerfüllten Schwestern, gerade recht kam ich zu einer schweren Blutung, die beiden Herren waren zusammen spazierengegangen! Ich mußte sofort operieren, ob's hilft?

12. August 1918

Heute vormittag war ich im Bürgerspital, um ein Hüftgelenk zu resezieren, schlimmer verbummelter Fall. Wieder mal typisch. Sogar ein Chirurgieprofessor hatte ihn behandelt, hatte Bauchschnitt gemacht, um etwas zu finden; daß der Schuß durchs Hüftgelenk gegangen und dieses zertrümmert hat, war ihm entgangen.

13. August 1918

Heute morgen wieder mal einige Operationen, das tat ordentlich wohl, zumal da ich im Suchen von Geschossen, d. h. im Finden, Glück hatte. U. a. holte ich ein feines, unversehrtes Infantriegeschoß aus der Achselhöhle. Es war im Rücken eingedrungen, lag friedlich neben den großen Gefäßen und Nerven, die zu verletzen es nicht mehr genug Kraft gehabt hatte. Welcher Dusel!

14. August 1918

Gleich nach der Visite nach »Heilstätte« gefahren . . . Der dortige Chirurg namens H. entpuppt sich als fürchterlicher Ignorant, ich assistierte ihm bei einem Oberarmbruch mit Gefäßunterbindung, mußte mich beherrschen, um ihm nicht das Messer aus der Hand zu nehmen. Auf der Station auch übler Zustand. All die Streckverbände, Schienen etc. verhunzt und vergammelt. Ich fuhr sofort zum Direktor, der ihn versetzen wird, wie ich hoffe. Solchen Menschen muß man Feldgraue überantworten, erschütternd traurig!

15. August 1918

Wieder nach Lazarett Heilstätte. Der Herr hat bereits seinen Versetzungsbefehl. Er hat es fertiggebracht, seit gestern früh nicht mehr nach dem pulslosen Arm von gestern zu sehen. Meine Empörung natürlich gewaltig, mein Ärger über solche Unwürdigkeit trug mir zum ersten Mal seit undenklichen Zeiten Kopfweh ein. Ich half ihm noch bei einer Amputation, die er schlecht genug machte.

Später Vortrag erledigt und Verse gemacht für eine Verlosung für die Schwestern, die am Sonntag zum Bierabend zu mir kommen.

19. August 1918

Eigentlich wollte ich Samstag anfangen, meinen Freitagsvortrag über Wundverband niederzuschreiben. Daraus wurde nichts. Nach der Morgenarbeit kamen 30 Zugänge aus der Gegend von Peronne, lauter schwere Knochen- und Gelenkschüsse. Von 11 bis 9 Uhr abends haben wir mit kurzen Pausen operiert, viel Schlimmes gesehen und gehört. Arme Menschen, die seit 1 Woche kaum notdürftig versorgt waren. Die Wunden sehen scheußlich aus, mehrere Gasphlegmonen. Einen Oberschenkel mußte ich amputieren, ich habe u. a. zwei Schultergelenke, zwei Ellbogen, ein Hand- und ein Fußgelenk reseziert. Einen Oberarm versuchte ich zu retten, durch ausgiebige Knochenentfernung. Ein Mann mit schwerer Knie- und Oberschenkelverletzung sprach mich als bekannt an. Ein Landwirt T. aus Eppelheim. Auch ein Rückenmarkschuß war mal wieder dabei, ich habe laminektomiert. Wirbel völlig zertrümmert, er schläft jetzt mit Morphium hinüber. Allen anderen geht's zu meiner großen Freude gut. Unsere Schienen haben sich glänzend bewährt. Auch gestern morgen gab's noch viel zu tun, nachmittags konnte ich alles richten für den Schwesternabend. Unsere Gesellschaftsräume sahen entzückend aus mit vielen kleinen Tischchen. Auf jedem ein kleiner Blumenstrauß, viel zartes Grün (Vitis Weitzii). Auf dem Buffet viel Rettich, Butterbrote und belegte Brote . . . Erst wurden die Räume betrachtet, dann wurde gefuttert, eine Schwester . . . spielte vorzüglich Klavier, klassische Musik von Grieg, Chopin, dann kam mein Grabbelsack mit netten Geschenken und Gedichten, die viel Freude machten. Dann Herr H. und Schwester I. einige Ouvertüren vierhändig. Herr v. R. sang zur Gitarre und deklamierte, eine Schwester sang bayrische Schnaderhüpferl, ich stellte lebende Bilder.

Heute morgen begann wieder der Ernst der Wochenarbeit . . . Vor allem besuchte ich Herrn v. R., der einen glatten Oberschenkeldurchschuß hatte, es geht ihm sehr gut. Vor 5/4 Jahren hatte ich ihn in Douai ja schon einmal besucht, als er einen Beckendurchschuß bekommen hatte, der von Mai bis Oktober zur Ausheilung brauchte. Diesmal scheint's rascher zu gehen.

22. August 1918

Mir aber war es nicht ganz behaglich, da mir beide Zeigefinger und der rechte Mittelfinger stark anschwollen, offenbar infiziert von der Samstagsarbeit an den verjauchten und vergasten Frakturen. Ich ließ mich abends noch etwas schneiden und verbinden. Dienstag blieb ich im Bett mit etwas Fieber, Mittwoch konnte ich im Lazarett schon wieder Visite machen und beaufsichtigen. Heute ist nur noch der Mittelfinger verbunden, der aber auch im Abheilen ist, anscheinend ohne Verlust des Nagels.

26. August 1918

Schlecht ließ sich der Sonntag doch an. Wir mußten einen Oberschenkel amputieren, der nette Mann, Konditor H. aus Mergentheim, war mit Schußbruch des Oberschenkels und Gasphlegmone von Peronne gekommen, es war mir gelungen, letztere zu beseitigen. Aber nun kam hohes Fieber durch Jauching, die Sache schien sich aber zu bessern, die Wunde sah gut aus, und nun kam die Amputation zu spät. Hinterher macht man sich natürlich Vorwürfe, hilft nichts!

1. September 1918

Bedeutender Tag, dieser Rückzug an der ganzen Front, und auch der Kemmel wieder verloren. Wieviel Blut floß dort. Wie tobte neulich ein Bayer, in Halbnarkose stürmte er den Kemmel . . . Da fällt mir auch ein anderes Narkosetrauma ein. Erwachte neulich ein junger Bursche, bitterlich weinend, ihm träumte, er habe Kriegsverrat begangen, keiner wollte ihn mehr ansehen. Und mir träumte diese Nacht, die Franzosen hätten Heidelberg erobert, sie nahmen mich gefangen, sie rissen mir die Achselstücke ab und zogen mir die Ledergamaschen aus. Es war ein richtiger Alpdruck.

IV | Anhang

von Matthias Jung und Arnim Braun

1. Oscar Vulpius und seine Mitarbeiter – Biographisches und Bibliographie

1.1. Curriculum vitae von Oscar Vulpius

30. Januar 1867	Geboren in Boxberg/Baden
1885	Abitur
1885 – 1891	Studium der Medizin in Heidelberg und Berlin
1891 – 1896	Assistent an der Heidelberger Chirurgie unter Czerny
1893	Klinischer Assistent der Orthopädischen Ambulanz
Februar 1894	Verleihung der Venia legendi für Chirurgie
1894	Leitung der Orthopädischen Ambulanz als poliklinischer Assistent
Frühjahr 1896	Erteilung des Lehrauftrags für Orthopädie durch das Badische Kultusministerium
Juli 1896	Eröffnung der Orthopädischen Poli- und Privatklinik, die ein Universitätsinstitut ist
1899	Ernennung zum korrespondierenden Mitglied der ›American Orthopedic Association‹
November 1902	Ernennung zum a.o. Professor
August 1905	Umberto-I-Preis
1906	Entziehung des Lehrauftrags für Orthopädie
Mai 1907	Stiebel-Preis
1909	Eröffnung des provisorischen Krüppelheims
1911	Herausgabe des 1. Teils der ›Orthopädischen Operationslehre‹
Juni 1912	Eröffnung des Sanatoriums Solbad Rappenau
März 1913	Bezug des Landeskrüppelheims in Rohrbach
1913	Herausgabe des 2. Teils der ›Orthopädischen Operationslehre‹
Juni 1914	Vorsitz beim 3. Krüppelfürsorgekongreß in Heidelberg
1914 – 1918	Als Oberstabsarzt an der West- und Ostfront eingesetzt
1919	Rücktritt als Anstaltsarzt des Landes-Krüppelheims
1920	Herausgabe der 2. Auflage der ›Orthopädischen Operationslehre‹
1924	Herausgabe der 3. Auflage der ›Orthopädischen Operationslehre‹
1925	Abgabe der Orthopädischen Privatklinik in Heidelberg an Görres
28. Juli 1936	Tödlicher Autounfall

1.2. Personalbibliographie von Oscar Vulpius

Vulpius verfaßt etwa 260 Referate, Aufsätze, Monographien und Bücher. Für das 1901 erscheinende ›Handbuch für physikalische Therapie‹ und das 1910 herausgegebene ›Handbuch der Neurologie‹ schreibt er je ein Kapitel. Ein Teil seiner Publikationen erscheint in englischer, französischer, italienischer und russischer Sprache. Sein wichtigstes Werk stellt die mit Adolf Stoffel verfaßte ›Orthopädische Operationslehre‹ dar. Sie ist die erste orthopädische Operationslehre[1] überhaupt und erscheint in insgesamt drei Auflagen.

Die Publikationen:

»Die Radikaloperation der Hernien in der vorderen Bauchwand«. Inauguraldissertation, Heidelberg, 1890

»Über die Entwicklung und Ausbreitung der Tangentialfasern in der menschlichen Grosshirnrinde während verschiedener Altersperioden«. Preisarbeit, Heidelberg, 1890

1 Lange F Münch Med Wochenschr 59: 1234 (1912)

»Die Radikaloperation der Hernien in der vorderen Bauchwand«. Beitr Klin Chir 7: 91–134 Sonderabdruck aus Heft 1 (1891)
»Über das Lysol und dessen Verwendbarkeit in der Chirurgie«. Beitr Klin Chir 8: 212–224 (1891)
»Europhen, ein Ersatzmittel für Jodoform«. Deut Med Wo 17: 1231 (1891)
»Über einen Fall von Wundstarrkrampf mit Thierversuchen«. Deut Med Wo 19: 992–995 (1893)
»Zur Kenntnis der Ischias scoliotica«. Münch Med Wochenschr 41: 586–591 (1894)
»Kritische Bemerkungen und praktische Erfahrungen über das Antidiphterin Klebs«. Deut Med Wo 20: 127–131 (1894)
»Beiträge zur Chirurgie und Physiologie der Milz«. Habilitationsschrift, Heidelberg, 1894
»Beiträge zur Chirurgie und Physiologie der Milz«. Beitr Klin Chir 11: 1–68 Sonderabdruck aus Heft 3 (1894)
»Erster Jahresbericht der Ambulanz für orthopädische Chirurgie«. Z Orthop 3: 101–118 (1894)
»Zur Kenntnis der Scoliosis neuropathica«. Deut Med Wo 21: 583–587 (1895)
»Halbseitige Zungenatrophie als Symptom des Malum occipitale«. Beitr Klin Chir 14: 137–145 (1895)
»Über Hessing und seine Apparate«. Berl Klin Wochenschr 32: 530–531 (1895)
»Ein Fall von alternierender Skoliosis neuropathica«. Z Orthop 4: 1–8 (1896)
»Zweiter Jahresbericht der Ambulanz für orthopädische Chirurgie und Massage an der Heidelberger Chirurgischen Universitätsklinik«. Z Orthop 4: 9–33 (1896)
»Contralaterale Torsion bei Skoliose«. Z Orthop 4: 63–67 (1896)
»Orthopädisches aus dem 1. Quartal 1896«. Münch Med Wochenschr 43: 326–327, 347–348 (1896)
»Zur Heilung des angeborenen Klumpfusses«. Münch Med Wochenschr 43: 494–498 (1896)
»Zur Verwerthung der Röntgenstrahlen«. Deut Med Wo 22: 480–482 (1896)
»Zur Casuistik der Röntgen'schen Schattenbilder«. Münch Med Wochenschr 43: 609–611 (1896)
»Ein Fall von Pes malleus valgus«. Münch Med Wochenschr 43: 819–820 (1896)
»Zur Entstehung der Scoliosis ischiadica«. Centralbl Chir 23: 313–316 (1896)
»Zur Behandlung der traumatischen Wirbelentzündung«. Mo Unfallhlk 4: 201–204 (1897)
»Zur Casuistik der Sehnentransplantation«. Münch Med Wochenschr 44: 409–410 (1897)
»Über das gewaltsame Redressement des Buckels«. Münch Med Wochenschr 44: 979–981 (1897)
»Zur Technik der Korsettherstellung«. Centralbl Chir 24: 700–701 (1897)
»Über die moderne Behandlung der Spondylitis«. Cb Kinderhlk 2: 329–332 (1897)
»Zum Redressement des Gibbus«. Centralbl Chir 24: 1257–1260 (1897)
»Über die Heilung von Lähmungen und Lähmungsdeformitäten mittelst Sehnenüberpflanzung«. Sam Klin Vortr (Chirurgie) 197: 877–893 (1897)

2 Ar Vulp Kl

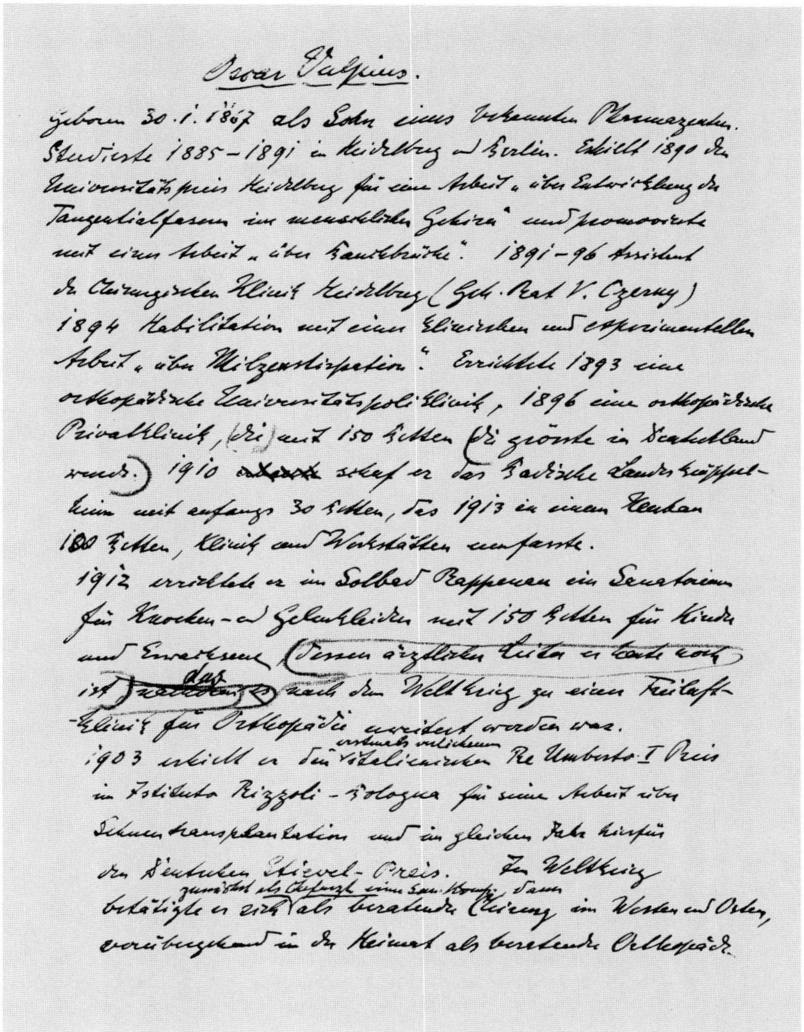
Oscar Vulpius.
geboren 30.1.1867 als Sohn eines bekannten Pharmazeuten.
Studierte 1885–1891 in Heidelberg und Berlin. Erhielt 1890 den
Universitätspreis Heidelberg für eine Arbeit „über Entwicklung der
Tangentialfasern im menschlichen Gehirn" und promovierte
mit einer Arbeit „über Bauchbrüche". 1891–96 Assistent
der Chirurgischen Klinik Heidelberg (Geh. Rat V. Czerny)
1894 Habilitation mit einer klinischen und experimentellen
Arbeit „über Milzexstirpation". Errichtete 1893 eine
orthopädische Universitätspoliklinik, 1896 eine orthopädische
Privatklinik, (die) mit 150 Betten (die größte in Deutschland
wurde.) 1910 ~~[illegible]~~ schuf er das Badische Landeskrüppel-
heim mit anfangs 30 Betten, das 1913 in einem Neubau
100 Betten, Klinik und Werkstätten umfasste.
1912 errichtete er in Solbad Rappenau ein Sanatorium
für Knochen- und Gelenkleiden mit 150 Betten für Kinder
und Erwachsene (Dessen ärztlicher Leiter er heute noch
ist) das ~~[illegible]~~ nach dem Weltkrieg zu einer Heilanstalt-
-Klinik für Orthopädie erweitert worden war.
1903 erhielt er den erstmals verliehenen italienischen Re Umberto I Preis
im Istituto Rizzoli - Bologna für seine Arbeit über
Sehnentransplantation und im gleichen Jahre hierfür
den Deutschen Stiebel-Preis. Im Weltkrieg
betätigte er sich zunächst als Chefarzt eines San.-Kraftw., dann als beratender Chirurg im Westen und Osten,
vorübergehend in der Heimat als beratender Orthopäde.

Abb. 120. Konzept des Lebenslaufs, erste Seite.[2]

»Zur Casuistik der traumatischen Epithelzyste«. Centralbl Chir 25: 361 (1898)
»Zur Sicherung der Asepsis bei Operationen«. Münch Med Wochenschr 45: 595 (1898)
»Erwiderung an Herrn Dr. Erben – Wien«. Berl Klin Wochenschr 35: 611 (1898)
»Die Orthopädie von heute«. Z prakt Ärzte 7: 557–563 (1898)
»Die Sehnenüberpflanzung bei Lähmungen und Lähmungsdeformitäten am Fuss und insbesondere an der Hand«. Berl Klin Wochenschr 35: 815–820 (1898)
»Die Hornhaut, ein neues Material zur Herstellung orthopädischer Apparate«. Münch Med Wochenschr 45: 1665–1666 (1898)
»Zur Technik des Redressments und Verbandanlegen beim Calot'schen Verfahren«. Deut Med Wo 24: 379–381 (1898)
»The functional improvement in partial paralysis of the hand and foot«. Trans Am Orthop Ass 11: 439–441 (1898)

»Über die Verwendung der Cellulose in der Orthopädie«. Z Orthop 5: 40–51 (1898)
»Aus der Orthopädisch-Chirurgischen Praxis«. Veit & Comp., Leipzig, 1898
»Über die Behandlung des Klumpfußes«. Die ärztliche Praxis 12: 17–19 (1899)
»Kritischer Überblick über Umfang, Bedeutung und Leistungen der modernen Orthopädie«. Wien Klin Rndsch 13: 555–557 (1899)
»Die deutsche Orthopädie im Jahre 1898«. Münch Med Wochenschr 46: 58–61 (1899)
»Zur Statistik der Spondylitis«. Arch Klin Chir 58: 269–288 (1899)
»Weitere Erfahrungen über die Sehnenüberpflanzung«. Münch Med Wochenschr 46: 545–548 (1899)
»Die orthopädisch-chirurgische Behandlung der spinalen Kinderlähmung«. Kinderarzt 10: 145–149 (1899)
»Altes und Neues in der Behandlung der seitlichen Rückgratsverkrümmung«. Deut Med Wo 25: 81–83 T (1899)
»Zur Technik der Gelatine-Moulagen«. Centralbl Chir 26: 152 (1899)
»Über das Indikationsgebiet der Sehnenüberpflanzung«. Klin Therap Wo 6: 321–326 (1899)
»Blutige und unblutige Orthopädie«. Dt Ärzte Zt 1: 55–59 (1899)
»Die Behandlung der Spondylitis im Gipsbett«. Therap Monatshefte 13: 65–70 (1899)
»Trauma und Gelenkmaus«. Mo Unfallhlk 6: 115–119 (1899)
»Die moderne Behandlung der Spondylitis«. Cb Grgbt Med Chir 2: 672–681 (1899)
»Die deutsche Orthopädie im Jahre 1899«. Münch Med Wochenschr 47: 197–199 (1900)
»Der heutige Stand der Skoliosenbehandlung«. Seitz & Schauer, München, 1900
»Über die Behandlung rachitischer Verkrümmungen«. Cb Kinderhlk 11: 79–83 (1900)
»Der heutige Stand der Skoliosenbehandlung«. Dt Praxis 3: 413–422, 442–458, 473–481 (1900)
»The treatment of scoliosis during night-repose«. Trans Am Orthop Ass 13: 140–145 (1900)
»Du redressement force de la gibossitè pottique«. Revue illustr. de polytech. med. et chirurgie Paris 1900 XIII [3]
»Die therapeutischen Hilfsmittel der modernen Orthopädie«. Ärztl Moschr 1900 III [4]
»Zur Hornhautfrage«. Centralbl Chir 27: 608 (1900)
»Die Erfolge der Sehnenüberpflanzung«. Petersburger medizinische Wochenschrift Heft 34 (1900) [5]
»Zur Casuistik der Sehnenzerreissungen«. Münch Med Wochenschr 47: 569–572 (1900)
»Über die Sehnenverpflanzung«. Revue de pediatrie, Bourdeaux 1900 Octobre [6]
»Ein Versuch zur Heilung der Lungenhernie«. Berl Klin Wochenschr 37: 1152–1154 (1900)
»La transplantion des tendons dans les cas de paralysie de la cuisse«. Revue de chirurgie 22: 421–422 (1900)
»Die orthopädisch-chirurgische Behandlung der Gelenkskrankheit an der unteren Extremität«. Klin Therap Wo 7: 1533–1536, 1573–1579, 1607–1613, 1640–1646 (1900)
»Über den Wert des orthopädischen Stützkorsetts«. Sam Klin Vortr N.F. Nr. 276 (Chirurgie Nr. 82) Juni 1900 S. 25–42
»Sehnenüberpflanzungen und ihre Erfolge in der Behandlung von Lähmungen«. Wien Med Presse 41: 1811–1814 (1900)
»Transplantation tendineuse et ses succès dans le traitememt des paralysies«. Revue d'orthopédie Heft 11 (1900) [7]
»Über die Behandlung des Klumpfusses Erwachsener«. Münch Med Wochenschr 48: 1–7 (1901)
»Die deutsche Orthopädie im Jahre 1900«. Münch Med Wochenschr 48: 110–113 (1901)
»Zur Behandlung der Kontrakturen und Ankylosen des Kniegelenks«. Münch Med Wochenschr 48: 1955–1957 (1901)
»Einiges über die heutige Behandlung von Frakturen«. Dt Praxis 4: 377–383, 414–420 (1901)
»Einiges über die heutige Behandlung von Frakturen«. Seitz & Schauer, München, 1901
»Mechanische Orthopädie«. 11. Kapitel (S. 306–330) in Teil I Bd. 2 des Handbuch der physikalischen Therapie (erschienen in 2 Teilen zu je 2 Bänden) hrsg. von Goldscheider A und Jakob P, G.Thieme, Leipzig, 1901
»Zur Kenntnis der intramuskuläre Knochenbildung nach Trauma«. Arch Klin Chir 67: 715–723 (1902)
»Die deutsche Orthopädie im Jahre 1901«. Münch Med Wochenschr 49: 196–198 (1902)
»Ein neuer Bewegungsapparat«. Münch Med Wochenschr 49: 1460–1461 (1902)
»Kongreßbericht über den ersten Kongreß der deutschen Gesellschaft für orthopädische Chirurgie«. Münch Med Wochenschr 49: 766–767 (1902)
»Das Krüppelheim«. O. Petters, Heidelberg, 1902
»Zur orthopädisch-chirurgischen Behandlung von Fällen schwerer spinaler Kinderlähmung, besonders von sog. Handgängern«. Bruns Beiträge 34: 326–335 (1902)
»Zur Sehnenüberpflanzung bei spinaler Kinderlähmung«. Dt Zs N Hlk 22: 126–131 (1902)
»Krankenpflege bei Gelähmten«. Krankenpflege 1: 865–869 (1902)
»Die Sehnenüberpflanzung und ihre Verwertung in der Behandlung der Lähmungen«. Veit & Comp, Leipzig, 1902
»Zur Ätiologie des angeborenen Klumpfusses«. Z Orthop 11: 164–167 (1902)
»Die Sehnenüberpflanzung am Oberschenkel«. Wien Klin Rndsch 17: 257–261 (1903)
»Dauererfolge des Redressments des spondylitischen Gibbus«. Z Orthop 11: 115–121 (1903)
»Zur Casuistik des hysterischen Spitzfusses«. Z Orthop 11: 175–179 (1903)
»Über die Arthrodese des paralytischen Schlottergelenks der Schulter«. Arch Klin Chir 69: 116–133 (1903)
»Über Krüppelfürsorge, ihre Ziele und Erfolge«. Krankenpflege 2: 865–871 (1903)
»Kongreßbericht über den zweiten Kongreß der deutschen Gesellschaft für orthopädische Chirurgie«. Münch Med Wochenschr 50: 1092–1093 (1903)
»Die Heidelberger Verbandschiene, eine neue Schienenvorrichtung«. Münch Med Wochenschr 50: 1819–1820 (1903)
»Der heutige Stand in der Sehnenplastik«. Z Orthop 12: 1–15 (1904)

3 Hoffa A, Blencke A ›Literatur‹ S. 276, 1905
4 Ebd. S. 34
5 Ebd. S. 48
6 Ebd.
7 Ebd.

»Heutiger Stand in der Sehnenplastik«. Separatdruck aus der Wiener Klinik, 1903; Urban & Schwarzenberg 1904

»Die Behandlung des Klumpfusses«. Arch Orthop U-Chir 1: 374–380 (1903)

»Über die Behandlung der spinalen Kinderlähmung«. Z Ärztl Frtbldng 1: 486–489 (1904)

»Die deutsche Orthopädie im Jahre 1903«. Münch Med Wochenschr 51: 491–495 (1904)

»Neurologie und Orthopädie«. Münch Med Wochenschr 51: 1721–1727 (1904)

»Die Behandlung der Skoliose«. Deut Med Wo 31: 1993–1996 (1904)

»Der Arzt als Begutachter Unfallverletzter«. Münch Med Wochenschr 52: 1887–1889 (1905)

»Über die orthopädische Behandlung der Wirbelsäulenerkrankung«. B. Konegen, Leipzig, 1905

»Die Behandlung der spinalen Kinderlähmung«. Med Klin 1: 28–30 (1905)

»Apparat und Operation in der orthopädischen Therapie«. Cb Ges Therap 23: 505–510 (1905)

»Apparacchio ed operazione nella terapia ortopedica«. Arch di Ortop 22: 346 (1905) [8]

»Über die Indikationen zur Sehnenverpflanzung«. Wien Med Wo 56: 506–519, 565–570 (1906)

»Die Behandlung der tuberkulösen Coxitis im Kindesalter«. Z Ärztl Fortbldng 3: 577–580 (1906)

»Knochenplastik zur Beseitigung der Manus vara«. Z Orthop 17: 287–292 (1906)

»Misserfolge der Sehnenüberpflanzung«. Berl Klin Wochnschr 43: 1359–1363 (1906)

»Über die Behandlung der rachitischen Verkrümmungen«. Cb Kinderhlk 11: 79–83 (1906)

»Von der Ärzte Fahrt zum Lissaboner Kongress«. Münch Med Wochenschr 53: 1022–1023, 1068–1069, 1118–1121 (1906)

»Erfahrungen in der Behandlung der spinalen Kinderlähmung«. Münch Med Wochenschr 53: 1451–1453 (1906)

»Die Fasciodese«. Zb Chir Mech Orthop 1: 97–99 (1907)

»Wie schützt man sich vor der Vortäuschung von monoartikulärer Muskelschwäche«. Mo Unfallhlk 14: 46–47 (1907)

»Zur Nachbehandlung der angeborenen Hüftluxation«. Zb Chir Mech Orthop 1: 329–331 (1907)

»Die Arthrodese des Schultergelenks«. Z Orthop 19: 130–171 (1908)

»Sul valore dell' artrodesi«. Arch di Ortop 25: 81 (1908) [9]

»Die Orthopädie als Spezialität und ihre Begrenzung«. Münch Med Wochenschr 55: 239–240 (1908)

»Krüppelfürsorge«. Z Kinderpflege 1: 121–124 (1908)

»Über den Wert der Arthrodese«. Münch Med Wochenschr 55: 332–336 (1908)

»Erfolge in der Behandlung schwerer Kinderlähmung«. Münch Med Wochenschr 55: 2662–2666 (1908)

»Über die Technik und den Wert der Sehnenüberpflanzung bei der Behandlung der spinalen Kinderlähmung«. Deut Med Wo 34: 142–144 (1908)

»Die Behandlung des angeborenen Klumpfusses«. Therap Rundschau 2: 645 (1908)

8 Blencke A, Gocht H ›Weltliteratur‹ Bd.1 S. 179, 1936
9 Ebd.

»Das Röntgenverfahren in der Orthopädie«. Z neu physik Med 2: 237–240 (1908)

»Orthopädisches aus dem Jahre 1907«. Z Krüp 1: 26–30, 213–216 (1908/09)

»Das Hüftschaukelscharnier«. Z Orthop 24: 71–72 (1909)

»Indicatio morbi und Indicatio orthopaedica«. Z Orthop 24: 113–119 (1909)

»Orthopädisches aus dem Jahre 1908«. Z Krüp 1: 298–302 (1908/09)

»Zur Behandlung der Lähmungen an der oberen Extremität«. Münch Med Wochenschr 56: 1065–1066 (1909)

»Über Wesen und Wert der Krüppelfürsorge«. O. Petters, Heidelberg, 1909

»Vor und Zurück in der Skoliosenbehandlung«. Münch Med Wochenschr 56: 1887–1888 (1909)

»Ein Kniegelenk für künstliche Beine«. Deut Med Wo 35: 1191 (1909)

»In welchen Heilanstalten wird die Behandlung von Unfallverletzten am zweckmäßigsten durchgeführt?« Deut Med Wo 35: 1651–1652 (1909)

»Über den Wert des orthopädischen portativen Apparates«. Deut Med Wo 35: 1782–1785 (1909)

»Die moderne Behandlung der angeborenen Hüftluxation«. Med Klin 5: 1803–1807 (1909)

»Die Orthopädie des praktischen Arztes«. Klin Therap Wo 16: 509–517, 543–548 (1909)

»Die Behandlung der spinalen Kinderlähmung«. Thieme, Leipzig, 1910

»Orthopädische Therapie«. S. 1299–1321 im 1. Bd. Teil II des Handbuch der Neurologie (erschienen in vier Bänden) hrsg. von Lewandowsky M, J. Springer, Berlin, 1910

»Zum Streit über die Coxitistherapie«. Z Orthop 26: 386–391 (1910)

»Orthopädische Operationslehre«. I. Hälfte, mit Adolf Stoffel. F. Enke, Stuttgart, 1911

»Eitrige Hirnhautentzündung nach Kniequetschung, Tod als mittelbare Unfallfolge«. Mo Unfallhlk 18: 242–243 (1911)

»Die Heidelberger Plattfußeinlage«. Münch Med Wochenschr 58: 2448 (1911)

»Ein Präparat von reponierter kongenitaler Hüftluxation«. Zb Chir Mech Orthop 5: 466–470 (1911)

»Über die Behandlung des Klumpfusses«. Klin Therap Wo 18: 1385–1391 (1911)

»Zur Bekämpfung der pathologischen Innenrotation der Füsse«. Zb Chir Mech Orthop 6: 11–13 (1912)

»Die Heidelberger Plattfußeinlage«. Z Ärztl Frtbldng 9: 1 Med-Tech Mitteilungen (1912)

»Über die Versorgung des Hüftgelenkes im orthopädischen Apparat«. Arch Physik Med 6: 75–79 (1912)

»Über die Widerstandskraft von Sehnen und Sehnennähten«. Z Orthop 30: 86–90 (1912)

»Knochen- und Gelenktuberkulose«. Fortschr Med 30: 947–948 (1912)

»Sanatoriumbehandlung der chirurgischen Tuberkulose«. Deut Med Wo 38: 1336–1337 (1912)

»Nachruf auf Alessandro Codivilla«. Zb Chir Mech Orthop 6: 133–135 (1912)

»Zur Einlagenbehandlung des Plattfusses«. Münch Med Wochenschr 59: 536 (1912)

»Zur Einlagenbehandlung des Plattfusses«. Z Ärztl Frtbldng 9: 507 (1912)

»Über die Sehnenverpflanzung in der Behandlung der spinalen Kinderlähmung, ihre Indikation, Technik und Resultate«. Deut Med Wo 38: 1679–1681 (1912)
»Sehnenoperationen und Nervenoperationen bei spastischen Lähmungen«. Münch Med Wochenschr 59: 1491–1494 (1912)
»Ein neuer Hüftstützapparat für schwere Lähmungen«. Münch Med Wochenschr 59: 2000–2001 (1912)
»Resultate der orthopädisch-chirurgischen Behandlung schwerer Kinderparalysen«. Terepevticeskoje Obosrenje Heft 18 (1912) [10]
»Der Aluminiumgewebeverband«. Münch Med Wochenschr 59: 2394 (1912)
»Zur Behandlung der inneren Verletzungen des Kniegelenks«. Münch Med Wochenschr 60: 453–454 (1913)
»Über die Arthrodese des Hüftgelenks«. Münch Med Wochenschr 60: 691 (1913)
»Die neue Verbandbehandlung der Skoliose nach Abbott«. Z Ärztl Frtbldng 10: 508–509 (1913)
»Die neue Verbandbehandlung der Skoliose nach Abbott«. Deut Med Wo 39: 695–699 (1913)
»Die Behandlung des angeborenen Klumpfusses«. Deut Med Wo 39: 585–588 (1913)
»Orthopädische Operationslehre«. II. Hälfte, mit Adolf Stoffel, F. Enke, Stuttgart, 1913
»Die Ausrüstung des Sanitätsoffiziers und das Packen des Sanitätsoffiziersgepäcks für die Mobilmachung«, mit Stabsarzt Messmer, O. Petters, Heidelberg, 1913
»Über die Lichtbehandlung der chirurgischen Tuberkulose«. Münch Med Wochenschr 60: 1079–1083 (1913)
»Über die Lichtbehandlung der chirurgischen Tuberkulose«. Z Orthop 32: 448–460 (1913)
»Die Behandlung der spinalen Kinderlähmung«. Russisch 1913 (Uni-Bibliothek HD; Signatur P 8833-8-33a)
»Über die Behandlung der spastischen Paraplegie«. Wien Klin Rndsch 27: 605 (1913) [11]
»Knochen- und Gelenktuberkulose«. Z Tbc 20: 105–107 (1913)
»Erfahrungen und Erwägungen über die neue Verbandbehandlung der Skoliose nach Abbott«. Berl Klin Wochenschr 50: 1745–1747 (1913)
»Die Behandlung der chirurgischen Tuberkulose in Spezialheilanstalten«. Med Klin 9: 747–748 (1913)
»Über die Behandlung der chirurgischen Tuberkulose mit natürlichen und künstlichen Licht«. Strahlentherapie 3: 104–111 (1913)
»Knochenplastik bei Pseudarthrose der Tibia«. Zb Chir Mech Orthop 7: 129–131 (1913)
»Ein neuer Hüftstützapparat«. Med Klin 9: 683 (1913)
»Knochenplastik bei Patellafraktur«. Z Orthop 34: 545–548 (1914)
»Diskussions- und Kongreßleitung beim 3. Krüppelfürsorgekongreß in Heidelberg«. Z Krüp 7: 68, 186, 258 (1914)
»Knochen- und Gelenktuberkulose und Krüppelfürsorge«. Z Krüp 7: 150–155 (1914)
»Fortschritte der modernen operativen Orthopädie«. Hamburgisch Medizinisches Überseeheft 1: 347–352 (1914)
»Erfahrungen mit Mesbè bei chirurgischer Tuberkulose«. Centralbl Chir 41: 1185–1187 (1914)
»Eine neue Knochenoperation bei Vorderarmlähmung«. Berl Klin Wochenschr 51: 241–242 (1914)
»Das Dauerresultat nach Operation der habituellen und chronischen Verrenkung der Kniescheibe«. Med Klin 10: 237 (1914)
»Beiträge zur operativen Gelenkmobilisierung«. Münch Med Wochenschr 61: 596–599 (1914)
»Über die Sehnenverlängerung durch das ›Rutschenlassen‹«. Münch Med Wochenschr 61: 710 (1914)
»Über die operative Behandlung der tuberkulösen Entzündungen der Wirbelsäule«. Berl Klin Wochenschr 51: 686–587 (1914)
»Über die operative Behandlung der tuberkulösen Entzündungen der Wirbelsäule«. Kinderarzt 25: 169–173 (1914)
»Über die operative Behandlung der tuberkulösen Entzündungen der Wirbelsäule«. B. Konegen, Leipzig, 1914
»Über die Lähmungstherapie an der oberen Extremität«. Deut Med Wo 40: 1053–1059 (1914)
»Ein Todesfall infolge von Anwendung des Friedmannschen Tuberkulosemittels«, mit C. Laubenheimer. Deut Med Wo 40: 501–503 (1914)
»Über die künstliche Belichtung der chirurgischen Tuberkulosen«. Z Balneolog Klimatolog Kurorthygiene 7: 1–4 (1914)
»Nachruf auf Georg Joachimsthal«. Zb Chir Mech Orthop 8: 129–130 (1914)
»Knochenplastik nach Laminektomie«. Centralbl Chir 41: 1110–1111 (1914)
»Anmerkungen zu den ›12 Geboten‹ von Prof. Ritschel – Freiburg«. Münch Med Wochenschr 62: 215 (1915)
»Anmerkungen zu den ›12 Geboten‹ von Prof. Ritschel – Freiburg«. Zb Chir Mech Orthop 9: 51–52 (1915)
»Kriegsorthopädisches«. Deut Med Wo 41: 785–788, 819–822, 848–852, 881–883 (1915)
»Unsere Technik des Gipsleimkorsetts«. Z Orthop 35: 112–114 (1916)
»Orthopädie und Kriegskrüppelfürsorge in Baden«. Z Orthop 35: 562–565 (1916)
»Die Lyra-Schiene für den Arm«. Med Klin 12: 1133–1134 (1916)
»Über das Verbinden unserer Kriegsverwundeten«. Deut Med Wo 42: 1196–1197 (1916)
»Erfahrungen mit der Albee'schen Operation bei Spondylitis tuberculosa«. Münch Med Wochenschr 63: 546 (1916)
»Eine Feldbeckenstütze«. Münch Med Wochenschr 64: 39 Feldärztliche Beillage (1917)
»Zur Bewertung des Gipsverbandes im Felde«. Deut Med Wo 43: 101–103 (1917)
»Heilerfolge bei Handlähmung«. Z Krüp 10: 130–134 (1917)
»Erfahrungen und Erwägungen über Kriegsprothesen«. Z Orthop 37: 385–391 (1917)
»Eine einfache Handschiene«. Münch Med Wochenschr 65: 1162 (1918)
»Zur Technik der Frakturenbehandlung«. Deut Med Wo 44: 1377–1380 (1918)
»Was hat der Krieg hinsichtlich der Orthopädie Neues gelehrt?« Dt Milit Zt 47: 251–255 (1919)
»Eine einfache Handschiene«. Z Ärztl Frtbldng 16: 2 Med Tech Mitteilungen (1919)
»Die Heilung des angeborenen Klumpfusses«. Deut Med Wo 45: 209–210 (1919)
»Der statische Plattfuß«. Med Klin 15: 107–108 (1919)
»Die Skoliose«. Med Klin 15: 327–329 (1919)
»Zusammenlegbare Lagerungsschienen für Bein und Arm«. Centralbl Chir 46: 215 (1919)

10 Blencke A, Gocht H ›Weltliteratur‹ Bd. 1 S. 369, 1936
11 Peltesohn, Z Orthop 33: 314 (1913)

»Die angeborene Hüftverrenkung«. Med Klin 15: 180–182 (1919)
»Keine quere Tenotomie mehr«. Münch Med Wochenschr 66: 416 (1919)
»Knochen- und Gelenktuberkulosen«. Med Klin 15: 257–258 (1919)
»Die Heilkräfte des deutschen Mittelgebirges im Kampfe gegen die chirurgische Tuberkulose«. Prakt Arzt 5: 218–220 (1920)
»Aus 25 Jahren Orthopädischer Arbeit«. Urban & Schwarzenberg, Wien Berlin, 1920
»Orthopädische Operationslehre« 2. Auflage mit Adolf Stoffel, F. Enke, Stuttgart, 1920
»Zur Frage des Messermeißels«. Centralbl Chir 48: 51–52 (1921)
»Ergebnisse der orthopädischen Therapie«. Fortschr Med 38: 7–11 (1921)
»Die Bewertung der Arthrodesenoperation«. Z Orthop 44: 85–88 (1923)
»Operationspläne für Sehnenverpflanzung«. Z Orthop 44: 57–60 (1923)
»Lungentuberkulose einer Krankenschwester – Betriebsunfall?«. Mo Unfallhlk 31: 14–17 (1924)
»Orthopädische Operationslehre« 3. Auflage mit Adolf Stoffel, F. Enke, Stuttgart, 1924
»Infektionskrankheit als Unfallfolge bei Krankenpflegepersonal«. Mo Unfallhlk 31: 185–189 (1925)
»Perlgeschwulst der Schädelbasis als Unfallfolge«. Mo Unfallhlk 32: 227–228 (1925)
»Die Funktionsteilung bei der Sehnenüberpflanzung«. Z Orthop 46: 91–94 (1925)
»Hilfsmittel der orthopädischen Therapie«. Therap Gegenwrt 66: 30–33 (1925)
»Die Fußschwäche und ihre Folgen«. Therap Gegenwrt 66: 124–129 (1925)
»Angeborene Fehlformen des Fußes«. Therap Gegenwrt 66: 359–362 (1925)
»Haltungs- und Formfehler der Wirbelsäule«. Therap Gegenwrt 66: 400–406 (1925)
»Die angeborene Hüftverrenkung«. Therap Gegenwrt 66: 539–544 (1925)
»Vom 4. Internationalen Kongreß für Unfallheilkunde und Berufskrankheiten in Amsterdam, 7.–12. IX. 1925«. Deut Med Wo 51: 1709–1710 (1925)
»Ein trügerisches Röntgenbild«. Mo Unfallhlk 33: 18–19 (1926)
»Infektionskrankheiten als Unfallfolge beim Pflegepersonal«. Mo Unfallhlk 33: 30–34 (1926)
»Das neue Oberschenkelkunstbein mit Bingler-Gleitkniegelenk«. Münch Med Wochenschr 73: 2124 (1926)
»Krankheiten des Hüftgelenks«. Therap Gegenwrt 67: 80–83, 121–126 (1926)
»Die spinale Kinderlähmung«. Therap Gegenwrt 67: 361–364, 414–419 (1926)
»Spastische Lähmungen«. Therap Gegenwrt 67: 546–551 (1926)
»Die Phototherapie in der orthopädischen Therapie«. La Medicina Germano Hispano Americano (spanisch) 3: 501–506 (1926)
»Die kombinierte Behandlung der Knochen-Gelenktuberkulose«. Fortschr Geb Rö Strahl 34: 763–764 (1926)
»Die kombinierte Behandlung der Knochen-Gelenktuberkulose«. Fortschr Med 44: 589–593 (1926)
»Rachitische Deformitäten der Gliedmaßen und des Brustkorbes«. Therap Gegenwrt 68: 34–36, 79–81 (1927)
»Ein neues Fahrbahrenmodell«. Münch Med Wochenschr 74: 721 (1927)
»Seltene Ursache eines Betriebsunfalls im Röntgenzimmer«. Mo Unfallhlk 34: 5 (1927)
»Eitrige Angina – Unfallfolge?«. Mo Unfallhlk 34: 106–109 (1927)
»Die Behandlung der Knochen-Gelenk-Tuberkulose«. Med Welt 1: 645–647, 686–689 (1927)
»Physikalisch-mechanische und operative Behandlung der chronischen Gelenkkrankheit«, mit H. Spitzy, Centralbl Chir 54: 3104–5 (1927)
»Wie behandele ich die Knochen-Gelenk-Tuberkulose?« Ortopedija i Travmatologija (russisch) 2: 1–17 (1928) [12]
»Fußbeschwerden, ihre Verhütung und ihre Behandlung«. Monatsschrift ungarischer Mediziner 2: 275–278 (1928) [13]
»Der Prophylaxe-Stiefel«. Z Orthop 51: 88–91 (1929)
»Arzt und Rentenfestsetzung«. Mo Unfallhlk 36: 97–104 (1929)
»Gipsverbände und Operationen bei rheumatischen Arthritiden«. Münch Med Wochenschr 76: 1564–1565 (1929)
»Strömungen in der Behandlung der Knochen Gelenk Tuberkulose«. Fortschr Therap 6: 73–75 (1930)
»Fragen und Antworten zur Behandlung der Knochen- und Gelenktuberkulose«. Acta Chir Scand 67: 970–977 (1930)
»Über die Behandlung der Knochen- und Gelenktuberkulose«. Med Welt 7: 995–996 (1933)

1.3. Vorträge, Kongreßbesuche und Sitzungen

Fast alle Vorträge, die Vulpius hält, werden in der medizinischen Fachliteratur veröffentlicht. Vor allem auf den Orthopädenkongressen ist Vulpius ein aktiver Redner und ständig anwesender Zuhörer. Zudem ist er an einem intensiven Gedankenaustausch mit dem Ausland interessiert.

19. 6. 1894	Nat.-Med. Verein in Heidelberg: »Zur Kenntnis der Ischias scoliotica« [14]
30. 4. 1895	Nat.-Med. Verein in Heidelberg: »Über die Behandlung der Skoliose« [15]
15. 12. 1895	Nat.-Med. Verein in Heidelberg: »Die Behandlung des Klumpfusses mit dem modernen Redressment« [16]
5. 5. 1896	Nat.-Med. Verein in Heidelberg: »Zur Heilung des Klumpfusses« [17]
19. 5. 1896	Nat.-Med. Verein in Heidelberg: »Demonstration von Röntgenaufnahmen« [18]

12 Osten-Sacken E Zo Ges Chir 46: 726–7 (1929)
13 Duncker, Zo Ges Chir 44: 239 (1929)
14 Vulpius O Münch Med Wochenschr 41: 586 (1894)
15 Anonym, Münch Med Wochenschr 42: 503 (1895)
16 Ebd. 43: 109 (1896)
17 Ebd. 43: 642 (1896)
18 Ebd.

21.–26. 9. 1896 68. Versammlung der Ges. dt. Naturforscher und Ärzte in Frankfurt a.M.: 22. 9.: »Zur Behandlung des angeborenen Klumpfusses« [19]

1. 12. 1896 Nat.-Med. Verein in Heidelberg: »Sehnenüberpflanzung«[20]

4. 5. 1897 Nat.-Med. Verein in Heidelberg: »Heilung des Klumpfusses durch das moderne Redressment« [21]

20.–26. 9. 1897 69. Versammlung der Ges. dt. Naturforscher und Ärzte in Braunschweig: 20. 9. »Über die Behandlung von Lähmungsdeformitäten des Fußes«; 20. 9. »Über die Verwertung der Zellulose in der orthopädischen Technik« [22]

13.–16. 4. 1898 27. Kongreß der dt. Ges. für Chirurgie: 2. Sitzungstag »Zur Technik des Redressments und des Verbandes an der gibbösen Wirbelsäule«; 4. Sitzungstag »Über die Behandlung von Lähmungen mit Sehnenüberpflanzung«[23]

19.–24. 9. 1898 70. Versammlung der Ges. dt. Naturforscher und Ärzte in Düsseldorf: 22. 9. »Die Behandlung der Wirbelentzündung im Gipsbett«[24]

5.–8. 4. 1899 28. Kongreß der dt. Ges. für Chirurgie: »Weitere Erfahrungen über die Sehnenüberpflanzung bei Lähmungen und Krampfzuständen«[25]

Mai 1899 Versammlung des Kraichgauer Ärztevereins: »Kritischer Überblick über Umfang, Bedeutung und Leistungen der modernen Orthopädie«[26]

17.–23. 9. 1899 71. Versammlung der Ges. dt. Naturforscher und Ärzte in München: »Altes und Neues in der Behandlung der seitlichen Rückgratverkrümmung«[27]

7. 11. 1899 Nat.-Med. Verein in Heidelberg: »Ein Fall von willkürlicher Verrenkung des Kniegelenkes«; »Die orthopädische Behandlung von Nervenleiden«[28]

1899 Mittelrheinischer Ärztetag in Hanau: »Die Orthopädisch-Chirurgische Behandlung der spinalen Kinderlähmung« [29]

18.–21. 4. 1900 29. Kongreß der dt. Ges. für Chirurgie: »Über den Wert des orthopädischen Stützkorsetts« [30]

3. 7. 1900 Nat.-Med. Verein in Heidelberg: Vulpius zeigt einige seltene Fälle von Sehnenüberpflanzung [31]

2.–9. 8. 1900 13. Intern. Med. Kongreß in Paris: 4. Sitzungstag »Die Sehnenüberpflanzung und ihre Erfolge in der Behandlung von Lähmungen« [32]

16.–22. 9. 1900 72. Versammlung der Ges. dt. Naturforscher und Ärzte in Aachen: »Behandlung des Klumpfusses bei Erwachsenen« [33]

22. 2. 1901 Nat.-Med. Verein in Heidelberg: »Einiges über die heutige Behandlung von Frakturen« [34]

September 1901 Studienreise zu den bestehenden Krüppelheimen in München, Kopenhagen, Kirchrode bei Hannover und Nowawes bei Potsdam [35]

22.–28. 9. 1901 73. Versammlung der Ges. dt. Naturforscher und Ärzte in Hamburg: 3. Sitzungstag »Zur Behandlung der Kontrakturen und Ankylosen des Kniegelenkes« [36]

1. 4. 1902 1. Kongreß der dt. Ges. für orthopädische Chirurgie in Berlin: »Zur Ätiologie des angeborenen Klumpfusses«; »Dauererfolge des Calot'schen Redressments des Gibbus« [37]

2.–5. 4. 1902 31. Kongreß der dt. Ges. für Chirurgie in Berlin: »Zur Kenntniss der Myositis ossificans traumatica«[38]

24.–25. 5. 1902 27. Wanderversammlung der südwestdt. Neurologen und Irrenärzte in Baden-Baden: »Muskelüberpflanzung bei spinaler Kinderlähmung« [39]

1903 14. Intern. Med. Kongreß in Madrid (Sektion für Pädiatrie): »Die Behandlung des Klumpfusses«[40]

2. 6. 1903 2. Kongreß der dt. Ges. für orthopädische Chirurgie: »Heutiger Stand der Sehnenplastik« [41]

Mai 1904 Referat im Heidelberger Dozentenkollegium: »Neurologie und Orthopädie« [42]

29. 5. 1904 52. Mittelrheinischer Ärztetag in Bad Kreuznach: »Die Behandlung der spinalen Kinderlähmung«[43]

12. 6. 1904 2. Versammlung der Vereinigung der Kinderärzte Südwestdeutschlands und der Schweiz in Heidelberg: »Über die Fortschritte in der Behandlung der spinalen Kinderlähmung«[44]

29. 5.–1. 6. 1905 1. Intern. Kongreß für Unfallheilkunde in Lüttich: »Der Arzt als Begutachter Unfallverletzter«[45]

3. 12. 1905 Dankesrede von Vulpius im Rahmen der Verleihung des Re-Umberto-I-Preises des ›Istituto Ortopedico Rizzoli‹ in S. Michele in Bosco

19 Joachimsthal G Deut Med Wo 22: 179V (1896)
20 Anonym, Münch Med Wochenschr 44: 372 (1897)
21 Ebd.: 571
22 Wohlgemuth H Münch Med Wochenschr 44: 1118 (1897)
23 Cohn E Münch Med Wochenschr 45: 546, 576 (1898)
24 Albu, Münch Med Wochenschr 45: 1350 (1898)
25 Wohlgemuth H Deut Med Wo 25: 168V (1899)
26 Vulpius O Wien Klin Rndschau 13: 555 (1899)
27 Anonym, Münch Med Wochenschr 46: 1694 (1899)
28 Ebd. 47: 103 (1900)
29 Vulpius O Kinderarzt 10: 145 (1899)
30 Wohlgemuth H Münch Med Wochenschr 47: 707 (1900)
31 Anonym, Münch Med Wochenschr 48: 279 (1901)
32 Wohlgemuth H Münch Med Wochenschr 47: 1319 (1900)
33 Anonym, Münch Med Wochenschr 47: 1471 (1900)
34 Vulpius O Deut Praxis 4: 377 (1901)
35 Vulpius O ›Krüppelheim‹ S. 11–26, 1902
36 Flockenmann, Deut Med Wo 27: 287V (1901)
37 Vulpius O Münch Med Wochenschr 49: 767 (1902)
38 Wohlgemuth H Münch Med Wochenschr 49: 723 (1902)
39 Weygandt, Münch Med Wochenschr 49: 939 (1902)
40 Vulpius O Arch Orthop U-Chir 1: 374 (1903)
41 Vulpius O Münch Med Wochenschr 50: 1092–3 (1903)
42 Ebd. 51:1721 (1904)
43 Duschinsky, Münch Med Wochenschr 51: 1073 (1904)
44 Tobler, Münch Med Wochenschr 51: 1407 (1904)
45 Vulpius O Münch Med Wochenschr 52: 1887 (1905)

(Bologna) für seine Arbeit: »Die Sehnenüberpflanzung und ihre Verwertung in der Behandlung der Lähmungen« [46]

7. 4. – 30. 4. 1906 Schiffahrt über Madeira, Teneriffa, Tanger und Gibraltar nach Lissabon zum 15. Intern. Med. Kongreß (19. – 26. 4. 1906), Vortrag, gehalten in der Sektion für Pädiatrie: »Die Behandlung der spinalen Kinderlähmung« [47]

11. – 15. 9. 1906 5. Intern. Kongreß für Versicherungsmedizin in Berlin: 13. 9. »Einfluß des Trauma bei latenten und offenbaren organischen Rückenmark- und Gehirnkrankheiten« [48]

2. 4. 1907 6. Kongreß der dt. Ges. für orthopädische Chirurgie in Berlin: »Arthrodese des Schultergelenks«: Karch (Aachen) versucht Kontroverse zwischen Vulpius und Lorenz in bezug auf die Sehnenüberpflanzung zu schlichten. Vulpius wird als Vorkämpfer für die Sehnenoperation bezeichnet. [49]

7. – 12. 10. 1907 8. Kongreß der französischen Gesellschaft für Chirurgie und Innere Medizin in Paris: »Über die Technik und den Wert der Sehnenüberpflanzung bei der Behandlung der spinalen Kinderlähmung« [50]

15. 10. 1907 4. Kongreß der italienischen Gesellschaft für Orthopädie in Bologna: »Über den Wert der Arthrodese« [51]

24. – 25. 5. 1908 7. Kongreß der dt. Ges. für orthopädische Chirurgie in Berlin: am 24. 4. ist ein Projektionsabend mit Vorträgen über Klumpfußbehandlung (u. a. von Vulpius), Skoliose und angeborene Hüftverrenkung. [52]

46 Umberto I-Primo Concorso S. 5, 6, 26 (1906)
47 Vulpius O Münch Med Wochenschr 53: 1022, 1451 (1906)
48 Schwab M Münch Med Wochenschr 53: 1935 (1906)
49 Muskat, Deut Med Wo 33: 701 – 2 (1907)
50 Gaudier, Kirmisson E Zb Chir Mech Orthop 1: 504 (1907)
51 Galleazi R, Bastianelli, Zb Chir Mech Orthop 2: 132, 146 (1908)
52 Anonym, Z Krüp 1: 47 (1908/09)
53 Rad v., Münch Med Wochenschr 55: 2352 (1908)
54 Vulpius O Münch Med Wochenschr 56: 1887 (1909)
55 Anonym, Zb Chir Mech Orthop 3: 142 – 3 (1909) und Vulpius O Deut Med Wo 35: 1651 (1909)
56 Vulpius O Deut Med Wo 35: 1782 (1909)
57 Umberto I-Secondo Concorso S. 6 (1911)
58 Schede, Münch Med Wochenschr 58: 1102 (1911)
59 Duschinsky, Münch Med Wochenschr 58: 1531 (1911)
60 Anonym, Münch Med Wochenschr 58: 2298 (1911)
61 Wollenberg A Zb Chir Mech Orthop 6: 222 – 3, 227 (1912)
62 Vulpius O Deut Med Wo 38: 1336 (1912)
63 Ebd.
64 Hohmann G Münch Med Wochenschr 59: 1346 (1912)
65 Vulpius O Deut Med Wo 39: 695 – 99 (1913)
66 Anonym Zb Chir Mech Orthop 6: 492 (1912)
67 Wollenberg A Zb Chir Mech Orthop 7: 210 (1913) und Ehringhaus O Deut Med Wo 39: 817 – 8 (1913)

3. – 4. 10. 1908 2. Jahresversammlung der Ges. dt. Nervenärzte in Heidelberg: 3. Sitzung: »Erfolge der orthopädisch-chirurgischen Behandlung schwerer Kinderlähmung« [53]

6. 6. 1909 56. Mittelrheinischer Ärztetag in Darmstadt: »Vor und Zurück in der Skoliosenbehandlung« [54]

23. – 27. 5. 1909 2. Intern. Med. Unfallkongreß in Rom: »In welchen Heilanstalten wird die Behandlung von Unfallverletzten am zweckmäßigsten durchgeführt?« [55]

29. 8. – 4. 9. 1909 16. Intern. Med. Kongreß in Pest: »Über den Wert des orthopädischen portativen Apparates« [56]

5. 2. 1911 Verleihung des Re-Umberto-I-Preises im ›Istituto Ortopedico Rizzoli‹ in Bologna an Schulthess. Vulpius sitzt im Preisgericht. [57]

17. – 18. 4. 1911 10. Kongreß der dt. Ges. für orthopädische Chirurgie: 17. 4. »Zur blutigen Behandlung des angeborenen Klumpfusses«; 18. 4. »Über die Widerstandsfähigkeit von Sehnen und Sehnennähten« [58]

11. 6. 1911 58. Versammlung mittelrheinischer Ärzte in Mainz: »Nervenoperationen bei Lähmungen« [59]

24. – 29. 9. 1911 83. Versammlung dt. Naturforscher und Ärzte in Karlsruhe: »Über die Heilung der angeborenen Hüftverrenkung«; »Über die Heidelberger Plattfußeinlage« [60]

8. – 10. 4. 1912 11. Kongreß der dt. Ges. für orthopädische Chirurgie in Berlin: 8. 4.: Vulpius referiert über die Stoffel'schen Fälle, die in seiner Anstalt operiert wurden; 9. 4. »Über die Sehnenüberpflanzung in der Behandlung der spinalen Kinderlähmung, ihre Indikation, Technik und Resultate«; 9. 4. »Sehnen- und Nervenoperationen bei spastischen Lähmungen«; 9. 4. »Ein neues Hüftscharnier für Lähmungsapparate«; 10. 4. Vulpius demonstriert eine neue Celluloid-Hülsen-Technik [61]

2. 6. 1912 59. Versammlung mittelrheinischer Ärzte in Heidelberg: »Sanatorium-Behandlung der chirurgischen Tuberkulose« [62]

13. 6. 1912 Versammlung des Zentralkomitees zur Bekämpfung der Tuberkulose in Berlin: »Sanatorium-Behandlung der chirurgischen Tuberkulose« [63]

1912 2. Kongreß für Krüppelfürsorge in München [64]

Herbst 1912 Reise nach Portland (USA) zu Abbott, um dessen Verbandbehandlung der Skoliose kennenzulernen [65]

28. 11. 1912 Prof. Vulpius weilt mit Dr. Rosenfeld und Prof. Biesalski in Zürich als Delegierter aus Deutschland bei der Einweihung der Schweizerischen Heil- und Erziehungsanstalt für krüppelhafte Kinder und der Orthop. Poliklinik unter Leitung von Prof. Schulthess. [66]

24. – 25. 3. 1913 12. Kongreß der dt. Ges. für orthopädische Chirurgie in Berlin: 24. 3. »Bilder zur Technik der Abbott'schen Verbandbehandlung« [67]

26.–29. 3. 1913 42. Versammlung der dt. Ges. für Chirurgie in Berlin: »Die Heilstättenbehandlung der chirurgischen Tuberkulose«[68]

26.–29. 3. 1913 4. Intern. Kongreß für Physiotherapie in Berlin: »Über die Lichtbehandlung der chirurgischen Tuberkulose«[69]

6. 5. 1913 Vortrag im Reichsversicherungsamt Berlin: »Heilstättenbehandlung der chirurgischen Tuberkulose«[70]

7.–12. 8. 1913 17. Intern. Med. Kongreß in London: 7. 8. »Über die Behandlung der spastischen Paraplegie«: 7. 8. »Die neue Verbandbehandlung der Skoliose nach Abbott«; 9. 8. Vulpius zeigt Bilder von Gelenkplastiken und referiert über das Sanatorium in Rappenau.[71]

1. 3. 1914 Sitzung des geschäftsführenden Vorstands der ›Deutschen Vereinigung für Krüppelfürsorge‹ in Berlin[72]

2.–4. 6. 1914 3. Kongreß für Krüppelfürsorge in Heidelberg unter der Leitung von Geh. Oberregierungsrat Becker und Vulpius: »Knochen- und Gelenktuberkulose und Krüppelfürsorge«[73]

16.–17. 4. 1917 Generalversammlung des K. K. Verein »Die Technik für die Kriegsinvaliden« in Wien: 17. 4. »Kombination oder Trennung von Arbeitsarm und Schönheitsarm«[74]

27.–29. 5. 1920 15. Kongreß der DOG in Dresden: »Die primären traumatischen Deformitäten«[75]

25.–26. 9. 1922 17. Kongreß der DOG in Breslau: »Die Bewertung der Arthrodesenoperation«; »Operationspläne für Sehnenüberpflanzung«[76]

15.–17. 9. 1924 19. Kongreß der DOG in Graz: »Die Funktionsteilung bei der Sehnenüberpflanzung«[77]

7.–12. 9. 1925 4. Intern. Kongreß für Unfallheilkunde und Berufskrankheiten in Amsterdam und Scheveningen[78]

13.–15. 9. 1926 21. Kongreß der DOG in Köln: Demonstration von Beinamputierten mit der Bingler-Knieprothese[79]

16. 9. 1926 Hauptversammlung des Reichsverbandes der für Berufsgenossenschaften tätigen Ärzte in Köln[80]

19.–21. 9. 1927 22. Kongreß der DOG in Nürnberg: »Über die physikalische und operative Therapie der Arthritis deformans«[81]

1927 4. Tagung der dt. Ges. für Unfallheilkunde, Versicherungs- und Versorgungsmedizin in Nürnberg[82]

3.–6. 10. 1928 5. Intern. Kongreß für Unfallheilkunde und Berufskrankheiten in Pest[83]

1929 Vulpius ist Teilnehmer am Orthopädenkongreß[84]

4.–11. 10. 1934 Fahrt zu dem Kongreß der DOG in Dortmund (8.–10. Oktober)[85]

1.4. Dokumente

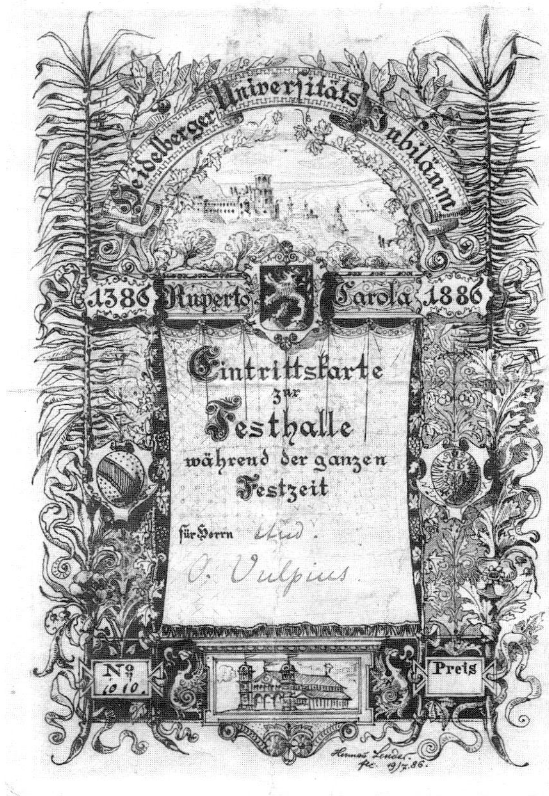
Heidelberger Universitäts Jubiläum
1386 Ruperto Carola 1886
Eintrittskarte zur Festhalle während der ganzen Festzeit
für Herrn
O. Vulpius
No 1010
Preis

Abb. 121. Eintrittskarte anläßlich des Jubiläums der Ruperto Carola 1886.[86]

68 Härtel F Münch Med Wochenschr 60: 726 (1913)
69 Reiner H Zb Chir Mech Orthop 7: 242 (1913)
70 Anonym, Berufsgenossenschaft 28: 204 (1913)
71 Böhm M Zb Chir Mech Orthop 7: 430–3 und ders. Deut Med Wo 39: 1919 (1913)
72 Anonym, Z Krüp 7: 67–8(1914)
73 Vulpius O Z Krüp 7: 150 (1914)
74 Hohmann G Münch Med Wochenschr 64: 592 (1917)
75 Ansprenger Münch Med Wochenschr 67: 855 (1920)
76 Hohmann G Münch Med Wochenschr 69: 1492–3 (1922)
77 Ebd. 71: 1452 (1924)
78 Vulpius O Deut Med Wo 51: 1709 (1925)
79 Hohmann G Münch Med Wochenschr 73: 1731 (1926)
80 Anonym, Mo Unfallhlk 33: 123, 288 (1926)
81 Debrunner H Deut Med Wo 53: 1969 (1927)
82 Probst J ›Unfallheillkunde‹ S. 22–3, 1986
83 Franck E Münch Med Wochenschr 75: 1825 (1928)
84 Ar Vulp Kl: Protokoll des Ehrengerichts vom 2. 8. 1930
85 Ar Vulp Kl: Bericht von Vulpius von der Reise zum Orthopädenkongreß in Dortmund im Oktober 1934.
86 Ar Vulp Kl

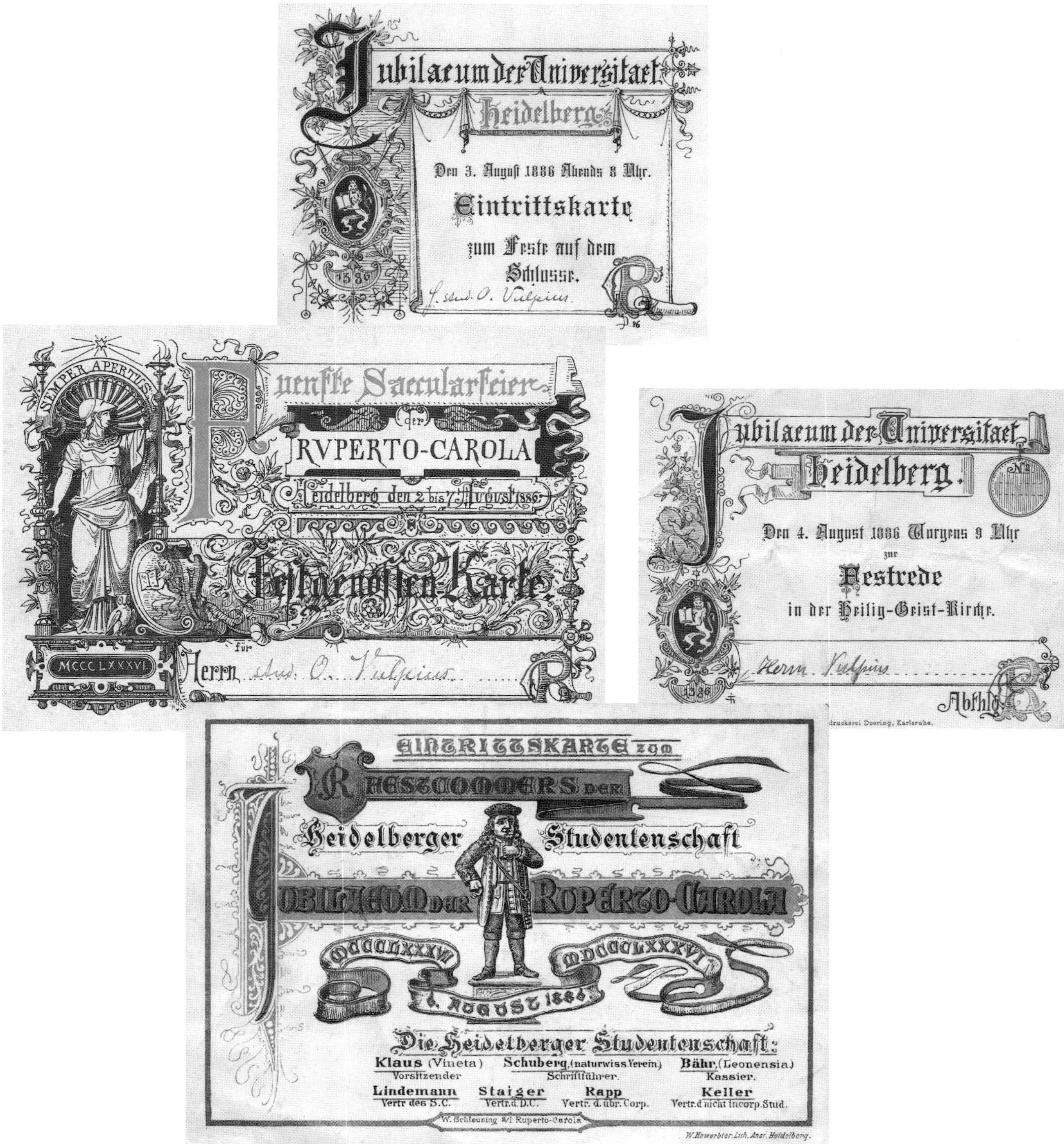

Abb. 122. Vorderseiten von Eintrittskarten zu Veranstaltungen anläßlich der 500-Jahr-Feier der Heidelberger Universität 1886. (Ar Vulp Kl)

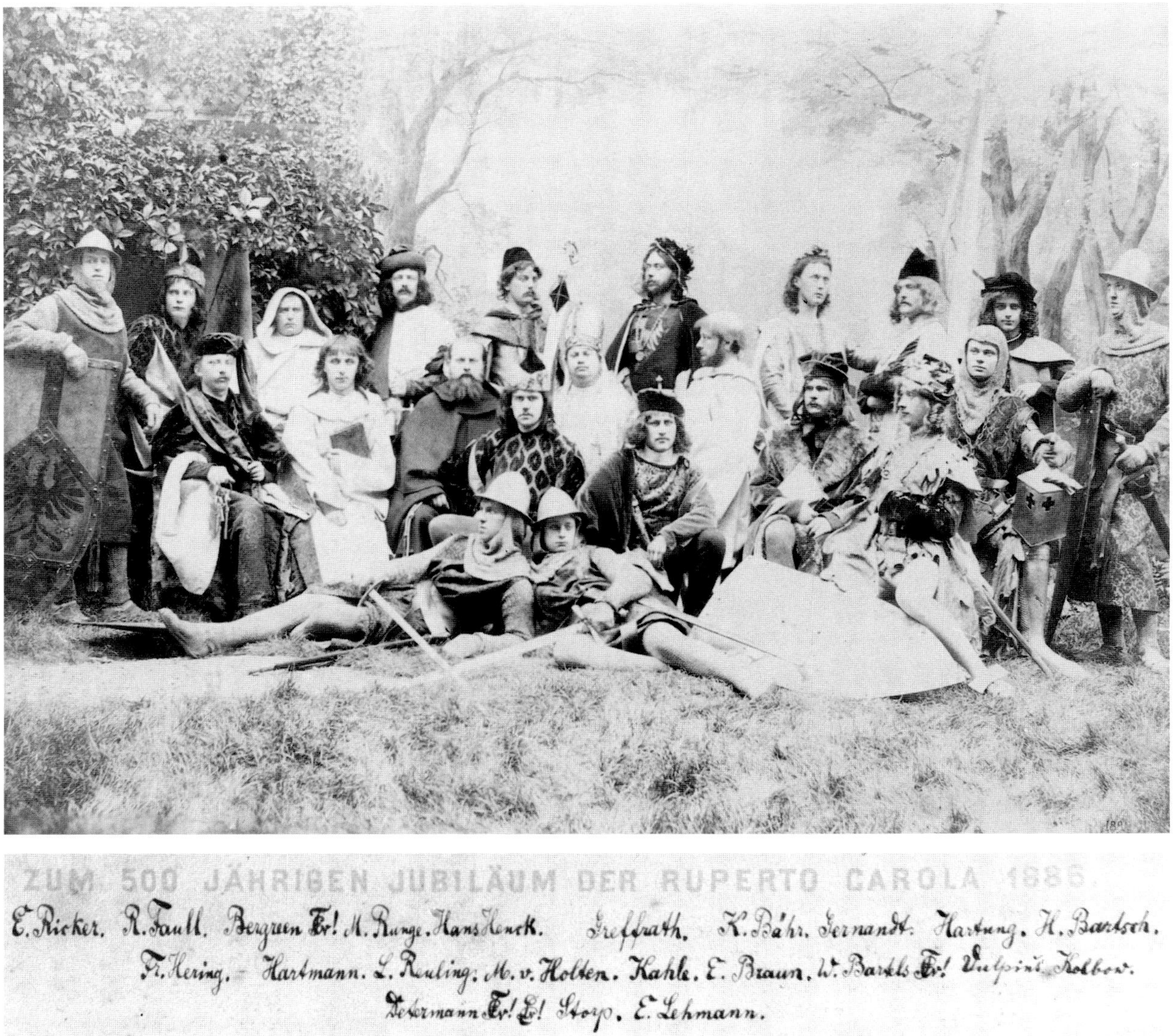

Abb. 123. *Die Aktivitas der Studentenverbindung ›Leonensia‹ kostümiert zum 500jährigen Jubiläum der Ruperto Carola 1886 (Oscar Vulpius vierter von rechts, sitzend). (Ar Leon)*

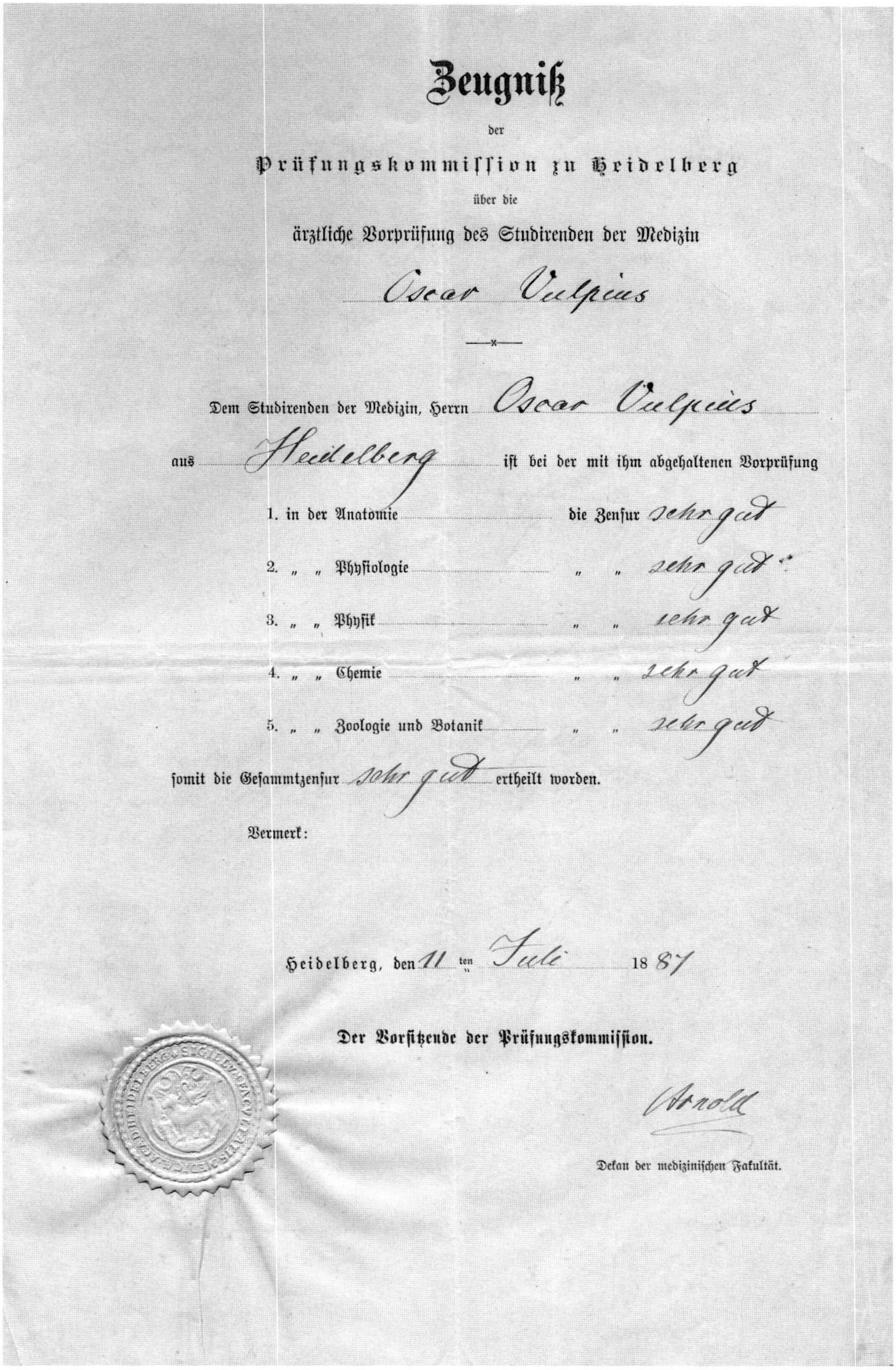

Zeugniß

der

Prüfungskommission zu Heidelberg

über die

ärztliche Vorprüfung des Studirenden der Medizin

Oscar Vulpius

Dem Studirenden der Medizin, Herrn Oscar Vulpius

aus Heidelberg ist bei der mit ihm abgehaltenen Vorprüfung

1. in der Anatomie die Zensur sehr gut
2. " " Physiologie " " sehr gut
3. " " Physik " " sehr gut
4. " " Chemie " " sehr gut
5. " " Zoologie und Botanik " " sehr gut

somit die Gesammtzensur sehr gut ertheilt worden.

Vermerk:

Heidelberg, den 11 ten Juli 1887

Der Vorsitzende der Prüfungskommission.

Arnold

Dekan der medizinischen Fakultät.

Abb. 124. Physikum 11. Juli 1887. (Ar Vulp Kl)

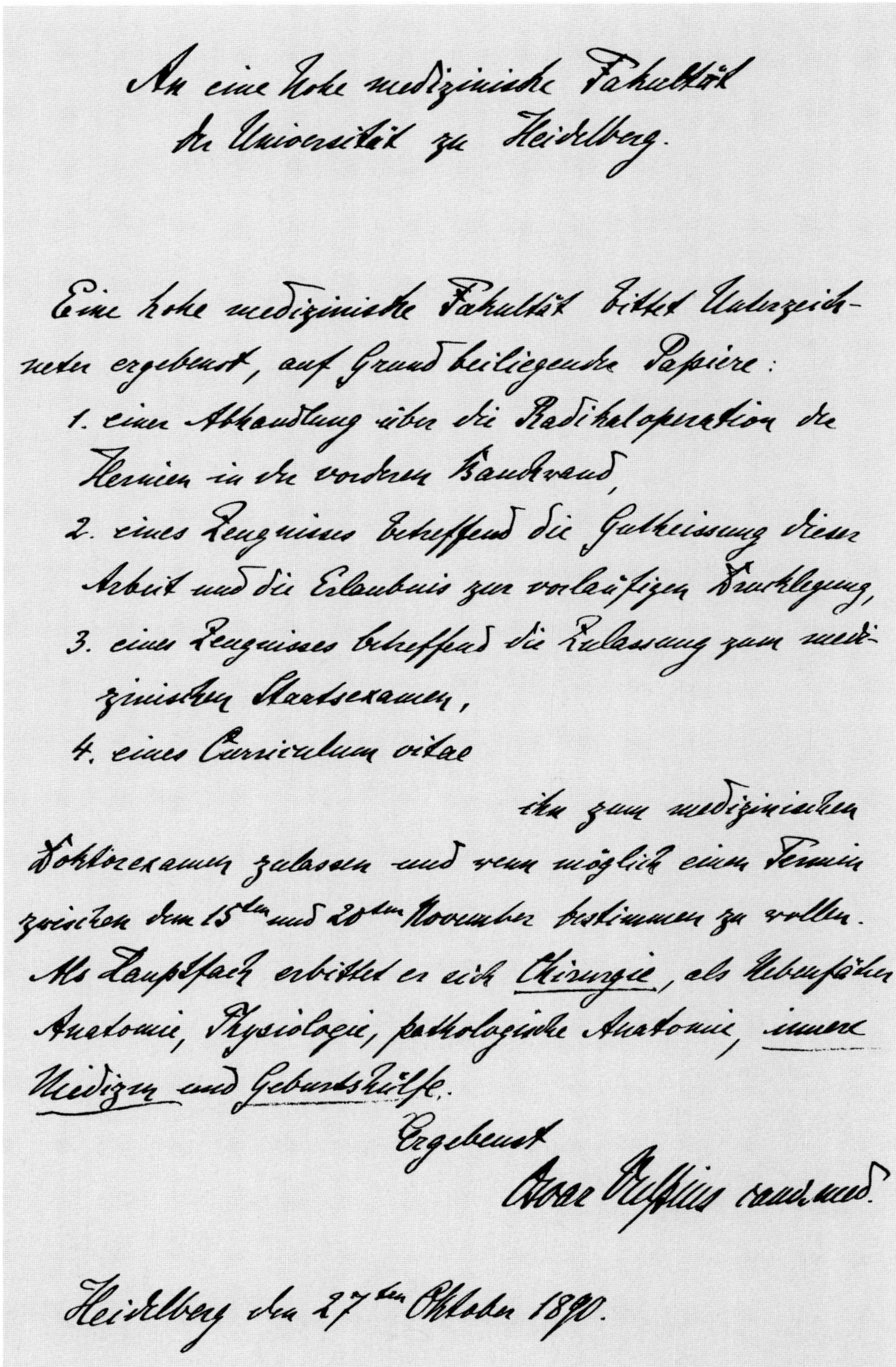
An eine hohe medizinische Fakultät
der Universität zu Heidelberg.

Eine hohe medizinische Fakultät bittet Unterzeichneter ergebenst, auf Grund beiliegender Papiere:

1. einer Abhandlung über die Radikaloperation der Hernien in der vorderen Bauchwand,
2. eines Zeugnisses betreffend die Gutheissung dieser Arbeit und die Erlaubnis zur vorläufigen Drucklegung,
3. eines Zeugnisses betreffend die Zulassung zum medizinischen Staatsexamen,
4. eines Curriculum vitae

ihn zum medizinischen Doktorexamen zulassen und wenn möglich einen Termin zwischen dem 15ten und 20ten November bestimmen zu wollen.
Als Hauptfach erbittet er sich Chirurgie, als Nebenfächer Anatomie, Physiologie, pathologische Anatomie, innere Medizin und Geburtshülfe.

Ergebenst
Oscar Vulpius cand. med.

Heidelberg den 27ten Oktober 1890.

Abb. 125. Anmeldung zum Doktorexamen. (UA HD H-III-111/114)

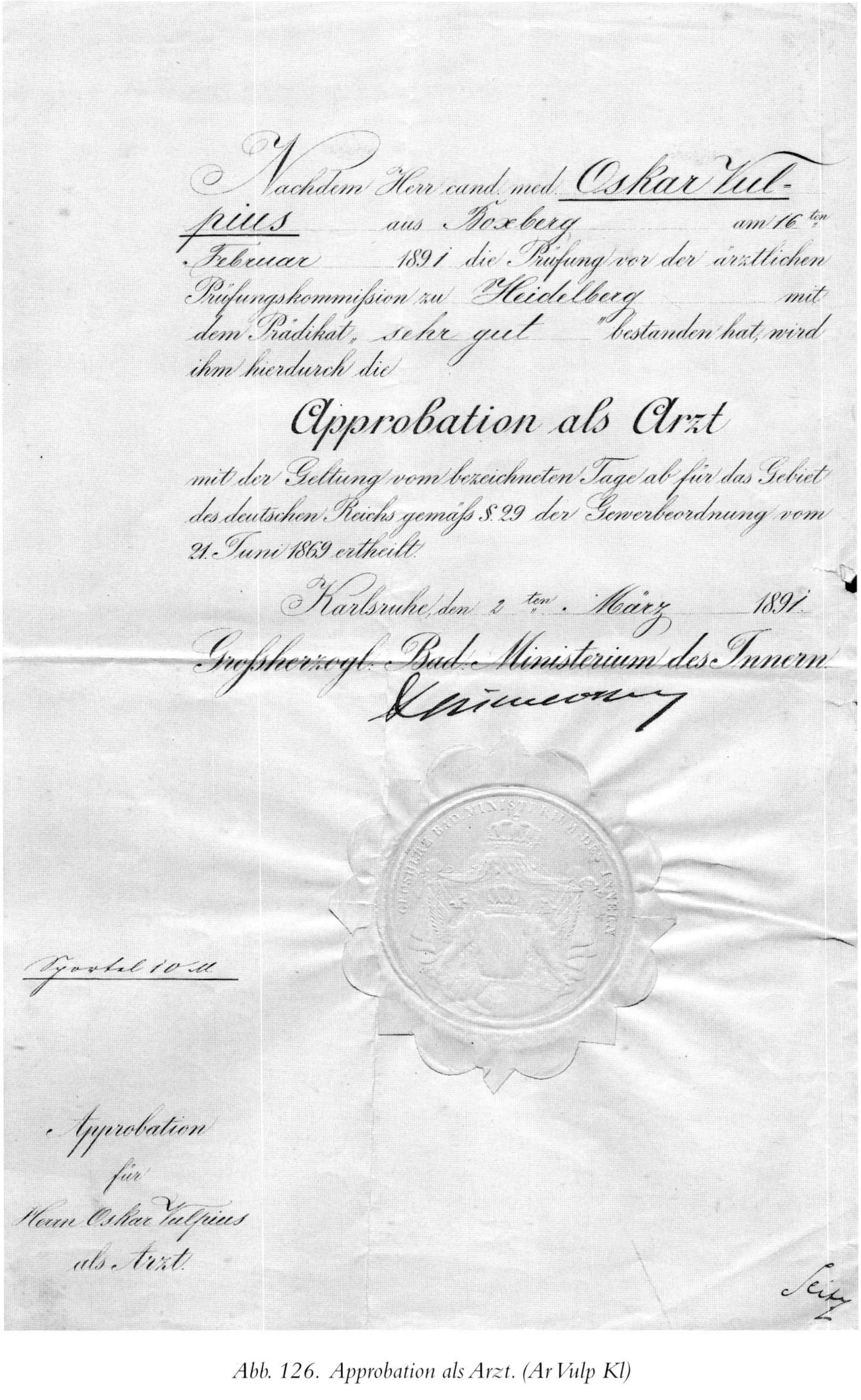

Nachdem Herr cand. med. Oskar Vulpius aus Boxberg am 16ten Februar 1891 die Prüfung vor der ärztlichen Prüfungskommission zu Heidelberg mit dem Prädikat „sehr gut" bestanden hat, wird ihm hierdurch die

Approbation als Arzt

mit der Geltung vom bezeichneten Tage ab für das Gebiet des deutschen Reichs gemäß §. 29 der Gewerbeordnung vom 21. Juni 1869 ertheilt.

Karlsruhe, den 2ten März 1891.

Großherzogl. Bad. Ministerium des Innern

Sportel 10 M

Approbation für Herrn Oskar Vulpius als Arzt.

Seitz

Abb. 126. Approbation als Arzt. (Ar Vulp Kl)

Grossherzoglich Badische

Universität Heidelberg.

Chirurgische Klinik.

Zeugniss

Herr Dr. Oscar Vulpius hat von Februar 1891 bis März 1894 als Assistent der chirurgischen Klinik mit sehr grossem Eifer gearbeitet und von da bis Juni 1896 die orthopädische Poliklinik mit grossem Erfolg geleitet und sich dann selbständig gemacht.

Prof. V. Czerny

Heidelberg den 26. Sept. 1897.

Abb. 127. Zeugnis von Professor Vincenz Czerny. (Ar Vulp Kl)

BIER-ZEITUNG

ZUM

KLINIKER-KOMMERS

ZU EHREN

DES

HERRN GEH.-RAT CZERNY

AM 9. JUNI 1894.

Das Lied vom Schröder.

Seht einmal da steht er
Der Kollege **Ludwig Schröder,**
Nicht's weiss er von Trismus,
Huldigt krassem Nihilismus.
Von des Hoden's Häuten
Hört er nie was läuten,
Und der Hoden als Organ
Ist ihm doch kein leerer Wahn.
Wie anders in des Strebens Glanz
Zeigt sich **Berton** und der **Manz**;
Fleissig sind sie, brave Knaben,
Sonst ja freilich schwarze Raben,
Wenn der Manz auch kein Genie,
Schwänzen, nein, das thut er nie,
Und mit innerem Versteht-er-mich
Sitzt der Berton am Kollegientisch.
Und so merk' Dir Ludwig heut',
Nimm zum Beispiel diese Leut'
Zieh' jetzt aus den Schwerenöter
Werd' ein fleiss'ger neuer Schröder!

Vom Tage.

Von Herrn **Dr. Vulpius** von dem wir in unserer letzten Nummer melden konnten, dass er einer alten Frau den Anus zugegipst habe, wissen wir heute mitzuteilen, dass er sich mit Erfolg einem neuen Spezialfach, dem Klebsen, zugewandt hat.

Mit dem eigentlichen Erfinder dieser neuen Methode jedoch, Herrn Prof. Klebs, hat Herr Vulpius in letzter Zeit einen argen Federkrieg gehabt. Wie uns unser Karlsruher Korrespondent mitteilt, soll Herr Klebs beabsichtigen, demnächst eine kleine Broschüre erscheinen zu lassen mit dem Titel: **„Offenes Sendschreiben an Herrn Dr. Vulpius, oder Ueber die Nachteile der Anusvergipsung bei alten Leuten und über die Vorteile der dauernden Mundverschliessung bei gewissen schreibseligen Privatdozenten".**

Fürsorge.

Wie sehr manche akadem. Lehrer darauf bedacht sind, dass ihren Schülern auch nicht das Geringste der Vorlesung entgeht, zeigt das Beispiel des Herrn Prof. Kehrer und Knauff.

Erster fasst höchst eigenhändig die Zuhörer, welche vor Schluss der Klinik ausreissen wollen am Kragen und schleppt die Widerstrebenden zu ihren Plätzen zurück.

Herr Prof. Knauff macht die Sache noch einfacher, er lässt mit Beginn der Vorlesung sämtliche Thüren verschliessen, sodass ein Entrinnen vor Schluss unmöglich ist.

Abb. 128. Bierzeitung zum Kliniker-Kommers mit Text über Vulpius. (Inst Gesch Med)

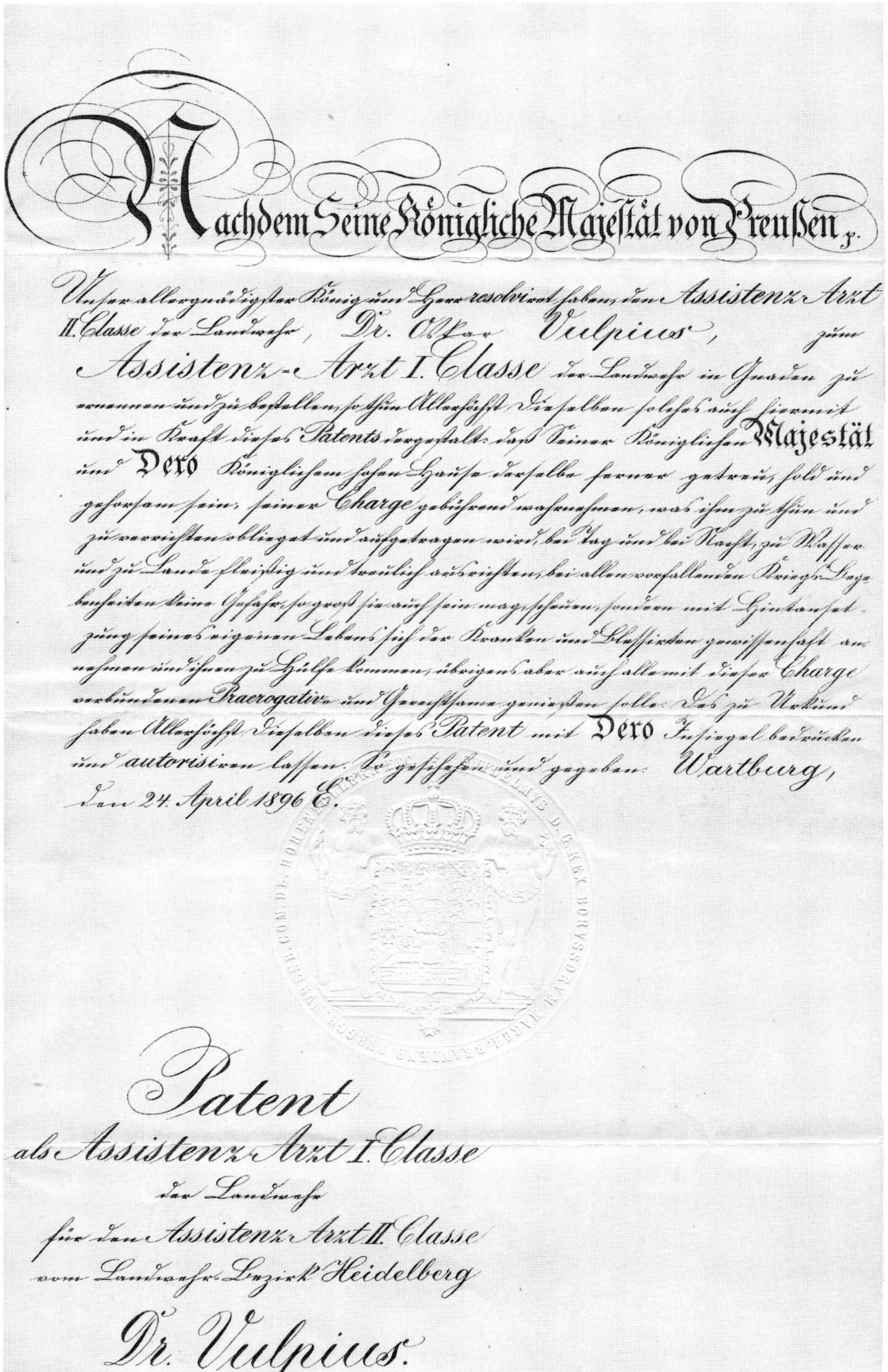

Nachdem Seine Königliche Majestät von Preußen ꝛc.
Unser allergnädigster König und Herr resolvirt haben, den Assistenz-Arzt II. Classe der Landwehr, Dr. Oskar Vulpius, zum Assistenz-Arzt I. Classe der Landwehr in Gnaden zu ernennen und zu bestallen, so thun Allerhöchst Dieselben solches auch hiermit und in Kraft dieses Patents dergestalt, daß Seiner Königlichen Majestät und Dero Königlichem hohen Hause derselbe ferner getreu, hold und gehorsam sein, seiner Charge gebührend wahrnehmen, was ihm zu thun und zu verrichten obliegt und aufgetragen wird, bei Tag und bei Nacht, zu Wasser und zu Lande fleißig und treulich verrichten, bei allen vorfallenden Kriegs-Begebenheiten keine Gefahr, so groß sie auch sein mag, scheuen, sondern mit Hintansetzung seines eigenen Lebens sich der Kranken und Blessirten gewissenhaft annehmen und ihnen zu Hülfe kommen, übrigens aber auch alle mit dieser Charge verbundenen Praerogative und Gerechtsame genießen solle. Das zu Urkund haben Allerhöchst Dieselben dieses Patent mit Dero Insiegel bedrucken und autorisiren lassen. So geschehen und gegeben Wartburg, den 24. April 1896 E.

Patent
als Assistenz-Arzt I. Classe
der Landwehr
für den Assistenz-Arzt II. Classe
vom Landwehr-Bezirk Heidelberg
Dr. Vulpius.

Abb. 129. Patent als Assistenzarzt I. Klasse der Landwehr. (Ar Vulp Kl)

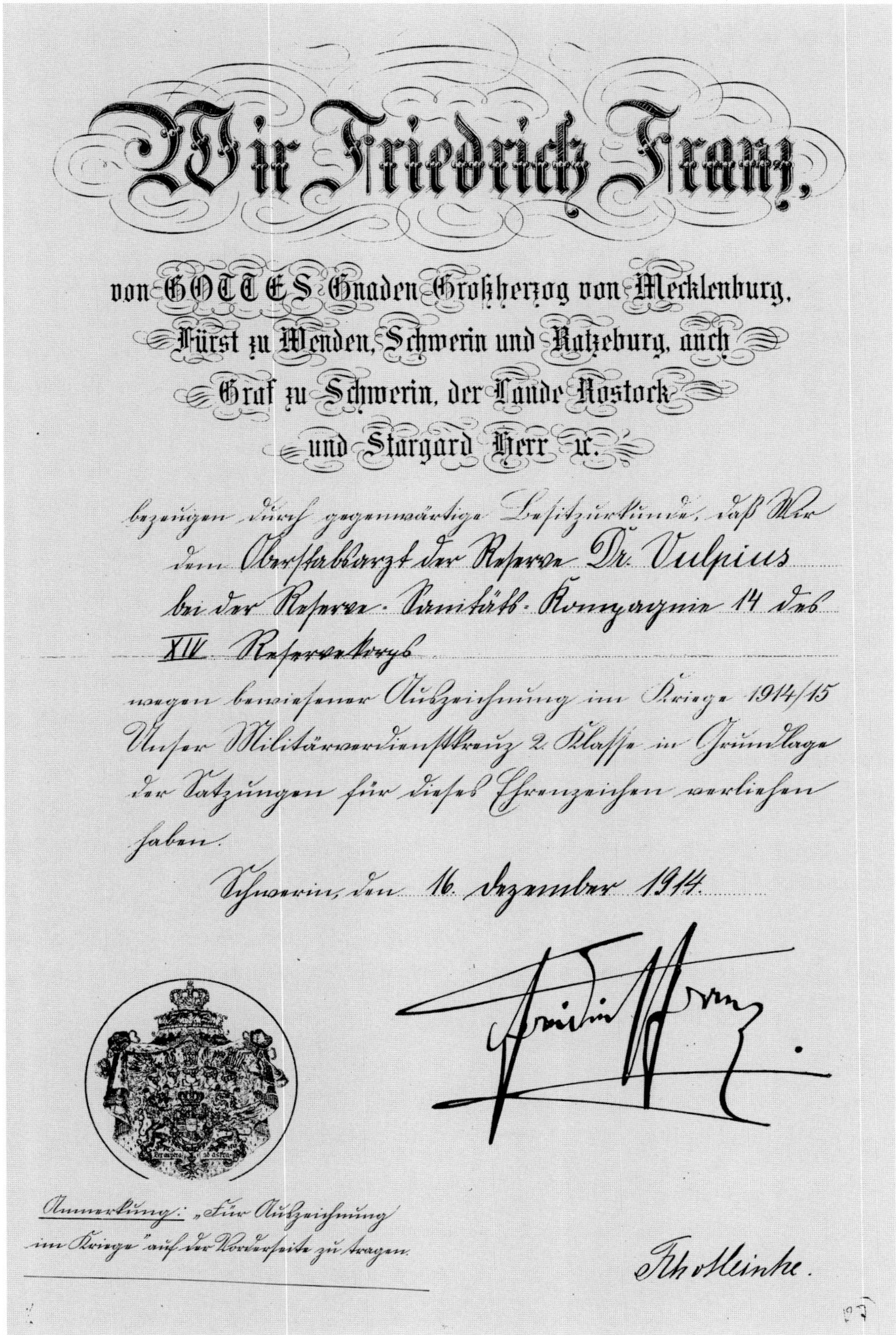
Wir Friedrich Franz,

von GOTTES Gnaden Großherzog von Mecklenburg,
Fürst zu Wenden, Schwerin und Ratzeburg, auch
Graf zu Schwerin, der Lande Rostock
und Stargard Herr ꝛc.

bezeugen durch gegenwärtige Besitzurkunde, daß Wir
dem Oberstabsarzt der Reserve Dr. Vulpius
bei der Reserve-Sanitäts-Kompagnie 14 des
XIV. Reservekorps
wegen bewiesener Auszeichnung im Kriege 1914/15
Unser Militärverdienstkreuz 2. Klasse in Grundlage
der Satzungen für dieses Ehrenzeichen verliehen
haben.

Schwerin, den 16. Dezember 1914.

Friedrich Franz.

Anmerkung: „Für Auszeichnung
im Kriege“ auf der Vorderseite zu tragen.

Abb. 130. Urkunde zur Verleihung des Militärverdienstkreuzes 2. Klasse des Großherzogtums von Mecklenburg. (Ar Vulp Kl)

Oskar Vulpius †

Unmittelbar vor Drucklegung dieser Nachrichten hat sich Erschütterndes ereignet: unser lieber Vulpius ist am 28. Juli im Kraftwagen unweit seines Sanatoriums Bad Rappenau tödlich verunglückt. Mit ihm scheidet einer der Treuesten aus den Reihen der Leonensia, er ist fast nicht von ihr weg zu denken. Noch an der 65. Wiedersehensfeier nahm er frohen und lebhaften Anteil, noch steht seine markante Erscheinung, sein liebenswürdiges Lächeln vor uns, wie es sich allen eingeprägt hat, die ihn gekannt haben. Und wir alle haben ihn gekannt. Seit er im W.-S. 1885/86 aktiv geworden, blieb er aufs innigste mit der Leonensia verwachsen. Er hat nie gefehlt, wenn es galt, der Aktivitas mit verständnisvollem Rat und tätiger Hilfe beizustehen, die Jahre gingen, aber er blieb jung mit den Jungen. In reifem Alter hat er trotz schwerer beruflicher Bürde das vereinte Amt des Rechners und Schriftführers des AH.-Verbandes auf sich genommen, er hat in seiner gütigen Weise beinahe mit jedem einzelnen von uns in Verbindung gestanden, hat vermittelt, versöhnt, geholfen. Als ob er ahnte, daß seine Zeit erfüllt sei, hat er auf dem letzten Convent das 12 Jahre hindurch so treu verwaltete Amt in andere Hände gelegt. Fast könnten wir über der eigenen Trauer vergessen, was Vulpius für die Öffentlichkeit, für die Menschheit war. Das medizinische Staatsexamen 1890/91, seine Tätigkeit als Assistent und Mitarbeiter Czernys von 1891 bis 1896, seine Habilitation an der Heidelberger Universität im Jahre 1894, die Errichtung der orthopädischen Poliklinik, dann seiner orthopädischen Privatklinik, mit der er sich internationalen Ruf und Ruhm erwarb, waren Meilensteine seines Weges. Im Jahre 1902 wurde er a. o. Professor. Unzähligen Menschen wurde er in seinem überaus segensreichen Wirken auf dem weiten Gebiet seines Faches, der Orthopädie, Helfer und Retter. Sein Lebenswerk, zu dem auch der Einsatz seines großen Könnens während des Weltkrieges gehörte, der ihn als Generaloberarzt in leitenden Stellen sah, dieses Werk in vollem Umfang zu würdigen, fehlt uns heute Zeit und Raum. Diese Aufgabe möge einem Berufeneren vorbehalten bleiben. In tiefem Schmerz nehmen wir Abschied von unserem lieben, treuen Verbindungsbruder.

Sein Andenken werden wir hoch in Ehren halten.

Menzer.

Abb. 131. Nachruf in den Leonenser-Nachrichten, August 1936.[87]

1.5. Mitarbeiter von Oscar Vulpius

In der ersten Zeit nach der Gründung der orthopädischen Poliklinik in Heidelberg wechseln die Assistenten von Vulpius häufig. Langsam gelingt es Vulpius, die jungen Ärzte für das Fach Orthopädie zu interessieren, das immer mehr an Bedeutung gewinnt. So wurden denn auch einige seiner Schüler anerkannte Orthopäden, beispielsweise Adolf Stoffel, Hugo Görres und Paul Ewald.

Im Sanatorium Solbad Rappenau findet Vulpius in Karl Münz einen zuverlässigen Hausarzt, der die tägliche Betreuung der Patienten übernimmt. Hermann Kuß ist ein wissenschaftlich sehr engagierter Oberarzt im Sanatorium, der sich eingehend mit der chirurgischen Tuberkulose beschäftigt.

1.5.1. Ärzte der Klinik in Heidelberg

Neben Stoffel (siehe S. 48, Abb. 28) und Görres sind noch zwei weitere Ärzte aus der Heidelberger Klinik hervorzuheben. Einer von ihnen ist Max Klar (1875–1938). Klar ist vom Sommersemester 1903 bis einschließlich Wintersemester 1905/06 in der Vulpius'schen Klinik tätig. Nach seiner Heidelberger Zeit geht er kurz zu Lorenz nach Wien. Anschließend läßt er sich als Arzt für orthopädische Chirurgie in München nieder.[88] Er hat von 1930–35 eine eigene orthopädische Praxis in der Karlstraße und von 1935 bis zu seinem Tod führt er sie in der Hermann-Lingg-Straße weiter. Klar sitzt im Ausschuß des ›Vereins zur Abwehr des Antisemitismus‹ und ist Erster Vorsitzender der ›Deutschen Friedensgesellschaft‹. Klar wird 1938 als Jude im Konzentrationslager Dachau/Stadelheim kurz nach der Reichskristallnacht ermordet.[89]

Des weiteren soll kurz auf die Tätigkeit von Paul Ewald (1877–1946) eingegangen werden. Ewald arbeitet noch ein Semester zusammen mit Klar in der Vulpius'schen Klinik, bis dieser Heidelberg verläßt.

87 Ar Leon
88 Klar M Z Orthop 15: 424 (1906)
89 Jäckle R ›Schicksale‹ S. 84, 1988

Ewald ist neben Stoffel der eifrigste wissenschaftliche Autor, der aus der Vulpius'schen Schule hervorgeht. Er macht von 1905 bis 1907 seinen Facharzt bei Vulpius. Ab 1908 eröffnet Ewald zusammen mit Ottendorf, dem ersten Oberarzt der Vulpius'schen Klinik, ein orthopädisches Institut in Hamburg-Altona. Ewald und Ottendorf arbeiten 41 Jahre lang zusammen. Sie besitzen in Hamburg nicht nur die Privatklinik, sondern sind insgesamt 24 Jahre verantwortlich für die ärztliche Versorgung der Patienten im Krüppelheim Alten-Eichen in Hamburg-Stellingen. Im Gegensatz zu den meisten ehemaligen Ärzten der Vulpius'schen Klinik publiziert Ewald auch in der Selbständigkeit weiterhin in der Fachliteratur.[90] In der Heidelberger Zeit gehört Ewald zu den Assistenten, die sich auf Anregung von Vulpius hin als Übersetzer betätigen. Er übersetzt zwei Werke des Franzosen Calot, die dann 1906 und 1907 in Deutschland erscheinen.[91]

Die Ärzte in der Heidelberger Klinik von Vulpius:[92]

(A) Poliklinik für orthopädische Chirurgie, Heilgymnastik und Massage in der Luisenstraße 1

WS 1897/98	Vogeler
SS 1898	Vogeler
WS 1898/99	Scharff, Gloy
SS 1899	Scharff, Gloy
WS 1899/1900	Lissauer
SS 1900	Lissauer
WS 1900/01	Karch
SS 1901	Schmidt

(B) Poliklinik für orthopädische Chirurgie, Heilgymnastik und Massage in der Luisenstraße 1–3

WS 1901/02	Schmidt
SS 1902	Ottendorf
WS 1902/03	Ottendorf, Hirtz
SS 1903	Ottendorf, Klar
WS 1903/04	Ottendorf, Klar
SS 1904	Ottendorf, Klar
WS 1904/05	Ottendorf Klar
SS 1905	Ottendorf, Klar und Raubitschek als Volontärassistent
WS 1905/06	Ottendorf, Klar und Ewald
SS 1906	Ottendorf, Ewald

(C) Prof. Dr. Vulpius'sche Klinik in der Luisenstraße 1–3

1906	G. Ottendorf (OA) P. Ewald (1. AA) F. Raubitschek (AA) A. Stoffel
1907	G. Ottendorf (OA) P. Ewald (AA) A. Stoffel
1908	L. Rauenbusch (OA) A. Stoffel O. Meyer
1909	A. Stoffel (OA) O. Meyer P. Zander A. Natzler (siehe S. 48, Abb. 27)
1910	A. Stoffel (OA) O. Meyer (1. AA) P. Zander (2. AA) A. Natzler (AA)
1911	P. Zander (1. AA.) A. Natzler (1. AA) F. Porzig R. Selig (Med. Prakt.)
1912	A. Natzler (1. AA) H. Landwehr (AA) L. Straeter (AA) W. Schwarzbach
1913	W. Friedrich (1. AA)
1914	A. Lehmann (OA) H. Görres (OA) W. Friedrich (1. AA) F. Waas (Med. Prakt.)
1915	H. Görres (OA)
1916	H. Görres (OA) und M. Schmidt
1917	H. Görres (OA)
1918	H. Görres (OA + stellv. Leiter)
1919	H. Görres (OA + stellv. Leiter)
1920	H. Görres (OA + stellv. Leiter)
1921	H. Görres (mit Vulpius leitender Arzt)
1922	H. Görres (mit Vulpius leitender Arzt)
1923	H. Görres (mit Vulpius leitender Arzt) und F. Hahn als 1. A. A.

90 Ottendorf G Z Orthop 77: 96 (1948)
91 Calot F ›Die Behandlung der angeborenen Hüftgelenksverrenkung‹, 1906 und ders. ›Die Behandlung der tuberkulösen Wirbelsäulenentzündung‹, 1907
92 (A), (B): UA HD: AD-Bücher der Uni HD von 1896–1906 und (C): Publikationen der Mitarbeiter

1.5.2. Mitarbeiter-Publikationen aus der Heidelberger Klinik

Die Zusammenstellung der Arbeiten aus der Vulpius'schen Klinik, die keinen Anspruch auf Vollständigkeit erhebt, erfolgt, um einen besseren Eindruck über die tägliche Arbeit der Klinik zu gewinnen. Vulpius ist unter anderem einer der Spezialisten für die Therapie der Folgezustände der Poliomyelitis und anderer Lähmungen. Wie die folgende Auflistung zeigt, werden aber neben Sehnenüberpflanzungen und Arthrodesen auch andere Operationen bei den unterschiedlichsten Erkrankungen von Vulpius und seinen Mitarbeitern durchgeführt. In dem Labor der Klinik werden Krankheiten an Tieren erforscht oder die Anatomie der Nerven untersucht. Die überwiegende Mehrzahl der Publikationen beschreibt Raritäten oder besondere angeborene Zustände, die eine Abwechslung in der täglichen Routine bedeuten.

Die Publikationen:

Scharff A »Knochenverkrümmung nach entzündlicher Erweichung« Z Orthop 7: 29–48 (1900)

Schmidt E »Zur Kenntnis der Skoliose bei Thieren« Z Orthop 11: 352–361 (1903)

Ottendorf G »Ein Beitrag zur Thierskoliose« Z Orthop 11: 803–826 (1903)

Klar M »Simulation oder Hysterie« Arch Orthop U-Chir 2: 346–369 (1904)

Klar M »13 Knochenbrüche bei einem Mann zu gleicher Zeit« Mo Unfallhlk 11: 217–220 (1904)

Klar M »Über angeborenen Hallux valgus« Z Orthop 14: 304–311 (1905)

Ewald P »Zur Ätiologie der angeborenen Hüftgelenksverrenkung« Dt Z Chir 80: 366–390 (1905)

Ottendorf G »Operative Heilung einer amniotischen Abschnürung am Unterschenkel« Dt Z Chir 82: 233–244 (1906)

Ewald P »Die amniogene Entstehung des angeborenen Klumpfußes« Z Orthop 15: 276–287 (1906)

Klar M »Über kongenitale Osteodysplasie der Schlüsselbeine, der Schädeldeckknochen und des Gebisses« Z Orthop 15: 424–467 (1906)

Raubitschek F »Zur Kasuistik der Trichterbrust« Arch Orthop U-Chir 4: 87–100 (1906)

Stoffel A »Eine seltene Indikation zur Sehnenüberpflanzung« Z Orthop 17: 160–169 (1906)

Ewald P »Über Hallux malleus und verwandte anormale Stellungen der Großzehe« Z Orthop 17: 489–506 (1906)

Ottendorf G »Zur Frage des dreigliedrigen Daumens« Z Orthop 17: 507–524 (1906)

Ewald P »Lungentuberkulose und periphere Unfallverletzung« Münch Med Wochenschr 53: 2243–2246 (1906)

Stoffel A »Die Pseudarthrose des Proc. styloideus ulnae« Münch Med Wochenschr 53: 2568–2570 (1906)

Ewald P »Über angeborene Fingerkontrakturen« Arch Orthop U-Chir 5: 374–378 (1907)

Ewald P »Über angeborene Kontrakturen der oberen Extremitäten beim Erwachsenen« Z Orthop 18: 414–420 (1907)

Ewald P »Plattfuß und Fußwurzel-Tbc« Münch Med Wochenschr 54: 2326–2329 (1907)

Ewald P »Skoliose bei Kinderlähmung« Z Orthop 19: 549–566 (1908)

Ottendorf G »Über eine seltene Ätiologie des Genu valgum und des Pes valgus« Z Orthop 21: 219–231 (1908)

Rauenbusch L »Ein Beitrag zur Behandlung der angeborenen Unterschenkelpseudarthrose« Deut Med Wo 34: 968–969 (1908)

Meyer O »Zur Mobilisierung ankylosierter Hüftgelenke« Deut Med Wo 35: 1931–1932 (1909)

Stoffel A mit (seiner späteren Frau) cand. med. Edda Stempel »Anatomische Studien über die Klumphand« Z Orthop 23: 1–157 (1909)

Stoffel A »Plattfuß und Arthropathia psoriatica« Münch Med Wochenschr 56: 854–855 (1909)

Stoffel A »Vorschläge zur Behandlung der Glutäuslähmungen mittels Nervenplastik« Dt Z Chir 107: 241–262 (1909)

Meyer O »Isolierte Fraktur des Trochanter major« Arch Orthop U-Chir 8: 26–30 (1910)

Zander P »Ein Beitrag zur Röntgendiagnose und Behandlung der Senkungsabszesse« Arch Orthop U-Chir 8: 178–181 (1910)

Stoffel A »Neue Gesichtspunkte auf dem Gebiet der Nerventransplantation« Z Orthop 24: 505–550 (1910)

Natzler A »Experimentelles zur Sehnenüberpflanzungsnaht« Z Orthop 28: 455–467 (1911)

Zander P »Über die Spätresultate der Talusoperationen, speziell der Ogstonschen Operation, beim angeborenen Klumpfuß« Z Orthop 29: 172–212 (1911) (mit einer Einleitung von Vulpius)

Natzler A »Zur mechanischen Behandlung von Zehen- und Fingerdeformitäten« Zb Chir Mech Orthop 5: 379–386 (1911)

Selig R »Erfrierung und Unfall« Mo Unfallhlk 18: 253–255 (1911)

Selig R »Ein Fall von Spondylolisthesis traumatica« Mo Unfallhlk 18: 366–368 (1911)

Porzig F »Zur operativen Heilung der habituellen Patellarluxation« Zb Chir Mech Orthop 5: 313–318 (1911)

Landwehr H »Über drei Fälle von Solutio epiphyseos capitis femoris (coxa vara traumatica)« Zb Chir Mech Orthop 6: 1–11 (1912)

Natzler A »Eine seltene Fußdeformität« Zb Chir Mech Orthop 6: 49–53 (1912)

Natzler A »Doppelseitige Hüftresektion wegen Arthritis deformans coxae« Zb Chir Mech Orthop 6: 136–141 (1912)

Natzler A »Über Brüche des Sprungbeins« Arch Orthop U-Chir 11: 186–195 (1912)

Schwarzbach W »Ueber angeborene Defekte der Tibia und Ulna« Zb Chir Mech Orthop 6: 345–370 (1912)

Straeter L »Zur Statistik der Knochen und Gelenk-Tuberkulose« Zb Chir Mech Orthop 6: 385–394 (1912)

Schwarzbach W »Über zwei Fälle von angeborenen Missbildungen im Bereich der oberen Extremitäten« Zb Chir Mech Orthop 6: 425–432 (1912)

Natzler A »Ein Beitrag zum Kapitel der Gewöhnung an Unfallfolgen« Mo Unfallhlk 19: 13–18 (1912)

Friedrich W »Ein Fall von Osteochondritis dissecans traumatica« Zb Chir Mech Orthop 7: 401–403 (1913)
Waas F »Ein Fall von kongenitalem Genu valgum bei kongenitaler Luxation der Patella nach aussen und angeborener Hüftluxation des rechten Beines« Zb Chir Mech Orthop 8: 49–53 (1914)
Lehmann A »Beitrag zum Kapitel ›Hysterische Kontrakturen‹« Zb Chir Mech Orthop 8: 131–134 (1914)
Friedrich W »Ein Fall bei einseitigem, angeborenem Pektoralisdefekt« Zb Chir Mech Orthop 8: 169–170 (1914)
Friedrich W »Ueber Knochenplastik bei Pseudarthrose« Zb Chir Mech Orthop 8: 281–283 (1914)
Görres H »Verwertung alter Gipsverbände« Münch Med Wochenschr 65: 244 (1918)
Görres H »Ueber unsere Erfolge mit der Albee'schen Operation in 60 Fällen von Wirbelsäulentuberkulose« Münch Med Wochenschr 67: 896–898 (1920)
Görres H »Ein Fall von schmerzhaften Skapularkrachen durch Operation geheilt« Deut Med Wo 47: 897–898 (1921)
Görres H »Eine neue Operation zur Beseitigung der Klauenstellung der Großzehe« Z Orthop 41: 434–436 (1921)
Clausz M »Ein Beitrag zur Frage des ursächlichen Zusammenhangs von Klumpfuss und Spina bifida« Med. Dissertation, Universität Heidelberg (1921)
Görres H »Über den Wert der Albee'schen Operation bei Spondylitis tuberculosa« Deut Med Wo 48: 864 (1922)
Görres H »Zur Technik der Schulterarthrodese« Arch Orthop U-Chir 21: 187–191 (1923)

1.5.3. Anna Löffler-Winkler

Über die nichtärztlichen Mitarbeiter der Prof. Dr. Vulpius'schen Orthopädisch-Chirurgischen Klinik und der Poliklinik in der Luisenstraße 1–3 ist wenig bekannt. Der Galerist Michael Steiner, früher Bad Rappenau-Babstadt, jetzt Heidelberg, machte darauf aufmerksam, daß Nr. 14 der Schriften des Historischen Museums Bamberg Anna Löffler-Winkler gewidmet ist,[93] die am 15. Januar 1915 als freiwillige Helferin in das Lazarett Klinik Prof. Vulpius eingetreten ist.

Herrn Thomas Löffler, Bamberg, danken wir – in Verehrung seiner Mutter – für die Leihgabe zahlreicher Skizzen, überwiegend Porträtskizzen, die der Zeit von 1915 bis 1918 zuzuschreiben sind und die in diesem Buch erstmalig veröffentlicht werden.

Der 1916 am 21. Juni in Heidelberg verfaßte Lebenslauf der Künstlerin wird wie folgt zitiert: »Am 16. Mai 1890 bin ich als Tochter des bayerischen Staatsangehörigen Ingenieur Karl Winkler und seiner Frau Marie Winkler, geb. Wilm, zu St. Petersburg geboren. Ich bin evangelisch-lutherischer Konfession. Meine Schulbildung erhielt ich in der deutschen Privatpension von Frl. Waldschmidt in St. Petersburg. Nach Ablauf der Schuljahre machte ich mein Lehrerinnenexamen am V Gymnasium und erteilte hierauf mehrere Jahre Sprach- und Malstunden. Gleichzeitig besuchte ich die kaiserlich-russische Kunstgewerbeschule in St. Petersburg und mehrere Jahre das Malatelier von Prof. Bernstein. Im Jahre 1914 kam der Krieg. Mit Mutter und Schwester ging ich nach Deutschland, wo vier meiner Brüder im Felde standen. Während Mutter und Schwester sich in Hannover niederließen, ging ich nach Heidelberg.

In dieser schweren Zeit drängte es mich, eine nutzbringende Tätigkeit aufzunehmen. So gab ich, zunächst nur vorübergehend, meine Kunst auf. Am 15. 1. 15 trat ich als freiwillige Helferin in das Vereinslazarett Klinik Prof. Vulpius ein, wo ich bis heute tätig bin. Zunächst beaufsichtigte ich, vom 15. 1. 15 bis 15. 8. 15, die Zanderübungen. Vom 15. 8. 15 bis zum 1. 4. 16 pflegte ich die Verwundeten und Operierten auf der Station. Gleichzeitig massierte ich die in Nachbehandlung befindlichen Soldaten, nachdem ich an einem theoretischen Massagekurs teilgenommen hatte.

Im März 1916 machte ich mein staatliches Examen für Krankenpflegerinnen in Cöln a. Rh. Es gibt mir das Recht, auch zu Friedenszeiten im ganzen Deutschen Reich als staatlich geprüfte Krankenpflegerin angestellt zu werden. Für mich, die ich alle bisherigen Examen in Rußland gemacht habe, hat diese Prüfung eine große Bedeutung – sie gibt mir die Möglichkeit, in Zukunft mein Brot auf deutschem Boden zu verdienen.

Von Cöln zurückgekehrt ging ich weiter als freiwillige Helferin zu Prof. Vulpius, wo ich seit dem 1. 4. 16 im Operationssaal tätig bin.«

Neben der künstlerischen Begabung war der jungen, 24jährigen Frau eine besondere soziale und caritative Gesinnung zu eigen. Nach Ausweisung der deutschen Familie aus Rußland bei Kriegsausbruch 1914 drängte es Anna Winkler zu einer wohltätigen Arbeit als freiwillige Helferin im Lazarett. Mit besonderer Anerkennung wird ihr vom Oberarzt und stell-

93 Löffler-Winkler A ›Retrospektive‹ (1990)

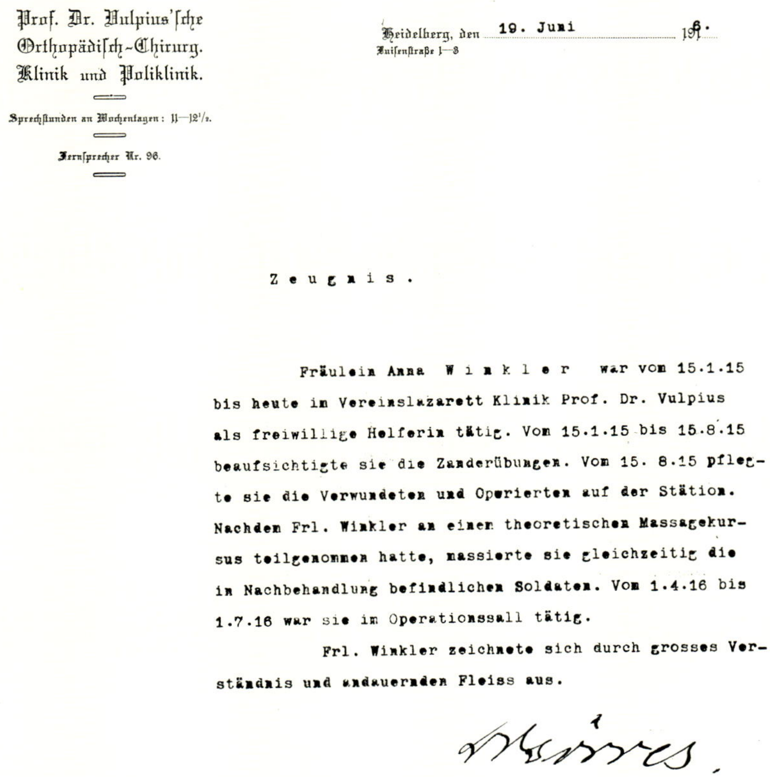

Prof. Dr. Vulpius'sche
Orthopädisch-Chirurg.
Klinik und Poliklinik.

Sprechstunden an Wochentagen: 11—12½.

Fernsprecher Nr. 96.

Heidelberg, den 19. Juni 1916.
Luisenstraße 1—3

Z e u g n i s .

Fräulein Anna W i n k l e r war vom 15.1.15 bis heute im Vereinslazarett Klinik Prof. Dr. Vulpius als freiwillige Helferin tätig. Vom 15.1.15 bis 15.8.15 beaufsichtigte sie die Zanderübungen. Vom 15. 8.15 pflegte sie die Verwundeten und Operierten auf der Stätion. Nachdem Frl. Winkler an einem theoretischen Massagekursus teilgenommen hatte, massierte sie gleichzeitig die in Nachbehandlung befindlichen Soldaten. Vom 1.4.16 bis 1.7.16 war sie im Operationssall tätig.

Frl. Winkler zeichnete sich durch grosses Verständnis und andauernden Fleiss aus.

Görres.

Abb. 132. Zeugnis für Anna Löffler-Winkler.[94]

vertretenden Klinikleiter Dr. Görres am 19. 6. 1916 ein Zeugnis ausgestellt. Geprägt von der Arbeit unter verwundeten und verkrüppelten Menschen und wohl in Erinnerung an ihre russische Heimat hat sie als junge Krankenschwester in Mitverantwortung und Mitgefühl für hilfsbedürftige Menschen 1918 an der Sibirienreise Elsa Brandströms zur Betreuung verletzter Soldaten teilgenommen. Sie reiste zum Ural und nach Sibirien und kehrte nach einigen Monaten mit einem Transport Verwundeter und ausgetauschter deutscher Soldaten zurück. Ihr Reisepaß enthielt einen Eintrag vom Kaiserlichen Auswärtigen Amt des Deutschen Reiches: »Das Auswärtige Amt ersucht hiermit, sämtliche Zivil- und Militärbehörden Vorzeigerin dieses, Schwester Anna Winkler, die sich im dienstlichen Auftrag des Königlich-Preußischen Kriegsministeriums zwecks Abtransport deutscher Kriegsgefangener nach Rußland begibt und später nach Deutschland zurückkehrt, frei und ungehindert reisen und nötigenfalls ihr Schutz und Beistand angedeihen zu lassen. Berlin, den 4. Mai 1918.«[95]

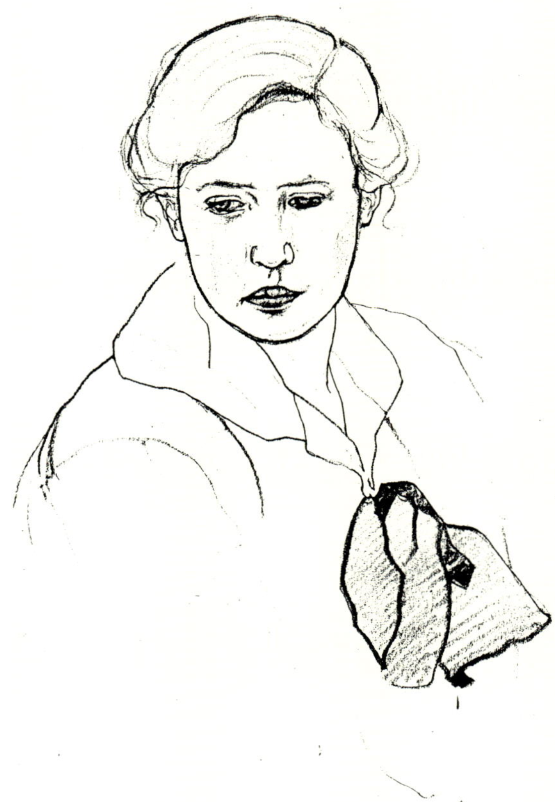

Abb. 133. Anna Löffler-Winkler: »Selbstportrait«.[96]

Da uns die Künstlerin nicht persönlich bekannt war, zitieren wir aus Hans Neubauer, der unter dem Titel »Naturnähe und Menschenliebe« schreibt:

94 Ar Thomas Löffler
95 Löffler-Winkler A ›Retrospektive‹ S. 7–8 (1990)
96 Löffler-Winkler A ›Skizzenbuch‹

»Anna Löffler-Winkler war eine Malerin, bei der die menschliche Substanz vom Werk einfach nicht zu trennen ist. Auch wer sie erst in ihren späten Jahren kennenlernte, wird ihre echte Liebenswürdigkeit und Tolerenz bei gleichzeitigem Mut zur eigenen Meinung nicht vergessen, auch nicht ihre forschenden, zugleich freundlichen Augen, die häufig ›strahlend‹ wirkten. Sie kannte offenbar keinen Hochmut, doch spürte man Würde . . . Sie liebte konsequent die Na-

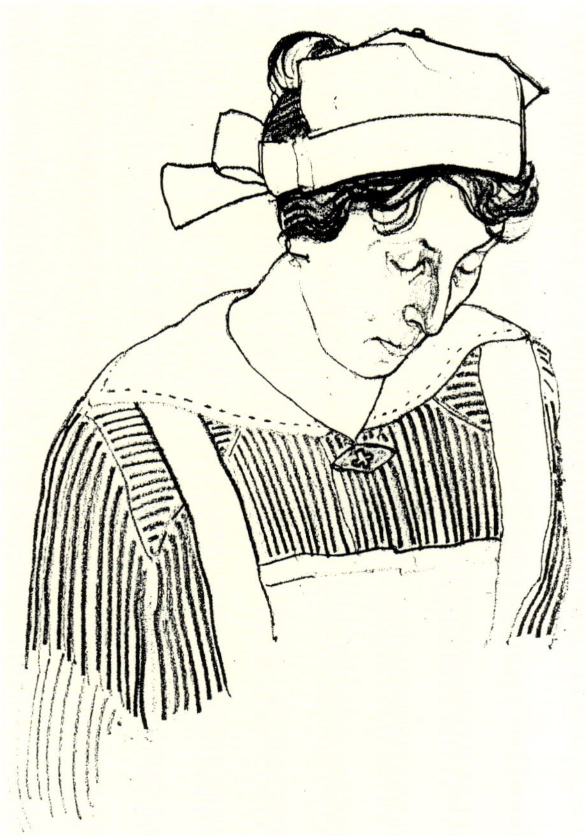

Abb. 134. Anna Löffler-Winkler: Porträtskizze einer Schwester. [97]

tur, aber auch die Menschen. Deformitäten wollte sie ihnen deshalb nicht antun. Allerdings reduzierte sie die Mittel ihrer Darstellung im Lauf des Lebens

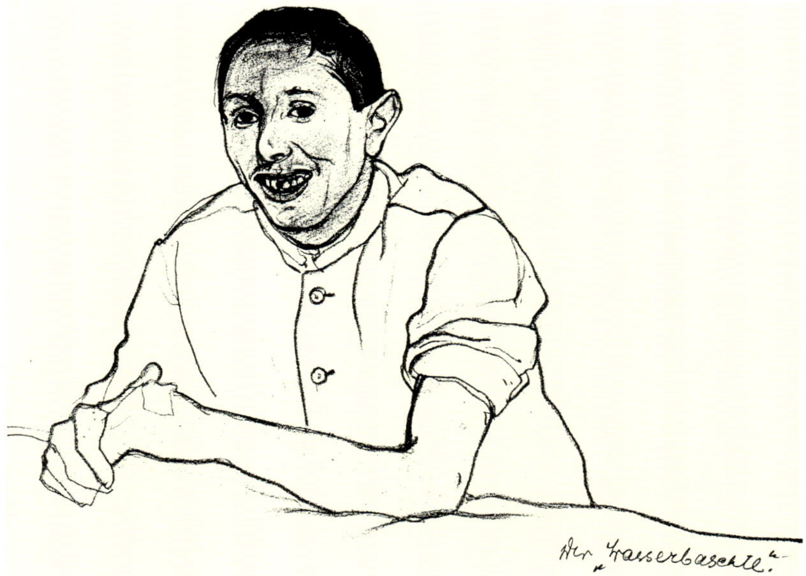

Abb. 135. Anna Löffler-Winkler: »Der Wasserbaschtl«. [98]

immer mehr. Nur noch die wesentlichen Linien wurden gesetzt, Nebensächliches vernachlässigt, immer weitere weiße Flächen blieben stehen. Die Augen eines Menschen suchte sie zuerst. Sie zu erfassen war die Anfangsaufgabe bei jedem Portrait. Äußere Ähnlichkeit mit dem Dargestellten genügten ihr nicht, immer war sie auf der Suche nach dem Wesen. So konnte sie die erstaunten Blicke eines Kleinkindes ebenso sicher gestalten wie die Ergebenheiten in den Augen einer todkranken Frau.«[99]

Auch in den in diesem Band abgebildeten Skizzen handelt es sich nicht nur um perfekte Umriß- oder Porträtstudien. »Menschen werden lebendig, Anna Löffler-Winklers eigentliches Lebensthema.«[100]

Ihrer Tätigkeit als freiwillige Helferin und später als Krankenschwester im Vereinslazarett Prof. Vulpius entsprechend, hat sie bevorzugt Schwestern, Patienten, Ärzte, aber auch Kinder porträtiert. »Die Schwierigkeiten des Künstlerlebens verbauten ihr offensichtlich nicht die Menschenliebe, die sie von Jugend an heftig empfunden haben muß.«[101]

Dem kritischen Beobachter der in diesem Buch dargestellten Skizzen fällt auf, daß nur wenig Leid und Qual, Schmerz und Verletzungsfolgen dargestellt werden. Selbst der »Wasserbaschtl« (Abb. 135), offen-

97 Löffler-Winkler A ›Skizzenbuch‹
98 Ebd.
99 Löffler-Winkler A ›Retrospektive‹ S. 9 f.
100 Ebd., S. 11.
101 Ebd.

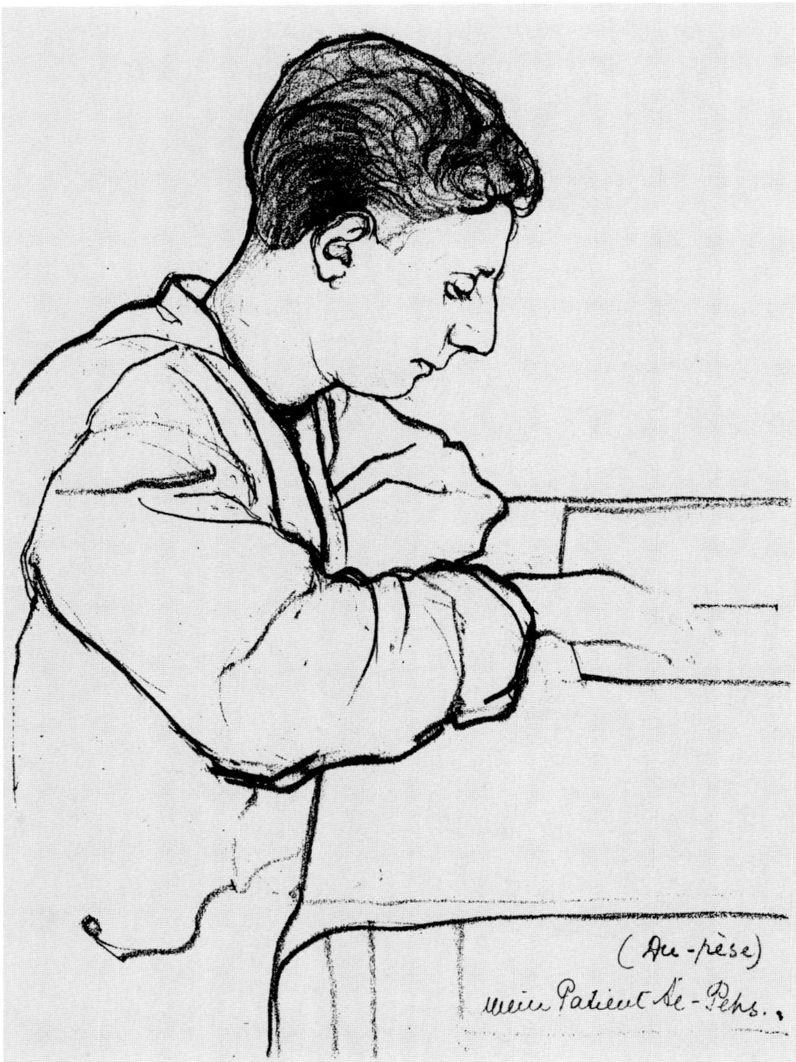

Abb. 136. Anna Löffler-Winkler: Skizze.[102]

sichtlich geistig behindert, macht nicht den Eindruck eines leidenden Menschen. »Deformitäten wollte sie ihnen [den Menschen] nicht antun.«[103]

Wesentlich ist, daß sich die dargestellten Porträtskizzen und Skizzen der Heidelberger Zeit unmittelbar an Anna Löffler-Winklers Ausbildung an der Großkaiserlich-Russischen Kunstgewerbeschule St. Petersburg sowie den Privatunterricht bei Prof. Ssawinow und Prof. Bernstein anschließen, also Bilder einer sehr frühen Phase, in der die Ereignisse der Prof. Dr. Vulpius'schen Orthopädisch-Chirurgischen Klinik und Poliklinik besonderen Einfluß nehmen.

Einen chronologischen Überblick über das künstlerische Werk gibt Maria Walter in ihrem Beitrag »Die Portraits«. »Aus Anna Löffler-Winklers russischer Akademiezeit sind uns mehrere Kohlestudien erhalten, die wichtige Grundlagen ihrer Kunst aufweisen. Die Modellköpfe, um 1912/13 datiert, zeichnen sich durch kraftvolle Beherrschung des Volumens und die Betonung des Konturs aus. Ihre ›Liebe zur Linie‹, wie Anna Löffler-Winkler es nennt, wurde in der Ausbildung besonders gefördert. Durch ihr gesamtes graphisches Œuvre läßt sich der sparsame, höchst ef-

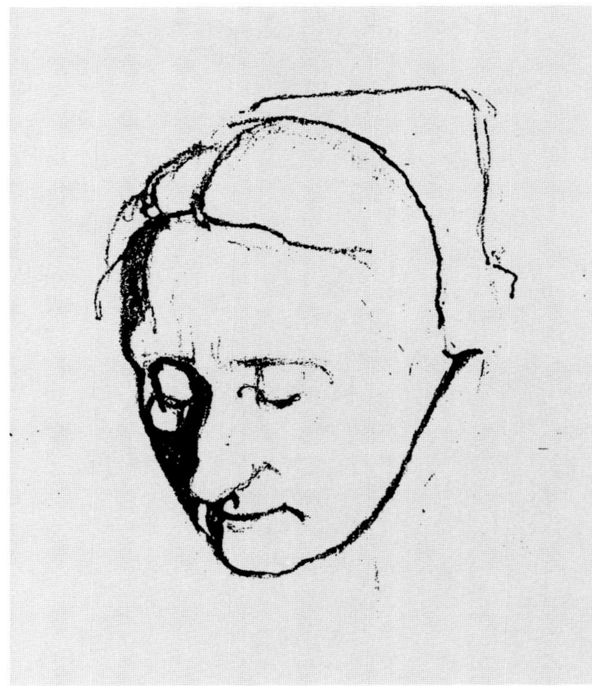

Abb. 137. Anna Löffler-Winkler: Skizze »Schwester Dora Dietzel«.[104]

fektive Einsatz der Linie verfolgen. Eine zweite Grundtendenz, die Erfassung des menschlichen Antlitzes über die pointierte Darstellung des Blickes, ist in den russischen Arbeiten ebenfalls schon faßbar.«[105]

102 Löffler-Winkler A ›Skizzenbuch‹
103 Löffler-Winkler A ›Retrospektive‹ S. 9
104 Löffler-Winkler A ›Skizzenbuch‹
105 Löffler-Winkler A ›Retrospektive‹ S. 22.

Anna Löffler-Winklers Worte aus einer Pressemitteilung anläßlich der Ausstellung zu ihrem 70. Geburtstag soll den künstlerischen Beitrag in einem medizinhistorischen Werk abschließen: »Schon in Rußland und später in München zeigte sich die spezielle Begabung für das Portrait, wobei mir die Freude am Aufteilen der Fläche, an der Wiedergabe des Raumes und an der Farbkomposition zugute kam ... Sei es ein Kinderaquarell, eine Landschaft, eine Skizze aus dem Konzertsaal, ein Ölbildnis – ich suchte überall das Wesentliche und hoffe, hierbei auch ein Stück meiner eigenen Seele hineingelegt zu haben.«[106]

1.5.4. Ärzte und Publikationen aus dem Sanatorium in Rappenau bis 1936

Die Hausärzte des Sanatoriums von 1912 bis 1936:[107]

ab 1912	K. Münz
um 1924	G. Eversbusch
1929–1932	H. Kuß
1934–1937	H. G. Oden

Ab 1905 ist Karl Münz Gemeindebadearzt von Rappenau. Er wird 1878 geboren. Münz studiert in Heidelberg. Im Sommersemester 1902 belegt er den Massagekurs von Vulpius.[108] Nach seinem Studium gelangt er über Karlsruhe, die Orthopädischen Kliniken in Zwickau und Duisburg nach Rappenau. Ab 1912 ist er als Hausarzt im Sanatorium Solbad Rappenau tätig. Er wird erst 1924 mit der Arbeit ›Über den Ursprung und die Verbreitungswege der Krebskrankheit‹ in Heidelberg promoviert. Wie Vulpius, so wird auch Münz zum Ehrenbürger der Stadt Rappenau ernannt.[109]

Hermann Kuß (1892–1966) ist als Haus- und Oberarzt ab 1929 im Sanatorium beschäftigt. Nach einer etwa dreijährigen Tätigkeit im Solbad geht Kuß als Oberarzt an die Orthopädische Universitätsklinik Giessen. Schon bald läßt er sich aber als Facharzt für Orthopädie in Darmstadt nieder. Hier engagiert er sich sehr im Ortsverband des Deutschen Roten Kreuzes. Ab 1938 ist er unter anderem leitender Arzt des DRK-Alice-Hospitals in Darmstadt.[110]

Die Publikationen von Hermann Kuß aus dem Sanatorium Solbad Rappenau:

»Spondylitis deformans und Unfall« Münch Med Wochenschr 76: 1383 (1929)
»Milztherapie bei Knochen- und Gelenktuberkulose« Med Welt 3: 1334–1335 (1929)
»Spätschädigungen nach Röntgenbestrahlungen von Knochen- und Weichteiltuberkulosen« Med Welt 3: 1722–1724 (1929)
»Über chirurgische Tuberkulose« Deut Med Wo 56: 395–396 (1930)
»Über Röntgenspätschädigungen« Röntgenpraxis 2: 1133–1136 (1930)
»Milztherapie bei Knochen- und Gelenktuberkulose« Z Tbc 61: 357–359 (1931)
»Das orthopädische Korsett zur Nachbehandlung der Wirbelsäulentuberkulose« Z Orthop 53: 492–495 (1931)
»Zur Statistik der Spondylitis tuberculosa« Arch Klin Chir 166: 136–150 (1931)
»Behandlung von Knochen- und Gelenktuberkulose mit Thanatophthisin« Z Tbc 65: 409–411 (1932) (zum Zeitpunkt der Veröffentlichung der Publikation ist Kuß bereits Oberarzt bei Pitzen in der Orthopädischen Universitätsklinik Giessen)

106 Löffler-Winkler A ›Retrospektive‹ S. 22
107 Ar Vulp Kl; Gesellschafterversammlung: Protokolle und Brief vom 4. 9. 1924
108 Ar Vulp Kl: Inskriptionslisten von SS 1894 – SS 1912 (unvollständig)
109 Anonym, Münch Med Wochenschr ›80 Jahre‹ S. 70, 1933 und Rhein-Neckar-Zeitung vom 12. 10. 1962 und Münz K ›Krebskrankheit‹ – Lebenslauf – 1924
110 Pitzen P J DV Rehab Beh 1967/68 S. 415

2. Quellen und Literatur

2.1. Ungedruckte Quellen

Archiv des F. Enke Verlags, Stuttgart
Briefe von Stoffel, Vulpius und einem Rechtsanwalt

Ar Dr. Vulp – Archiv Dr. Axel Vulpius, Bonn

Ar Leon – Archiv der Studentenverbindung Leonensia, Heidelberg

Ar Thomas Löffler – Archiv Thomas Löffler, Bamberg
Skizzenbuch, 1914/18

Ar Vulp Kl – Archiv der Vulpius Klinik Bad Rappenau
Exposé, Verlagsverträge, Photos, Zeitungsartikel, Briefe, Orden, Preise, Urkunden (Akademische Titel), Festprogramm zur Feier des 1000. Patienten und Briefe von medizinischen Gesellschaften, Privatunterlagen, Patientenbriefe, Zeugnisse, Kriegstagebücher, Ehrengericht, Inskriptionslisten und Vereinzeltes
Festschrift ›75 Jahre Vulpius Klinik‹, 1987
Gästebuch der Klinik
Gesellschafterversammlung: Protokolle von 1911 bis 1956
Tagebuch der ›Harmonia‹

GLA KA – Generallandesarchiv Karlsruhe

235/2623: Personalakte Oscar Vulpius (1867–1936)
235/29869: Professur für Orthopädie
235/30300: Die Ambulanz für orthopädische Chirurgie in der Chirurgischen Klinik der Uni Heidelberg (1894–1940)
235/30856: Orthopädische Anstalt der Uni Heidelberg; Krüppelheim
235/3677: Orthopädische Anstalt; Allgemeines, Gründung, Satzungen
235/3679: Orthopädische Anstalt; Die Einrichtung eines Provisoriums und einer Poliklinik im Hause Bergheimer Straße 28 (1918–1930)
235/3680: Übernahme des Landeskrüppelheims durch die Stiftung Orthopädische Universitätsklinik
236/17465: Personalakte Julius Becker (1853–1917)
356/Z.1969/10 Nr.800: Niederlassung von Ärzten im Amtsbezirk Heidelberg (1900–37)
356/Z.1969/10 Nr.805: Praktisches Jahr für Mediziner (1902–1925)
356/Z.1976/45 Oz 331: Solbad Rappenau (1873–1929)
456/13395: Verzeichnis des Dienstverhältnisses

Inst Gesch Med – Institut für Geschichte der Medizin der Universität Heidelberg

Bier-Zeitung zum Kliniker-Kommers zu Ehren des Herrn Geh.-Rat Czerny am 9. Juni 1894

St Ar B Rapp – Stadtarchiv Bad Rappenau

Beteiligung Sanatorium Solbad Rappenau GmbH
A 478: IV. Gemeindeverwaltung 3. Gemeindevermögen

St Ar HD – Stadtarchiv Heidelberg

128/2: Stadtwald (Beschreibung der Gedenksteine, Hütten, Brunnen usw.)
AA 175/2a: Das Krüppelheim an der Rohrbacher Strasse, dessen Unterstützung durch die Stadtgemeinde (1902–1929)
AA 243/7: Die Errichtung einer Privatheilanstalt durch Prof. Vulpius in der Luisenstraße (1896–1926)
AA 281/45,12: Baugesuch des Dr. Oscar Vulpius in der Luisenstraße (1895–1910)
AA 299/1: Die Anmietung der Vulpius'schen Klinik Luisenstraße 1–3 für Schulzwecke der städtischen Handelsschule (1923–1926)

UA HD – Universitätsarchiv Heidelberg

Adreßbuch der Universität Heidelberg für das Wintersemester 1896/97 bis Sommersemester 1906

Fakultätsakten
H-III-111/114: Akten der Medizinischen Fakultät 1890/91
H-III-111/120: Akten der Medizinischen Fakultät 1893/94
H-III-111/124: Akten der Medizinischen Fakultät 1895/96
H-III-111/140: Akten der Medizinischen Fakultät 1902/03
H-III-111/149: Akten der Medizinischen Fakultät 1905/06 Bd. 1
H-III-111/150: Akten der Medizinischen Fakultät 1906/07 Bd. 1

Personal- und Quästurakten
PA 1089: A. Narath
PA 1228: O. Vulpius
PA 3171: H. v. Baeyer
PA 3571: O. Dittmar
PA 5138: A. Narath
PA 6191: O. Vulpius
Q 1364: Quästurakte O. Vulpius

Sonstige
H-III-576: Professur für Orthopädie
H-III-689/1: Orthopädische Anstalt in Schlierbach
A 160/139: Senatsprotokoll 1807/1808; Preisschrift
Preisschrift Nr. 98a/b: Oscar Vulpius

Vorlesungs- und Personalverzeichnis der Universität Heidelberg für 1866 und vom Sommersemester 1894 bis zum Wintersemester 1927/28

2.2. Primärliteratur

Albu (1898) Abteilung für Chirurgie. Münch Med Wochenschr 45: 1347–1351

Andrieu M (1912) übersetzt von H. Landwehr. Spondylitisbehandlung im Kindesalter. Zb Chir Mech Orthop 6: 93

Anonym (1894) Hochschulnachrichten. Münch Med Wochenschr 41: 132

Anonym (1895) Naturhistorisch-Medizinischer Verein Heidelberg. Münch Med Wochenschr 42: 503

Anonym (1896) Naturhistorisch-Medizinischer Verein Heidelberg. Münch Med Wochenschr 43: 109–111

Anonym (1896) Hochschulnachrichten. Münch Med Wochenschr 43: 692

Anonym (1896) Naturhistorisch-Medizinischer Verein Heidelberg. Münch Med Wochenschr 43: 642–643

Anonym (1897) Naturhistorisch-Medizinischer Verein Heidelberg. Münch Med Wochenschr 44: 372

Anonym (1897) Naturhistorisch-Medizinischer Verein Heidelberg. Münch Med Wochenschr 44: 571–572

Anonym (1899) Kongreßbericht. Münch Med Wochenschr 46: 1690–1695

Anonym (1900) Naturhistorisch-Medizinischer Verein Heidelberg. Münch Med Wochenschr 47: 103–104

Anonym (1900) Sektion für Chirurgie. Münch Med Wochenschr 47: 1470–1472

Anonym (1900) Corresponding Members. Trans Am Orthop Ass 13: XIX–XXI

Anonym (1901) Naturhistorisch-Medizinischer Verein Heidelberg. Münch Med Wochenschr 48: 279–280

Anonym (1905) Entschädigungsklage gegen einen Arzt wegen falscher Behandlung. Bad Rechtspraxis 71: 49–51

Anonym (1905) Nachtrag: Ärztliches Gutachten von Prof. Angerer. Bad Rechtspraxis 71: 84–85

Anonym (1905) Aufruf zur Teilnahme am Internationalen Medizinischen Unfallkongress. Arch Orthop U-Chir 3: 192

Anonym (1906) Hochschulnachrichten. Münch Med Wochenschr 53: 895, 951, 1096, 1144, 1240

Anonym (1907) Tagesgeschichtliche Notizen. Münch Med Wochenschr 54: 199

Anonym (1907) Personalien. Zb Chir Mech Orthop 1: 239

Anonym (1908) Hochschulnachrichten. Münch Med Wochenschr 55: 55, 375, 656, 999, 1112, 1215, 1520
Anonym (1908/09) Bericht über den 7. Kongreß der ›Deutschen Gesellschaft für orthopädische Chirurgie‹. Z Krüp 1: 47 – 55
Anonym (1908/09) Baden. Z Krüp 1: 223 – 224
Anonym (1908/09) Baden. Z Krüp 1: 325
Anonym (1909) Einladung zum II. Internationalen Unfallkongreß. Zb Chir Mech Orthop 3: 142 – 143
Anonym (1910) Heidelberg. Z Krüp 2: 173
Anonym (1911) Hochschulnachrichten. Münch Med Wochenschr 58: 496
Anonym (1911) Kongreßbericht. Münch Med Wochenschr 58: 2295 – 2303
Anonym (1912) Persönliches. Zb Chir Mech Orthop 6: 492
Anonym (1912) Rezension der ›Orthopädischen Operationslehre‹. Berl Klin Wochenschr 49: 402
Anonym (1913) Persönliches. Zb Chir Mech Orthop 7: 79
Anonym (1913) Tagesgeschichtliche Notizen. Münch Med Wochenschr 60: 1974
Anonym (1913) Verschiedenes. Die Berufsgenossenschaft 28: 204
Anonym (1914) Rezension der ›Orthopädischen Operationslehre‹. Berl Klin Wochenschr 51: 118
Anonym (1914) Heidelberg. Z Krüp 7: 60
Anonym (1914) Protokoll der Sitzung des geschäftsführenden Vorstandes am 1. 3. 1914. Z Krüp 7: 67 – 68
Anonym (1914) Vorläufiges Programm des 3. Krüppelfürsorgekongresses. Z Krüp 7: 69 – 71
Anonym (1914) Inhalt. Z Krüp 7: 107 – 108
Anonym (1914) Teilnehmerliste des 3. Krüppelfürsorgekongresses. Z Krüp 7: 119 – 224
Anonym (1914) Stenographischer Bericht über den 3. Krüppelfürsorgekongreß. Z Krüp 7: 126 – 265
Anonym (1914) Mitteilung an den Vorstand der ›Deutschen Vereinigung für Krüppelfürsorge‹. Z Krüp 7: 272
Anonym (1914) Hochschulnachrichten. Münch Med Wochenschr 61: 512, 799
Anonym (1915) Tagesgeschichtliche Notizen. Münch Med Wochenschr 62: 246
Anonym (1915) Hochschulnachrichten. Münch Med Wochenschr 62: 536, 704, 1276
Anonym (1916) Tagesgeschichtliche Notizen. Münch Med Wochenschr 63: 1444
Anonym (1920) Bekanntmachung. Z Orthop 39: 3
Anonym (1926) Einladung zur Hauptversammlung des Reichsverbandes der für Berufsgenossenschaften tätigen Ärzte. Mo Unfallhlk 33: 122 – 123
Anonym (1926) Ankündigung der Tagung der Deutschen Gesellschaft für Unfallheilkunde, Versicherungs- und Versorgungsmedizin. Mo Unfallhlk 33: 145
Anonym (1926) Bericht über Hauptversammlung des Reichsverbandes der für Berufsgenossenschaften tätigen Ärzte. Mo Unfallhlk 33: 287 – 288
Anonym (1933) Bericht über das Solbad Rappenau und das Sanatorium Solbad Rappenau. Münch Med Wochenschr Jubiläumsausgabe 80 Jahre S. 70, 1933
Anonym (1935) Bericht über die Arbeit des badischen Krüppelfürsorgevereins im Jahre 1934. Z Krüp 28: 80 – 81
Anonym (1954) Professor Vulpius-Freiluftklinik Bad Rappenau, GmbH. Jb Fürs Körp 1954, S. 174
Anschriften-Verzeichnis der Verbindung Leonensia. An der Heidelberger Universitätsbibliothek mit Signatur: F 2157-41
Ansprenger, (1920) Kongreßbericht. Münch Med Wochensschr 67: 855 – 856
Arends, (1914) Der Krüppel als Handwerker. Z Krüp 7: 186 – 202
ders., (1914) Arbeitsvermittlung für Krüppel. Z Krüp 7: 202 –207
Axtner W (1994) Persönliche Mitteilung
Baeyer v. H (1917) Armersatz nach Carnes oder Sauerbruch? Münch Med Wochenschr 64: 39 (Feldärztliche Beilage)
Baisch B (1917) Die Aufgaben der orthopädischen Behandlung Kriegsverletzter in den Heimatlazaretten. C. Winters Heidelberg, 516 – 532
Baker LD (1956) A Rational Approach to the Surgical Needs of the Cerebral Palsy Patient. J Bone Joint Surg 38A: 313 – 323
Banks HH (1983) Equinus and Cerebral Palsy – Its Management. Foot Ankle 4: 149 – 159
Bauer von Au H G (1992) 40 Jahre Vereinigung Süddeutscher Orthopäden e. V. Med. Lit. Gesellschaft, Ülzen
Bauer R, Russe W (1984) Der transgluteale Zugang bei Hüftgelenkarthroplastik. Z Orthop 122: 48 – 49
Bauer R, Kerschbaumer F, Poisel S (1986) Operative Zugangswege in Orthopädie und Traumatologie. Thieme, Stuttgart New York, 114 – 116
Baumann JU, Koch HG (1989) Ventrale aponeurotische Verlängerung des Musculus gastrocnemius. Operat Orthop Traumatol 1: 254 – 258
Becker J, Vulpius O (1914) Einladung zum 3. Krüppelfürsorgekongreß. Z Krüp 7: 68
Becker J (1914) Diskussions- und Kongreßleitung. Z Krüp 7: 164 – 167, 265
Becker W (1973) Arthrodese des Schultergelenkes. Z Orthop 111: 468 – 472
Beitz J (1931) Die Prognose der Knochen- und Gelenktuberkulose nach dem heutigen Stande der Therapie. Zb Ges Tbc Forsch 35: 297 – 309
Biesalski K (1908/09) Was ist ein Krüppel? Z Krüp 1: 11 – 17
ders. (1909) Umfang und Art des jugendlichen Krüppeltums und der Krüppelfürsorge in Deutschland. L.Voss, Leipzig Hamburg
ders. (1910) Kritik an Vulpius' »Die Sehnenüberpflanzung«. Z Krüp 3: 139
ders. (1914) Vorwort. Z Krüp 7: 103 – 106
ders. (1914) Die Beteiligung des Staates an der Krüppelfürsorge. Z Krüp 7: 134 – 143
Biesalski K, Dietrich E (1909) Die Deutsche Vereinigung für Krüppelfürsorge. Z Krüp 2: 1 – 25
Biesalski K, Mayer L (1916) Die Physiologische Sehnenverpflanzung, III – VI. J. Springer, Berlin
Biesalski K, Voss L (1908/09) Zur Einführung. Z Krüp 1: 1 – 3
Bintig A (1981) Die deutschen Behindertenstatistiken von 1906 bis 1979. Rehabilitation 20: 147 – 158
Blattner W (1967/68) Rektor i. R. Josef Müller zum Gedächtnis. J DV Rehab Beh S. 414 – 415, 1967/68

Blattner WA (1983) Manuskript eines Vortrages, anläßlich der öffentlichen Veranstaltung des ›Badischen Verbandes zur Betreuung Körperbehinderter‹ am 23. 4. 1983

Blencke A (1914) Das Kurpfuschertum in der Krüppelfürsorge. Z Krüp 7: 246–258

ders. (1935) Buchkritik an H. Eckhardts »Die Körperanlage des Kindes und ihre Entwicklung. Ziel und Weg einer biologischen Körpererziehung«. Z Krüp 28: 86–87

Blencke A, Gocht H (1936) Orthopädische Weltliteratur 1903–1930, 1. Bd. F. Enke, Stuttgart

Bockenheimer Ph (1904) Aus der Chirurgie. Z Ärztl Frtbldng 1: 325–327

Böhm M (1913) Kongreßbericht. Zb Chir Mech Orthop 7: 430–435

ders. (1913) Sektion für Orthopädie. Deut Med Wo 39: 1919–1920

Braun A, Rohe K (1984) Extremitätenerhaltende Eingriffe bei malignen Knochentumoren. Langenbecks Arch Chir 364: 317–320

Buschke (1893) Ein erfolgreicher Versuch mit der Behandlung von Tuberculose der Extremitäten mittels Stauung nach Dr. Bier. Deut Med Wo 19: 835–836

Calot F (1906) übersetzt von P. Ewald. Die Behandlung der angeborenen Hüftgelenksverrenkung. F. Enke, Stuttgart

ders. (1907) übersetzt von P. Ewald. Die Behandlung der tuberkulösen Wirbelsäulenentzündung. F. Enke, Stuttgart

Chapchal G (1971) Kontrakturen und Fehlstellungen, 110–111. In Chapchal G, Waigand D (Hrsg.): Orthopädische Therapie. Thieme, Stuttgart

Chronik der Ärzte Heidelbergs. Ein Fragment. [Gawliczek OH] Boehringer, Mannheim 1985

Chronik der Stadt Heidelberg für das Jahr 1910 (1913) im Auftrag des Stadtrats bearbeitet von Prof. J. Metzger XVIII. Jahrgang. J. Hörning, Heidelberg, 161–163

Chronik der Stadt Heidelberg für das Jahr 1911 (1914) im Auftrag des Stadtrats bearbeitet von Dr. Ferdinand Rösiger XIX. Jahrgang. J. Hörning, Heidelberg, 180–183

Cohn E (1898) Kongreßbericht. Münch Med Wochenschr 45: 543–550, 574–579

Czerny V (1894) Über die Methode des klinischen Unterrichts an der Heidelberger Chirurgischen Klinik nebst Bemerkungen zur neuen Prüfungsordnung. Deut Med Wo 20: 355–359

ders. (1895) Die Erweiterungsbauten der Chirurgischen Universitätsklinik in Heidelberg. Beitr Klin Chir 13: 1–48

ders. (1899) Vorwort, 1–4. In Marwedel G: Beitr Klin Chir 24 – Supplementheft –

ders. (1967) Aus meinem Leben. Sonderdruck aus Ruperto-Carola, XIX. Jg., Juni 1967, 19

Debrunner H (1925) Rezension der ›Orthopädischen Operationslehre‹. Deut Med Wo 51: 456

ders. (1927) Kongreßbericht. Deut Med Wo 53: 1969–1970.

Denkschrift über die Gründung einer orthopädischen Anstalt der Universität HD (1918) Deutsche Vereinigung für die Rehabilitation Behinderter e.V. Informationsblatt. Stand 6/93

Dietrich E (1908/09) Krüppelfürsorge und Staat. Z Krüp 1: 79–87

Duncker, (1929) Kritik an Vulpius' »Fußbeschwerden, ihre Verhütung und ihre Behandlung«. Zo Ges Chir 44: 239

Duschinsky, (1904) Kongreßbericht. Münch Med Wochenschr 51: 1072–1073

ders. (1911) Kongreßbericht. Münch Med Wochenschr 58: 1530–1533

Eckhardt H (1935) Buchkritik an Max Langes »Erbbiologie der angeborenen Körperfehler«. Z Krüp 28: 87–88

Ehringhaus O (1913) Kongreßbericht. Deut Med Wo 39: 817–818

Engelhardt P (1979) 10-Jahres-Resultate bei Schulterarthrodese. Orthopäde 8: 218–222

Eyb R (1985) Klinische Ergebnisse nach transglutäalem und anterolateralem (Watson-Jones) Zugang zur Hüftprothesenimplantation. Z Orthop 123: 966–968

Ewald P (1909) Die Madelungsche Deformität als Symptom und Krankheit sui generis. Z Orthop 23: 470–477

Fecht H (1929) Tuberkulosebehandlung mit dem neuen Tuberkuloseserum Thanatophthisin. Z Tbc 54: 385–412

Fitz GW (1898) Bed posture as an etiological factor in spinal curvature. Trans Am Orthop Ass 11: 249–251

Flesch M (1930) 1870–71 und 1914–18 von der Verwundeten- und Krankenpflege in zwei Kriegen. Kern & Birner, Frankfurt a. M., 239–251

Flockenmann, (1901) Kongreßbericht. Deut Med Wo 27: 286–288 V

Franck E (1928) Kongreßbericht. Münch Med Wochenschr 75: 1824–1825

Friedland M (1927) Ein neues Verfahren der Schultergelenkarthrodese. Arch Orthop U-Chir 25: 156–158

Fürstenheim, (1914) Über den Seelenzustand des Krüppels. Z Krüp 7: 168–181

Galleazi R, Bastianelli R (1908) Kongreßbericht. Zb Chir Mech Orthop 2: 132–146

Gardemin H (1953) Die Entwicklung der Orthopädie in Berlin. Jb Fürs Kör 1953, S. 23–27

Gaudier, Kirmisson E (1907) Kongreßbericht. Zb Chir Mech Orthop 1: 502–507

Geismar, (1914) Diskussionsbeitrag beim 3. Krüppelfürsorgekongreß. Z Krüp 7: 212–213

Gernandt C (1922) Die Entwicklung der Verbindung Leonensia in den ersten 50 Jahren. Als Manuskript gedruckt, Heidelberg

Geschäftsbericht des Großherzoglich Badischen Ministeriums des Innern für die Jahre 1897–1905 1. Bd. Übersicht der Krankenhäuser, 455–469. Thiergarten, Karlsruhe, 1907

Geschäftsbericht des Großherzoglich Badischen Ministeriums des Innern für die Jahre 1906–1912 1. Bd. Krüppelfürsorge, 402–405; Übersicht der Krankenhäuser, 498–513. Thiergarten, Karlsruhe, 1914

Gliederung des Heeressanitätswesens I. Bd., 167–169 (1935) In: Sanitätsbericht über das Deutsche Heer im Weltkriege 1914/18. E. S. Mittler & Sohn, Berlin

Gocht H (1908/09) Die Entwicklung der orthopädischen Chirurgie in den letzten 20 Jahren. Z Krüp 1: 3–17

ders. (1914) Rezension der ›Orthopädischen Operationslehre‹. Zb Chir Mech Orthop 7: 172

ders. (1914) Zur Technik der Arthrodesen-Operation am Schulter-, Hüft und Kniegelenk. Beitr Klin Chir 92: 768–775

Görres H (1920) Über unsere Erfolge mit der Albeeschen Operation in 60 Fällen von Wirbelsäulentuberkulose. Münch Med Wochenschr 67: 896–898

ders. (1921) Eine neue Operation zur Beseitigung der Klauenstellung der Großzehe. Z Orthop 41: 434–436

ders. (1921) Zur Behandlung der Spondylitis tuberculosa mit der Albeeschen Operation. Z Orthop 40: 502–522

ders. (1923) Zur Technik der Schulterarthrodese. Arch Orthop U-Chir 21: 187–191

Härtel F (1913) Kongreßbericht. Deut Med Wo 60: 721–728

Hartwig CH, Sell S, Küsswetter W (1989) Periartikuläre Verknöcherungen nach zementfreier und zementfixierter Totalendoprothesen-Implantation des Hüftgelenkes. Z Orthop 127: 296–301

Hauser, (1914) Über die Anzeigepflicht bei der spinalen Kinderlähmung. Z Krüp 7: 224–230

HD Tageblatt vom 22. 9. 1920; 1. 10. 1920; 9. 10. 1930; 9. 3. 1974

HD Zt vom 18. 1. 1909; 17. 6. 1912; 4. 3. 1914; 9. 3. 1914; 25. 6. 1914

Heine J (1860) Spinale Kinderlähmung. J. G. Cotta, Stuttgart, V–VI

Heller G (1990) Leysin et son passé mèdical. Gesnerus 47: 329–344

Herold, (1914) Diskussionsbeitrag beim 3. Krüppelfürsorgekongreß. Z Krüp 7: 166

HNN vom 17. 1. 1914; 4. 3. 1914; 9. 3. 1914; 30. 5. 1914; 2. 6. 1914; 3. 6. 1914

Hoffa A, Blencke A (1905) Die orthopädische Literatur. F. Enke, Stuttgart

Hoffmann W (1920) Die deutschen Ärzte im Weltkriege. E. S. Mittler & Sohn, Berlin, 189–191

Hohmann G (1912) Kongreßbericht. Münch Med Wochenschr 59: 1345–1346

ders. (1912) Rezension der ›Orthopädischen Operationslehre‹. Zb Chir Mech Orthop 6: 170

ders. (1917) Versammlungsbericht. Münch Med Wochenschr 64: 590–592

ders. (1922) Kongreßbericht. Münch Med Wochenschr 69: 1492–1494

ders. (1924) Kongreßbericht. Münch Med Wochenschr 71: 1452–1453

ders. (1926) Kongreßbericht. Münch Med Wochenschr 73: 1729–1731

ders. (1937) Adolf Stoffel. Z Orthop 66: 209–211

Holz U (1988) Indikation und Technik der Schulterarthrodese. He Unfhlk 195: 258–263

Horvath B (1927) Schulterarthrodesen und Fixationsstellung des Oberarms. Z Orthop 48: 355–366

Hübener W (1898) Über die Möglichkeit der Wundinfection vom Munde aus und ihre Verhütung durch Operationsmasken. Z Hygiene 28: 348–372

ders. (1899) Über die Rolle des Bartes als Infektionsträger bei aseptischen Operationen. Centralbl Chir 26: 321–324

Jaberg H, Jakob RP (1987) Trümmerfrakturen des proximalen Humerus. Orthopäde 16: 320–335

Jäckle R (1988) Schicksale jüdischer und »staatsfeindlicher« Ärztinnen und Ärzte nach 1933 in München. München, Stand August 1988, 84–85

Jahresbericht des Badischen Fürsorgeverein für bildungsfähige Krüppel 1. 5. 1909–1. 5. 1910. Haas'sche Buchdruckerei, Mannheim, 1910

Jahresbericht des Badischen Fürsorgeverein für bildungsfähige Krüppel für das Jahr 1911. Karl Molitor, Ladenburg a. N., 1911

Jahresbericht des Badischen Fürsorgeverein für bildungsfähige Krüppel für das Jahr 1913. Karl Molitor, Ladenburg a. N., 1913

Jahresbericht des Badischen Fürsorgeverein für bildungsfähige Krüppel für 1914–1916. K. Henn, Freiburg, 1917

Jahresbericht des Großherzoglich Badischen Ministeriums des Inneren für die Jahre 1880 und 1881 Übersicht der Krankenhäuser, 242. Thiergarten, Karlsruhe, 1883

Jahresbericht des Großherzoglich Badischen Ministeriums des Inneren für die Jahre 1884–1888. Übersicht der Krankenhäuser, 262–269. Thiergarten, Karlsruhe, 1889

Jahresbericht des Großherzoglich Badischen Ministeriums des Inneren für die Jahre 1889–1896 1. Bd.. Übersicht der Krankenhäuser, 358–363. Thiergarten, Karlsruhe, 1897

Javors JR, Klaaren HE (1987) The Vulpius Procedure for Correction of Equinus Deformity in Cerebral Palsy. J Ped Orthop 7: 191–193

Joachimsthal G (1896) Sektion für Chirurgie. Deut Med Wo 22: 178–180 V

ders. (1913) Rezension der ›Orthopädischen Operationslehre‹. Deut Med Wo 51: 456

ders. (1913) Rezension der ›Orthopädischen Operationslehre‹. Deut Med Wo 51: 2263

Jochheim KA (1990) Deutsche Vereinigung 80 Jahre. Rehabilitation 29: 25–27

Justis JE (1992) Arthrodesis of Shoulder, Elbow, and Wrist, 353–361. In Crenshaw AH (Hrsg.): Campbells Operative Orthopaedics. 8. Aufl. Mosby Year Book, St. Louis Baltimore Boston Chicago London Philadelphia Sydney Toronto

Karger T (1994) Persönliche Mitteilung

Karlsruher Zeitung – Staatsanzeiger – vom 9. 12. 1922

Kaufmann SHE (1994) Die multiresistente Tuberkulose. Die gelben Hefte 34: 56–66

Keßler J (1987) Beobachtungen zur Knochen- und Gelenktuberkulose. Med. Dissertation, Universität Heidelberg

Kirmsse M (1914) Joh. Andreas Venel, der Begründer der Krüppelbehandlungsinstitute. Z Krüp 7: 216–223

Kirschner M (1934) Antwort der dt. Ges. für Chirurgie auf die Erklärung der DOG. Deut Med Wo 60: 527–528

Klar M (1904) Simulation oder Hysterie. Arch Orthop U-Chir 2: 46–69

ders. (1905) Über angeborenen Hallux valgus. Z Orthop 14: 304–311

ders. (1906) Über kongenitale Osteodysplasie der Schlüsselbeine, der Schädeldeckknochen und des Gebisses. Z Orthop 15: 424–468

Knauff F (1879) Das neue akademische Krankenhaus in Heidelberg. Fr. Bassermann, München, VII–XIII

Koepp L (1914) Diskussionsbeitrag beim 3. Krüppelfürsorgekongreß. Z Krüp 7: 209

Koelliker T (1914) Abschlußrede beim 3. Krüppelfürsorgekongreß. Z Krüp 7: 265

Kowalski J, Jastrzebski J, Kowalski W (1965) Die Beurteilung der Vulpius-Operation zur Behandlung zerebralspastischer Lähmungen der unteren Extremitäten bei Kindern. Beitr Orthop Traumatol 12: 601–602

Krankenanstalten, Wohlfahrts- und ähnliche Heime in Baden im Jahr 1929. Sonderkrankenhäuser für Tuberkulöse, 84–91; Sonderanstalten für körperlich Gebrechliche, 94–97. Badisch Statistisches Landesamt (Hrsg.), G. Braun, Karlsruhe, 1929

Krankenanstalten, Wohlfahrts- und ähnliche Heime in Baden (1937). Sonderanstalten für körperlich Gebrechliche, 50–51. Badisch Statistisches Landesamt (Hrsg.), Macklot'sche Druckerei, Karlsruhe, 1937

Kreuz L (1934) Erbpflege und Krüppeltum. Z Krüp 27: 96–106

Der Kriegsruf vom 23. 8. 1913

Kühne W (1922) Aufruf. Mo Unfallhlk 29: 25–28

ders. (1922) Ordentliche Mitglieder. Mo Unfallhlk 29: 242–245

Kuß H (1929) Milztherapie bei Knochen- und Gelenktuberkulose. Med Welt 3: 1334–1335

ders. (1929) Spätschädigungen nach Röntgenbestrahlungen von Knochen- und Weichteiltuberkulosen. Med Welt 3: 1722–1724

ders. (1931) Milztherapie bei Knochen- und Gelenktuberkulose. Z Tbc 61: 357–359

ders. (1931) Zur Statistik der Spondylitis tuberculosa. Arch Klin Chir 166: 136–150

ders. (1932) Behandlung von Knochen- und Gelenktuberkulose mit Thanatophthisin. Z Tbc 65: 409–411

Lange B (1914) Krüppelfürsorge in Elsaß-Lothringen. Z Krüp 7: 258–264

Lange F (1912) Rezension der ›Orthopädischen Operationslehre‹. Münch Med Wochenschr 59: 1234

ders. (1913) Rezension der ›Orthopädischen Operationslehre‹. Münch Med Wochenschr 60: 2353

ders. (1921) Rezension der ›Orthopädischen Operationslehre‹. Münch Med Wochenschr 68: 712

ders. (1930) Die epidemische Kinderlähmung. J. F. Lehmann, München, IX–X und 89–99

ders. (1959) Ein Leben für die Orthopädie. F. Enke, Stuttgart, 75–93 und 150–152

Lange M (1951) Orthopädisch-Chirurgische Operationslehre. 1. Aufl. J. F. Bergmann, München, IV–V und 29–48 und 484

ders. (1962) Orthopädisch-Chirurgische Operationslehre. 2. Aufl. J. F. Bergmann, München, 258–260

Laubenheimer C, Vulpius O (1914) Ein Todesfall infolge von Anwendung des Friedmann'schen Tuberkulosemittels. Deut Med Wo 40: 501–503

Die Lazarettschule des orthopädisch-neurologischen Lazaretts in Mannheim. Haas'sche Buchdruckerei, Mannheim, 1915, 5–12

Loeffler (1921) Rezension der ›Orthopädischen Operationslehre‹. Deut Med Wo 47: 517

Löffler-Winkler A (1990) Anna Löffler-Winkler (1890–1967). Retrospektive. Gemälde, Aquarelle, Zeichnungen. Katalog zur Ausstellung 21. Januar–4. März 1990. (= Schriften des Historischen Museums Bamberg, Nr. 14, hrsg. v. Lothar Hennig)

Lorenz A (1906) Die Indikation zur Sehnenverpflanzung. Wiener Med Wo 56: 117–127

Marwedel G (1899) Jahresbericht der Heidelberger Chirurgischen Klinik für das Jahr 1897. Beitr Klin Chir 24 – Supplementheft –

Meusling P, Rust W, Schasse W (1928) Die Krüppelfürsorge in der deutschen Literatur 1900–1925. L. Voß, Leipzig

Meyer D (1993) Wettbewerb im Krankenhaussektor in der Zeit nach dem GSG – Was kann das einzelne Krankenhaus tun? Gesundh Wes 55: 661–666

Mikulicz J (1898) Über die neuesten Bestrebungen, die aseptische Wundbehandlung zu vervollkommenen. Arch Klin Chir 57: 243–279

Mitteilung des badischen Fürsorgevereins für bildungsfähige Krüppel 1913 (1913) Karl Molitor, Ladenburg a. N. (Im GLA KA 235/3680)

Müller ME, Allgöwer M, Schneider R, Willeneger H (1977) Manual der Osteosynthese – AO-Synthese –. 2. Aufl. Springer, Berlin Heidelberg New York, 384–385

Münz K (1924) Über den Ursprung und die Verbreitungswege der Krebskrankheit. Med. Dissertation, Universität Heidelberg

Muskat, (1907) Kongreßbericht. Deut Med Wo 33: 701–702

Neubauer H (1990) Naturnähe und Menschenliebe. In Anna Löffler-Winkler, ›Retrospektive‹, 9–11

Osten-Sacken E (1929) Kritik an Vulpius: »Wie behandele ich die Knochen-Gelenk-Tuberkulose?«. Zo Ges Chir 46: 726–7

Ottendorf G (1903) Ein Beitrag zur Thierskoliose. Z Orthop 11: 803–826

ders. (1948) Paul Ewald. Z Orthop 77: 96

Parsch K, Rübesamen G (1992) Die Behandlung des spastischen Klumpfußes. Orthopäde 21: 332–338

Peltesohn, (1913) Kritik an Vulpius: »Über die Behandlung der spastischen Parese«. Z Orthop 33: 314

Peltier LF (1993) Orthopedics. A History and Iconography. Norman Publ., San Francisco

Petri D (1914) Diskussionsbeitrag beim 3. Krüppelfürsorgekongreß. Z Krüp 7: 210–211

Pfälzer Bote vom 4. 6. 1919; 10. 12. 1919

Pitzen P (1967/68) Hermann Kuß. J DV Rehab Beh 1967/68, S. 415

Premio Internazionale Di Ortopedia – Umberto I – Primo Concorso (1906) Zamorani e Albertazzi, Bologna, 5–8

Premio Internazionale Di Ortopedia – Umberto I – Secondo Concorso (1911) Stabilimento Poligrafico Emiliano, Bologna, 5–6

Proskauer C (1958) Development and Use of the Rubber Glove in Surgery and Gynecology. J Hist Med 8: 73–81

Pruitt DL, Hulsey RE, Fink B, Manske PR (1992) Shoulder Arthrodesis in Pediatric Patients. J Pediatr Orthop 12: 640–645

Pschyrembel W (1936) Klinisches Wörterbuch. 23./26. Aufl. de Gruyter, Berlin Leipzig

Putti V (1936) Oscar Vulpius. Estratto da La Chirurgia degli organi di movimento. Volume XXII, Fascicolo IV, Anno 1936-XV. L.Capelli Editore, Bologna

Rad v., (1908) Kongreßbericht. Münch Med Wochenschr 55: 2351–2354

Reiche, (1914) Rezension der ›Orthopädischen Operationslehre‹. Berl Klin Wochenschr 51: 118

Reiner H (1913) Die Sektion für Kinesiotherapie auf dem IV. internationalen Kongress für Physiotherapie. Zb Chir Mech Orthop 7: 225–245 (1913)

Reydelet J (1994) Persönliche Mitteilung

Rhein-Neckar-Zeitung vom 12. 10. 1962

Rockwood CA (1991) The shoulder: facts, confusions and myths. Int Orthop 15: 401–405

Rohrhurst, (1908/09) 78. öffentliche Sitzung des Badischen Landtag 2. Kammer. Z Krüp 1: 236–237

Rosenfeld L (1907) Krüppelfürsorge und Krüppelanstalten nach ihrem heutigen Stand. Arch Orthop U-Chir 5: 182–240

ders. (1914) Diskussionsbeitrag beim 3. Krüppelfürsorgekongreß. Z Krüp 7: 210, 213

ders. (1914) Die Entwicklung der offenen Krüppelfürsorge. Z Krüp 7: 230–244

Rüsken S (1994) Persönliche Mitteilung

Rütt A (1973) Unterschenkel und Fuß, 120–121. 5. Bd von Hackenbroch M, Witt AN (Hrsg.): Orthopädisch chirurgischer Operationsatlas. Thieme, Stuttgart

Russe O (1978) Schulterarthrodese nach der AO-Methode. Unfallheilkunde 81: 299–301

Rybka V, Raunio P, Vinio K (1979) Arthrodesis of the Shoulder in Rheumatoid Arthritis. J Bone Joint Surg 61B: 155–158

Satzungen des Reservelazaretts Ettlingen. Braunsche Hofbuchdruckerei, Karlsruhe, 1916, 1

Schede, (1911) Kongreßbericht. Münch Med Wochenschr 58: 1102–1105

Schlee, (1914) Diskussionsbeitrag beim 3. Krüppelfürsorgekongreß. Z Krüp 7: 245–246

Schmidt E (1903) Zur Kenntnis der Skoliose bei Thieren. Z Orthop 11: 352–361

Schmit-Neuerburg KP (1984/85) Arthrodese des Schultergelenks. He Unfhlk 170: 111–121

Schumacher E (1916) Die Einrichtungen zur Schulung der Kriegsbeschädigten in Baden. Freiburg i. Br., H. M. Poppen & Sohn, 15

Schwab M (1906) Kongreßbericht. Münch Med Wochenschr 53: 1934–1936

Selig R (1911) Erfrierung und Unfall. Mo Unfallhlk 18: 253–255

ders. (1911) Ein Fall von Spondyllisthesis traumatica. Mo Unfallhlk 18: 366–368

Sharrard WJW, Bernstein S (1972) Equinus Deformity In Cerebral Palsy. J Bone Joint Surg 54B: 272–276

Sperling K (1914) Krüppelfürsorge und Armenpflege. Z Krüp 7: 144–150

Sperlings Zeitschriften-Adressbuch. Fünfzigste Ausgabe 1923. Börsenverein der Deutschen Buchhändler zu Leipzig

Spitzemberg v., (1914) Veröffentlichtes Schreiben an die Deutsche Vereinigung für Krüppelfürsorge. Z Krüp 7: 267

Spitzy H (1915) Orthopädisches Spital und Invalidenschule, 1–21. In Spitzy H (Hrsg.): Unsere Kriegsinvaliden. Seidel & Sohn, Wien

Staatsanzeiger für das Großherzogtum Baden Jahrgang 1908. Das praktische Jahr der Mediziner betreffend, 520–521. Nr. I. bis XLIV. Malsch & Vogel, Karlsruhe, 1908

Staatsanzeiger für das Großherzogtum Baden Jahrgang 1909. Das praktische Jahr der Mediziner betreffend, 447–448. Nr. I. bis XLV. Malsch & Vogel, Karlsruhe, 1909

Statistische Jahrbuch für das Großherzogtum Baden 1. Jg. 1868. Übersicht der Krankenhäuser, 134–139. Macklotsche Druckerei, Karlsruhe, 1869

Statistische Jahrbuch für das Großherzogtum Baden 6. Jg. 1873. Übersicht der Krankenhäuser, 218–219. Macklotsche Druckerei, Karlsruhe, 1874

Statistische Jahrbuch für das Großherzogtum Baden 11. Jg. 1878. Übersicht der Krankenhäuser, 242–245. Macklotsche Druckerei, Karlsruhe, 1880

Stoffel A (1910) Neue Gesichtspunkte auf dem Gebiet der Nerventransplantation. Z Orthop 24: 366–390

Stoffel A, Vulpius O (1911/13) Orthopädische Operationslehre. 1. Aufl. F. Enke, Stuttgart

dieselb. (1924) Orthopädische Operationslehre. 3. Aufl. F. Enke, Stuttgart

Straeter L (1912) Zur Statistik der Knochen- und Gelenk-Tuberkulose. Zb Chir Mech Orthop 6: 385–394

Strauß E (1914) Diskussionsbeitrag beim 3. Krüppelfürsorgekongreß. Z Krüp 7: 213

Strayer LM (1950) Recession of the Gastrocnemius. J Bone Joint Surg 32A: 671–676

Tobler, (1904) Kongreßbericht. Münch Med Wochenschr 51: 1407–1408

Toff E (1901) Rumänische Literatur. Münch Med Wochenschr 48: 313

Turchi U (1929) Preisausschreiben zum Umberto I Preis. Z Krüp 22: 216

Ulbrich M (1914) Was für Erziehungsmittel sind im Krüppelheim anzuwenden? Z Krüp 7: 156–164

ders. (1914) Diskussionsbeitrag beim 3. Krüppelfürsorgekongreß. Z Krüp 7: 167

Walter M (1990) Die Portraits. In Anna Löffler-Winkler, ›Retrospektive‹, S. 22–37

Wannenwetsch E (1987) Entwicklung, Aufgabe und Bedeutung der Anschlußheilbehandlung (AHB) Öff Gesundh-Wes 49: 148–151

Warrle L (1994) Persönliche Mitteilung aus dem Stadtarchiv Bad Dürrheim vom 5. 7. 1994

Weil S (1953) Geschichte der Krüppelfürsorge in Baden. Jb Fürs Körp 1953, S. 22–23

ders. (1958) Oberlehrer J. Müller zum 70. Geburtstag. Jb Fürs Körp 1958, S. 280

Weygandt (1902) Kongreßbericht. Münch Med Wochenschr 49: 938–940

Wilhelm A (1960) Zur Technik der intraartikulären Arthrodese des Schultergelenkes. Mo Unfallhlk 63: 177–189

Wilmanns K (1932) Die badischen Lazarette während des Krieges, 14–19. Heft 88 in Heeres-Sanitätsinspektion des Reichswehrministeriums. Veröffentlichungen aus dem Gebiete des Heeres-Sanitätswesens, Offene Worte, Berlin

Wohlgemuth H (1897) Sektion für Chirurgie. Münch Med Wochenschr 44: 1118 – 1119

ders. (1899) Kongreßbericht. Deut Med Wo 25: 168 V

ders. (1900) Kongreßbericht. Münch Med Wochenschr 47: 705 – 707

ders. (1900) Kongreßbericht. Münch Med Wochenschr 47: 1318 – 1321

ders. (1902) Kongreßbericht. Münch Med Wochenschr 49: 719 – 723

Wolff JH (1989) Reginald Watson-Jones – Pionier und Lehrmeister der traumatologischen Orthopädie –. Operat Orthop Traumatol 1: 134 – 137

Wollenberg A (1912) Kongreßbericht. Zb Chir Mech Orthop 6: 217 – 227

ders. (1913) Kongreßbericht. Zb Chir Mech Orthop 7: 209 – 217

ders. (1913) Bericht über den 12. Kongreß der ›Deutschen Gesellschaft für orthopädische Chirurgie‹. Zb Chir Mech Orthop 7: 209 – 217

ders. (1936) Oscar Vulpius. Z Orthop 65: 203 – 204

Wollenberg A, Vulpius O (1916) Einleitung. Zb Chir Mech Orthop 10: 1 – 3

Würtz H (1914) Diskussionsbeitrag beim 3. Krüppelfürsorgekongreß. Z Krüp 7: 167

ders. (1914). Krüppelerziehungs-Psychologie. Z Krüp 7: 181 – 186

Zentralblatt für Chirurgische und Mechanische Orthopädie (Zb Chir Mech Orthop) Deckblatt von 1907 bis 1919. S. Karger, Berlin

Zentralblatt für das Deutsche Reich (1901) III. Praktisches Jahr (Prüfungsordnung für Ärzte), 147 – 148. 29. Jahrgang. Carl Heymanns, Berlin, 1901

Zentralblatt für das Deutsche Reich (1910) Verzeichnis der zur Aufnahme von Praktikanten ermächtigten Krankenhäuser und medizinisch wissenschaftlichen Institute, 625 – 639. 38. Jahrgang. Carl Heymanns, Berlin, 1910

Zentralblatt für das Deutsche Reich (1911) Verzeichnis der zur Aufnahme von Praktikanten ermächtigten Krankenhäuser und medizinisch wissenschaftlichen Institute, 591 – 606. 39. Jahrgang. Carl Heymanns, Berlin, 1911

Zentralblatt für das Deutsche Reich (1912) Verzeichnis der zur Aufnahme von Praktikanten ermächtigten Krankenhäuser und medizinisch wissenschaftlichen Institute, 837 – 852. 40. Jahrgang. Carl Heymanns, Berlin, 1912

Zentralblatt für das Deutsche Reich (1913) Verzeichnis der zur Aufnahme von Praktikanten ermächtigten Krankenhäuser und medizinisch wissenschaftlichen Institute, 1165 – 1181. 41. Jahrgang. Carl Heymanns, Berlin, 1913

Zeitschrift für Krüppelfürsorge (Z Krüp) Deckblatt der Bände zwischen 1908/09 und 1936. L. Voss, Hamburg Leipzig

Zeitschrift für Orthopädie (Z Orthop): ehemals Zeitschrift für orthopädische Chirurgie. Deckblatt der Bände zwischen 1896 und 1936. F. Enke, Stuttgart

2.3. Sekundärliteratur

Bade P (1939) Die Geschichte der Deutschen Orthopädischen Gesellschaft. Dr. Emil Ebering, Berlin, 1 – 51 und 282 – 321

Benl R (1990) Karl Wilckens, 292 – 294. In Ottnad B (Hrsg.): Badische Biographien, Neue Folge Bd. 3. W. Kohlhammer, Stuttgart

ders. (1991) Einleitung, 14 – 15. In Walz E: Lebenserinnerungen. B. Guderjahn, Heidelberg

Casuccio C (1968) Begrüßungsansprache, 8 – 11. In Lange M (Hrsg.): Orthopädischer Gemeinschaftskongress – Deutsche Orthopädische Gesellschaft und Societa Italiana di Ortopedia e Traumatologia (27. – 30. 4. 1966) –. F. Enke, Stuttgart

ders. (1978) Introduction, 1 – 15. In Vander Elst E: Société Internationale de Chirurgie Orthopédique et de Traumatologie. Springer International

Cotta H, Rompe G (1981) 80 Jahre Deutsche Gesellschaft für Orthopädie und Traumatologie. Demeter, Gräfeling

Eckart W (1994) Geschichte der Medizin. 2. Aufl. Springer, Berlin Heidelberg New York, 101 – 106

Eulner HH (1970) Die Entwicklung der medizinischen Spezialfächer an den Universitäten des deutschen Sprachgebietes. F. Enke, Stuttgart, 387 – 396

Fichtner HJ (1985) Von der Krüppelfürsorge zur Rehabilitation Behinderter. Rehabilitation 24: 113 – 115

Fischer I (1962) Biographisches Lexikon der hervorragenden Ärzte der letzten fünfzig Jahre 1880 – 1930 in 2 Bd. 2. und 3. unveränderte Auflage, Urban & Schwarzenberg, München Berlin

Friedebold G (1980) Die Idee der Rehabilitation in der Orthopädie. Z Orthop 118: 405 – 411

Gawliczek OH, Senk,WE, Hatzig H (1978) Chronik der Ärzte Mannheims. Bezirksärztekammer Nordbaden, 131 – 133

Gawliczek OH, Hatzig H (1985) Chronik der Ärzte Heidelbergs (Ein Fragment) Boehringer Mannheim GmbH, Mannheim, 92 – 93

Gemoll W (1979) Griechisch-Deutsches Schul- und Handwörterbuch. 9. Aufl. G. Freytag, München Wien

Gillissen G (1988) Die Familie der Mycobacteriaceae, 454 – 471. In Brandis H, Pulverer G (Hrsg.): Lehrbuch der Medizinischen Mikrobiologie. 6. Aufl. G. Fischer, Stuttgart New York

Goth W (1982) Zur Geschiche der Klinik in Heidelberg im 19. Jahrhundert. Med. Dissertation, Universität Heidelberg

Grosch G (1967) Über orthopädische Laienbehandlung im 19. Jahrhundert. Münch Med Wochenschr 48: 2559 – 2561

Hackenbroch M (1981) Zur Entwicklungsgeschichte der Orthopädie, 1.40 – 1.45. In Witt AN, Rettig H, Schlegel KF, Hackenbroch M, Hupfauer W (Hrsg.): Orthopädie in Praxis und Klinik, Bd. 2. 2. Aufl. Thieme, Stuttgart New York

Hipp E (1983) 100 Jahre Orthopädie. Fortschr Med 101: 147 – 150, 179

Kessel L, Boundy U (1984) Farbatlas Klinische Orthopädie (Dt. Übersetzung von R. Wolff) Walter de Gruyter, Berlin New York, 94

Koch H, Rompe G (1972) Die Entwicklung der Orthopädie in Heidelberg. Festschrift von 1972, 11 – 34

Konnerth M (1990) Die Rappenauer Saline und ihre Geschichte. Wilhelm Röck, Weinsberg, 223

Krebs H, Schipperges H (1968) Heidelberger Chirurgie. Springer, Heidelberg New York, 58–66

LeVay D (1990) The History of Orthopaedics. Parthenon Publishing Group, Carnforth Park Ridge

Lindemann K (1960) 50 Jahre Körperbehindertenfürsorge in Deutschland. G. Thieme, Stuttgart

Maurer G (1972) 50 Jahre Deutsche Gesellschaft für Unfallheilkunde, Versicherungs-, Versorgungs- und Verkehrsmedizin. Mo Unfallhlk 75: 433–441

Meyers Großes Taschenlexikon in 24 Bänden. Bibliographisches Institut, Mannheim Wien Zürich, 1983

Mussgnug D (1988) Die vertriebenen Heidelberger Dozenten. C. Winter, Heidelberg, 24–25 und 136–137

Naujoks H (1988) Daten zur Geschichte der Dr. Senckenbergischen Stiftung. Herausgegeben von der Senckenbergischen Bibliothek der Johann Wolfgang Goethe-Universität Frankfurt am Main, Juni 1988

Neuwirth G (1978) Die Geschichte der Stadt Bad Rappenau. Druckerei H. Stein, Bad Rappenau, 246–251

Niethard FU, Pfeil J (1992) Orthopädie, 2. Aufl. Hippokrates, Stuttgart, 32–36, 236–238

Paul U (1985) Der Weg der Berliner Orthopädie und die gesellschaftliche Bedingtheit ihres Wandels, 9–77. In Paul U: 150 Jahre Berliner Orthopädie. Humboldt Universität, Berlin

Probst J (1986) Die Deutsche Gesellschaft für Unfallheilkunde 1922 bis 1986, 15–45. In Probst J (Hrsg.): Unfallheilkunde 1986. Demeter, Gräfeling

ders. (1991) Brief des Generalsekretärs. Deutsche Gesellschaft für Unfallchirurgie – Mitteilungen und Nachrichten. 13. Jahrgang, Heft 24, S. 2–3

Roche Lexikon Medizin. 2. Aufl. Urban & Schwarzenberg, München Wien Baltimore, 1987

Rompe G (1992) Kurzer Überblick zur Geschichte der Orthopädischen Universitätsklinik Heidelberg, 19–21. In Kaps HP (Hrsg.): Orthopädie in Heidelberg – 1967 bis 1992 – Rückblick und Ausblick –. Heidelberger Verlagsanstalt und Druckerei GmbH, Heidelberg

Rütt A (1993) Die Geschichte der Orthopädie im deutschen Sprachraum, 1–49 und 61–79. In Rütt A: Geschichte der Orthopädie im deutschen Sprachraum. F. Enke, Stuttgart

Rüttimann B (1980) Zur Geschichte der Krüppelfürsorge. Gesnerus 37: 199–214

Schadewaldt. H (1973) Die Entwicklung der Krankenhausmedizin im 19. Jahrhundert. Der Krankenhausarzt 46: 1–10 Sonderdruck Heft 9

Schipperges H (1967) 5000 Jahre Chirurgie. Franckhsche Verlagshandlung, Stuttgart, 90–91

Schipperges H, Linder F (1967) Ein Jahrhundert Antisepsis und Asepsis. Chirurg 33: 149–153

Schmit-Neuerburg KP (1990) Eröffnungsansprache zur 53. Jahrestagung der DGU. Deutsche Gesellschaft für Unfallheilkunde – Mitteilungen und Nachrichten 21/1990, 10–16

Schneider J (1991) Das Alt-Klinikum der Universität in Heidelberg Bergheim, 394–396. In Riedl PA (Hrsg.): Gebäude der Universität Heidelberg. Bd. V von Semper Apertus 600 Jahre Ruprecht Karls Universität 1386–1986. Springer, Berlin Heidelberg New York Tokyo

Seidler F (1986) Berufsgenossenschaftliches Heilverfahren, 57–63. In Probst J (Hrsg.): Unfallheilkunde 1986. Demeter, Gräfeling

Stürzbecher M (1974) Der Vollzug des Gesetzes zur Verhütung erbkranken Nachwuchses vom 14. Juli 1933 in den Jahren 1935 und 1936. Öff Gesundh-Wes 36: 350–359

Thiele G Handlexikon der Medizin in 2 Bänden. Urban & Schwarzenberg, München Wien Baltimore, 1980

Thomann KD (1989) Orthopädie im 19. Jahrhundert: Eine medizinische Spezialdisziplin für die Wohlhabenden?. MedGG 8: 27–62

ders. (1992) Ein modernes Lehrbuch wird 100 Jahre alt. Z Orthop 130: 339–344

Weber M (1985) Die Geschichte der Orthopädie in Freiburg. Z Orthop 123: 79–88

Wolgast E (1986) Die Universität Heidelberg: 1386–1986, 94–110. Springer, Berlin Heidelberg New York Tokyo

3. Abkürzungsverzeichnis

Acta Chir Scand	Acta Chirurgica Scandinavica
Ad-Buch	Adreßbuch der Universität Heidelberg
Ärztl Moschr	Ärztliche Monatsschrift
Ar Dr. Vulpius	Archiv Dr. Axel Vulpius, Bonn
Ar Leon	Archiv der Studentenverbindung Leonensia, Heidelberg
Ar Thomas Löffler	Archiv Thomas Löffler, Bamberg
Ar Vulp Kl	Archiv der Vulpius Klinik Bad Rappenau
Arch di Ortop	Archivio di Ortopedia
Arch Klin Chir	Archiv für Klinische Chirurgie
Arch Orthop U-Chir	Archiv für Orthopädie, Mechanotherapie und Unfall-Chirurgie
Arch Physik Med	Archiv für Physikalische Medizin und Medizinische Technik
a.o.	außerordentlich
apl.	außerplanmäßig
Bad	Baden
Bad Rechtspraxis	Badische Rechtspraxis
Beitr Klin Chir	Beitäge zur Klinischen Chirurgie
Beitr Orthop Traumatol	Beiträge zur Orthopädie und Traumatologie
Berl Klin Wochenschr	Berliner Klinische Wochenschrift
Bruns Beiträge	Bruns' Beiträge für klinische Chirurgie
Cb Ges Therap	Zentralblatt für die gesamte Therapie
Cb Grgbt Med Chir	Centralblatt für Grenzgebiete der Medizin und Chirurgie
Cb Kinderhlk	Zentralblatt für die geamte Kinderheilkunde
Centralbl Chir	Zentralblatt für Chirurgie

Deut Med Wo	Deutsche Medizinische Wochenschrift
De.Vg.	Deutsche Vereinigung für die Rehabilitation Behinderter
DGU	Deutsche Gesellschaft für Unfallchirurgie
DOG	Deutsche Orthopädische Gesellschaft
dt.	deutsche
Dt Ärzte Zt	Deutsche Ärzte Zeitung
Dt Milit Zt	Deutsche Militärische Zeitschrift
Dt Praxis	Deutsche Praxis
Dt Z Chir	Deutsche Zeitschrift für Chirurgie
Dt Zs N Hlk	Deutsche Zeitschrift für Nervenheilkunde
Foot Ankle	Foot and Ankle (Baltimore MD)
Fortschr Geb Rö Strahl	Fortschritte auf dem Gebiete der Röntgenstrahlen
Fortschr Med	Fortschritte der Medizin
Fortschr Therap	Fortschritte der Therapie
Gb Bad I-Minist	Geschäftsbericht des Großherzoglich Badischen Ministeriums des Inneren
geb.	geboren
Ges.	Gesellschaft
Gesundh Wes	Das Gesundheitswesen
GLA KA	Generallandesarchiv Karlsruhe
HD	Heidelberg
HD Tageblatt	Heidelberger Tageblatt
HD Zt	Heidelberger Zeitung
He Unfhlk	Hefte zur Unfallheilkunde
HNN	Heidelberger Neueste Nachrichten
Inst Gesch Med	Institut für Geschichte der Medizin der Universität Heidelberg
intern.	international
Intern Orthop	International Orthopaedics
J Bone Joint Surg	The Journal of Bone and Joint Surgery
J DV Rehab Beh	Jahrbuch der Deutschen Vereinigung für die Rehabilitation Behinderter
J Hist Med	Journal of the History of Medicine and Allied Sciences
J Pediatr Orthop	Journal of Pediatric Orthopaedics
Jb Bad I-Minist	Jahresbericht des Großherzoglich Badischen Ministeriums des Inneren
Jb Fürs Körp	Jahrbuch der Fürsorge für Körperbehinderte
Jb FV K	Jahresbericht des Badischen Fürsorgevereins für bildungsfähige Krüppel
KHA	Der Krankenhausarzt
Kinderarzt	Der Kinderarzt
Klin Therap Wo	Klinisch-Therapeutische Wochenschrift
Langenbecks Arch Chir	Langenbecks Archiv für Chirurgie
Med Fak	Medizinische Fakultät
MedGG	Medizin, Gesellschaft und Geschichte
Med Klin	Medizinische Klinik
Med Welt	Die Medizinische Welt
Mo Unfallhlk	Monatsschrift für Unfallheilkunde
Münch Med Wochenschr	Münchener Medizinische Wochenschrift
Nat.-Med. Verein	Naturhistorisch-Medizinischer Verein
o.	ordentlicher
Öff Gesundh-Wes	Das Öffentliche Gesundheitswesen
Operat Orthop Traumatol	Operative Orthopädie und Traumatologie
Orthop Clin NA	Orthopedic Clinics of North-America
Sam Klin Vortr	Sammlung für Klinische Vorträge
S.I.C.O.	Société Internationale de Chirurgie Orthopédique
S.I.C.O.T.	Société Internationale de Chirurgie Orthopédique et de Traumatologie
St	Stadt
St Ar B Rapp	Stadtarchiv Bad Rappenau
St Ar HD	Stadtarchiv Heidelberg
St Ar HD AA	Stadtarchiv Heidelberg Altakten
Stat Jb Bad	Statistische Jahrbuch für das Großherzogtum Baden
Therap Gegenwrt	Therapie der Gegenwart
Therap Monatshefte	Therapeutische Monatshefte
Therap Rundschau	Therapeutische Rundschau
Trans Am Orthop Ass	Transactions of the American Orthopedic Association
UA HD	Universitätsarchiv Heidelberg
UA HD PA	Universitätsarchiv Heidelberg Personalakte
Wiener Med Wo	Wiener Medizinische Wochenschrift
Wien Klin Rndsch	Wiener Klinische Rundschau
Wien Med Presse	Wiener Medizinische Presse
Z Ärztl Frtbldng	Zeitschrift für Ärztliche Fortbildung
Z Balneolog Klimatolog Kurorthygiene	Zeitschrift für Balneologie, Klimatologie und Kurorthygiene
Z Kinderpflege	Zeitschrift für Kinderpflege
Z Krüp	Zeitschrift für Krüppelfürsorge
Z neu physik Med	Zeitschrift für neuere physikalische Medizin
Z Orthop	Zeitschrift für Orthopädie
Z Prakt Ärzte	Zeitschrift für praktische Ärzte
Z Tbc	Zeitschrift für Tuberkulose
Zb Dt Reich	Zentralblatt für das Deutsche Reich
Zb Chir Mech Orthop	Zentralblatt für Chirurgische und Mechanische Orthopädie
Zb Ges Tbc Forsch	Zentralblatt für die gesamte Tuberkulose Forschung
Zo Ges Chir	Zentralorgan für die gesamte Chirurgie und ihre Grenzgebiete

4. Namenverzeichnis

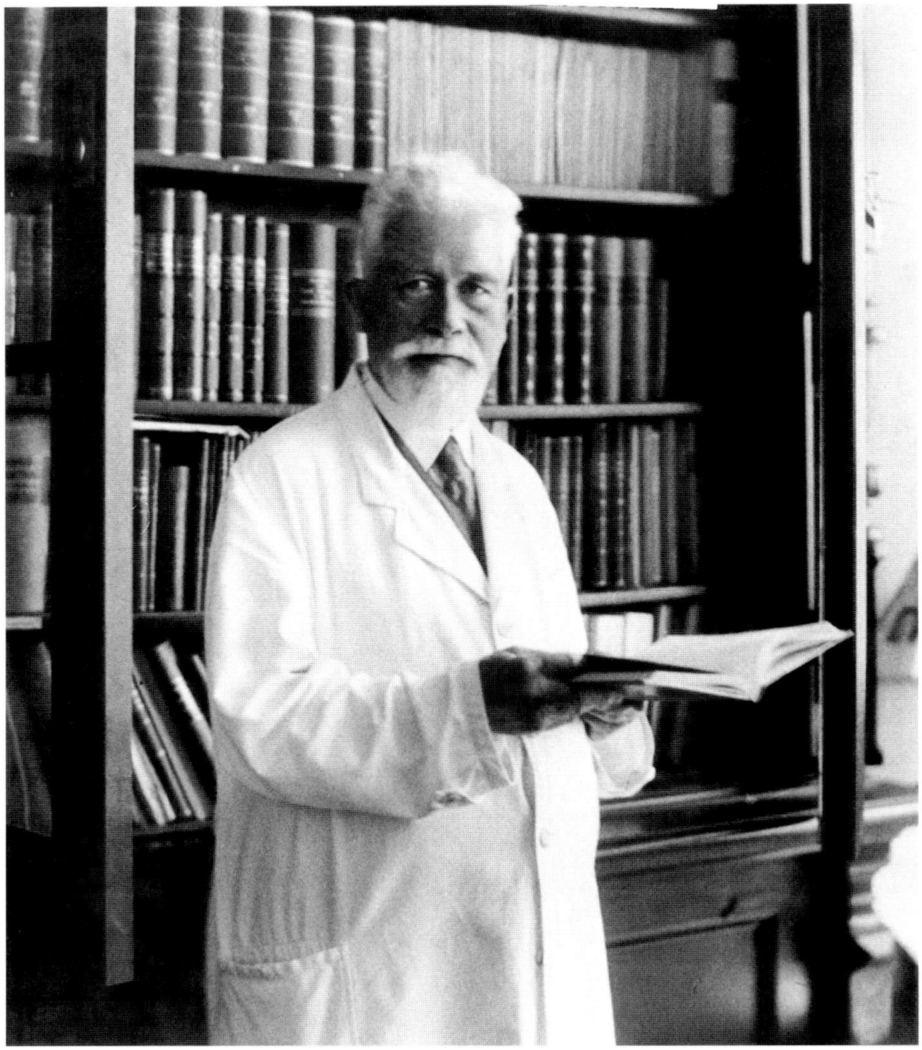

Abb. 138. Oscar Vulpius in seinem Arbeitszimmer. (Ar Vulp Kl)

5. Herausgeber und Mitarbeiter

Arnim Braun

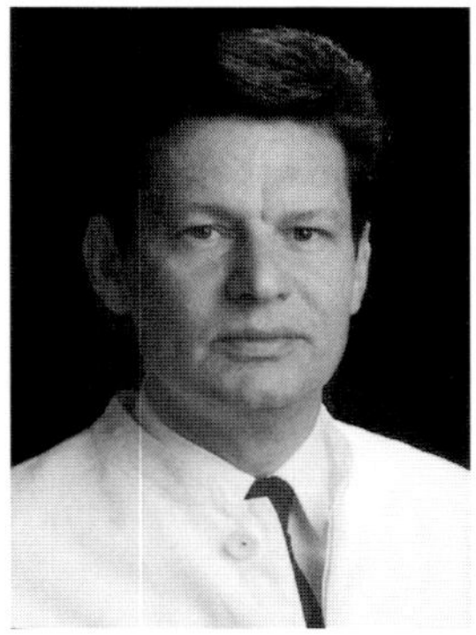

Prof. Dr. med.
Orthopäde
Seit 1. März 1987 Ärztlicher Direktor der Vulpius Klinik GmbH Bad Rappenau
Habilitation an der Ruprecht-Karls-Universität Heidelberg
Facharztausbildung in Kapstadt, Koblenz, Wien und Heidelberg

Maria Braun-Seyfried

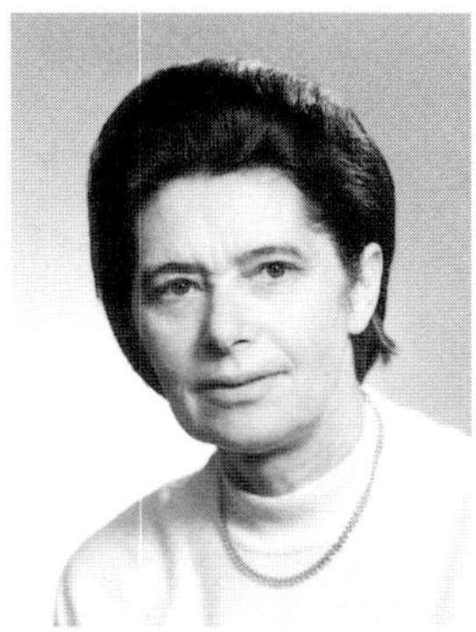

Dr. med.
Praktische Ärztin
Krankengymnastische Tätigkeit bei Ferdinand Sauerbruch an der Charité in Berlin
Medizinstudium in Berlin,
Dissertation im Fach Orthopädie

Axel Vulpius

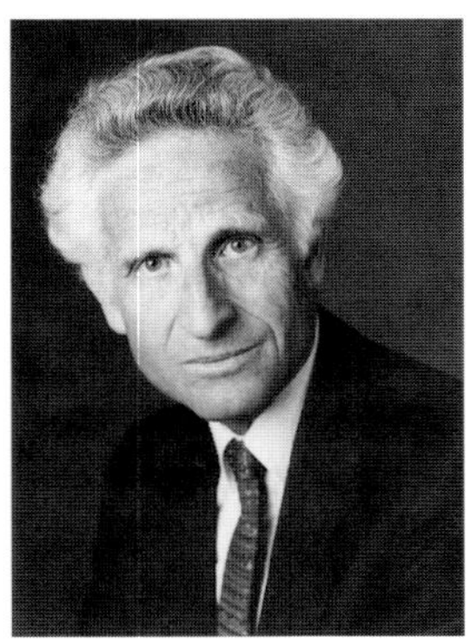

Dr. jur.
Ministerialdirigent a. D.
Bundesministerium für Bildung und Wissenschaft, Bonn
Enkel von Professor Dr. Oscar Vulpius
Verwaltungsratsvorsitzender der Vulpius Klinik GmbH Bad Rappenau seit 1972

Matthias Jung

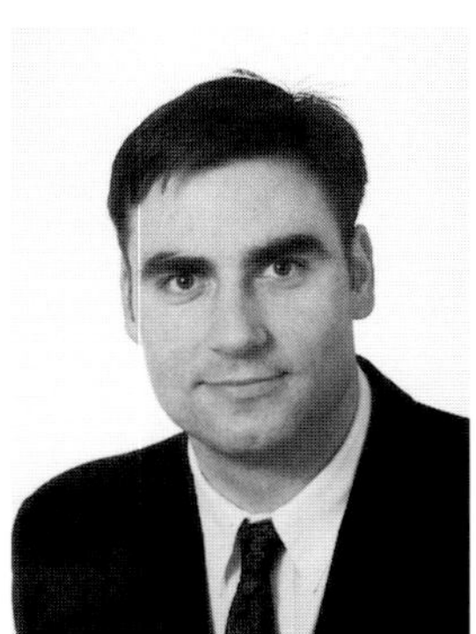

Dr. med.
Assistenzarzt
Dissertation an der Ruprecht-Karls-Universität Heidelberg mit »magna cum laude« über »Oscar Vulpius – sein Lebenswerk und seine Bedeutung für die Orthopädie von damals und heute«

Weiterhin im Verlag Brigitte Guderjahn:

Buchreihe der Stadt Heidelberg

Im Auftrag der Stadt Heidelberg herausgegeben von Rudolf Benl (I – III) und Peter Blum

I Harald Pfeiffer: Heidelberger Musikleben in der ersten Hälfte des 19. Jahrhunderts. 347 Seiten mit 14 Abbildungen, 1989. ISBN 3-924973-43-1

II Harald Drös: Heidelberger Wappenbuch. Wappen an Gebäuden und Grabmälern auf dem Heidelberger Schloß, in der Altstadt und in Handschuhsheim. 511 Seiten mit 52 Tafeln (davon 30 farbig) und 2 Plänen, 1991.
ISBN 3-924973-44-X

III Leena Ruuskanen: Der Heidelberger Bergfriedhof. Kulturgeschichte und Grabkultur. Ausgewählte Grabstätten. 288 Seiten mit 93 Abbildungen (davon 60 farbig) und fünf Plänen, 1992. ISBN 3-924973-45-8

IV Frieder Hepp: Religion und Herrschaft in der Kurpfalz um 1600. Aus der Sicht des Heidelberger Kirchenrates Dr. Marcus zum Lamm (1544 – 1606). 392 Seiten mit 80 Abb. (davon 75 farbig), 1993. ISBN 3-924973-46-6

V Friederike Reuter: Heidelberg 1945–1949. Zur politischen Geschichte einer Stadt in der Nachkriegszeit. 359 Seiten mit 41 Abbildungen. 1994. ISBN 3-924973-47-4

VI Geschichte der Juden in Heidelberg. 651 Seiten mit 49 Abbildungen, 1996. ISBN 3-924973-48-2

VII Pädagogium – Lyceum – Gymnasium. 450 Jahre Kurfürst-Friedrich-Gymnasium zu Heidelberg. 411 Seiten mit 51 Abbildungen, 1996. ISBN 3-924973-49-0

5 Das »Goldene Buch« des KFG. Autobiographien Heidelberger Pädagogen (1812 – 1939). Transkribiert und redigiert von Wolf Uebel. 179 Seiten mit 61 Abbildungen, 1994. ISBN 3-924973-35-0

6 Frauen*gestalten*. Soziales Engagement in Heidelberg. 134 Seiten mit 7 Abbildungen, 1995. ISBN 3-924973-36-9

7 Michael Braun: Emil Maier (1876–1932). Eine politische Biographie. In Vorbereitung für 1997. ISBN 3-924973-37-7

Sonderveröffentlichung 1: Die Voit-Orgel in der Stadthalle Heidelberg. Orgelrestaurierung – ein Beitrag zur Kulturgeschichte. 115 Seiten mit 48 Abbildungen (davon 18 farbig), 1993. ISBN 3-924973-59-8

Sonderveröffentlichung 3: Andrea Liebers: Spuk in Heidelberg. 136 Seiten mit 80 Illustrationen von Julia Ginsbach. 2. Auflage 1996. ISBN 3-924973-57-1

Sonderveröffentlichung 5: Heidelberger Schulgeschichte(n). Vergangenheit und Gegenwart in kurzen Porträts. Heidelberger Schulen stellen sich vor. Bearb. von Martin Krauß und Stefanie Hinz. 78 Seiten mit 44 Abbildungen, 1996. ISBN 3-924973-56-3

Sonderveröffentlichung 6: Walter Mühlhausen: Christian Stock (1910–1932). Vom Heidelberger Arbeitersekretär zum hessischen Ministerpräsidenten. 176 Seiten mit 31 Abbildungen, 1996. ISBN 3-924973-58-X

Sonderveröffentlichung 7: Heidelberger Altstadtbrunnen. 112 Seiten mit 65 Abbildungen, 1996. ISBN 3-924973-55-5

Sonderveröffentlichung 9: Oliver Fink: Geschichte der Heidelberger Festspiele in den 20er und 30er Jahren. In Vorbereitung für 1997. ISBN 3-924973-54-7

Schriftenreihe des Stadtarchivs Heidelberg

Im Auftrag der Stadt Heidelberg herausgegeben von Rudolf Benl (1 – 3), Diana Weber (4) und Peter Blum

1 Roland Vetter: Heidelberga deleta. Heidelbergs zweite Zerstörung im Orléansschen Krieg und die französische Kampagne von 1693. 70 Seiten mit 12 Abbildungen und einem Faltplan, 2. Aufl. 1990. ISBN 3-924973-31-8

2 Erich Thies: Ludwig Feuerbach zwischen Universität und Rathaus oder die Heidelberger Philosophen und die 48er Revolution. 96 Seiten mit 22 Abbildungen (davon zwei farbig), 1990. ISBN 3-924973-32-6

3 Ernst Walz: Lebenserinnerungen. Vierzig Jahre an der Spitze der Stadt Heidelberg. Herausgegeben, eingeleitet und erläutert von Rudolf Benl. 120 Seiten mit 16 Abbildungen, 1991. ISBN 3-924973-33-4

4 Inge Frese · Karl Kollnig: Medaillen pfälzischer Kurfürsten in Heidelberg. 96 Seiten mit 55 Abbildungen (davon 37 farbig), 1992. ISBN 3-924973-34-2

Karl Pfaff: Heidelberg und Umgebung. 382 Seiten mit 112 Abbildungen. Zweiter Nachdruck der 3. Auflage von Rudolf Sillib [1910], 1995. ISBN 3-924973-26-1

Günter Heinemann: Heidelberg. 544 Seiten mit 59 Abbildungen und Plänen, 3. Auflage 1996. ISBN 3-924973-26-1

Günter Heinemann: Der Philosophenweg in Heidelberg. 64 Seiten mit 35 Abbildungen, 1991. ISBN 3-924973-14-8

Günther Debon: Goethes Begegnung mit Heidelberg. 23 Studien und Miniaturen. 280 Seiten mit 32 Tafeln und 4 Abbildungen auf den Vorsätzen, 1992. ISBN 3-924973-16-4

Günther Debon: Das Heidelberger Jahr Joseph von Eichendorffs. 282 Seiten mit 41 Abb., 3. Auflage 1996. ISBN 3-924973-13-X

Günther Debon: Ein Lächeln Dir · Heidelberg-Gedichte. 114 Seiten mit 14 Radierungen, 2. Auflage 1994.
ISBN 3-924973-08-3

Harald Pfeiffer: »Alt Heidelberg, du feine« · Streifzüge durch das Heidelberger Musikleben. 124 Seiten mit 30 Abbildungen und 1 Plan, 1992. ISBN 3-924973-23-7

Gesamtverzeichnis bitte anfordern.

Die Deutsche Bibliothek – CIP-Einheitsaufnahme

Oscar Vulpius : Leben und Werk ; ein Wegbereiter der Orthopädie und orthopädischen Chirurgie in Heidelberg / hrsg. von Arnim Braun. Unter Mitarb. von Maria Braun-Seyfried ... – Heidelberg : Guderjahn, 1997

Teilw. zugl.: Heidelberg, Univ., Diss. Matthias Jung

ISBN 3-924973-81-4